U0197954

生物安全与生物资源能力体系建设丛书

病原微生物保藏
鉴定技术

刘剑君　魏　强◎主编

清华大学出版社
北　京

图书在版编目（CIP）数据

病原微生物保藏鉴定技术 / 刘剑君 , 魏强主编 . —北京 : 清华大学出版社 , 2023.5
（生物安全与生物资源能力体系建设丛书）
ISBN 978-7-302-62065-5

Ⅰ.①病… Ⅱ.①刘… ②魏… Ⅲ.①病原微生物－保藏－技术手册 ②病原微生物－鉴定－技术手册 Ⅳ.① R37-62

中国版本图书馆 CIP 数据核字（2022）第 195107 号

策划编辑：孙 宇 辛瑞瑞
责任编辑：孙 宇
封面设计：吴 晋
责任校对：李建庄
责任印制：杨 艳

出版发行：清华大学出版社
　　　　　网　　址：http://www.tup.com.cn, http://www.wqbook.com
　　　　　地　　址：北京清华大学学研大厦 A 座　　　邮　　编：100084
　　　　　社总机：010-83470000　　　　　　　　　邮　　购：010-62786544
　　　　　投稿与读者服务：010-62776969, c-service@tup.tsinghua.edu.cn
　　　　　质量反馈：010-62772015, zhiliang@tup.tsinghua.edu.cn
印 装 者：小森印刷（北京）有限公司
经　　销：全国新华书店
开　　本：210mm×285mm　　　印　张：30.5　　　字　数：806 千字
版　　次：2023 年 6 月第 1 版　　　印　次：2023 年 6 月第 1 次印刷
定　　价：248.00 元

产品编号：095860-01

编 委 会

主　编　刘剑君　魏　强

副主编　韩　俊　邓　菲　侯雪新　徐　潇　刘维达　郑　彬　姜孟楠

编　委（按姓氏汉语拼音排序）

艾　琳　中国疾病预防控制中心寄生虫病预防控制所（国家热带病研究中心）

薄　洪　中国疾病预防控制中心病毒病预防控制所

曹建平　中国疾病预防控制中心寄生虫病预防控制所（国家热带病研究中心）

曹旭东　中国疾病预防控制中心

陈　岚　中国医学科学院病原生物学研究所

陈　珍　中国科学院武汉病毒研究所

陈军虎　中国疾病预防控制中心寄生虫病预防控制所（国家热带病研究中心）

陈韶红　中国疾病预防控制中心寄生虫病预防控制所（国家热带病研究中心）

陈绅波　中国疾病预防控制中心寄生虫病预防控制所（国家热带病研究中心）

程　娜　中国疾病预防控制中心寄生虫病预防控制所（国家热带病研究中心）

邓　菲　中国科学院武汉病毒研究所

邓成林　中国科学院武汉病毒研究所

邓小玲　广东省疾病预防控制中心

翟亚琳　中国疾病预防控制中心

董　婕　中国疾病预防控制中心病毒病预防控制所

杜海军　中国疾病预防控制中心病毒病预防控制所

冯　霞　中国疾病预防控制中心病毒病预防控制所

付　杰　中国科学院武汉病毒研究所

付士红　中国疾病预防控制中心病毒病预防控制所

高　源　中国疾病预防控制中心传染病预防控制所

高春花　中国疾病预防控制中心寄生虫病预防控制所（国家热带病研究中心）

宫　悦　中国疾病预防控制中心病毒病预防控制所

龚　杰　中国疾病预防控制中心传染病预防控制所

关武祥　中国科学院武汉病毒研究所

郭　丽　中国医学科学院病原生物学研究所

韩　俊　中国疾病预防控制中心病毒病预防控制所

侯雪新　中国疾病预防控制中心传染病预防控制所

胡　薇　中国疾病预防控制中心寄生虫病预防控制所（国家热带病研究中心）

胡　媛　中国疾病预防控制中心寄生虫病预防控制所（国家热带病研究中心）

胡思婧　中国科学院武汉病毒研究所

黄保英　中国疾病预防控制中心病毒病预防控制所

黄静敏　广东省疾病预防控制中心

贾晓娟　中国科学院微生物研究所

姜孟楠　中国疾病预防控制中心

姜岩岩　中国疾病预防控制中心寄生虫病预防控制所（国家热带病研究中心）

蒋柏勇　中国科学院武汉病毒研究所

柯碧霞　广东省疾病预防控制中心

柯昌文　广东省疾病预防控制中心

黎　薇　广东省疾病预防控制中心

李　康　中国食品药品检定研究院

李　伟　中国疾病预防控制中心传染病预防控制所

李梦童　中国疾病预防控制中心传染病预防控制所

李明慧　中国疾病预防控制中心传染病预防控制所

李淑芬　中国科学院武汉病毒研究所

李筱芳　中国医学科学院皮肤病医院

李宜晓　中国疾病预防控制中心

刘　华　中国疾病预防控制中心寄生虫病预防控制所（国家热带病研究中心）

刘梦莹　中国疾病预防控制中心

刘维达　中国医学科学院皮肤病医院

卢　艳　中国疾病预防控制中心寄生虫病预防控制所（国家热带病研究中心）

梅　嬛　中国医学科学院皮肤病医院（中国医学科学院皮肤病研究所）

莫筱瑾　中国疾病预防控制中心寄生虫病预防控制所（国家热带病研究中心）

潘晓彦　中国科学院武汉病毒研究所

逄　波　中国疾病预防控制中心传染病预防控制所

彭　珂　中国科学院武汉病毒研究所

任丽丽　中国医学科学院病原生物学研究所

沈　姝　中国科学院武汉病毒研究所

沈玉娟　中国疾病预防控制中心寄生虫病预防控制所（国家热带病研究中心）

石　琦　中国疾病预防控制中心病毒病预防控制所

宋　杨　中国疾病预防控制中心

苏秋东　中国疾病预防控制中心病毒病预防控制所

苏正元　中国科学院武汉病毒研究所

唐　霜　中国科学院武汉病毒研究所

陶晓燕　中国疾病预防控制中心病毒病预防控制所

王春娥　中国食品药品检定研究院

王多春　中国疾病预防控制中心传染病预防控制所

王衍海　中国疾病预防控制中心病毒病预防控制所

危芙蓉　中国疾病预防控制中心寄生虫病预防控制所（国家热带病研究中心）

魏建春　中国疾病预防控制中心传染病预防控制所

芜　为　中国疾病预防控制中心病毒病预防控制所

吴巧丽　中国科学院武汉病毒研究所

夏志强　中国疾病预防控制中心病毒病预防控制所

相子春　中国医学科学院病原生物学研究所

肖　康　中国疾病预防控制中心病毒病预防控制所

肖庚富　中国科学院武汉病毒研究所

熊彦红　中国疾病预防控制中心寄生虫病预防控制所（国家热带病研究中心）

徐　斌　中国疾病预防控制中心寄生虫病预防控制所（国家热带病研究中心）

徐　丽　中国疾病预防控制中心传染病预防控制所

徐　帅　中国疾病预防控制中心传染病预防控制所

徐　潇　中国食品药品检定研究院

许学年　中国疾病预防控制中心寄生虫病预防控制所（国家热带病研究中心）

杨　娟　中国科学院武汉病毒研究所

张　波　中国科学院武汉病毒研究所

张　涛　中国科学院武汉病毒研究所

张　颐　中国疾病预防控制中心寄生虫病预防控制所（国家热带病研究中心）

张艳芳　中国科学院武汉病毒研究所

章　青　中国疾病预防控制中心病毒病预防控制所

赵　飞　中国疾病预防控制中心传染病预防控制所

赵元元　中国疾病预防控制中心

郑　彬　中国疾病预防控制中心寄生虫病预防控制所（国家热带病研究中心）

郑　翰　中国疾病预防控制中心传染病预防控制所

郑　霄　中国疾病预防控制中心传染病预防控制所

郑海林　中国医学科学院皮肤病医院

祝双利　中国疾病预防控制中心病毒病预防控制所

编写秘书　宋　杨　曹旭东

2021 年 4 月 15 日《中华人民共和国生物安全法》实施以来，为进一步加强生物安全领域能力建设，国家提出了加强生物资源安全管理，加快建设病原微生物菌（毒）种等国家战略资源平台等新的要求。

我非常高兴看到，在提升我国生物安全能力建设过程中，中国疾病预防控制中心与清华大学出版社主动作为，策划的《生物安全和生物资源能力体系建设丛书》（以下简称《丛书》）获得了 2022 年度国家出版基金项目支持。近年来，生命科学领域研究取得了重大进步，生物技术快速发展给人类带来诸多生活和生产方式变革的同时，生物安全问题可能带来的风险和隐患也是不可忽视的重要课题。在此背景下，《丛书》从我国生物安全与生物资源领域所面对的新形势、新挑战和新机遇出发，系统全面阐述了本领域的发展现状，总结了近年来的相关成果。因此，《丛书》是针对目前我国生物安全工作薄弱环节和关键技术问题，落实生物安全法，做出的一次有益探索和实践。

《丛书》共三本，《病原微生物保藏鉴定技术》以传染病病原体鉴定关键支撑技术需求为导向，针对我国普遍存在且多发和新发突发传染性疾病病原体为重点，系统展示了我国传染病病原体鉴定和保藏技术方法体系，对提升传染病病原体鉴定发现能力具有重要支撑作用。《国家病原微生物资源库保藏目录》系统总结了国家病原微生物资源目录基本框架和内容构成，初步形成了我国病原微生物资源目录制定、发布、动态调整等机制，特别是成为保藏领域内，尊重、体现菌（毒）种分离、保藏等相关工作人员工作价值的重要载体，对促进资源共享与利用，发挥着重要指导作用。《实验室生物安全能力建设》以公共卫生风险防控能力为主线，系统全面介绍了国内外生物风险管理理论方法和实践最新进展，阐述分析了生物风险管理面临的重要挑战，为今后加强我国实验室生物风险管理将提供重要参考。

在新冠肺炎疫情仍在全球肆虐的背景下，坚持总体国家安全观，深入推进国家生物安全和生物资源能力体系建设，不断强化我国病原微生物资源全过程、全流程规范化管理，促进我国生物技术健康发展，确保国家生物安全，将是今后一项长期战略任务。

我相信，在我国生物安全领域主管部门和有关专家支持指导下，《丛书》的出版对于进一步提高和有力促进我国生物安全能力，特别是病原微生物资源保藏能力建设，助力新冠肺炎等重大疫情防控，维护国家生物安全将起到积极推动作用。

院士

中国疾病预防控制中心传染病预防控制所研究员

传染病预防控制国家重点实验室主任

中国微生物学会理事长

第一、二届国家生物安全专家委员会主任委员

第三、四届国家病原微生物实验室生物安全专家委员会主任委员

2022 年 12 月于北京

前　言

近年来，新发、突发传染性疾病不断出现，快速准确鉴定传染病病原体对疫情防控和病原微生物资源保藏工作尤为重要。我国短时间内成功分离、鉴定新型冠状病毒，并积极开展国家保藏与共享，为迅速启动联合科研攻关，研发相关诊断试剂、疫苗、动物模型等国家重大需求作出了重要贡献。

随着科学技术的日益进步和不断发展，越来越多的新的生物技术被应用于传染病病原体鉴定工作之中，传染病病原体鉴定已从以往的分离培养、形态学和血清学水平，进入了聚合酶链反应、核酸分子杂交和基因组测序等核酸和分子水平，极大地提高了鉴定工作的准确性和时效性。在"十三五"传染病防治科技重大专项支持下，"重要传染病病原标准化鉴定关键技术研究和参比库建立"（2018ZX10734404）课题组围绕"全面提升我国传染病的诊、防、治水平，完善国家传染病科技支撑体系"的专项目标，以传染病病原体鉴定关键支撑技术建立需求为导向，针对我国以往普遍存在且多发的传染性疾病，以及近年新发、突发传染性疾病为重点，经过3年左右的时间，初步研究建立了一套适用于重要传染病病原体保藏工作所需的标准化鉴定技术方法体系。

2021年4月15日正式实施的《中华人民共和国生物安全法》提出了加强我国生物安全基础能力建设，提升我国生物安全防范水平的明确要求。作为国家生物安全工作的重要组成部分，研究、丰富重要传染病病原体鉴定技术方法，进一步完善我国传染病病原体鉴定技术方法体系，是落实《中华人民共和国生物安全法》的重要体现。因此，为将上述课题成果应用于国家生物安全工作之中，更好地支撑传染病防控和病原微生物资源保藏工作需要，中国疾病预防控制中心组织相关专家编写了《病原微生物保藏鉴定技术》，并获得了2022年度国家出版基金项目支持。

本书分为病毒、细菌、真菌及寄生虫四部分，列举了79种重要传染病病原体的9类、13种、301项新建、改建或优化的鉴定技术方法，包括形态学、分子生物学、血清学、免疫学、质谱及基因组测序等。其中，填补了66项鉴定技术方法，特别是分子水平技术方法空白。本书中所介绍的技术方法对于进一步提升传染病病原体鉴定发现能力，更加清晰、准确地描述传染病病原体特征，提升传染病病原资源保藏质量，确保国家生物安全，将发挥重要参考作用。本书在编写和出版过程中，得到国家卫生健康委科教司、国家科技基础条件平台中心等部门、传染病防治重大专项等科研项目，以及高福院士、徐建国院士等专家的大力支持，在此向各有关单位、专家的支持和辛苦付出表示最真挚的感谢。

　　本书适用于疾控、科研、临床、生产等从事传染病病原体检测、监测和保藏等工作人员使用。随着生物技术的快速发展，新的更多的鉴定技术方法将陆续出现或更新。受编写经验和知识水平的局限，书中难免有不足或谬误之处，敬请同道和读者批评指正，以便再版修订完善。

刘剑君　魏　强

2022年11月

目　录

第二部分　重要细菌性疾病病原体标准化鉴定技术　211

重要病毒性疾病病原体标准化鉴定技术

病毒不仅是引发如艾滋病、乙肝、新冠病毒感染疫情等新发、突发及再发病毒性传染病的致病因子，而且是重要的战略生物资源，关乎人民健康和国家安全。对重要病毒性疾病病原微生物进行鉴定，建立标准化病毒参比库是诊断试剂、疫苗和药物研发等生物产业发展的基础，也是重大传染性疾病预防诊疗的基础，更是提升重大传染性疾病诊、防、治水平的核心保障。本部分主要介绍禽流感病毒、艾滋病病毒和肝炎病毒等40种病毒标准化鉴定技术。

第1章

禽流感病毒

1.1 简介

禽流感病毒（*Avian influenza virus*）属于甲型流感病毒，按照致病性的不同分成高致病性、低致病性和非致病性禽流感病毒 3 类，目前 H5N1、H5N6、H5N8、H7N2、H7N3、H7N7、H9N2、H7N9、H6N1、H10N7、H10N8、H3N8 亚型能够直接感染人类。禽流感病毒的形态呈球形或者丝状，直径为 80 ~ 120 nm，自外而内分为 3 个部分，依次是包膜、基质蛋白和核心。基因组由 8 个节段组成。禽流感病毒不耐热，56℃、30 min 能使病毒灭活。高致病性禽流感病毒主要经呼吸道传播，通过密切接触感染的禽类及其分泌物、排泄物，受病毒污染的水等，以及直接接触病毒毒株被感染。

1.2 病毒分离培养

H7N9 亚型和 H10N8 亚型禽流感病毒、高致病性禽流感病毒 H5N1、H5N6、H7N7、H7N4 等要求在生物安全三级实验室（biosafety level laboratory-3，BSL-3）进行病毒分离。低致病性 H9N2 亚型病毒在生物安全二级实验室（biosafety level laboratory-2，BSL-2）进行病毒分离。病毒分离必须遵守生物安全实验室的有关规定，并严格执行标准操作规程和废弃物管理规定。

1.2.1 器材与试剂

1. 器材

生物安全柜、4℃冰箱、37℃鸡胚培养箱、-80℃超低温冰箱。

2. 耗材

9 ~ 11 日龄无特定病原体鸡胚、照卵灯、75% 乙醇、一次性注射器、开孔器、无菌镊子、15 mL 无菌离心管、10 mL 移液管。

1.2.2   操作流程

（1）用照卵灯检测鸡胚，标记出鸡胚的气室与尿囊腔的界限以及胚胎的位置。

（2）将鸡胚的气室朝上放置在蛋盘上，标记每个鸡胚，通常每个样本接种 3 个鸡胚。

（3）用 75% 乙醇消毒鸡胚表面，在气室端打孔器开孔，开约 6 mm × 6 mm 裂口。

（4）用一次性 1 mL 注射器吸取 200 μL 经多种抗生素处理过的临床标本接种至鸡胚尿囊腔。

（5）37℃ 培养箱培养，每天检查鸡胚生长情况。不同亚型的禽流感病毒培养时间不同（高致病性 H5N1 和 H5N6 禽流感病毒的培养时间不超过 40 h；H7N9 禽流感病毒培养时间 72 h；H9N2 禽流感病毒培养时间 48 h）。

（6）收获鸡胚尿囊液。

（7）鸡胚在收获前应置 4℃ 环境过夜或至少放置 4 h。标记 15 mL 无菌管与相应的鸡胚编号一致。用 75% 乙醇消毒鸡胚顶部。用无菌镊子撕破鸡胚气室蛋壳，用 10 mL 吸管吸取鸡胚尿囊液置于相应的收集管中。

（8）将鸡胚尿囊液 3 000 r/min 离心 5 min，进行红细胞凝集试验。如果第一代红细胞凝集试验结果为阴性，应再进行鸡胚盲传 2 次。

（9）测定分离后禽流感病毒的 HA 滴度，冻存于 −80℃ 低温冰箱。

◤ 1.3   分子鉴定

1.3.1   核酸提取

实际工作中常应用商业试剂盒提取，本章列举一病毒试剂盒核酸提取步骤，具体操作可参见各自所用试剂盒说明书。

（1）从试剂盒中取出 RLT 液，用 1.5 mL 离心管分装，每管 500 μL。

（2）在生物安全柜内将待检样本取 100 μL 加入 RLT 液管中，充分混匀。RPE 缓冲液使用前加 44 mL 无水乙醇。每管加入 5 μL β - 巯基乙醇，混匀后加入 600 μL 70% 乙醇，充分混匀。从试剂盒中取出带滤柱的 2 mL 收集管，取混合液 600 μL 加入滤柱中，12 000 r/min 离心 15 s，弃收集管中的离心液。

（3）将滤柱放回收集管上，将剩余的混合液全部加入滤柱中，12 000 r/min 离心 15 s，弃离心液。

（4）滤柱中加入 700 μL RW1 洗涤液，12 000 r/min 离心 15 s。

（5）将离心后的滤柱移到一洁净 2 mL 收集管上，于滤柱中加入 500 μL RPE 洗涤液，12 000 r/min 离心 15 s。

（6）弃收集管中的离心液，再向滤柱中加入 500 μL RPE 洗涤液，13 000 r/min 离心 1 min。

（7）弃收集管中的离心液，13 000 r/min 离心 1 min。

（8）将滤柱移至一干净 1.5 mL 离心管上，向滤柱中加入 30 ~ 50 μL 的无 RNA 酶水，室温静置 1 ~ 3 min。12 000 r/min 离心 1 min，收集离心液即为提取的病毒 RNA，立即做实验或 −80℃以下保存。

1.3.2 序列测定

流感病毒二代测序以高通量为主要特点，无须使用特异性引物，同时也解决了一代测序无法完成的混合标本的测序问题。目前应用于微生物领域的深度测序平台有很多，测序原理各有不同。

1. 试剂及耗材

实时荧光定量 PCR 试剂盒、PCR 纯化试剂盒、核酸定量分析试剂盒及相关耗材、离心管、PCR 板、封板膜、吸头。

2. 设备

BSL-2 生物安全柜、涡旋混合器、普通离心机、水平板式离心机，10 μL、100 μL、200 μL、1 000 μL 量程移液器、PCR 仪、电泳装置、真空抽滤装置（可选，用于扩增产物纯化）、核酸定量检测荧光计、深度测序仪。

3. 注意事项

（1）核酸提取、反应液配制及产物检测应在独立的房间中进行。

（2）不同的房间配备相应的专用耗材和设备，不可交叉使用。

（3）实验操作期间，如怀疑有污染，应立即更换手套。

（4）实验过程中，尽量保持所有试剂放置在低温装置中，如预冷的冰盒或金属浴。

（5）操作台的表面、吸头和离心机应保持洁净，使用去除核酸的试剂擦拭台面，以降低核酸污染的风险。

4. 流感病毒全基因组扩增

1）A 型流感反应体系及引物序列见表 1-1-1。

表1-1-1 A型流感反应体系及引物序列

组　　分	体　　积
DEPC 水	14 μL
2 × Reaction 缓冲液	25 μL
10 μmol/L Mni-12/Inf1（引物 A）	0.4 μL
10 μmol/L Mni-12/Inf3（引物 B）	0.6 μL
10 μmol/L Mni-13/Inf1（引物 C）	1 μL
RT/HiFi enzyme mix	1 μL
RNA	8 μL
总计	50 μL
组　　分	序　　列
Mni-12/Inf1（引物 A）	5'-GGGGGGAGCAAAAGCAGG-3'

续表

组　分	序　列
Mni-12/Inf3（引物 B）	5'-GGGGGGGAGCGAAAGCAGG-3'
Mni-13/Inf1（引物 C）	5'-CGGGTTATTAGTAGAAACAAGG-3'

注：引物浓度 10 μmol/L。

2）A 型流感病毒全基因组扩增反应条件见表 1-1-2。

表1-1-2　A型流感病毒全基因组扩增反应条件

温　度	时　间	循　环　数
45℃	60 min	—
94℃	2 min	
94℃	30 s	
44℃	30 s	5
68℃	30 s	
94℃	30 s	
57℃	30 s	31
68℃	3 min	
68℃	7 min	
4℃	保存	—

3）扩增产物检测。

将 PCR 扩增产物进行电泳检测，确保扩增出流感病毒的 8 个基因片段，方可进行后续建库操作。

（1）扩增产物纯化。

详细步骤见试剂盒说明书。

（2）扩增产物定量。

详细步骤见试剂盒说明书。

5. 文库构建与测序

不同的二代测序平台具有不同的测序原理和不同的文库构建方法，具体参见试剂盒说明书。定量分析文库后上机测序。

◢ 1.4　实时荧光定量 PCR

1.4.1　生物安全要求

疑似高致病禽流感病例标本的裂解需在 BSL-2 级实验室操作，采取 BSL-3 级防护；核酸提取及加

RNA 模板可在 BSL-2 级实验室生物安全柜内操作。

1.4.2　试剂和耗材

实时荧光定量 PCR 试剂盒、正反向引物（40 μmol/L）、双标记探针（10 μmol/L）、分子级无菌无核酶水、核酸阳性对照 RNA、1.5 mL 离心管、0.2 mL PCR 管、10 μL 带滤芯吸头、20 μL 带滤芯吸头、100 μL 带滤芯吸头、1 000 μL 带滤芯吸头。

1.4.3　操作流程

（1）操作台的表面、吸头和离心机应保持洁净，可用 0.5% 含氯消毒剂或其他清洁剂，如可以用含 DNA 酶的核酸污染去除剂擦拭台面，以减少核酸污染的风险。配制反应液期间，尽量保持所有试剂放置在低温装置中，如预冷的冰盒。

（2）反应体系配制：按照如下组分配制反应体系（表 1-1-3），引物序列详见表 1-1-5。

表1-1-3　PCR反应体系

组　　分	体　　积
2×RT-PCR 缓冲液	12.5 μL
25×RT-PCR Enzyme Mix	1 μL
上游引物	0.5 μL
下游引物	0.5 μL
探针	0.5 μL
无 RNA 酶水	5 μL
总计	19 μL

（3）将上述反应液混匀，分装到 0.2 mL PCR 小管中，每管 20 μL，分别做好标记。将上述分装好的 PCR 小管分别加入模板（在核酸提取区）。首先加入阴性对照管（5 μL 无菌水），其次分别加标本 RNA（每管 5 μL），最后加入阳性对照 RNA（每管 5 μL）。

（4）实时荧光定量 PCR 反应条件。将上述加好模板的反应管混匀，瞬时离心后放入 PCR 仪进行实时荧光定量 PCR 反应（仪器操作参照相应的 SOP），不同 PCR 仪反应条件不同，举例见表 1-1-4。

表1-1-4　PCR反应程序

温　度	时　间	循　环　数
45℃	10 min	1
95℃	10 min	1
95℃	15 s	40
60℃	45 s	

注：60℃收集荧光信号。

（5）结果判读：阴性对照反应得到的荧光曲线不应超过阈值线，应无 Ct 值或 Ct 值为零。如果阴性对照产生假阳性，则说明有污染产生，此次检测结果无效，需严格按照操作程序重复实验。阳性对照的检测结果应为阳性，且 Ct 值在 20 ~ 30。如果阳性对照检测结果未达到要求，则需严格按照操作程序重复试验。当所有对照成立，检测标本在 35 个循环内出现荧光信号，则标本阳性；若 Ct 值在 35 ~ 40，应重复确认，如 Ct 值还在 40 内可判断为阳性；若 Ct 值超过 40，则视该样本为阴性。所有的临床标本核糖核蛋白（ribonucleoprotein, RNP）检测结果都必须为阳性，且 Ct 值在 35 以内才可证明样品的质量是可接受的。

表1-1-5　H5N1、H5N6、H7N9、H10N8、H9引物和探针序列

型　别	引物和探针名称	碱 基 组 成
FluA	上游序列	5′-GAC CRA TCC TGT CAC CTC TGA C-3′
	下游序列	5′-GGG CAT TYT GGA CAA AKC GTC TAC G-3′
	探针	5′-TGC AGT CCT CGC TCA CTG GGC ACG -3′
H5	上游序列	5′-TGG AAA GYG TRA GAA AYG GRA CRT-3′
	下游序列	5′-YRC TAR GGA ACY CGC CAC TG-3′
	探针	5′-TAY CCB CAS TAT TCA GAR GAA GC-3′
N1	上游序列	5′-TAY AAC TCA GGG TTT GAG TCT GTY GCT TG-3′
	下游序列	5′-ATG TTR TTC CTC CAA CTC TTG ATR GTG TC-3′
	探针	5′-TCA GCR AGT GCY TGC CAT GAT GGC A-3′
N6	上游序列	5′-ATC AGA GGG AGA CCC AAA GA-3′
	下游序列	5′-ATT TCW GCA CCA TCA TGC C-3′
	探针	5′-CCC AAT CGC TCC YTG GAT CCA-3′
H7	上游序列	5′-AGA AAT GAA ATG GCT CCT GTC AA-3′
	下游序列	5′-GGT TTT TTC TTG TAT TTT TAT ATG ACT TAG-3′
	探针	5′-AGA TAA TGC TGC ATT CCC GCA GAT G-3′
N9	上游序列	5′-TAG CAA TGA CAC ACA CTA GTC AAT-3′
	下游序列	5′-ATT ACC TGG ATA AGG GTC ATT ACA CT-3′
	探针	5′-AGA CAA TCC CCG ACC GAA TGA CCC-3′
H9	上游序列	5′-CAA GCT GGA ATC TGA RGG AAC TTA CA-3′
	下游序列	5′-GCA TCT GCA AGA TCC ATT GGA CAT-3′
	探针	5′-CCC AGA ACA RGA AGG CAG CAA ACC CCA TTG-3′
H10	上游序列	5′-GCAGAAGAAGATGGRAAAGGR-3′
	下游序列	5′-GCTTCCTCTCTGTACTGTGWATG-3′
	探针	5′-TGCATGGAGAGCATMAGAAACAACACCT-3′
N8	上游序列	5′-AGCTCCATTGTGATGTGTGG-3′
	下游序列	5′-AGGAAGAATAGCTCCATCGTG-3′
	探针	5′-ACYATGAGATTGCCGACTGGTCA-3′
RNasP	上游序列	5′-AGA TTT GGA CCT GCG AGC G-3′
	下游序列	5′-GAG CGG CTG TCT CCA CAA GT-3′
	探针	5′-TTC TGA CCT GAA GGC TCT GCG CG-3′

1.5　抗体检测

1.5.1　微量中和实验

低致病性的 H9N2 病毒在 BSL-2 实验室进行操作；H7N9、H5N1、H5N6、H10N8、H7N4 和 H7N7 在 BSL-3 实验室进行操作。

1. 试剂耗材

（1）病毒：一般采用接种鸡胚尿囊腔后收获的流感/人禽流感病例病毒分离液或流感/人禽流感代表株病毒液，分装后在 –80℃中保存，并且注意避免反复冻融。进行中和试验之前，需先进行病毒滴度（$TCID_{50}$）的滴定。

（2）血清样品：包括待检血清、阳性及阴性血清对照。如果待检血清有可能需要多次检测，则需将待检血清进行小量分装，–20℃保存即可，避免多次反复冻融。人血清试验前需 56℃灭活 30 min，动物血清需经受体破坏酶（receptor destroying enzyme，RDE）处理。

（3）MDCK 细胞和细胞培养液试剂。

MDCK 细胞：低代数的 MDCK 细胞（传代次数为 25 ~ 30 代）。

细胞培养液：DMEM 培养液、100× 青链霉素母液（10 000 U/mL 青霉素 G，10 000 μg/mL 硫酸链霉素）、2 mmol/L 谷氨酰胺、胎牛血清（fetal bovine serum，FBS）、HEPES 缓冲液、EDTA- 胰酶。FBS 使用前需 56℃灭活 30 min，0.22 μm 过滤器过滤除菌后 4℃保存。

（4）病毒稀释液成分见表 1-1-6。

表1-1-6　病毒稀释液成分

组　分	体　积
DMEM 培养液	500 mL
7.5% 牛血清白蛋白（BSA）	77 mL
100× 青链霉素母液（10 000 U/mL 青霉素 G；10 000 μg/mL 硫酸链霉素）	6 mL
Hepes 缓冲液（1 mol/L）	12.5 mL

（5）其他：TPCK- 胰酶（使用浓度为 2 μg/mL），磷酸盐缓冲液（PBS），RDE，固定液 80% 丙酮。

（6）ELISA 实验材料。

一抗：小鼠抗甲型流感病毒核蛋白单克隆抗体用封闭液 1:4 000 稀释用。

二抗：辣根过氧化物酶（horseradish peroxidase，HRP）标记的羊抗鼠 IgG，用封闭液 1 : 2 000 稀释用。

洗涤液：0.05% ~ 0.1% Tween-20 的 PBS 溶液（配制方法：0.5 ~ 1 mL Tween-20 溶于 1 000 mL PBS 中）。

封闭液：PBS，1% BSA，0.1% Tween-20。

显色底物和底物溶液：邻苯二胺（o-phenylenediamine，OPD），底物溶液为 pH 5.0 磷酸盐 – 枸橼酸缓冲液（0.05 mol/L）。将 1 片 OPD（10 mg）溶解于 20 mL 枸橼酸缓冲液（含 0.015% 双氧水）；枸橼酸缓冲液、1 个胶囊加入 100 mL 蒸馏水，即配即用。

终止反应液：1 mol/L 硫酸（28 mL 浓硫酸 +1 L 蒸馏水）。

2. 微量中和实验操作流程

（1）病毒 $TCID_{50}$ 滴定：取冻存病毒尿囊液，用病毒稀释液进行 1：100 稀释。第一列 4 个孔每孔加入 146 μL 1：100 稀释过的病毒液，其他各列每孔加入 100 μL 病毒培养液。然后用多道加样器从第一孔吸 46 μL 至第二孔，半对数稀释，使稀释度为 10^{-2}、$10^{-2.5}$、10^{-3}、$10^{-3.5}$、…、10^{-7}。每孔含有 100 μL 病毒液。流感病毒一般在胰酶存在的条件下才能感染 MDCK 细胞，因此病毒稀释液中需加入终浓度为 2 μg/mL 的 TPCK- 胰酶。某些毒性很高的禽流感病毒在无胰酶存在条件下也可感染 MDCK 细胞。将培养板放置在 37℃、5%CO$_2$ 条件下 1 h。

（2）MDCK 细胞的制备：选择细胞密度在 70% ~ 90% 的 MDCK 细胞（对数生长期）。实验前 2 天，按照 1：10 的比例传细胞。弃生长液，在细胞瓶内加入 5 mL EDTA- 胰酶，轻轻漂洗细胞层后弃掉。加入 4 ~ 5 mL EDTA- 胰酶使之覆盖在单层细胞上，置 37℃，5% CO$_2$ 培养箱内进行消化（10 min 左右），加入 5 ~ 10 mL 细胞生长液，混匀后将细胞液放置离心管内。用 PBS 清洗细胞 2 遍（1 000 r/min，10 min）。用病毒稀释液重悬细胞，并计数。用病毒稀释液配置含 1.5×10^5 个细胞 /mL 的细胞液。在培养板每孔内加入 100 μL 细胞液，置 37℃、5% CO$_2$ 培养箱内 18 ~ 22 h。

（3）$TCID_{50}$ 计算：根据 Reed 和 Muench 方法对病毒滴度进行计算，计算出病毒的 $TCID_{50}$/100 μL，可按表 1-1-7 Reed and Muench 方法计算 $TCID_{50}$ 滴度的病毒稀释度配比情况。

表1-1-7　Reed and Muench方法计算$TCID_{50}$滴度的病毒稀释度配比情况

稀释度	阳性数目（1）	阴性数目（2）	阳性数（3）	阴性数（4）	比率（5）	阳性数百分比（6）
10^{-4}	4	0	11	0	11/11	100
$10^{-4.5}$	4	0	7	0	7/7	100
10^{-5}	3	1	3	1	3/4	75
$10^{-5.5}$	0	4	0	5	0/5	0

注 1：计算各病毒稀释度阳性孔数目（1）和阴性孔数目（2）

注 2：计算阳性和阴性孔的累积数

　　　阳性孔累计数由下向上累积（3）阴性孔累积由上向下累积（4）

注 3：计算阳性孔的百分比：比率（5）=（3）/[（3）+（4）]

　　　（6）=（5）×100%

注 4：计算距离比

距离比 =（大于 50% 的阳性百分比 –50）/（大于 50% 的阳性比 – 小于 50% 的阳性百分比）

　　　=（75–50）/（75–0）=0.3

$TCID_{50}$ 的对数 = 大于 50% 的阳性百分比的最高稀释对数 + 距离比例 × 稀释系数的对数

　　　= 5+0.3 × 0.5=5.15

$TCID_{50}=10^{-5.15}$/100 μL

100 $TCID_{50}$/100 μL=$10^{-3.15}$

100 $TCID_{50}$/50 μL=$10^{-3.15}$/2=$10^{-3.15}$+0.3=$10^{-2.8}$=1：1 631

注 5：稀释系数的对数

1：10 稀释为 1；半对数稀释为 0.5；倍比稀释为 0.3；1：5 稀释为 0.7

（4）待检血清的稀释：检测一种病毒的中和抗体需要 10 μL 血清，每份血清需进行至少一次重复测定。人血清需 56℃灭活 30 min。在 96 孔板每孔中加入 50 μL 病毒稀释液。加完后弃吸头至废液缸中。再补加 40 μL 病毒稀释液于 96 孔板第一排中（A1 ~ A10），使之成为 90 μL 每孔。用微量加样器吸取 10 μL 阳性对照血清、阴性对照血清、待检血清，加入96孔板的第一排（A1 ~ A10）。从96孔板的第一排（A ~ H）吸取50 μL液体到第二排，用排枪上下吹吸5次混合均匀后再吸50 μL液体至第三排，如此重复操作直至第八排，随后将液体混合均匀后，弃掉50 μL液体，使待检血清作系列倍比稀释（A ~ H），稀释度依次为1:10，1:20，1:40，1:80，1:160，1:320；1:640，1:1 280。

（5）病毒的准备：稀释病毒至100 $TCID_{50}$/50 μL。根据病毒特性选择是否在稀释液中加入TPCK-胰酶（终浓度2 μg/mL）。吸取50 μL病毒液，除细胞阴性对照外，其余每孔中均加入50 μL病毒液。用微量加样器吸取50 μL病毒稀释液，加入细胞阴性对照孔中。选择A11列孔作病毒滴度核实（病毒回滴）。在选择作为病毒液滴度核实的那一列的第一孔中加入100 $TCID_{50}$的病毒液50 μL，使得病毒起始浓度为50 $TCID_{50}$。将微量加样器的量程调节到50 μL，吸取50 μL病毒，依次进行2倍稀释（A: 50 $TCID_{50}$；B: 25 $TCID_{50}$；C: 12.5 $TCID_{50}$；D: 6.3 $TCID_{50}$；E: 3.2 $TCID_{50}$；F: 1.6 $TCID_{50}$；G: 0.8 $TCID_{50}$；H: 0.4 $TCID_{50}$），每稀释一孔需更换新的吸头。补加50 μL病毒稀释液至A11列，温和混匀病毒-血清混合物，放37℃培养箱作用1 h。

（6）加入MDCK细胞：将MDCK细胞液缓慢倒入加样槽中，将排枪（多道微量加样器）的加样量程调节到100 μL，插上并固定好吸头后，吸取100 μL，在每孔中均加入100 μLMDCK细胞液（1.5×10^4细胞/孔）。37℃，5%CO_2培养箱孵育18 ~ 22 h。

（7）细胞固定：将排枪（多道微量加样器）的加样量程调节到200 μL，吸尽微量培养板中的液体。弃枪头至含消毒液的废液缸中。将PBS缓慢倒入加样槽中，将排枪（多道微量加样器）的加样量程调节到200 μL，吸取200 μL PBS至96孔板各孔，洗细胞3次。弃吸头至含消毒液的废液缸中。弃去PBS（不要让细胞干燥），将固定液（4℃预冷）缓慢倒入加样槽中，每孔加入100 μL固定液。于室温固定细胞10 min。弃去固定液，让96孔板室温干燥。

（8）洗板：将PBS倒入加样槽中，将排枪（多道微量加样器）的加样量程调节到200 μL，吸取200 μL PBS至96孔板各孔，洗涤微量培养板3次，每次作用3 min，弃掉PBS后，将残留液体用吸水纸尽量拍干，以去除残余的丙酮。

（9）加入一抗：按照1:4 000（或最佳稀释度）的比例用封闭液稀释一抗（抗禽流感病毒核蛋白及NP单克隆抗体），每孔加入100 μL，室温孵育1 h。

（10）洗板：将洗液倒入加样槽中，将多道微量加样器的加样量程调节到200 μL，吸取200 μL洗涤液至96孔板各孔，洗涤4次，每次作用3 min，弃掉洗涤液后，将残留液体用吸水纸上尽量吸干，以去除未结合的一抗。

（11）加入二抗：按照1:2 000（或是最佳稀释度）的比例用封闭液稀释HRP标记的羊抗鼠免疫球蛋白（immunoglobin，IgG），每孔加入100 μL稀释后的二抗，室温孵育1 h。

（12）洗板：将洗涤液倒入加样槽中，将排枪（多道微量加样器）的加样量程调节到200 μL，吸取200 μL洗涤液至96孔板各孔，洗涤6次，每次作用3 min，弃掉洗涤液后，将残留液体用吸水纸尽量拍干，以去除未结合的二抗。

（13）显色和读数：每孔加入OPD底物100 μL，室温放3 min左右显色，直至细胞阳性对照孔变成橙黄色，而细胞阴性对照孔尚未变色时，每孔加入100 μL终止液终止反应。用酶标仪（$OD = 492$ nm）读取每孔的OD值。

（14）结果判定：X（细胞半数感染域值）＝（细胞阳性对照平均OD值－细胞阴性对照平均OD值）/2＋细胞阴性对照平均OD值，每孔OD值低于X值时，判定为中和试验反应阳性，中和反应阳性的血清最高稀释度为血清的中和抗体滴度。在特殊情况下可用目测法判定结果，即加入底物后，肉眼下出现橙黄色反应的为阳性，无色为阴性。待检系列稀释血清中无色孔的最高稀释度即为血清的中和抗体滴度。H7N9禽流感病毒抗体滴度 ≥ 20 判为阳性；H5N6 和 H9N2 禽流感病毒抗体滴度 ≥ 80 判为阳性。阴性血清对照孔的 OD 值应该与阳性细胞对照的 OD 值无明显差别。病毒回滴 5 ~ 7 孔呈阳性反应，显示病毒量正常，若超过 7 孔阳性，则为病毒量过量；若少于 5 孔阳性，则为病毒量不足。阴性细胞对照孔 OD 值一般小于 0.2，阳性细胞对照孔的 OD 值一般在 1 左右。每次测定过程中，阳性血清对照的中和抗体滴度应该在 2 倍之内波动。

1.5.2 红细胞凝集抑制实验

1. 生物安全要求

低致病性的 H9N2 病毒在 BSL-2 实验室进行操作；H7N9、H5N1、H5N6、H10N8，H7N4、H7N7 在 BSL-3 实验室进行操作。应当遵守生物安全实验室的有关生物安全的规定。

2. 试剂和耗材

1% 火鸡、马红细胞悬液，PBS 缓冲液，96 孔 V 底血凝板，流感病毒抗原和血清。

3. 实验流程

（1）血清的处理：按照 1∶5 比例加入 RDE，37℃，过夜。次日 56 ℃灭活 30 min。

（2）测定病毒抗原的滴度：在 V 底血凝板将病毒抗原依次进行 1∶2、1∶4、1∶8、1∶16、1∶32、1∶64、1∶128、1∶256、1∶512、1∶1 024 系列稀释，稀释后每孔中的病毒抗原体积为 50 μL，然后加入 50 μL 的 1% 红细胞悬液，室温 30 min，观察红细胞凝集现象并记录结果。红细胞凝集滴度的判定以出现完全凝集的最高稀释度为终点，其稀释度的倒数即为病毒的红细胞凝集滴度。

（3）配制红细胞凝集抑制试验的 4 个红细胞凝集单位的抗原：用病毒红细胞凝集滴度除以 8，得到的商即为 4 个红细胞凝集单位的稀释度。例如，某病毒的 HA 滴度为 64，除以 8 等于 8。按 1∶8（1 mL 病毒液加 7 mL PBS）稀释该病毒即可得到 4 个凝集单位 /25 μL 的抗原病毒量。为了保证红细胞凝集抑制试验中抗原用量一致并且准确无误，新配制的 4 个凝集单位抗原须复核滴定：取 50 μL 稀释好的抗原，用等量 PBS 做倍比稀释（同病毒滴定）后加入 50 μL 红细胞悬液，至室温孵育 30 ~ 60 min 后观察凝集结果。如只有前 3 孔出现凝集，表明每 50 μL 病毒含有 8 个凝集单位（即 25 μL 中含有 4 个红细胞凝集），该病毒稀释准确，可以用于红细胞凝集抑制试验。如第 4 孔也出现凝集，说明每 50 μL 病毒含有 16 个凝集单位，该抗原必须等量稀释。如只有前 2 孔凝集，表明每 50 μL 病毒仅含有 4 个凝集单位，病毒量需要加倍。此外，4 个凝集单位抗原必须每次用前新配制。

4. 抗体测定

（1）V 底血凝板（图 1-1-1）每孔加入 25 μL PBS 缓冲液，在 A 行各孔加入处理过的血清 25 μL。

（2）从 A 行各孔分别吸取 25 μL 血清，由 A 行至 H 行进行 2 倍稀释血清，弃去 H 行最后 25 μL。

（3）每孔加入 25 μL 新配制的 4 个凝集单位的抗原。

（4）轻弹击血凝板，室温孵育 20 min，使抗原与抗体充分混合。

（5）每孔加入 50 μL 红细胞悬液，混匀。室温孵育 30 min（火鸡红细胞室温孵育 30 min，马红细胞孵育 60 min）。

当特定的抗体与相应病毒抗原结合后，可以抑制病毒引起的红细胞凝集现象。红细胞凝集抑制效价是指抑制红细胞凝集出现时血清的最高稀释度的倒数。如1：80稀释的血清孔不出现凝集（完全抑制），1：160稀释的血清孔出现凝集（无红细胞凝集抑制），则该血清对测定病毒的红细胞凝集抑制效价为80。

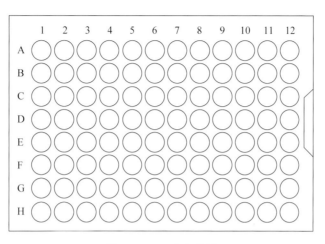

图 1-1-1 V底血凝板

1.5.3 空斑减少测定抗体滴度

1. 生物安全要求

参见《人间传染的病原微生物名录》相关试验操作都应在相应生物安全级别的实验室中进行，必须遵守生物安全规定，严格执行标准操作规程和废弃物管理规定，做好个人防护。

2. 材料及耗材

血清：人血清56℃ 30 min 灭活，动物血清经 RDE 处理。细胞：MDCK 或者 MDCK-SIAT1。VGM：500 mL DMEM+5 mL Pen/Strep。覆盖液：5 ml Avicell（100 mL 水中加入 2.4 g avicell）与 5 ml 2XDMEM 混合后加入 TPCK 胰酶（终浓度为 2 μg/mL）。固定液 4% 多聚甲醛（Paraformaldehyded）。穿孔液：0.2% Triton X-100（*v/v*），每 100mLPBS 中加入 200 μL Triton X-100。ELISA 稀释液：0.1% Tween −80，10%（*v/v*）马血清 PBS。洗液：0.05% Tween-80，每 100 mL PBS 中加入 50 μl Tween-80。一抗：小鼠抗 A 型流感病毒单抗。二抗：HRP 标记羊抗小鼠 IgG（H+L）。显色液。96 孔平底细胞板。PBSA。

3. 病毒滴定

（1）准备细胞：根据实验需要，可以选择实验开始前 2 ~ 3 天，准备细胞，每毫升含有细胞的数量参照表 1-1-8 进行选择。

（2）洗板：用 VGM 液体洗细胞，每孔 200 μL，洗 3 次。弃去 VGM，每孔加入 50 μL VGM。

（3）病毒稀释：在无菌的 1.5 mL 离心管中加入 900 μL VGM 和 100 μL 病毒，充分混匀后依次进行 10 倍稀释，稀释度为 10^{-6} ~ 10^{-1}。

（4）将稀释后的病毒从最高稀释度（10^{-6}）开始，依次加入细胞板中，每个稀释度做 6 个复孔。

（5）病毒感染细胞：已加入病毒的细胞板放置于 37℃ 条件 2 ~ 3 h。

（6）准备覆盖液，将感染细胞的病毒液全部弃去，每孔加入 200 μL 的覆盖液，37℃ 孵育过夜，加入覆盖液的板子不要随意挪动以免影响感染病毒的复制。

表1-1-8　细胞准备方案表

MDCK 细胞	2 天	1：5（1+4）	1：10（1+9）
MDCK-SIAT1 细胞	3 天	1：10（1+9）	1：20（1+19）
MDCK 细胞	2 天	2×10^5	1×10^5
MDCK-SIAT1 细胞	3 天	1×10^5	5×10^4

（7）吸取覆盖液，加入预冷的 4% 多聚甲醛，每孔加入 200 μL，4℃作用 30 min。

（8）吸取 4% 多聚甲醛，每孔加入 100 μL PBS A 洗板，洗 2 次。多聚甲醛固定之后的细胞板中加入 PBS，可以放置 4℃保存或者继续后续的实验。

（9）加入渗透液，每孔加入 200 μL，室温放置 30 min。

（10）洗板：每孔加入 100 μL PBS A。

（11）弃去 PBS，每孔加入 50 μL 一抗，室温放置 1 h（或者 4℃过夜）。

（12）洗板：每孔加入 400 μL 洗液，洗 3 次。

（13）弃去洗液，每孔加入 50 μL 二抗，室温放置 1 h。

（14）洗板：每孔加入 400 μL 洗液，洗 3 次。

（15）每孔加入 50 μL 显色液，室温孵育直至蓝色斑点清晰可见。

（16）终止显色：每孔加入 100 μL H_2O，洗板 2 次。

（17）弃去 H_2O，室温干燥后，避光保存。

（18）确定病毒的最适稀释度：病毒感染后产生斑点数所占比例 20% ~ 85% 的稀释度，确定为最适稀释度。如图 1-1-2 所示。

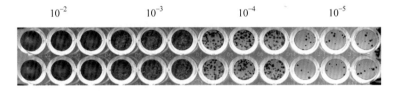

图 1-1-2　细胞病变情况

4. 中和试验

（1）准备细胞：按照病毒滴定中细胞准备进行。

每孔加入 50 μL of VGM。11 列和 12 列分别是病毒对照和细胞对照。1 ~ 10 列的第一孔加入 50 μL 血清（1：20 RDE 处理后），每份血清均要做复孔，如图 1-1-3 所示。

（2）血清的稀释：每份血清从 A-H 依次进行 2 倍稀释，稀释至 H 孔，弃去 50 μL 第 12 列加入 50 μL 病毒稀释液。除了细胞对照孔，其余各孔加入 50 μL 病毒 37℃ 孵育 2 ~ 3 h。弃去感染时加入的病毒液。

（3）每孔加入 200 μL 的覆盖液，37℃孵育过夜，加入覆盖液的板子不许随意挪动以免影响感染病毒的复制。

（4）按照病毒滴定的步骤（1）~ 步骤（17）进行操作。

（5）确定血清的中和滴度：以病毒对照孔作为参照孔，加入血清的孔出现50%或者80%空斑减少时的血清稀释度作为血清的中和滴度。

	稀释度	1	2	3	4	5	6	7	8	9	10	11	12
A	40											只有病毒	VGM细胞质控
B	80												
C	160												
D	320	血清1		血清2		血清3		血清4		血清5			
E	640												
F	1 280												
G	2 560												
H	5 120												

图 1-1-3　血清稀释及样本布局情况图

（薄洪　**编写**，韩俊、董婕、冯霞、魏强　**审校**）

第2章

版纳病毒

2.1 简介

版纳病毒（*Banna virus*，BAV）为蚊传虫媒病毒，呼肠孤病毒目，东南亚十二节段双链 RNA 病毒属。版纳病毒于 1987 年首次分离自我国云南省西双版纳地区的病毒性脑炎患者脑脊液标本。目前已经从中国的西南部云南省至北部内蒙古自治区的 9 个省（自治区、直辖市）采集的蚊虫中分离到版纳病毒。版纳病毒基因组全长约 21 000 bp，由 12 条双链 RNA 组成，每个基因片段含有一个读码框编码一个病毒蛋白（viral protein，VP），为 VP1 ~ VP12。完整的版纳病毒颗粒中含有 7 个结构蛋白，其中第 4 节段编码的 VP4 和第 9 节段编码的 VP9 形成外层衣壳，另外 5 个结构蛋白分别是 VP1、VP2、VP3、VP8 和 VP10，位于病毒的核心颗粒上。5 个非结构蛋白分别是 VP5、VP6、VP7、VP11 和 VP12，其中 VP12 执行双链 RNA 结合蛋白的功能。

由于直接从病人临床样本中分离到病毒，并从病人血清中检测到病毒抗体，版纳病毒被认为是一种引起人类发热和病毒性脑炎的重要新发传染病的病原体。版纳病毒具有广泛的媒介宿主，可以感染多种蚊种，具有广泛的宿主生态链中传播的特性，作为可以引起人类疾病且分布范围广泛的新发虫媒病毒，持续受到病毒学界、临床医学界和公共卫生学界的广泛关注。

2.2 病毒分离培养

2.2.1 细胞

C6/36（白纹伊蚊卵细胞）是版纳病毒敏感的细胞系。

2.2.2　细胞培养介质

C6/36 细胞培养基；生长液：商品化 MEM 细胞培养液和 1640 细胞培养液，进行 1 ∶ 1 配比，加入 1% 商品化的青链霉素、10% 胎牛血清。

2.2.3　仪器和耗材

带负压罩的高速低温冷冻离心机、-20℃冰箱、倒置生物显微镜、恒温培养箱、30% 外排二级生物安全柜、一次性塑料螺口细胞培养瓶、塑料移液管、移液器、带滤芯吸头、一次性塑料螺口 1.5 mL 离心管。

2.2.4　操作步骤

（1）生长至 90% 单层细胞的培养管，弃去培养液，加入 0.1 ~ 0.2 mL 标本液，置于 28℃、5% CO_2 培养箱中，每隔 15 min 轻摇一次，促进吸附。

（2）1 h 后弃去液体，加入 2 mL 细胞维持液，同时设立对照细胞管，置于 28℃培养箱中继续培养。

（3）显微镜下观察细胞病变，版纳病毒在 C6/36 细胞出现病变时间一般为 4 ~ 5 天。

（4）出现病变的细胞感染上清需进一步鉴定，无病变者盲传三代，不出现细胞病变可以丢弃。

2.2.5　结果判定

版纳病毒感染 C6/36 细胞后，细胞病变表现为细胞聚集和脱落等特征，一般不出现细胞融合。患者标本引起组织培养细胞出现病变并非诊断版纳病毒感染的特异性指标，还需要对分离物进行版纳病毒特异性鉴定试验才能确诊。

◢ 2.3　分子鉴定

2.3.1　器材与试剂

实时荧光定量 PCR 仪、RNA 提取试剂盒、定量 PCR 扩增试剂盒等。

2.3.2　实验流程

1.实验准备

（1）蚊虫标本处理、提取蚊虫样本 RNA 要求在 BSL-2 实验室内操作。进入实验场所之前，要事先准备好所需试剂、样品。

（2）准备好 2 mL 研磨专用无菌离心管，在生物安全柜内加入研磨磁珠，写好编号。

（3）佩戴医用防护口罩、双层手套，套住袖口。

（4）准备镊子、白板、冰盘并置于生物安全柜内。

（5）研磨液：5% PS+ 培养基。

2. 实验步骤

（1）从 –80℃冰箱拿出蚊虫样本，置于冰盘上，每管加入 500 μL 的研磨液。

（2）从冰箱拿出研磨振荡仪样品架，用纸巾擦去水珠后放置样本，装好，设置研磨程序，25 频率每秒，3 min。

（3）将离心管取下，置于冰盘上，13 000 r/min 离心 10 min，取 140 μL 上清加入新的离心管中。

3. 核酸提取

使用试剂盒提取样本中病毒 RNA。

4. 实时荧光定量 PCR 法检测 BAV 病毒核酸

1）稀释引物、探针，配制反应体系：实时荧光定量 PCR 反应所使用的引物信息见表 1-2-1。

表1-2-1　PCR引物信息

病毒名称	引物/探针	名称	序　列	长度	修饰
BAV	上游引物	BAV_F	5′-CGGGCAACCATGCTTTCC-3′	18 bp	
	下游引物	BAV_R	5′-GTTGGTAGAGGGTGGTTGACATC-3′	23 bp	
	探针	BAV- 探针	5′-CGGGATCCTCTACTTTCCAGTCCCAA-3′	26 bp	5′-FAM，3′-TAMRA

反应试剂，按 $n+1$ 配制反应体系（$n=$ 样本数 +2 管阳性对照 +1 管阴性对照），每个测量反应体系配制见表 1-2-2。

表1-2-2　PCR反应体系

组　分	体　积
2×RT-PCR 缓冲液	12.5 μL
RT-PCR 酶	1 μL
上游引物（10 μmol/L）	1 μL
下游引物（10 μmol/L）	1 μL
探针（5 μmol/L）	1 μL
无 RNA 酶水	3.5 μL

阴性对照：无 RNA 酶水；阳性对照：含目的片段质粒稀释液。

2）将 5 μL 提取好的样本 RNA 分别加入上述分装好的 PCR 反应管中，模板量可根据样本情况进行适当调整，不够部分以水补足，总反应体积为 25 μL。设置反应条件见表 1-2-3。

3）结果分析。

（1）实验结束后，根据相关仪器的软件进行数据分析。

（2）阈值设定原则以阈值线刚好超过正常阴性对照曲线（无规则的噪声线）的最高点为准。基线选取 6 ～ 15 个循环区域。

（3）记录仪器自动分析计算出的样本 *Ct* 值。

表1-2-3　PCR反应程序

温　　度	时　　间	循　环　数
45℃	10 min	1
95℃	10 min	1
95℃	15 s	45
60℃	1 min	

注：荧光检测模式为 FAM 荧光，在 60℃收集荧光信号。

4）结果判定。

质控标准：阴性对照无 Ct 值并且无扩增曲线；阳性对照的 Ct 值应 ≤ 35，并出现特定的扩增曲线，以上两项需在一次实验中同时满足；否则，本次实验无效，实验应重新进行。

结果描述及判定：无 Ct 值并且无扩增曲线，样品判为阴性；Ct 值 ≤ 35，且出现典型的扩增曲线，样品判为阳性。

2.3.3　病毒抗体检测

1. 试验材料

抗原片：用版纳病毒感染组织培养细胞制备，低温干燥保存；对照：阳性病例血清（阳性对照）、阴性血清；FITC 标记的抗人 IgG 抗体、FITC 标记的抗人 IgM 抗体；常用稀释液：pH 7.2 ~ 7.4 PBS 溶液、1∶60 000 伊文思兰（PBS 稀释）、封片液等；荧光显微镜；移液器、37℃水浴、湿盒、染色缸、微量搅拌器、稀释板、盖玻片。

2. 检测原理

检测原理和 ELISA 法基本相同，不同之处在于反应在玻片上进行，首先制备细胞培养的病毒抗原片，然后使用荧光标记的抗体直接在荧光显微镜下观察结果。本方法具有快速简便、结果直观、敏感性和特异性较高等优点，它同样可以检测版纳病毒 IgM 和 IgG 抗体。

3. 检测步骤

（1）从冰箱中取出制备好的抗原片，PBS 液振洗 2 遍，蒸馏水振洗 1 遍，每次 2 min，晾干。

（2）滴加 PBS 液稀释好的待测标本，并设立阳性对照、阴性对照和空白对照，每孔 20 μL。

（3）湿盒 37℃孵育 30 min。

（4）用缓流冲洗抗原片 3 ~ 5 s，再用 PBS 液振洗 3 遍，蒸馏水振洗 1 遍，每次 2 min，晾干。

（5）用 1∶60 000 伊文思兰液稀释 FITC 标记的抗人 IgM 或 IgG 抗体，每孔 10 ~ 15 μL（包括所有对照孔）。

（6）湿盒 37℃孵育 30 min。

（7）用缓流冲洗抗原片 3 ~ 5 s，再用 PBS 液振洗 3 遍，蒸馏水振洗 1 遍，每次 2 min。

（8）晾干，用封片液封片，加盖玻片，荧光显微镜观察。

（9）阳性对照：阳性血清代替待测标本加到固定有抗原的孔中。

（10）阴性对照：阴性血清代替待测标本加到固定有抗原的孔中。

（11）空白对照：PBS液代替待测标本加到固定有抗原的孔中。

4. 结果判定

只有在阳性对照存在特异性荧光，阴性对照无特异性荧光，空白对照无荧光时，检测结果才是可靠的。单份血清标本稀释度≥1∶10荧光阳性（脑脊液为≥1∶5）可以判定为版纳病毒IgM阳性，或双份血IgG抗体4倍（4倍以上）升高可以诊断为阳性。

（付士红　**编写**，韩俊、王衍海、魏强　**审校**）

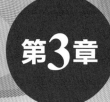

第3章

基孔肯尼雅病毒

3.1 简介

基孔肯尼雅病毒（*Chikungunya virus*，CHIKV）是一种属于披膜病毒科，甲病毒属的病毒。病毒直径为 60 ~ 70 nm，有包膜。基因组为单股正链 RNA，长度为 11 ~ 12 kb，被包裹在由核心蛋白组成的二十面体内，形成核衣壳。核衣壳与病毒包膜糖蛋白 E1 和 E2 相互作用形成病毒的基本骨架。病毒基因组的 5′端编码非结构蛋白，3′ 端编码结构蛋白。非结构蛋白作为 RNA 酶参与病毒核酸的复制，而结构蛋白主要包括 C 蛋白、E1 蛋白、E2 蛋白和 E3 蛋白。

基孔肯尼亚病毒有 1 个血清型，3 个基因型，即西非型、中 – 东 – 南非洲型和亚洲型。病毒不耐酸、不耐热，56℃，30 min 即可灭活。70% 乙醇、1% 次氯酸钠、脂溶剂、过氧乙酸等常用消毒剂及紫外照射均可杀灭病毒。

3.2 细胞培养与分离鉴定

3.2.1 试剂和材料

1. 细胞

白蚊伊蚊卵细胞系（C6/36）、金黄色地鼠肾细胞系（BHK-21）、非洲绿猴肾细胞系（Vero）。

2. 试剂

（1）C6/36 细胞生长液：100 mL 生长液中包含 Eagle's 液 57 mL、1640 培养液 27 mL、胎牛血清 10 mL、青霉素和链霉素（P.S.）2 mL、1% 谷氨酰胺（G）1 mL。加入适量 7.5% 的碳酸氢钠调液体 pH 至 7.2 ~ 7.4。

（2）BHK-21、Vero 细胞生长液：100 mL Eagle 生长液中包含 Eagle's 液 89 mL、胎牛血清 8 mL、青霉素和链霉素（P.S.）2 mL、1% 谷氨酰胺 1 mL。加入适量 7.5% 的碳酸氢钠调液体 pH 至 7.2 ~ 7.4。

（3）C6/36 细胞维持液：100 mL 维持液包含 Eagle's 液 60 mL、1640 培养液 30 mL、胎牛血清 2 mL，pH 生长液。

（4）BHK-21、Vero 细胞维持液：100 mL Eagle's 维持液中包含 Eagle's 液 95 mL、胎牛血清 2 mL，余同生长液。

（5）PBS pH 7.4（8g NaCl、0.2g KCl、1.44g Na_2PO_4）。

（6）pH 7.4 ~ 7.6 的 Hank's 液或 Eagle's 液。

3.2.2　仪器和耗材

带负压罩的高速低温冷冻离心机、−20℃冰箱、倒置生物显微镜、恒温培养箱、30% 外排二级生物安全柜、一次性塑料螺口细胞培养瓶、塑料移液管、移液器、带滤芯吸头、一次性塑料螺口 1.5 mL 离心管。

3.2.3　操作步骤

1. 样本除菌

（1）患者标本要求无菌采集。

（2）媒介生物标本制备悬液时需含常规量抗生素。

（3）对疑似污染的标本，一般使用较大剂量抗生素（青霉素 10 000 U，链霉素 10 000 μg，制霉菌素适量）处理，然后悬液经 12 000×g 离心 20 min，去除大部分细菌和杂质。

2. 样本处理和稀释

（1）血清标本系列稀释后可直接用于病毒分离。

（2）组织等标本需参照标本研磨处理操作规范研磨后混悬液于 4℃ 4 000×g 离心 15 ~ 20 min，上清液用来接种敏感细胞。

3. 细胞接种

急性期血清或研磨处理的媒介生物标本（用 Hank's 液 1∶10 稀释），标本 0.5 ~ 1 mL 接种 T25 细胞培养瓶中长成单层的 Vero. BHK 细胞。在 37℃温箱吸附 2 h 后加入含 Eagle's 维持液至 5 mL，37℃培养。前期每天显微镜下观察 1 次细胞病变，待开始出现病变后应增加观察病变频率，每天观察 2 次细胞病变。

4. 免疫荧光检测

细胞出现病变时刮取少量细胞点抗原片进行免疫荧光检测，如果荧光检测阳性，待细胞病变达约为 80% 时，收集上清接种新鲜细胞进行病毒培养，检测病毒基因组，确定病毒基因型；如果荧光检测为阴性，继续培养，培养 7 ~ 10 天，如果检测结果仍为阴性，细胞需继续传第二代。

5. 连续传代

用胰酶消化 4 步中检测为阴性的细胞，用 3 ~ 4 mL 新鲜培养液悬浮细胞，取 1/2 细胞悬液（1.5 ~ 2 mL）与大约同等数量的新鲜制备的正常细胞联合培养，重复 4 步中检测至第三代。

6. 病毒核酸序列分析

对于特异性荧光检测阳性的病毒样本应在生物安全二级实验室灭活，或直接加入核酸提取试剂盒中的裂解液后，在生物安全一级实验室参照基孔肯雅病毒核酸检测方法，提取核酸，进行序列分析。

7. 废物处理

所有实验用品都应严格按照有关实验室安全管理规定的处理方法高压处理，所有液体废物和细胞培养物应化学消毒后置于密闭容器中，严格按照有关实验室安全管理规定的处理方法高压处理。

3.2.4　结果判定

（1）如果经 CHIKV 特异性单克隆抗体检测呈荧光阳性，说明样本感染 CHIKV。

（2）分析分离病毒的核酸序列可以确定病毒基因型。

（3）病毒分离阳性结果，表明患者 CHIKV 感染，宿主动物或媒介生物携带 CHIKV。

3.3　实时荧光定量 PCR

1. 实验准备

（1）仔细核对被检样品患者的姓名、编号及检测项目等。

（2）进入实验场所之前，要事先准备好所需试剂、样品。

2. 标本处理

（1）按照 BSL-2 的要求穿戴防护装备。

（2）在生物安全柜内去掉外层包装后，消毒样本管，用止血钳或镊子取出样本管，置于架上。

（3）仔细清点和核对样本。

3. RNA 的提取

使用病毒 RNA 提取试剂盒提取病毒核酸。

4. 实时荧光定量 PCR

1）稀释引物、探针，配制反应体系：实时荧光定量 PCR 反应使用一步法实时荧光定量 PCR 扩增试剂盒。

实时荧光定量 PCR 引物信息见表 1-3-1。

表1-3-1　实时荧光定量PCR引物信息

病毒名称	引物/探针	名　称	序　　　列	长度	修　饰
	上游引物	CHIKV F	5′-AAGCTYCGCGTCCTTTACCAA-3′	22 bp	
CHIKV	下游引物	CHIKV R	5′-CCAAATTGTCCYGGTCTTCCT-3′	21 bp	
	探针	CHIKV P-HEX	5′-CCAATGTCYTCMGCCTGGACACCTTT-3′	26 bp	5′-HEX，3′-BHQ1

反应试剂，按 n+1 配制反应体系（n= 样本数 +2 管阳性对照 +1 管阴性对照），每个反应体系配制见表 1-3-2。

表1-3-2　实时荧光定量PCR反应体系

组　合	体　积
2×RT-PCR 缓冲液	12.5 μL
RT-PCR 酶	1 μL
上游引物（10 μmol/L）	0.5 μL
下游引物（10 μmol/L）	0.5 μL
探针（10 μmol/L）	0.25 μL
无 RNA 酶水	5.25 μL

阴性对照：无 RNA 酶水；阳性对照：含目的片段质粒稀释液。

2）将 5 μL 提取好的样本 RNA 分别加入上述分装好的 PCR 反应管中，模板量可根据样本情况进行适当调整，不够部分以水补足，总反应体积为 25 μL。

反应程序见表 1-3-3。

表1-3-3　PCR反应程序

温　度	反应时间	循　环　数
50℃	30 min	1
95℃	10 min	1
95℃	15 s	45
60℃	45 s	

注：在 60℃收集荧光信号。

3）结果分析。

（1）实验结束后，根据相关仪器的软件进行分析。

（2）阈值设定原则以阈值线刚好超过正常阴性对照曲线（无规则的噪音线）的最高点为准。基线选取 6 ～ 15 个循环区域。

（3）记录仪器自动分析计算出的样本 Ct 值。

4）结果判定。

质控标准：阴性对照无 Ct 值并且无扩增曲线；阳性对照的 Ct 值 ≤ 38.0，并出现特定的扩增曲线，以上两项需在一次实验中同时满足；否则，本次实验无效，实验应重新进行。

结果描述及判定：无 Ct 值并且无扩增曲线，样品判为阴性；Ct 值 ≤ 38.0，且出现典型的扩增曲线，样品判为阳性。

（芜为　编写，韩俊、王衍海、魏强　审校）

第4章

冠 状 病 毒

4.1 简介

冠状病毒（*Coronavirus*），在系统分类上属于套式病毒目（Nidovirales）冠状病毒科（Coronaviridae）冠状病毒属，是自然界广泛存在的一大类病毒。冠状病毒为有囊膜的线性单股正链的 RNA 病毒，基因组全长 27～32 kb，是目前已知 RNA 病毒中基因组最大的病毒。目前已知的可感染人的冠状病毒有 7 种，分别为 HCoV-OC43、HCoV-229E、SARS-CoV、HCoV-NL63、HCoV-HKU1、MERS-CoV 和 SARS-CoV-2。本章提供了冠状病毒常用鉴定技术、检测技术，包括普通 PCR、实时荧光定量 PCR、病毒分离培养、病毒滴定等。

4.2 冠状病毒分离培养技术

（1）本方案适用于人冠状病毒 OC43、229E 和 NL63 的病毒分离培养。显微镜下观察单层细胞（BHK-21、MRC5、LLC-MK2、Vero 细胞系），以保证细胞状态良好，使用 6 孔板或 T25 培养瓶传代，80% 成片后可接种病毒。

（2）次日，弃生长液，换 3 mL 维持液，每一份标本接种 1 个 T25 培养瓶的细胞，标记每瓶细胞，同时做好阴性对照。

（3）每支试管接种 0.2 mL 的标本悬液（咽拭子标本），33℃吸附 1.5 h。

（4）弃标本液，补加 2 mL 维持液，置 33℃孵箱静置培养。

（5）使用标准或倒置显微镜每天观察细胞培养管，以观察 CPE 的出现。

（6）观察细胞：OC43 感染 BHK21 细胞，229E 感染 MRC5 细胞，NL63 感染 LLC-MK2 细胞后可观

察到细胞变圆、脱落。

（7）如果培养基太酸（由橙色变为黄色），需要更换细胞培养液。

（8）当有特征性的 CPE 出现，继续观察直到 75% 的细胞发生变化（+++ CPE），于 −70℃ 冻存以备二次传代。

（9）如果 7 天之后没有 CPE 出现，那么再盲传 1 代继续观察 7 天。连续传代 3 次后仍为阴性者则判定该标本病毒分离结果为阴性。

（10）阴性对照在丢弃之前要至少观察 14 天。

（11）病毒传代：同步骤（1）~ 步骤（10），每代病毒分离物于 −70℃ 冻存。

4.3 病毒核酸检测

4.3.1 普通 RT-PCR 法检测 6 种人冠状病毒

1. 试剂盒

6 种冠状病毒 PCR 检测试剂盒组分内容见表 1-4-1。

表1-4-1　6种人冠状病毒PCR检测试剂盒组分

组　分	体　积
5 × QIAGEN OneStep RT-PCR 缓冲液	1 μL
dNTP mix（10 mmol/L）	1 μL
QIAGEN OneStep RT-PCR Enzyme Mix	1 μL
RNAse Inhibitor	1 μL
无 RNA 酶水	1 μL

2. 引物盒

引物盒内含物见表 1-4-2。

表1-4-2　引物盒内含物

引　物	阳性对照	阴性对照
NL63 / 229E / SARS/ OC43 / MERS / HKU1	NL63 / 229E / SARS/ OC43 / MERS / HKU1	去离子水

3. 引物序列及靶标

引物序列及靶标见表 1-4-3。

表1-4-3　引物序列及靶标

病毒	引物序列	靶标	长　度
HCoV-NL63	5′-GTTTTGATAACCAGTCGAAGTCAC-3′ 5′-AGCACTGAATAACATTTTCCTCT-3′	核蛋白	195 bp
HCoV-229E	5′-GGCACAGGACCCCATAAAG-3′ 5′-CACTTGAAGGATTCCGAGATT-3′	核蛋白	304 bp

续表

病　毒	引物序列	靶　标	长　度
SARS-CoV	5′-CTCAAGCATTTGGGAGACG-3′ 5′-TTTAGGCTCTGTTGGTGGG-3′	核蛋白	332 bp
HCoV-OC43	5′-TGTTCAGCAGTGTTTTGGTAAG-3′ 5′-CGCTGTGGTTTTGGACTCAT-3′	核蛋白	378 bp
HCoV-HKU1	5′-CCCACATTATTCCTGGTTCTC-3′ 5′-CCTTCCTGAGCCTTCAACAT-3′	复制酶 1b	415 bp
MERS-CoV	5′-CGAAGCAGCACTCCCATT-3′ 5′-CGATTGCTTTACTTTGCCAGAC-3′	核蛋白	442 bp

4. 样本核酸提取

采用试剂盒提取核酸（按照试剂盒标准操作说明书进行）。

5. PCR 扩增体系制备

将 RT-PCR 试剂盒中的反应液及引物盒中的试剂，室温融化后震荡混匀，8 000 r/min 离心数秒后置于冰上操作，按照以下方法配制 PCR 反应体系（表 1-4-4），反应管中加入待测样本核酸、阳性对照核酸、阴性对照核酸各 5 μL。完成后保存在 4℃ 避光环境中。

表1-4-4　PCR反应体系

组合	体积
5 × QIAGEN OneStep RT-PCR 缓冲液	5 μL
dNTP mix（10 mmol/L）	1 μL
QIAGEN OneStep RT-PCR Enzyme Mix	1 μL
RNA 酶抑制剂	0.1 μL
Primer	1.5 μL
无 RNA 酶水	11.4 μL
RNA 模板	5 μL
总计	25 μL

6. PCR 扩增条件

PCR 扩增过程适用在普通 PCR 仪上进行，扩增方法按照以下条件设置（表 1-4-5）。

表1-4-5　PCR反应程序

步　骤	温　度	时　间
反转录	50 ℃	30 min
预变性	95 ℃	15 min
PCR	94℃	30 s
	58℃	30 s
	72℃	40 s
延伸	72℃	10 min

7. 结果判断分析

（1）各靶基因阴性结果为琼脂糖凝胶电泳无相应条带。

（2）各靶基因阳性结果为琼脂糖凝胶电泳有相应条带。

4.3.2 实时荧光定量 PCR 技术检测 6 种人冠状病毒

1. 试剂盒

实时荧光定量 PCR 技术检测 6 种人冠状病毒试剂盒组分见表 1-4-6。

表1-4-6　实时荧光定量PCR技术检测6种人冠状病毒试剂盒组分

组　分	含　量
One Step PrimeScript™ RT-PCR Kit（Perfect Real Time）	1
2×One Step RT-PCR 缓冲液 Ⅲ	1
TaKaRa Ex Taq HS（5 mmoL/μL）	1
PrimeScript RT Enzyme Mix Ⅱ	1
无 RNA 酶水	1
ROX Reference Dye	1

2. 引物盒

引物盒内含物见表 1-4-7。

表1-4-7　引物盒内含物

引　物	NL63 / 229E / SARS
	OC43 / MERS / HKU1
阳性对照	NL63 / 229E / SARS
	OC43 / MERS / HKU1
阴性对照	去离子水

3. 引物序列及靶标

引物序列及靶标见表 1-4-8。

表1-4-8　引物序列及靶标

病毒	靶标	引物	序列
HCoV-NL63	核蛋白	上游引物	5'-AGGACCTTAAATTCAGACAACGTTCT-3'
		下游引物	5'-GATTACGTTTGCGATTACCAAGACT-3'
		探针	5'-FAM-TAACAGTTTTAGCACCTTCCTTAGCAACCCAAACA-BHQ1-3'
HCoV-229E	核蛋白	上游引物	5'-CGCAAGAATTCAGAACCAGAG-3'
		下游引物	5'-GGCAGTCAGGTTCTTCAACAA-3'
		探针	5'-HEX-CCACACTTCAATCAAAAGCTCCCAAATG-BHQ1-3'
SARS-CoV	核蛋白	上游引物	5'-TGGACCCACAGATTCAACTGA-3'
		下游引物	5'-GCTGTGAACCAAGACGCAGTAT-3'
		探针	5'-CY5-TAACCAGAATGGAGGACGCAATGG-BHQ2-3'

续表

病 毒	靶 标	引 物	序 列
HCoV-OC43	核蛋白	上游引物	5′-GCTCAGGAAGGTCTGCTCC-3′
		下游引物	5′-TCCTGCACTAGAGGCTCTGC-3′
		探针	5′-FAM-TTCCAGATCTACTTCGCGCACATCC-BHQ1-3′
MERS-CoV	核蛋白	上游引物	5′-GGGTGTACCTCTTAATGCCAATTC-3′
		下游引物	5′-TCTGTCCTGTCTCCGCCAAT-3′
		探针	5′-CY5-ACCCCTGCGCAAAATGCTGGG-BHQ1-3′
HCoV-HKU1	复制酶1b	上游引物	5′-CCTTGCGAATGAATGTGCT-3′
		下游引物	5′-TTGCATCACCACTGCTAGTACCAC-3′
		探针	5′-HEX-TGTGTGGCGGTTGCTATTATGTTAAGCCTG-BHQ1-3′

4. 样本核酸提取

采用试剂盒提取核酸（按照试剂盒标准操作说明书进行）。

5. PCR 扩增体系制备

将一步式 RT-PCR 试剂盒中的反应液及引物盒中的试剂，室温融化后振荡混匀，8 000 r/min 离心数秒后置于冰上操作，按照表 1-4-9 方法配置体系，反应管中加入待测样本核酸、阳性对照核酸、阴性对照核酸各 5 μL。完成后保存在 4℃ 避光环境中。

表1-4-9 PCR反应体系

适用于 NL63/229E/OC43/SARS/MERS	体 积
2 × One Step RT-PCR 缓冲液 Ⅲ	12.5 μL
TaKaRa Ex Taq HS（5 U/μL）	0.5 μL
PrimeScript RT Enzyme Mix Ⅱ	0.5 μL
无 RNA 酶水	4.5 μL
引物（F/R）+ 探针（10 μmol/L/10 μmol/L）：	1+1 μL
RNA Tamplate：	5 μL
总计	25 μL

适用于 HKU1	体 积
2 × One Step RT-PCR 缓冲液 Ⅲ	12.5 μL
TaKaRa Ex Taq HS（5 U/μL）	0.5 μL
PrimeScript RT Enzyme Mix Ⅱ	0.5 μL
无 RNA 酶水	2.5 μL
引物（F/R）+ 探针（10 μmol/L/10 μmol/L）：	2+2 μL
RNA Tamplate：	5 μL
总计	25 μL

6. PCR 扩增条件

PCR 扩增过程适于在 ABI7500、LiGhtCycler480、BIORAD CFX96、RoterGene Q 荧光定量 PCR 仪上，操作方法按照表 1-4-10 条件设置。

表1-4-10　PCR反应程序

步　骤	温　度	时　间	循环数
反转录	42 ℃	5 min	1
预变性	95 ℃	10 s	1
PCR	95℃	10 s	40
	60℃（收集荧光）	40 s	

注：探针检测通道设置为FAM/HEX/CY5。

7. 结果判断分析

（1）6种人冠状病毒核糖核酸各靶基因阴性结果为FAM、HEX、CY5检测通道有扩增曲线且 Ct 值 ≥ 37 或者 FAM、HEX、CY5 检测通道无扩增曲线。

（2）6种人冠状病毒核糖核酸各靶基因阳性结果为FAM、HEX、CY5检测通道有扩增曲线且 Ct 值 < 37。

4.3.3　病毒滴度测定

1. 实验材料

（1）细胞和病毒：BHK-21 细胞（HCoV-OC43 VR1558），MRC-5（HCoV-229E），LLC-MK2（HCoV-NL63）。

（2）培养基：10% 生长液：500 mL DMEM + 5 mL Pen/Stre + 10% FBS；2% 维持液：500 mL DMEM + 5 mL Pen/Stre + 2% FBS。

2. 实验操作

（1）细胞传代：显微镜下观察细胞，以保证细胞状态良好，每 100 μL 5×10³ ~ 1×10⁴ 个细胞每孔传代至 96 孔板，80% 成片后可接种病毒。

（2）洗涤：弃细胞培养液，使用无血清 DMEM 洗涤细胞 1 遍。

（3）换液：96 孔板每孔加入 100 μL 2%-FBS-DMEM 维持液。

（4）病毒稀释：用无血清培养基每组将病毒稀释为 10^{-1}、10^{-2}、10^{-3}、10^{-4}、10^{-5}、10^{-6}、10^{-7}、10^{-8}，共 8 个梯度。

（5）病毒感染：每孔加入 100 μL 系列稀释的病毒液，每个稀释度做 8 个复孔。留一排细胞不加病毒作为阴性对照。

（6）孵育：33℃孵育 72 h。

（7）观察 CPE：镜下观察细胞病变，计数病变孔与非病变孔，计算 $TCID_{50}$。以观察该孔是否出现 CPE，确定该孔是否为阳性孔。假如某个梯度 8 个孔中共有 5 个阳性孔，则将该梯度的结果记为 5/8，以此类推。

（8）计算病毒 $TCID_{50}$，Reed-Muench 公式计算病毒滴度。

计算公式：

$TCID_{50}$ = 高于50% 死亡率的病毒稀释度的对数 + 距离比值 × 稀释倍数（10）的对数

距离比 =（高于 50% 的百分数 –50%）/（高于 50% 的百分数 – 低于 50% 的百分数）

（黄保英　编写，韩俊、王衍海、魏强　审校）

第5章

登革病毒

5.1 简介

登革病毒（Dengue virus，DENV）是一种属于黄病毒科，黄病毒属的病毒，形态结构与乙脑病毒相似，但体积较小，17～25 nm，有包膜。基因组是单股正链 RNA，长度约为 11 kb。登革病毒的基因组可编码 3 种结构蛋白 C，prM 和 E，以及 7 种非结构蛋白（NS1，NS2a，NS2b，NS3，NS4a，NS4b 和 NS5）。其中包膜（E）蛋白是一个 53 kDa 的结构蛋白，它在病毒生命周期的多个步骤中发挥重要作用，包括组装、出芽、附着于靶细胞和病毒膜融合等。核心蛋白 C 为 11 kDa 的碱性小分子蛋白，与病毒核酸结合形成核衣壳。prM 蛋白可被切割成 pr 和 M 两个蛋白，在 pr 被释放后可形成成熟的具有感染性的病毒颗粒。

登革病毒包括 4 个血清型（1 型、2 型、3 型和 4 型）。在城市型疫区，病毒在人—埃及伊蚊间循环；在东南亚和西非的丛林型疫区，病毒可在猴—伊蚊间循环。4 个血清型的登革病毒都能引起重症，如登革出血热和登革休克综合征。登革病毒对热敏感，56℃，30 min 可灭活，对紫外线、0.05% 福尔马林、高锰酸钾、龙胆紫敏感，脂溶剂（如乙醚、氯仿和去氧胆酸钠等）可灭活登革病毒。

5.2 细胞培养与分离鉴定

1. 细胞

白蚊伊蚊卵细胞系（C6/36）、金黄色地鼠肾细胞系（BHK-21）。

2. 试剂

（1）C6/36 细胞生长液：100 mL 生长液中包含 Eagle's 液 57 mL、1640 培养液 27 mL、胎牛血清 10 mL、青霉素和链霉素 2 mL、1% 谷氨酰胺 1 mL。加入适量 7.5% 的碳酸氢钠调液体 pH 7.2～7.4。

（2）BHK-21 细胞生长液：100 mL Eagle's 生长液中包含 Eagle's 液 89 mL、胎牛血清 8 mL、青霉素和链霉素 2 mL、1% 谷氨酰胺 1 mL。加入适量 7.5% 的碳酸氢钠调液体的 pH 7.2 ~ 7.4。

（3）C6/36 细胞维持液：100 mL 维持液包含 Eagle's 液 60 mL、1640 培养液 30 mL、胎牛血清 2 mL，余同生长液。

（4）BHK-21 细胞维持液：100 mL Eagle's 维持液中包含 Eagle's 液 95 mL、胎牛血清 2 mL，余同生长液。

（5）PBS pH 7.4（8g NaCl、0.2g KCl、1.44g Na_2PO_4）。

（6）pH 7.4 ~ 7.6 的 Hank's 液或 Eagle's 液。

3. 仪器和耗材

带负压罩的高速低温冷冻离心机。–20℃冰箱。倒置生物显微镜。恒温培养箱。30% 外排二级生物安全柜。一次性塑料螺口细胞培养瓶、塑料移液管、移液器、带滤芯吸头、一次性塑料螺口 1.5 mL 离心管。

4. 操作步骤

1）样本除菌。

（1）患者标本要求无菌采集。

（2）媒介生物标本制备悬液时需含常规量抗生素。

（3）对疑似污染的标本，一般使用较大剂量抗生素（青霉素 10 000U，链霉素 10 000μg，制霉菌素适量）处理，然后悬液经 12 000×g 离心 20 min，去除大部分细菌和杂质。

2）样本处理和稀释。

（1）血清标本系列稀释后可直接用于病毒分离。

（2）组织等标本需参照标本研磨处理操作规范研磨后混悬液于 4℃ 4 000 r/min 离心 15 ~ 20 min，上清液用来接种敏感细胞。

（3）细胞接种：急性期血清或研磨处理的媒介生物标本（用 Hank's 液 1∶10 稀释），以 0.5 ~ 1 mL 接种于 T25 细胞培养瓶中长成单层的 BHK 细胞。在 37℃温箱吸附 2 h 后加入含 Eagle's 维持液至 5 mL，37℃培养。前期每天显微镜下观察 1 次细胞病变，待开始出现病变后应增加观察频率，每天观察 2 次细胞病变情况。

（4）细胞出现病变时刮取少量细胞点抗原片进行免疫荧光检测，如果荧光检测阳性，待细胞病变达约为 80% 时，收集上清接种新鲜细胞进行病毒培养，检测病毒基因组，确定病毒基因型；如果荧光检测为阴性，继续培养，培养 7 ~ 10 天，如果检测结果仍为阴性，细胞需继续传第二代。

（5）连续传代：用胰酶消化 4 步中检测为阴性的细胞，用 3 ~ 4 mL 新鲜培养液悬浮细胞，取 1/2（1.5 ~ 2 mL）细胞悬液与大约同等数量的新鲜制备的正常细胞联合培养，重复 4 步中检测至第三代。

（6）病毒核酸序列分析：对于特异性荧光检测阳性的病毒样本应在生物安全二级实验室灭活，或直接加入核酸提取试剂盒中的裂解液后，在生物安全一级实验室参照登革病毒核酸检测方法，提取核酸，进行序列分析。

（7）废物处理：所有实验用品都应严格按照有关实验室安全管理规定的处理方法高压处理，所有液体废物和细胞培养物应化学消毒后置于密闭容器中，严格按照有关实验室安全管理规定的处理方法高压处理。

5. 结果判断

（1）经 DENV 特异性单克隆抗体检测呈荧光阳性，说明标本感染有 DENV。

（2）分析分离病毒的核酸序列可以确定病毒基因型。

（3）病毒分离阳性结果，表明患者 DENV 感染，宿主动物或媒介生物携带 DENV。

5.3 实时荧光定量 PCR

5.3.1 样本要求

1. 适用标本类型

血清。

2. 标本采集

用一次性无菌注射器抽取受检者静脉血 2 mL，注入无菌的干燥玻璃管中，室温（22 ~ 25℃）放置 30 ~ 60 min，血标本可自发完全凝集析出血清，或直接使用水平离心机，1 500 r/min 离心 5 min，吸取上层血清，转移至 1.5 mL 灭菌离心管。

3. 标本保存和运输

所采集的标本可立即用于测试，或保存于 –20℃待测，保存期为 6 个月，标本应避免反复冻融。标本运输采用 0℃冰壶或加冰并以泡沫箱密封，低温运输时间不应超过 8 h，长途运输建议采用干冰以保持低温。

5.3.2 实验前准备

进入实验场所之前，要事先准备好所需试剂和耗材。

1. Carrier RNA 配制

将试剂盒内的 carrier RNA 管内加入 310 μL 的缓冲液 AVE，配置成 1μg/μL 的工作浓度，如需长期存放请置于 –20℃，并分装，避免反复冻融（每管反复冻融不得超过 3 次）。

2. PCR 反应质量控制

本试剂盒中的内标溶液参与提取过程，所以需配套提取试剂使用。可提前把 5.6 μL Carrier RNA 和（5 μL）内标溶液加入 560 μL AVL 中，混匀备用。

本试剂盒中的阴性质控品、强阳性质控品和临界阳性质控品均参与提取，用于对环境进行监控和 PCR 检测试剂的质控。

仔细核对被检样品患者的姓名、编号及检测项目等。

3. 检测项目及参数

本方法检测项目为检测标本中登革病毒核酸。

4. 检测仪器设备

实时定量核酸扩增检测仪、生物安全柜、离心机、移液器（2.5 μL、1 ~ 10 μL、10 ~ 200 μL、100 ~ 1 000 μL）、普通冰箱（2 ~ 8℃ /–20℃）、–70℃冰箱。

5. 试剂材料

登革病毒核酸检测试剂盒、RNA 提取试剂盒、1.5 mL 的离心管、不同规格移液器和吸头、96 孔 PCR

反应管及管盖、96 孔 PCR 反应板及盖膜。

6. 检测的环境条件

检测标本的灭活在 BSL-2 实验室生物安全柜内进行，即将 140 μL 标本加入 560 μL 的 AVL 缓冲液（包含 5.6 μL Carrier RNA 和内标溶液）中，混匀后室温孵育 10 min。剩余的 RNA 提取步骤在 PCR 间的样本处理区生物安全柜内进行。

7. 实验步骤

1）按照 BSL-2 的要求穿戴防护装备。

2）在生物安全柜内去掉外层包装后，消毒标本管，用止血钳或镊子取出标本管，置于架上。

3）仔细清点和核对标本。

4）标本的灭活和 RNA 的提取：使用试剂盒提取标本中病毒 RNA。

5）实时荧光定量 PCR 扩增登革病毒 RNA。

（1）实时荧光定量 PCR 试剂盒：登革病毒核酸检测试剂盒，引物和探针序列见表 1-5-1。

表1-5-1　引物和探针序列

名　称		序　列	长　度	修　饰
上游引物	DNEV F	5'-GGAAGTAGAGCAATATGGTACATGTG-3'	26 bp	
下游引物	DENV R	5'-CCGGCTGTGTCATCAGCATAYAT-3'	23 bp	
探针	DENV P	5'-TGTGCAGTCCTTCTCCTTCCACTCCACT-3'	28 bp	5'-Texas Red，3'-BHQ2

（2）PCR 试剂准备（在 PCR 间准备区）：① 从试剂盒中取出 DV PCR 反应液 A、DV PCR 反应液 B，室温融化后振荡混匀，8 000 r/min 离心数秒后使用；② DV 反应体系配制：取 n 个（n = 待测样本个数 + 阴性质控品 + DV 临界阳性质控品 +DV 强阳性质控品）PCR 反应管，DV 单人份扩增体系包括 17 μL 反应液 A 和 3 μL 反应液 B，总体积为 20 μL。

将各组分充分混合后进行短时离心，以使管壁上的液体全部离心至管底，之后将 20 μL 扩增体系分装到 PCR 管中。

（3）加样：在 PCR 间样本制备区的生物安全柜内，分别将提取后的待测样本核酸、阴性质控品核酸、临界阳性质控品核酸、强阳性质控品核酸 5 μL 加入上述对应的反应管中，盖紧管盖，8 000 r/min 离心数秒后转移至扩增检测区。

（4）PCR 扩增（在 PCR 间扩增检测区）：① 使用实时定量核酸扩增检测仪；② 将 PCR 反应管放入核酸扩增检测仪样品槽内；③ 设置 PCR 反应条件（表 1-5-2）。

表1-5-2　PCR反应条件

程序名称	目标温度	时间	循环数
1	50℃	15 min	1
2	95℃	15 min	1
3	94℃	15 s	45
	55℃	45 s	
4	40℃	20 s	1

（5）PCR 反应结果

① 结果分析（请参照各仪器使用说明书进行设置）：以荧光 PCR 反应的前 3 ~ 15 个循环的荧光信号

作为本底信号，以本底信号标准差的 10 倍作为荧光阈值，标本扩增产生的荧光信号达到荧光阈值时所对应的循环数为循环阈值（Ct 值），以 Ct 值 < 35 荧光信号数据线性化处理后对应循环数生成的曲线图成 "S" 形的标本，可判断为相应的登革病毒核酸检测阳性。

② 质量控制：FAM 通道 VIC 通道结果判定：阴性质控品无 Ct 值、Ct 值 > 43 DV 阴性。临界阳性质控品 Ct 值 < 36 有或无扩增曲线 DV 阳性。强阳性质控品 Ct 值 < 28 有或无扩增曲线 DV 阳性。以上要求需在同一次实验中同时满足，否则，本次实验无效，需重新进行。

③ 结果判定：如果 FAM 检测通道有扩增曲线且 Ct 值 > 43 或 FAM 检测通道无扩增曲线，且在 VIC 检测通道有扩增曲线，可判样品为登革病毒阴性；如果 FAM 检测通道有扩增曲线，且 Ct 值 < 43，VIC 检测通道有或无扩增曲线，可判样品为登革病毒阳性。

（6）阳性判断值或者参考区间：通过临床样本检测结果分析，利用 ROC 曲线法最终确定本试剂盒的参考值为 Ct 值为 43。

（7）结果报告：① 每次实验均需检测阴性质控品，临界阳性质控品及强阳性质控品结果满足质量控制要求时方可进行检测结果的判定；② 阳性结果判定标准：FAM 检测通道有扩增曲线且 Ct 值 < 43，VIC 检测通道有或无扩增曲线；③ 阴性结果判定标准：FAM 检测通道有扩增曲线且 Ct 值 > 43 或 FAM 检测通道无扩增曲线，VIC 检测通道有扩增曲线；④ 报告建议采用以下格式：阴性结果报告格式为：样本未检测到登革病毒 RNA，浓度低于试剂盒的灵敏度；阳性结果报告格式为：样本检测到登革病毒 RNA。⑤ 本检测结果仅供临床参考，要确诊病例需结合临床表现和流行病学调查结果进行判定。

（芜为 **编写**，韩俊、王衍海、魏强 **审校**）

第6章

柯萨奇病毒

6.1 简介

柯萨奇病毒（coxsackie virus）是一种属于小 RNA 病毒科（Picornaviridae），肠道病毒属（Enterovirus）的病毒。该病毒最早发现于美国纽约柯萨奇小镇，随后该病毒被命名为柯萨奇病毒。柯萨奇病毒无包膜，病毒衣壳为二十面体对称结构。柯萨奇病毒基因为约 7.5 kDa 的单股正链 RNA，基因具有 5′ 非编码区、一个开放阅读框（open reading frame，ORF）和 3′ 非编码区。病毒的开放阅读框编码 1 条多肽链，随后该多肽链被病毒编码的蛋白酶切割为 11 个蛋白：结构蛋白（VP4、VP3、VP2、VP1）和非结构蛋白（2A、2B、2C、3A、3B、3C、3D）。其中结构蛋白构成病毒衣壳，2A 和 3C 是蛋白酶，3D 是 RNA 依赖的 RNA 聚合酶，3B 编码一段与 5′ 非编码区相连的多肽（VPg），参与病毒复制。

根据病毒抗原性和发病机理的不同，柯萨奇病毒分为 A 和 B 两类。其中 A 类病毒存在 23 个血清型，B 类病毒存在 6 个血清型。CVB4 可导致无临床症状的隐性感染，也可诱发病毒性心肌炎、疱疹性咽峡炎、糖尿病、脑炎等。CVB4 基因组为约 7.5 kb 的单股正链 RNA，病毒的开放阅读框编码 1 条多肽链，随后该多肽链被病毒编码的蛋白酶切割为结构蛋白（VP4、VP2、VP3、VP1）和非结构蛋白（2A、2B、2C、3A、3B、3C、3D）。

6.2 核酸检测

6.2.1 主要材料

2 × qPCR Mix、2 × Taq PCRSuper Mix、DNA Marker、反转录试剂盒、病毒 RNA 提取试剂盒。

6.2.2 实时荧光定量 PCR

用专用采样棉签，适度用力拭抹上呼吸道感染咽后壁和两侧扁桃体部位，然后将棉签放入装有 1 mL 生理盐水的采样管中，旋紧管盖并密封，标记编号后低温条件保存。取咽拭子样本 140 μL，提取病毒 RNA，反转录为 cDNA，取肠道通用引物进行 qPCR 扩增。

扩增参数：95℃预变性 2 min、94℃变性 5 s、60℃退火 30 s（40 个循环）、4℃ 30 min。

CVB4 探针：FAM-TCCTCCGGCCCCTGAATGYGGC-TAM，正向引物：5′-AGCCTGCGTGGCKGCC-3′，反向引物：5′-GAAACACGGACACCCAAAGTA-3′。

qPCR 体系（20 μL）：2×qPCR Mix 10 μL、探针 0.5 μL、正向引物 0.5 μL、反向引物 0.5 μL，cDNA 模板 2.0 μL，双蒸水 6.5 μL。阳性标准（Ct 值 ≤ 36）。

6.2.3 常规 PCR

CVB4 基因组为约 7.5 kb 的单股正链 RNA，病毒的开放阅读框编码 1 条多肽链，随后该多肽链被病毒编码的蛋白酶切割为结构蛋白（VP4、VP3、VP2、VP4）和非结构蛋白（2A、2B、2C、3A、3B、3C、3D）。其中 VP4 可能最为保守，其处于蛋白外壳的内部，可与 RNA 病毒的基因组 RNA 连接。了解 VP4 区域的基因序列变化能指导肠道病毒的分型。

VP4 基因扩增：取 cDNA 样本，反转录后采用两轮多重反转录巢式 PCR 扩增肠道病毒 *VP4* 基因。

第一轮 PCR 反应条件为：95℃ 5 min、94℃ 1 min、55℃ 30 s、72℃ 1 min（40 个循环）、72℃延伸 10 min。

正向引物：5′-CGGCCCCTGAATGYGGCTAA -3′，反向引物：5′-ATCHGGHARYTTCCAMC ACCA-3′。

取第一轮 PCR 产物 2 μL 作为模板，进行第二轮 PCR 扩增，反应条件为：95℃ 5 min、94℃ 1 min、58℃ 30 s、72℃ 30 s（40 个循环）、72℃延伸 10 min。

正向引物：5′-CTACTTTGGGTGTCCGTGTTTC-3′，反向引物：5′-ATCHGGHARYTTCCAMCACCA-3′。第二轮扩增产物用 1.5% 琼脂糖凝胶电泳检测并进行后续测序。

◤ 6.3 病毒分离

6.3.1 主要材料

HeLa 细胞、H1-HeLa 细胞，胎牛血清（FBS）、DMEM/ 高糖培养基、0.25% 胰酶。

6.3.2 病毒分离

用专用采样棉签，适度用力拭抹上呼吸道感染咽后壁和两侧扁桃体部位，然后将棉签放入装有 1 mL

第一部分 重要病毒性疾病病原体标准化鉴定技术

生理盐水的采样管中，旋紧管盖并密封，标记编号后低温条件下保存。取咽拭子样本 50 μL，离心后（2 000 r/min 离心 10 min）取上清，用无血清的 DMEM 稀释到 200 μL，接种于处于对数生长期的 HeLa 细胞或 H1-HeLa 细胞 6 孔板中，HeLa 细胞或 H1-HeLa 细接种前 24 h 进行传代，此时细胞密度约为 3.0×10^6 个 /mL、33℃、5%CO_2 孵育 1 h。吸取孵育液，加入含有 2% 胎牛血清的 DMEM 培养液维持培养（培养条件：33℃、5%CO_2），每 8 ~ 10 h 观察 1 次细胞病变效应（cyto-pathic effect，CPE），培养至 72 h 收获上清，–80℃冰箱反复冻融 3 次，4℃、12 000 r/min 离心 10 min，取上清 50 μL，按照同样方法再次接种，与 H1-HeLa 细胞进行 CPE 观察。

（夏志强、宫悦　**编写**，韩俊、王衍海、魏强　**审校**）

第7章

盖 塔 病 毒

7.1 简介

盖塔病毒（Getah virus，GETV）是披膜病毒科甲病毒属的成员，于 1955 年首次从马来西亚橡胶园采集的库蚊体内分离。GETV 是一种有包膜的单股正链 RNA（ssRNA）病毒。病毒基因组为 11 ～ 12 kb 个核苷酸。5′ 端具有甲基化（7- 甲基鸟苷）帽结构，3′ 端具有可变数量的多聚（A）尾。病毒基因组包括两个开放阅读框（ORF）。第一个 ORF 位于病毒基因组 5′ 端的前 2/3 处，编码 4 种病毒非结构蛋白（nsP1-4），负责病毒 RNA 的转录和复制。这个区域后面是 26 亚基因组启动子，它促进含有第二个 ORF 的细胞内亚基因组 26S RNA（亚基因组 RNA）的转录。第二个 ORF 位于基因组 3′ 端最后 1/3，编码多种病毒结构蛋白（C、E3、E2、6K 和 E1）。E2 是感染宿主细胞、引起疾病和触发宿主免疫反应的主要功能蛋白。

GETV 可以在蚊子中扩增，通过叮咬传播给动物，而感染病毒的动物则充当未感染蚊子的宿主从中获取病毒。因此，GETV 在自然界中经历了"蚊子 – 脊椎动物 – 蚊子"的循环。GETV 感染可引起家畜发病，其症状包括马发烧、皮疹、四肢水肿和淋巴结病、猪流产。由 GETV 感染引起的马和猪疾病暴发最早发生在 20 世纪 70 年代的日本。之后，在印度、中国大陆等地的牲畜和其他动物中也有数次暴发的报道。

7.2 病毒分离培养技术

7.2.1 组织细胞培养法

1. 试验材料

1）组织培养细胞：C6/36、BHK-21、Vero 细胞等盖塔病毒敏感的细胞系。

2）细胞培养介质。

（1）C6/36 细胞培养基：

生长液：商品化 MEM 细胞培养液和 1640 细胞培养液，1∶1 进行配比，加入 1% 商品化的青链霉素，10% 胎牛血清。

（2）BHK 和（或）Vero 细胞培养基：

生长液：商品化 MEM 细胞培养液，加入 1% 商品化的青链霉素，10% 胎牛血清。

维持液：商品化 MEM 细胞培养液，加入 1% 商品化的青链霉素，2% 胎牛血清。

2. 操作步骤（以 C6/36 细胞为例）

（1）生长至 90% 单层细胞培养管，弃去培养液，加入 0.1 ~ 0.2 mL 标本液（脑脊液可用原液直接接种，血清需 1∶5 稀释使用，蚊虫研磨上清液），置于 28℃ 培养箱中，每隔 15 min 轻摇一次，促进吸附。

（2）1 h 后弃去液体，加入 2 mL 细胞维持液，同时设立对照细胞管，置于 28℃ 培养箱中继续培养。

（3）显微镜下观察细胞病变，盖塔病毒在 C6/36 细胞出现病变时间一般为 2 ~ 3 天。

（4）出现病变的细胞感染上清进一步鉴定，无病变者盲传三代不出现细胞病变可以丢弃。

3. 结果判定

盖塔病毒感染 C6/36 细胞后，细胞病变表现为细胞聚集和脱落等特征，一般不出现细胞融合。患者标本引起组织培养细胞出现病变并非诊断盖塔感染的特异性指标，还需要对分离物进行盖塔病毒特异性鉴定试验才能确诊。

7.2.2 新生乳鼠接种法

1. 试验材料

（1）2 ~ 3 日龄乳小白鼠，每窝乳鼠为一组。

（2）送检的血清或脑脊液标本。

2. 操作步骤

（1）在乳鼠左（或右）侧眼后角、耳前缘与颅中线构成的三角区中心，刺入 2 ~ 3 mm，注射血清或脑脊液 0.02 mL/ 只。

（2）乳鼠接种后从 24 h 起，每 8 h 观察病变一次，出现发病后改为每 4 h 观察一次。接种 24 h 内死亡的乳鼠均丢弃，视为非特异性死亡。

（3）乳鼠濒死时收获鼠脑组织，无发病的乳鼠继续观察 14 天。

（4）制备鼠脑研磨液进行下一轮接种实验。按照上述方法在鼠脑内传代 3 次。将可以引起乳鼠规律病变的标本进行盖塔病毒特异性鉴定实验。

3. 结果判定

一般乳小白鼠接种盖塔病毒后第一代 48 h 左右开始发病，表现为拒乳、离群、蜷曲、抽搐、四肢强直等症状，随着时间的推移症状逐渐加重，多数乳鼠在 60 h 死亡。患者标本引起乳小白鼠发病并非诊断盖塔病毒感染的特异性指标，还需要对分离物进行盖塔病毒特异性鉴定试验才能确诊。

7.3　实时荧光定量 PCR

7.3.1　实验准备

（1）蚊虫标本处理、提取蚊虫样本 RNA 要求在 BSL-2 实验室内进行操作。

（2）进入实验场所之前，要事先准备好所需试剂、样品。

7.3.2　蚊虫标本处理

1．实验前准备

（1）准备好 2 mL 研磨专用无菌离心管，在生物安全柜内加入研磨磁珠，写好编号。

（2）佩戴医用防护口罩，双层手套，套住袖口。

（3）准备镊子、白板、冰盘至于生物安全柜内。

（4）研磨液：5%PS + 培养基。

2.实验步骤

（1）从 –80℃冰箱拿出蚊虫样本，置于冰盘上，每管加入 500 μL 的研磨液。

（2）从冰箱拿出研磨振荡仪样品架，用纸巾擦去水珠后放置样本，装好，设置研磨程序，25 频率每秒，3 min。

（3）将离心管取下，置于冰盘上，13 000 r/min 离心 10 min，取 140 μL 上清加入新的离心管中。

7.3.3　RNA 的提取

使用试剂盒提取样本中病毒 RNA。

7.3.4　实时荧光定量 PCR

1）稀释引物、探针，配制反应体系。

实时荧光定量 PCR 反应使用引物信息见表 1-7-1。

表1-7-1　实时荧光定量PCR反应使用引物信息

病毒名称	引物／探针	名　称	序　列	长度	修　饰
盖塔病毒	上游引物	GET-F	5′-CCGTCAGGCCCCACTTC-3′	17 bp	
	下游引物	GET-R	5′-TCCGTCGGTGCGGTAGTC-3′	18 bp	
	探针	GET-探针	5′-TCGAAGTGCCATGCACAACGTACCA-3′	25 bp	5′-FAM，3′-TAMRA

反应试剂，按 $n+1$ 配置反应体系（$n=$ 样本数 +2 管阳性对照 +1 管阴性对照），每个测量反应体系配置见表 1-7-2。

第一部分　重要病毒性疾病病原体标准化鉴定技术

表1-7-2　实时荧光定量PCR反应体系

组　分	体　积
2×RT-PCR 缓冲液	12.5 μL
RT-PCR 酶	1 μL
上游引物（10 μmol/L）	1 μL
下游引物（10 μmol/L）	1 μL
探针（5 μmol/L）	1 μL
无 RNA 酶水	3.5 μL

将上述反应液混匀离心后，按照每管 20 μL 分装于 PCR 管中。

阴性对照：无 RNA 酶水。

阳性对照：含目的片段质粒稀释液。

2）将 5 μL 提取好的样本 RNA 分别加入上述分装好的 PCR 反应管中，模板量可根据样本情况进行适当调整，不够部分以水补足，总反应体积为 25 μL。

设置反应程序见表 1-7-3。

表1-7-3　PCR反应程序

温　度	时　间	循　环　数
45℃	10 min	1
95℃	10 min	1
95℃	15 s	45
60℃	1 min	

注：荧光检测模式为 FAM 荧光，在 60℃收集荧光信号。

3）结果分析。

（1）实验结束后，根据相关仪器的软件进行分析。

（2）阈值设定原则以阈值线刚好超过正常阴性对照曲线（无规则的噪声线）的最高点为准。基线选取 6 ~ 15 个循环区域。

（3）记录仪器自动分析计算出的样本 Ct 值。

7.3.5　结果判定

质控标准：阴性对照无 Ct 值并且无扩增曲线；阳性对照的 Ct 值应 ≤ 35，并出现特定的扩增曲线。以上两项需在一次实验中同时满足，否则，本次实验无效，实验应重新进行。

结果描述及判定：无 Ct 值并且无扩增曲线，样品判为阴性；Ct 值 ≤ 35，且出现典型的扩增曲线，样品判为阳性。

7.4 免疫荧光法抗体检测

参考第一部分第 2 章抗体检测内容。

（付士红 **编写**，韩俊、王衍海、魏强 **审校**）

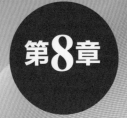

第8章

汉坦病毒

8.1 简介

汉坦病毒（*Hanta virus*）属于汉坦病毒科，正汉坦病毒属，其中包括汉滩病毒、汉城病毒、普马拉病毒等。成熟的汉坦病毒颗粒绝大部分位于细胞间隙，呈圆形或卵圆形，大小不一，直径为 75 ~ 210 nm，平均直径 122 nm。病毒颗粒有双层脂质囊膜，表面有由 G1 和 G2 糖蛋白组成的突起。汉坦病毒的基因组为单股负链 RNA，分为大（L）、中（M）、小（S）3 个片段。S 片段编码病毒的核衣壳蛋白，M 片段编码两种包膜糖蛋白 G1 和 G2，L 片段编码病毒的 RNA 聚合酶。不同血清型汉坦病毒的 3 个片段的末端 14 个核苷酸序列高度保守且互补，这些序列可使病毒基因组 RNA 通过非共价的碱基配对形成环状或柄状结构，从而保持 RNA 的稳定性，并可能与病毒的复制和装配有关。

汉坦病毒对乙醚、氯仿、丙酮等脂溶剂和去氧胆盐敏感，常用消毒剂如新洁尔灭、来苏尔等也可灭活病毒。病毒对热抵抗力较弱，4 ~ 20℃温度下相对稳定，高于 37℃及 pH 5.0 以下易灭活。56℃、30 min 或 100℃、1 min 可灭活。

8.2 汉坦病毒细胞培养与分离鉴定

8.2.1 实验步骤

1. 样本除菌

（1）动物标本和患者标本均要求无菌采集。

（2）动物标本制备悬液时需含常规量抗生素。

（3）对疑似污染的标本，一般使用较大剂量抗生素（青霉素 10 000 U，链霉素 10 000 μg，制霉菌素适量）处理，然后悬液经 12 000 r/min 离心 20 min，去除大部分细菌和杂质。

2. 样本处理和稀释

（1）血清标本系列稀释后可直接用于病毒分离。

（2）组织等标本需参照标本研磨处理操作规范研磨后混悬液于 4℃ 4 000 r/min 离心 15 ~ 20 min，上清液用来接种敏感细胞。

3. 细胞接种

将培养好的单层细胞上清弃掉，用 Hank's 液洗涤 2 遍，早期血清（用 Hank's 液 1∶10 稀释），标本 0.5 ~ 1 mL 接种 T25 细胞培养瓶中长成单层的 Vero、Vero-E6。在 37℃温箱吸附 2 h 后加入含 Eagle's 维持液至 5 mL，37℃培养。每隔 3 ~ 4 天换培养液。

4. 荧光检测

培养至第 7 ~ 10 天刮取少量细胞点抗原片进行免疫荧光检测，如果荧光检测阳性，则收集上清接种新鲜细胞进行病毒培养，确定病毒型别；如果荧光检测为阴性，至少培养至 20 天，刮取少量细胞点抗原片进行免疫荧光检测，如果检测结果仍为阴性，则收集培养液，冻存于 –70℃或液氮中以备重新检测，细胞需继续传第二代。

5. 连续传代

用胰酶消化步骤 4 中检测为阴性的细胞，用 3 ~ 4 mL 新鲜培养液悬浮细胞，取 1/2（1.5 ~ 2 mL）细胞悬液与大约同等数量的新鲜制备的正常细胞联合培养,重复步骤 4 中检测至第三代。取剩余 1/2(1.5 ~ 2 mL）细胞悬液离心后保存于 –70℃待查。

注意：如果依上述方法分离培养至第三代依然未出现荧光阳性的细胞，则可以视为标本中不含有感染性病毒颗粒，所有本次实验有关的细胞和上清按照感染性废物进行妥善处理。

6. 病毒核酸序列分析

对于特异性荧光检测阳性的病毒样本应在 BSL-2 灭活，或直接加入核酸提取试剂盒中的裂解液后，在 BSL-1 参照汉坦病毒核酸检测方法，提取核酸，进行序列分析。新型或新亚型病毒应按照病毒培养扩增方案进行扩增培养、滴定，标记好后妥善保存。如果分离病毒与以前分离保存的毒株相同，则可以适当保存，或者全部严格按照感染性废物处理。

7. 废物处理

所有实验用品都应严格按照有关实验室安全管理规定的处理方法高压处理，所有液体废物和细胞培养物应化学消毒后置于密闭容器中，严格按照有关实验室安全管理规定的处理方法高压处理。

8.2.2 结果判断

（1）如果经特异性单克隆抗体检测用于分离汉坦病毒细胞呈荧光阳性说明标本感染有汉坦病毒。

（2）分离病毒的核酸序列分析可以确定病毒型别。

8.3 实时荧光定量 PCR

实验步骤

1. 实验准备

（1）仔细核对被检样品患者的姓名、编号及检测项目等。

（2）进入实验场所之前，要事先准备好所需试剂、样品。

2. 标本处理

（1）按照 BSL-2 的要求穿戴防护装备。

（2）在生物安全柜内去掉外层包装后，消毒标本管，用止血钳或镊子取出标本管，置于架上。

（3）仔细清点和核对标本。

3. RNA 的提取

使用试剂盒提取样本中病毒 RNA。

4. 实时荧光定量 PCR 法检测汉坦病毒核酸

1）稀释引物、探针，配置反应体系：定量 PCR 反应使用一步法实时荧光定量 PCR 扩增试剂盒。引物信息见表 1-8-1。

表1-8-1　PCR引物信息

病毒名称	引物/探针	名　称	序　　　　列	长度	修饰
SEOV	上游引物	SEOV F	5′-GATGAACTGAAGCGCCAACTT-3′	21 bp	
	下游引物	SEOV R	5′-CCCTGTAGGATCCCGGTCTT-3′	20 bp	
	探针	SEOV P-HEX	5′-CCGACAGGATTGCAGCAGGGAAGAA-3′	25 bp	5′-HEX，3′-BHQ1
HTNV	上游引物	HTNV F	5′-GCTTCTTCCAGATACAGCAGCAG-3′	23 bp	
	下游引物	HTNV R	5′-GCCTTTGACTCCTTTGTCTCCAT-3′	23 bp	
	探针	HTNV P-FAM	5′-CCTGCAACAAACAGGGAYTACTTACGGCA-3′	29 bp	5′-FAM，3′-BHQ1

反应试剂，按 $n+1$ 配置反应体系（$n=$ 样本数 +2 管阳性对照 +1 管阴性对照），每个测量反应体系配置见表 1-8-2。

表1-8-2　PCR反应体系

组　　分	体　　积
2×RT-PCR 缓冲液	12.5 μL
RT-PCR 酶	1 μL
上游引物（10 μmol/L）	0.5 μL
下游引物（10 μmol/L）	0.5 μL
探针（10 μmol/L）	0.25 μL
无 RNA 酶水	5.25 μL

将上述反应液混匀离心后，按照每管 20 μL 分装于 PCR 管中。

阴性对照：无 RNA 酶水。

阳性对照：含目的片段质粒稀释液。

2）将 5 μL 提取好的样本 RNA 分别加入上述分装好的 PCR 反应管中，模板量可根据样本情况进行适当调整，不够部分以水补足，总反应体积为 25 μL。

设置反应条件见表 1-8-3。

表1-8-3 PCR反应程序

温 度	反 应 时 间	循 环 数
50℃	30 min	1
95℃	10 min	1
95℃	15 s	45
60℃	45 s	

注：在 60℃收集荧光信号。

3）结果分析。

（1）实验结束后，根据相关仪器的软件进行分析。

（2）阈值设定原则以阈值线刚好超过正常阴性对照曲线（无规则的噪音线）的最高点为准。基线选取 6 ～ 15 个循环区域。

（3）记录仪器自动分析计算出的样本 Ct 值。

5. 结果判定

质控标准：阴性对照无 Ct 值并且无扩增曲线；阳性对照的 Ct 值 < 38.0，并出现特定的扩增曲线。以上两项需在一次实验中同时满足，否则，本次实验无效，实验应重新进行。

结果描述及判定：无 Ct 值并且无扩增曲线，样品判为阴性；Ct 值 ≤ 38.0，且出现典型的扩增曲线，样品判为阳性。

（芜为 **编写**，韩俊、王衍海、魏强 **审校**）

第一部分 重要病毒性疾病病原体标准化鉴定技术

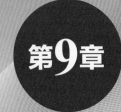

第9章

人类免疫缺陷病毒

9.1 简介

人类免疫缺陷病毒（*human immunodeficiency virus*，HIV）属反转录病毒中的慢病毒属或组。成熟的病毒直径为 100 ~ 120 nm，圆形，内有病毒 RNA 分子和酶，外层有包膜，为两层的磷脂蛋白膜，膜上约有 80 个凸起。

HIV 根据基因序列的差异可分为 HIV-1 和 HIV-2 两种型别。HIV-1 广泛分布于世界各地，是引起全球艾滋病流行的主要毒株，而 HIV-2 主要局限于非洲地区。二者相比，HIV-1 复制能力更强，感染传播几率更高，所致的临床症状也更为严重。HIV-1 型可进一步分为 M、N、O、P 组。M 组毒株是导致全球艾滋病流行的主要病毒株，至少包括 A-K 11 种亚型以及各种流行重组型（CRF）。N、O 和 P 组毒株主要局限在中非，且流行率较低。HIV-2 型至少有 A-G 7 种亚型。我国主要流行的是 HIV-1 型病毒，HIV-1 毒株已达 A、B、C、D、E、F 及 A/E 和 B/C 8 种亚型和 1 个 B 亚型变种 B3，主要流行毒株为 CRF01_AE、CRF07_BC、B′、CRF08_BC，不同地区的亚型分布存在差异。

9.2 病毒分离与培养

9.2.1 试剂和材料

1. 细胞

健康人外周血单个核细胞（peripheral blood mononuclear cells，PBMCs）。

2. 试剂

R10：改良型 1640 培养基（Hyclone）中加入青霉素（100 U/mL），链霉素（200 μg/mL），10% 胎牛血清。

R10（IL-2）：R10 中加入 IL-2（5 ~ 20 U/mL）（不同厂家的 IL-2 的活性有差异，使用前用不同浓度 IL-2 做预实验确定）。

1）样品：HIV 感染者抗凝全血或血浆。

2）仪器和耗材。

（1）生物安全柜。

（2）5% CO_2、37℃恒温培养箱。

（3）倒置显微镜。

（4）压力蒸汽灭菌器。

（5）–70℃低温冰箱。

（6）台式低速离心机。

（7）一次性塑料螺口细胞培养瓶、微量移液器、带滤芯吸头、带螺口的 1.5 mL 离心管。

9.2.2　实验程序

1. 实验前准备

实验所用 PBMCs 在细胞培养室制备，加入植物血凝素（PHA）至终浓度 5 μg/mL，在 T25 细胞培养瓶中刺激培养 3 ~ 5 天。在病毒培养前一天加入终浓度为 5 ~ 20 U/mL 的 IL-2。在进入 BSL-3 接种病毒前，弃去旧培养基，以 R10（IL-2）重悬细胞，细胞计数，将细胞浓度调整至 10^6/mL，每个 T25 培养瓶含 10 mL 细胞。

2. 操作步骤

1）接种细胞：用带滤芯的 200 μL 无菌吸头小心吸取 200 μL 待检样本（抗凝全血或血浆）小心加入到细胞培养室已准备好的 R10（IL-2）重悬的 1×10^7/mL 健康人 PBMCs 中，把用过的吸头弃入废物容器，盖好培养瓶盖子，轻晃细胞瓶。每个样品可重复接种 3 ~ 5 个培养瓶。置于 37℃、5% CO_2 培养箱中培养。

2）培养液、健康人 PBMCs 的补充及用于检测 HIV 滴度的样品的收集：第 3 天或第 4 天半量换液，用移液器吸取 1 mL 培养上清加入带螺口的 1.5 mL 离心管保存备用，用于 HIV 滴度测定。另吸取 4 mL 培养上清弃入盛有有效氯消毒液（有效氯含量为 1 000 mg/L）的废液缸，在细胞培养瓶中补加 5 mL R10（IL-2），继续培养。用于 HIV 滴度测定的培养上清冻存于 –70℃。第 7 天半量换液，用移液器吸取 1 mL 培养上清加入带螺口的 1.5 mL 离心管保存备用，用于 HIV 滴度测定。另吸取 4 mL 培养上清弃入盛有有效氯消毒液（有效氯含量为 1 000 mg/L）的废液缸，并补加 5 mL R10（IL-2）重悬的 5×10^6/mL 健康人 PBMCs，继续培养。用于 HIV 滴度测定的培养上清冻存于 –70℃。

3）继续取样和补加培养液 / 健康人 PBMCs 细胞，直至培养结束：每周取样 2 次，补加培养液 1 次，补加健康人 PBMCs 1 次。培养 3 ~ 4 周，将细胞悬液 1 200 r/min 室温离心 5 ~ 10 min，收集培养上清冻存于 –70℃，结束培养。

4）用计算机生成一个取样表：记录每次采集的 1 mL 样品。这些样品在 –70℃冷冻保存，直至检测 HIV 滴度。当 HIV 滴度测定出现阳性结果时，以后的每次半量换液时都保存全部吸出的上清样品。

5）培养 3 ~ 4 周，培养结束时：

（1）如果培养结果是阴性的，检测所用细胞的活性以检查是否是由于细胞毒作用引起假阴性。

（2）如果培养结果是阳性的，保存病毒上清样品，填写试验记录，包括收样日期、样品体积、病毒滴度、保存温度、放位置等。

6）质量保证和质量控制。

（1）受检者样本必须无菌，培养过程中注意无菌操作。

（2）制备健康人 PBMCs 可以使用多人 PBMCs 混合有助于提高分离成功率。

（3）可同时接种一株已经分离成功的 HIV-1 原代毒株，以证明实验方法的可靠性。

3. 清场与消毒

（1）操作结束后，及时清理生物安全柜内的物品，用 75% 乙醇擦拭外表面后，移出生物安全柜放入冰箱中或其他容器中保存。

（2）未使用完的感染性生物材料销毁或放入生物安全三级实验室 –70℃冰箱保存，并如实填写操作和处理记录。

（3）用 75% 乙醇擦拭工作台面、生物安全柜内壁及台面，继续运行 20 min 后关闭风机，填写相关表格。

（4）将实验区内的污染材料高压处理（121℃、20 min 灭菌）后送本所高压室进行集中处理。填写相关记录表格。

（5）检查实验室内负压系统及设备运行是否正常、安全，并填写相关记录后退出。

9.3 HIV-1 病毒扩增

1. 设备和材料

生物安全柜（生物安全二级）、37℃及 56℃水浴箱、离心机（转速可达 1 500×g；需要有水平转头及 O- 环密封罩）、普通光学显微镜、CO_2 ［孵箱（37±1）℃，恒湿，5% CO_2］、1～10 μL、10～100 μL、100～1 000 μL 加样器及配套无菌吸头、细胞计数板、T25 及 T75 细胞培养瓶、15 mL 及 50 mL 无菌离心管、5 mL 及 10 mL 移液管、冻存管、细胞冻存盒、移液管电动助吸器。

2. 试剂

青霉素和链霉素、胎牛血清（FBS）、1640 培养液、L- 谷氨酰胺、人重组白细胞介素 2（IL -2）、台盼蓝染液、植物血凝素（PHA-L）、聚凝胺（Polybrene）、二甲基亚枫（DMSO）、HIV-1 P24 抗原检测试剂盒（酶联免疫法）。

3. 实验准备

（1）培养液的配制：将 500 mL 1640 培养液加入 50 mL 热失活胎牛血清，加 5 mL 青 / 链霉素，5 mL L- 谷胺酰氨。使用前，预热至 37℃。

（2）聚凝胺（Pb）使用终浓度为 2 μg/mL。

（3）人重组白细胞介素 -2（IL-2）：使用终浓度为 20 U/mL。

（4）植物血凝素（PHA-L）：使用终浓度为 5 μg/mL。

（5）准备废物罐，废液缸等物品。

（6）登记样品编号。

4. 实验操作

（1）PHA-L 刺激健康人 PBMC：① 将冻存的或新分离的健康人 PBMC，用含 IL-2 的 1640 完全培养液调整细胞浓度至 3×10^6/mL，加入 PHA-L 至终浓度为 5 μg/mL。② 放入 37℃、5%CO_2 细胞培养箱，常规培养 3 天。

（2）病毒复制的实验操作步骤：① 取 1×10^7 经 PHA-L 刺激培养 3 天后的健康人 PBMC，1 500×g 离心 10 min。② 离心结束后，吸弃离心后的上清，用 1640 培养液重悬 PBMC 细胞（终浓度 3×10^6 细胞/mL），加入 Pb（终浓度 2 μg/mL），37℃，5%CO 细胞培养箱放置 30 min，松盖，每 15 min 摇匀一次。③ 30 min 后取出并加入 10 ~ 20 mL 不含 IL-2 的完全培养液，1 500×g 离心 10 min，结束前约 5 min，取出要复制的病毒，解冻待用。④ 吸弃离心后的上清，加入解冻的病毒，重悬细胞团。一般是 1 mL 病毒上清与 1×10^7 PBMC 共同孵育。⑤ 37℃，5%CO_2 细胞培养箱培养 2 h，松盖，每 30 min 轻摇离心管，使细胞重悬。⑥ 2 h 后取出，加入 10 mL 不含 IL-2 的 1640 完全培养液混匀，1 500×g 离心 10 min，弃上清。重复此步骤 2 ~ 3 次。⑦ 用 3.3 mL 含 IL-2 的 1640 完全培养液重悬细胞团，使细胞浓度为 3×10^6/mL。⑧ 转入 T25 细胞瓶内，37℃，5%CO_2 细胞培养箱培养。⑨ 第 3 天，半量换液，吸出 1.5 mL 培养液，加入 1.5 mL 含 IL-2 的 1640 完全培养液。⑩ 第 7 天，半量收集上清液，分装成 1 mL 每支冻存，并补充 1×10^7 新鲜的健康人 PBMC（PHA 刺激 3 天）和适量的含 IL-2 的 1640 完全培养液，维持细胞终浓度为 3×10^6/mL。⑪ 第 10 天，吸取少量上清液用于 P24 抗原检测。再半量收集上清液，分装冻存，补加适量含 IL-2 的 1640 完全培养液，维持细胞终浓度为 3×10^6/mL。⑫ 第 14 天，根据第 10 天上清液的 p24 抗原检测结果。若为阳性，半量吸取上清液分装冻存，补充 5×10^7 新鲜的健康人 PBMC（PHA 刺激 3 天）和适量的含 IL-2 的 1640 完全培养液，维持细胞终浓度为 3×10^6/mL。并转入 T75 细胞瓶内。若为阴性，则弃去培养上清和细胞，并做无害化处理。⑬ 第 17 天，半量收集培养液，分装冻存，再补加等量含 IL-2 的 1640 完全培养液。⑭ 第 21 天，收集全部上清，3 000 r/min 离心 20 min，吸取上清分装冻存。细胞团用 10% DMSO 的 FBS 冻存于液氮中备用。完成病毒复制。

注意：一般培养到 21 天结束，可根据后续实验需要使用的病毒量及复制过程中 p24 抗原增长趋势适当延长培养时间。

（3）HIV-1 病毒上清及 PBMC 细胞冻存：① 将 P24 抗原检测符合标准的 PBMC 共培养上清分装到 1 mL 的冻存管内，直接置于 –80℃ 冰箱，需要长期保存（3 个月以上）须将病毒转入液氮保存。② 用 FBS 配制 10% DMSO 冻存液，将共培养 PBMC 以 1×10^7/mL 浓度，1 mL/ 支分装于冻存管内，放入专用冻存盒，–80℃ 冰箱过夜保存，12 h 内转入液氮中。

◤ 9.4　病毒大规模培养

9.4.1　试剂和材料

1. 细胞

H9 细胞系（ATCC HTB-176）。

2 试剂

改良型 1640 培养基（Hyclone）中加入青霉素（100 U/mL），链霉素（200 μg/mL），10% 胎牛血清。储存的病毒毒种。

9.4.2　仪器和耗材

（1）生物安全柜。

（2）5% CO_2、37℃恒温培养箱。

（3）倒置显微镜。

（4）压力蒸汽灭菌器。

（5）–70℃低温冰箱。

（6）水平离心机。

（7）一次性塑料螺口细胞培养瓶，微量移液器，带滤芯吸头，带螺口的 1.5 mL 离心管，T75、T175 细胞培养瓶，5 mL、10 mL、25 mL 吸管。

9.4.3　实验前准备

（1）实验所用 H9 细胞在细胞培养室制备。在进入生物安全三级实验室接种病毒前，弃去旧培养基，细胞计数，取 2×10^6 细胞，加入 50 mL 尖底离心管中，$1\,300 \times g$ 离心 8 min，用 2 mL 培养基悬浮，将细胞浓度调整至 10^6/mL。

（2）进入 BSL-3 之前，填写相关记录文件。

（3）确认实验室可以使用后，进入生物安全三级实验室，检查生物安全柜压力是否正常，准备废物容器、废液缸及消毒液；将一次性使用的纸垫铺在生物安全柜的台面上；将在生物安全柜内使用的试验材料和试验标本外表经 75% 乙醇消毒后放入生物安全柜内。

9.4.4　操作步骤

（1）接种细胞：用带滤芯的 1 000 μL 无菌吸头小心吸取 1 000 μL 病毒种，小心加入到细胞培养室已准备好的 H9 细胞中，把用过的吸头弃入废物容器，盖好离心管盖子，轻晃。置于 37℃、5% CO_2 培养箱中培养，每隔 15 min 轻轻摇晃离心管，孵育 1 h。

（2）吸管吸取培养物到含有 50 mL 培养基的 T75 培养瓶中，37℃培养箱中培养 4 天。

（3）5 天：在两个 T-175 细胞培养瓶中各加入 175 mL 培养基，吸取 25 mL 第 4 天培养物到每只培养瓶中，37℃培养 3 天。

（4）4 ~ 8 天：将 HIV-1 感染的细胞转移到 10 支 50 mL 尖底离心管中，每支管中 40 mL。1 300 r/min 离心 8 min。

（5）用吸管小心地移去上清，离心管中加入 2 mL 新鲜培养基。将所有细胞合并到 2 支管子中，用新鲜培养基清洗其他 8 支离心管，并将清洗液合并到有细胞的管子中。$1\,300 \times g$ 离心 8 min，移去培养上清。

（6）每支离心管中加入 10 mL 新鲜培养基，吹散细胞沉淀。将细胞合并到一个管子中。吸打离心管 20 s。2 000×g 离心 8 min，将上清转移到一个新的 50 mL 尖底离心管中（标记上清 1）。

（7）离心管中加入 10 mL 新鲜培养基，吹散细胞沉淀。敲打离心管 20 s。2 000×g 离心 8 min，将上清转移到一个新的 50 mL 尖底离心管中（标记上清 2）。

（8）将上清 1 和上清 2 转移到细胞冻存管中，每管 1 mL。标记毒株信息、日期、上清 1 或者上清 2，–70℃冻存。

9.4.5 清场与消毒

（1）操作结束后，及时清理生物安全柜内的物品，用 75% 乙醇擦试外表面后，移出生物安全柜放入冰箱中或其他容器中保存。

（2）未使用完的感染性生物材料销毁或放入生物安全三级实验室 –70℃冰箱保存，并如实填写操作和处理记录。

（3）用 75% 乙醇擦试工作台面、生物安全柜内壁及台面，继续运行 20 min 后关闭风机，填写相关表格。

（4）将实验区内的污染材料高压处理（121℃高压、20 min 灭菌）后送本所高压室进行集中处理。填写相关记录表格。

（5）检查实验室内负压系统及设备运行是否正常、安全，并填写相关记录后退出。

9.5 人血 PBMC 分离标准操作程序

1. 样本来源

HIV 阴性血，从红十字血液中心采购浓缩白细胞并分离 PBMC。

2. 设备和材料

生物安全柜、离心机（转速可达 1 500 g；需要有水平转头及 O- 环密封罩）、细胞计数仪、移液管电动助吸器、10 ~ 100 μL、100 ~ 1 000 μL 加样器及配套无菌吸头、15 mL 及 50 mL 无菌离心管、5 mL 及 10 mL 移液管、冻存管、细胞冻存盒。

3. 试剂

磷酸盐缓冲液［（DPBS）无钙、镁离子，室温保存。注意生产商注明的有效期，或者启用 1 周后废弃］、淋巴细胞分离液（Ficoll 分离液）、胎牛血清（FBS）、二甲基亚枫（DMSO）。

4. 实验操作

（1）将血站采购的 HIV 阴性血转移到 50 mL 离心管中，每管体积最多不超过 10 mL。

（2）用洗液 DPBS 稀释血液到离心管 30 mL 刻度线处（将血稀释 3 ~ 5 倍），将洗液与血液充分混匀。

（3）在另一支 50 mL 离心管中倒入 15 mL 淋巴细胞分层液待用。

（4）将洗液与血液的混合液缓慢加入到盛有 15 mL 淋巴细胞分层液的离心管中，切勿让混合液体冲过淋巴细胞分层液的液面。

（5）2 000×g 离心 20 min，应注意离心过程中快升速、慢降速。

（6）吸弃上清，保留白色 PBMC 细胞，用移液管轻轻吸出 PBMC 转移至另一新离心管内。

（7）在离心管中加入 DPBS 洗液，体积不要超过 45 mL，1 500×g 离心 10 min，应注意离心过程中快升速、快降速。

（8）将上清液弃去加入 10 mL DPBS 洗液定容，用移液管吹散混匀取 50 μL 细胞悬液放入离心管中，用细胞计数仪进行计数。

（9）将离心管中加入 DPBS 洗液，体积补齐到 45 mL，1 500×g 离心 10 min，应注意离心过程中快升速、快降速。

（10）弃上清，将 PBMC 震匀，按照实验所需要的细胞量加入冻存液后分装冻存管内，放入专用冻存盒，−80℃冰箱过夜保存，随后转入液氮中。

注意：冻存液成分是 90% 胎牛血清、10% DMSO。

◢ 9.6　实时荧光定量 PCR

1. 样本

血浆。

2. 样本标准

（1）样本采集：用无菌注射器抽取受检者静脉血 2 mL，注入含有 EDTA 或枸橼酸钠抗凝剂的无菌收集管内，立即轻轻颠倒混匀，室温静置析出血浆（静置不超过 4 h），或室温 1 600×g 离心 5 min 分离血浆，将血浆转入 1.5 mL 灭菌离心管中备用。

（2）样本保存和运送：经上述处理后的待测血浆样本可立即用于检测，或 −15℃以下保存（不超过 3 个月），长期保存应置于 −70℃以下保存环境，并避免反复冻融。标本运送采用冰壶加冰或泡沫箱加冰密封进行运输。

（3）已知干扰物：已知肝素抑制 PCR 扩增反应，血浆样本应采用 EDTA 或枸橼酸钠抗凝，严禁用肝素抗凝。

3. 设备与试剂

（1）设备：PCR 扩增仪，台式离心机，生物安全柜。

（2）试剂：所使用试剂是经国家食品药品监督管理局注册批准、在有效期内的试剂。严格按说明操作。qPCR *Taq*Man 试剂；磁珠法 RNA 提取试剂盒。

4. 操作步骤

1）试剂准备。

（1）核酸提取采用有医疗器械证书的磁珠法核酸提取试剂盒。按照说明书要求提前将所需试剂取出，置于室温平衡，使用前充分颠倒混匀。

（2）使用前 30 ~ 60 min 取出 HIV 阴性对照、HIV 阳性对照 /HIV 定量参考品，室温融化，振荡混匀 2 min，瞬时离心，备用。

（3）使用前 30 ~ 60 min 取出 RT-PCR 反应液、检测引物和探针，室温融化，振荡混匀 2 min，瞬时离心，置于 2 ~ 8℃冰箱备用。

2）核酸提取采用有医疗器械证书的磁珠法核酸提取试剂盒进行样品核酸提取。

3）配制实时荧光定量PCR混合液。

（1）从冰箱中取出实时荧光定量PCR检测所需的试剂组分、引物及探针，根据本次实验样品数量 n，按照表1-9-1配制反应混合液。将配制好的混合液以每个反应10 μL，分装至0.2 mL PCR反应管。

（2）将上述准备好的试剂转移至样本处理区，备用。

表1-9-1　实时荧光定量PCR反应体系

组　　分	体　　积
4×Abi RT PCR mix	5 μL
探针	1 μL
上、下游引物（10 mmol/L）	各 0.5 μL
无 RNA 酶水	3 μL
总体积	10 μL

4）加样。

取10 μL核酸提取物加至标记的0.2 mL PCR反应管中，充分混匀，盖紧管盖，轻甩液体至PCR反应管管底。

5）PCR扩增反应。

（1）将PCR反应管放入扩增仪样品槽，按对应顺序设置空白对照、阴性对照、弱阳性对照、阳性对照以及未知样本 $n1$、$n2$…名称。

（2）荧光检测通道选择：选择FAM检测通道用于检测。

（3）循环参数设定：按照表1-9-2设置。

表1-9-2　实时荧光定量PCR反应参数

步　　骤		温　　度	时　　间	循环数
RT		50℃	30 min	1
模板扩增	变性	95℃	10 s	
	退火	53℃	30 s	5
	延伸	72℃	30 s	
PCR	变性	95℃	30 s	
	退火	60℃	30 s	40
	延伸	（信号采集）		

6）检测有效性判定。

（1）空白对照和HIV阴性对照：Ct 值显示或 Ct 值 $>$ 40，浓度值为0拷贝/mL。

（2）弱阳性对照和阳性对照：Ct 值 $<$ 35。

以上要求需在同一次实验中同时满足，否则本次实验无效，需重新检测。

注意：Ct 值不包括5个预扩增的循环数。

5. 结果判定

（1）检测样本的 Ct 值 $<$ 弱阳性对照的 Ct 值，判定为阳性。

（2）检测样本的 Ct 值在弱阳性对照的 Ct 值和40之间，同时有明显"S"形扩增曲线，需重复检测

1次，重复结果仍无明确阴性或阳性结果的建议重新送样检测。

（3）检测样本的 Ct 值＞40，同时无明显"S"形扩增曲线，或者检测样本无 Ct 值，则判定为阴性。

6. 质量控制措施

检测中设置空白对照、阴性对照、弱阳性对照和阳性对照，保证检测的可靠性。

9.7 核酸序列测定

9.7.1 信息和样本采集

收集样本相关的临床信息，包括姓名、性别、年龄、临床症状，其他实验室检查如病理检查、影像结果等。采集含有 HIV 基因的生物样本，包括全血、血清、血浆、培养细胞、重组载体、克隆菌等。

主要步骤为：采集确诊感染者 5 ~ 10 mL 外周血（p24 抗原检测阳性及定量 PCR 检测病毒载量 5 000 拷贝 /mL 以上），EDTA 抗凝管收集，分离血细胞和血浆，采用试剂盒从血浆中提取病毒 RNA，并反转录为 cDNA，序列扩增后置于 –70 ℃超低温冰箱保存待检或送公司测序。

9.7.2 提取 RNA

HIV 必须在 BSL-2 级及以上级别实验室生物安全柜内进行操作。活病毒需先灭活后再提取 RNA，采用试剂盒提取基因组。实验操作应防止 RNA 酶污染，避免 RNA 降解。样品避免反复冻融。提取前应做如下准备。

（1）操作前 15 000×g 离心样品 2 min，去除沉淀。

（2）吸取 310 μL 试剂盒中的 AVE 缓冲液加入装有 310 μg 冷冻 RNA 的管子中，配成 1 μg/μL 的溶液。充分溶解后，将其分成合适的等份。

注意：AW1 缓冲液在用前需按照瓶子上的说明，加入 25 mL 无水乙醇稀释。

9.7.3 实时荧光定量 PCR 得到 HIV 基因组检测

1. 反转录

利用试剂盒进行反转录实验。按试剂盒说明书进行操作。反应液见表 1-9-3。

（1）混匀后 65℃条件下放置 5 min，之后冰上静置 2 min。

（2）加入 10 μL cDNA synthesis Mix（10× RT buffer 2 μL，20 mmol/L MgCl$_2$ 4 μL，0.1 mol/L DTT 2 μL，RNaseOUTTM 1 μL，SuperScriptTMRT 1 μL）。反应程序见表 1-9-4。

（3）反应完成后，冰浴冷却 2 min，加入 1 μL RNase H，37℃ 20 min 去除残留的 RNA。

2. PCR

（1）用于基因测序的 PCR 引物设计：我国 HIV 感染情况的流行病学统计分析结果显示，HIV-1 型感染为主，其中 B/C 亚型最为常见。依据其序列（其中 gag、pol 基因相对保守，env 基因变异最大），参考文献报道设计特异性引物，进行扩增及测序。引物上设简并序列，以减少基因突变的影响。用多对引物可进行巢式 PCR，使基因检测更为准确。基因末端可进行 RACE 扩增检测（表 1-9-5）。

表1-9-3 PCR反应体系

组 分	体 积
提取的 RNA	5 μg
引物	1 μL
dNTP	1 μL
DEPC 水	至总量 10 μL

表1-9-4 PCR反应程序

温 度	时 间
25℃	10 min
50℃	50 min
85℃	5 min

表1-9-5 PCR引物设计

引物位置	用 途	序 列
pol 区	反转录	5'-TGGAAATGTGGAAAGGAAGGAC-3'
		5'-CTGTCCCTGTAATAAACCCGAAA-3'
	巢式 PCR	5'-CAGAGCCAACAGCCCCACCA-3'
Pol 区	巢式 PCR	5'-TAAAATCACTAGCCATTGCTCTCC-3'
	测序	5'-CAGAGCCAACAGCCCCACCA-3'
		5'-CTTCTGTATATCATTGACAGTCCAGCT-3'
		5'-CCTAGTATAAACAATGAGACAC-3'
		5'-TAAAATCACTAGCCATTGCTCTCC-3'
		5'-CTTTGGATGGGTTATGAACT-3'
Gag 区		5'-ATGGGTGCGAGAGCGTCATTATTAA-3'
		5'-TCCAACAGCCCTTTTTCCTAGG-3'
		5'-AAGGGGAAGTGACATAGCAGG-3'
		5'-CTGGGTTCGCATTTTGGAC-3'
Gag-pol 区		5'-GTCCAAAATGCRAATCCAGA-3'
		5'-TGGAGTTCATAGCCCATCCA-3'
		5'-ACAGCATGTCAGGGAGTGG-3'
		5'-ATTGCTGGTGATCCTTTCCA-3'

续表

引物位置	用　途	序　列
全长	552-581	5'-AGTAGTGTGTGCCCGTCTGTTGTGTGACTC-3'
	9636-9604	5'-TTAAGCACTCAAGGCAAGCTTTATTGAGGCTTA-3'
	538-571	5'-CCTTGAGTGCTTCAAGTAGTGTGTGCCCGTCTGC-3'
	9690-9666	5'-GGTCTGAGGGATCTCTAGTTACCAG-3'
	LTR3	5'-GAAGCACTCAAGGCAAGCTTTATTGAGG-3'
	LTR5	5'-AATCTCTAGCAGTGGCGGCCCGAACAG-3'
	RACE 引物（测 3' 末端序列）	5'-GTCAGGTGGTCCTTTTTTTTTTTTTTTTTN-3'
	简并引物（测末端序列）	5'-CCC（T/G）（T/C）AGATGCTGCATATAAGC-3'

（2）扩增特异基因片段：以所得 cDNA 为模板进行 PCR 扩增，扩增产物用于后续测序。配制反应液见表 1-9-6。

注意：① 避免个体内的 HIV 准种相互影响检测，PCR 反应前，将 cDNA 用去离子水稀释 100 倍，取 2 μL 当模板。② 选择 pfu 高保真酶减少错配，用 Long*Taq* 酶可进行较长基因的扩增。

表1-9-6　实时荧光定量PCR反应体系

组　分	体　积
10× 实时荧光定量 PCR 缓冲液	5 μL
Taq 酶（5 U/μL）	0.4 μL
50 mmol/L MgCl₂	1.5 μL
10 mmol/L dNTP	1 μL
上、下游引物	各 1 μL
cDNA	2 μL
DEPC 水	38.1 μL
总计	50 μL

反应程序见表 1-9-7。

表1-9-7　实时荧光定量PCR反应程序

温度	时间	循环数
94℃	5 min	1
94℃	30 s	
55℃	30 s	40
72℃	1 min	
72℃	1 min	1
4℃	—	—

反应完成后，取 10 μL 反应产物琼脂糖凝胶电泳，判断反应体系是否正常。

（3）测序：将所得基因送公司测序，拼接成全长基因，进行全序列比对，确定全长基因组。并进行系统进化树分析。分析不同个体 HIV 基因间的结构差异，完成基因结构注释。

测序注重提高敏感性、特异性，稳定可靠，做好对照及质控，减少批间批内差异。基因高度重复序列或同源序列可能导致测序结果分析不准确，高 GC 区，高变异区的分析应谨慎。

出具合规报告。样本及数据保存至少 1 年，保证原始数据的可溯源性。数据由专人负责保管，记录明确充分，保证隐私权，符合伦理规范。

Illumina 测序平台需将病毒反转录 DNA 随机打断，电泳回收 DNA 片段，加上接头，进行 DNA 簇（Cluster）制备，利用 Paired-End（Solexa）或者 Mate-Pair（SOLiD）的方法对插入片段进行测序。测得的序列组装成 Contig，通过 Paired-End 的距离可进一步组装成 Scaffold。三代测序无须打断拼接，避免出现组装错误，其具有超长的读长，最长可达 80 kb，可一次性将全长转录本读通。一般构建 3 ~ 4 种文库类型即可。

9.8 病毒抗原和抗体检测 – 免疫荧光技术

9.8.1 样本

全血、血浆、血清。

9.8.2 采样前准备

1. 流程核查

根据检测项目的具体要求，确定血清的保存及运输的时限及要求。按照临床采血要求操作，遵守生物安全相关要求。检查所需物品是否已经准备完全，是否在有效期内，有无破损、量少的情况，尤其应当检查受检者信息与表面容器标记是否一致，应注明样品采集时间并附上唯一编码。采集样本宜选择合适的室内（外）采血空间，受检者坐（卧）于合适的位置，准备采血用品、皮肤消毒用品、采血管、试管架和废弃物容器等。

2. 样品编码与记录

应为样品制定唯一的编码（编号），确保在运输检测中不会发生混淆。

3. 采血前准备

对试管进行标记，核对受检者编码。将标签贴在试管侧面，标签应选取适用于冷冻储存的产品。

9.8.3 样品采集和处理

1. 抗凝全血

消毒局部皮肤，用加有抗凝剂的真空采血管抽取适量静脉血，或使用一次性注射器抽取静脉血后，转移至加有抗凝剂的试管中，颠倒混匀 6 ~ 8 次，备用。

2. 末梢全血

消毒局部皮肤，年龄在 1 岁以上的儿童可选择耳垂、中指、无名指或食指；1 岁以下的儿童选择足跟部。用采血针刺破皮肤，使用无菌纱布擦掉第一滴血。按所需用量收集血液，备用。

3. 血浆

将采集的抗凝全血 1 500 ~ 3 000×g 离心 15 min，吸取上层血浆至容器中保存，备用。

4. 血清

使用不含抗凝剂的真空采血管抽去 5 ~ 10 mL 静脉血，或一次性注射器抽取静脉血后转移至无抗凝剂的试管中，室温下自然放置 1 ~ 2 h，血液凝固、血块收缩后 1 500 ~ 3 000×g 离心 15 min，吸出血清置于适当容器中保存，备用。

9.8.4　样品保存和运送

经上述处理后的待测血浆、血清样本、唾液标本和尿液标本可立即用于检测，或 –15℃ 以下保存（不超过 3 个月），长期保存应置于 –70℃ 以下的保存环境。应避免反复冻融。标本运送采用冰壶加冰或泡沫箱加冰密封进行运输。

9.8.5　P24 抗原检测

1. 设备

便携式近红外荧光扫描仪、低速离心机、单道加样器：10 ~ 100 μL，生物安全柜。

2. 试剂和耗材

样品稀释液、P24 抗原荧光免疫层析检测卡。

3. 操作步骤

（1）准备：将各种试剂移到室温（18 ~ 25℃）平衡 30 min，将样品放置于常温平衡至保存容器内无固体内容物，混匀后备用。

（2）检测卡编号：将与检测样品相对应的条码贴在试纸条上。

（3）根据样品编号和检测卡编号一一对应加样，将 50 μL 样品加入检测卡的加样窗口中，再加入 50 μL 样品稀释液。

（4）将试纸卡插入到检测口中，仪器自动进行 15 min 倒计时。

（5）倒计时完成后，使用便携式近红外荧光检测仪检测试纸卡，通过仪器进行读值。P24 检测为定量检测。仪器内部有将 P24 抗原的标准物稀释成包含 0 和 125 pg/mL 两个浓度在内的 6 个不同浓度的系列标准绘制出的标准曲线。标准曲线横坐标为 P24 抗原浓度，纵坐标为检测线与质控线的峰面积比（T/C）。得出样本的检测值后，仪器通过内置的标准曲线自动报告样品浓度，同时报告阴、阳性判断结果。

4. 质量控制

为确保检测结果准确可靠，每批 P24 抗原检测试剂盒均应设置阴、阳性质控与被检样品同时进行测试。如阴、阳性质控结果与仪器内部设定的 CUT-OFF 值不符，则此次检测结果无效。

9.8.6　gp41/gp36 抗体检测

1. 试剂

样品稀释液 HIV 抗体荧光免疫层析检测卡。

2. 操作步骤

（1）准备：将各种试剂移到室温（18～25℃）平衡 30 min，将样品放置于常温平衡至保存容器内无固体内容物，混匀后备用。

（2）检测卡编号：将与检测样品相对应的条码贴在试纸条上。

（3）根据样品编号和检测卡编号一一对应加样，将 50 μL 样品加入到检测卡的加样窗口中，再加入 50 μL 样品稀释液。

（4）将试纸卡插入到检测口中，仪器自动进行 15 min 倒计时。

（5）倒计时完成后，使用便携式近红外荧光检测仪检测试纸卡，通过仪器进行读值。HIV 抗体检测为定性检测，得到样本的检测值后，仪器根据 CUT-OFF 值自动报告阴性或阳性。

3. 质量控制

为确保检测结果准确可靠，每批 HIV 抗体检测试剂盒均应设置阴、阳性质控与被检样品同时进行测试。如阴、阳性质控结果与仪器内部设定的 CUT-OFF 值不符，则此次检测结果无效。

（任莉、朱美玲，韩元向　**编写**，马春涛、魏强　**审校**）

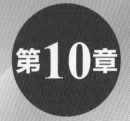

第**10**章

乙型肝炎病毒

10.1 简介

乙型肝炎病毒（*hepatitis Bvirus*，HBV）是一种很小的病毒，它属于嗜肝脱氧核糖核酸病毒组的一个成员。病毒颗粒由外膜和内核两部分组成，完全的 HBV 颗粒是直径 42 nm 的球形颗粒，还存在小球型颗粒（22 nm）和管型颗粒（22 nm）两种无感染性亚病毒颗粒形式。完整颗粒其外膜厚 7 nm，由蛋白质（LHBsAg、MHBsAg 和 HBsAg 组成）和膜脂质组成，称作乙型肝炎表面抗原。由于其最早在澳大利亚发现，所以曾被称为"澳大利亚抗原"，简称"澳抗"。中心部分的直径约为 28 nm，为病毒的核心，其中包括核心抗原（HBcAg）和 e 抗原（HBeAg），内核中心含有病毒基因（DNA）和 DNA 多聚酶。HBV 具有顽强的抵抗力，对热（60℃，4 h）、低温、干燥、紫外线和常用浓度的化学消毒剂（苯酚、硫柳汞等）等都能耐受。加热 60℃持续 10 h、煮沸（100℃）20 min、高压蒸汽 122℃ 10 min 或过氧乙酸（0.5%）7.5 min 可以灭活 HBV。HBV 有明显的嗜肝性，具有严格的种属特性，主要侵犯人类和其他灵长类动物。到目前为止，只有人类、黑猩猩、长臂猿、狒狒易于感染，其他动物不会感染 HBV。我国目前主要的 HBV 流行株为 B 基因型和 C 基因型，不同基因型病毒疾病预后和治疗存在差异。

10.2 获取 HBV 基因组全长序列

10.2.1 HBV 基因组的提取

按照试剂盒说明书进行 HBV 基因组的提取。

10.2.2　分段 PCR 获取全基因组序列

利用分段 PCR 获取 HBV 全基因序列信息，共分 6 个片段，相邻片段间有共同序列，便于拼接，具体信息如图 1-10-1 所示。

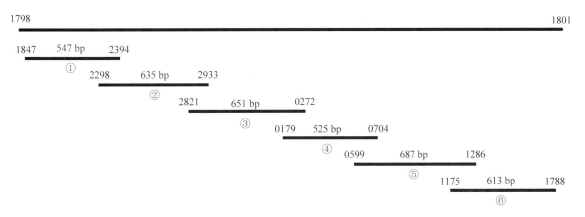

图 1-10-1　HBV 两轮 PCR 产物示意图

1. PCR

PCR 分两轮：第一轮获取全长序列；第二轮分段获取片段序列，所使用的 PCR 引物见表 1-10-1。

表1-10-1　分段PCR引物信息表

名　称	序　列	长度
0F	5'-CTGCGCACCAGCACCATGCAACTTTTTC-3'	28 bp
0R	5'-CAGACCAATTTATGCCTACAGCCTCCTA-3'	28 bp
1F	5'-CGATTTAGGTGACACTATAGAAGAGAGGCTTGTTCATGTCCCACTGTTCAA-3'	51 bp
1R	5'-CAGTAATACGACTCACTATAGGGAGAAGGCTGGCGAGGGAGTTCTT-3'	46 bp
2F	5'-CGATTTAGGTGACACTATAGAAGAGAGGCTGACCACCAAATGCCCCTAT-3'	49 bp
2R	5'-CAGTAATACGACTCACTATAGGGAGAAGGCTTCGGGAAAGAATCCCAGAGGAT-3'	53 bp
3F	5'-CGATTTAGGTGACACTATAGAAGAGAGGCTGGTCACCATATTCTTGGGAAC-3'	51 bp
3R	5'-CAGTAATACGACTCACTATAGGGAGAAGGCTTGAGAGAAGTCCACCACGAGT-3'	52 bp
4F	5'-CGATTTAGGTGACACTATAGAAGAGAGGCTCTAGGACCCCTGCTCGTGTT-3'	50 bp
4R	5'-CAGTAATACGACTCACTATAGGGAGAAGGCTCGAACCACTGAACAAATGGCACT-3'	54 bp
5F	5'-CGATTTAGGTGACACTATAGAAGAGAGGCTGTATTCCCATCCCATCATCCTG-3'	52 bp
5R	5'-CAGTAATACGACTCACTATAGGGAGAAGGCTGCTAGGAGTTCCGCAGTATGG-3'	52 bp
6F	5'-CGATTTAGGTGACACTATAGAAGAGAGGCTGCCAAGTGTTTGCTGA-3'	46 bp
6R	5'-CAGTAATACGACTCACTATAGGGAGAAGGCTGCCTACAGCCTCCTA-3'	46 bp

1）第一轮 PCR。

（1）第一轮 PCR 反应体系见表 1-10-2。

表1-10-2　第一轮PCR反应体系

组　分	体　积
Premix Taq（RR901A）	25 μL
HBV1798FLong（10 μmol/L）	1 μL
HBV1801RLong（10 μmol/L）	1 μL
水	13 μL
DNA	10 μL
总计	50 μL

（2）第一轮 PCR 反应程序见表 1-10-3。

表1-10-3　第一轮PCR反应程序

温　度	时　间	循　环　数
80℃	3 min	—
95℃	40 s	
58℃	1 min 30 s	45
68℃	3 min 40 s	
72℃	7 min	—
10℃	—	—

2）第二轮 PCR。

（1）第二轮 PCR 反应体系见表 1-10-4。

表1-10-4　第二轮PCR反应体系

组　分	体　积
Mix	30 μL
上游引物（10 μm）	2 μL
下游引物（10 μm）	2 μL
第一轮 PCR 产物	3 μL
总计	37 μL

（2）第二轮 PCR 反应程序见表 1-10-5。

表1-10-5　第二轮PCR反应程序

温　度	时　间	循　环　数
95℃	5 min	1
95℃	30 s	
55℃	30 s	25
72℃	50 s	
72℃	10 min	1

2. HBV 全基因序列的获取

测序用 SP6 和 T7 作为测序引物，加第二轮 PCR 产物交由公司进行测序。序列拼接利用 SeqMan 软件，对六段序列进行拼接。

◢ **10.3 实时荧光定量 PCR**

10.3.1 HBV 基因组的提取

用试剂盒提取 HBV 基因组。最后将 HBV DNA 溶解于 200 μL AE 缓冲液中。

10.3.2 荧光定量 PCR

（1）将 PCR 管放置于预冷模块上。

（2）按照以后比例将试剂添加入 PCR 管中。HBV RG/TM Master 30 μL/ 份；HBV RG/TM IC 2 μL/ 份。

（3）加入 20 μL 10.3.1 中提取的核酸样本。

（4）上机测试。

（5）参数设置：95℃ 10 min、95℃ 15 s、55℃ 30 s（收集信号）、72℃ 15 s、45 个循环。

样本设置：设置阴阳性对照，梯度标准品对照，每个对照各 3 复孔，并将梯度标准品浓度输入计算机。

（6）结果输出与分析。如果梯度标准品浓度输入正确，样本定量结果自动产生。

◢ **10.4 血清学检测技术**

HBV 血清学检测主要有 5 项：HBsAg、HBsAb、HBeAg、HBeAb 和 HBcAb，检测方法均为 ELISA 法，操作步骤大致相同，HBcAb 检测流程如下：

（1）配液：将浓缩洗涤液用蒸馏水或去离子水 20 倍稀释。

（2）编号：将样品对应孔按序编号，每板设置阴性对照 3 孔、阳性对照 2 孔和空白对照 1 孔。

（3）加样：分别在相应孔加入待测样品及阴阳性对照各 50 μL。

（4）加酶：每孔加入酶标试剂 50 μL，空白孔除外，轻轻振荡混匀。

（5）温育：用封板膜封板后置 37℃温育 30 min。

（6）洗涤：小心揭掉封板膜，用洗板机洗涤 5 遍，最后一次尽量扣干。

（7）显色：每孔加入显色剂 A、B 液各 50 μL，轻轻振荡混匀，37℃避光显色 15 min。

（8）测定：每孔加入终止液 50 μL，轻轻振荡混匀，10 min 内测定结果。设定酶标仪波长于 450 nm 处（外加 650 nm 处，双波长检测），用空白孔调零点后测定各孔 A 值。

（9）按照试剂盒提供临界值判定阴阳性结果。

（苏秋东 **编写**，王衍海、魏强 **审校**）

第11章

流感病毒

◢ 11.1　简介

　　流行性感冒病毒（influenza viruses）属于正黏病毒科，按照核蛋白抗原性分为4类：甲型流感病毒、乙型流感病毒、丙型流感病毒和丁型流感病毒。流感病毒的形态呈球形或者丝状，直径在80～120 nm，流感病毒的结构自外而内分为3个部分，依次为包膜，基质蛋白和核心。基因组由8个节段组成。流感病毒根据病毒表面蛋白血凝素和神经氨酸酶的抗原性分为不同的亚型，其中血凝素有18个亚型，神经氨酸酶有11个亚型。根据感染对象的不同，可以分为人流感、猪流感、禽流感、马流感等。1918年以来，全球出现过4次流感大流行，分别是1918年H1N1亚型、1957年H2N2亚型、1968年H3N2亚型和2009年H1N1亚型造成的流感病毒大流行。季节性流感的流行是由甲型和乙型流感病毒每年感染人群引起流行性感冒，通过定期接种流感疫苗能够预防季节性流感感染。禽流感病毒跨越种属屏障直接感染人，已有5种禽流感病毒亚型引起人类感染（H5亚型、H6亚型、H7亚型、H9亚型和H10亚型）。猪流感病毒通过飞沫传播感染人，产生与季节性流感感染相似的症状。

◢ 11.2　病毒分离与培养

11.2.1　试剂耗材

　　9～11日龄鸡胚、75%乙醇、一次性注射器、开孔器、胶水、15 mL一次性无菌试管、试管架、10 mL移液管。

11.2.2 设备

生物安全柜、4℃冰箱、CO_2 培养箱、-80℃超低温冰箱、照卵灯。

11.2.3 方法

（1）用照卵灯检测鸡胚，标记出鸡胚的气室与尿囊腔的界限、胚胎的位置。

（2）将鸡胚的气室朝上放置在蛋盘上，标记每个鸡胚，通常每个样本接种3个鸡胚。

（3）用75% 乙醇消毒鸡胚表面，在气室端钻孔，开约 6 mm×6 mm 裂口。

（4）一次性 1 mL 注射器取 400 μL 处理过的临床标本。从裂口中滴入无菌的液体石蜡，然后轻轻晃动鸡胚，让液体石蜡在鸡胚壳膜内层（脏层）铺开大约 1 cm²（石蜡层不可将壳膜内层完全覆盖，会导致胚胎的死亡），此时在照卵灯下即可清楚地看到鸡胚胎的位置。将注射针头缓慢刺入胚胎的鄂下胸前，用针头轻轻拨动下颚及腿，当进入羊膜腔时，能看到鸡胚随着针头的拨动而动，即可注射 200 μL 临床标本。将针头退出至 1/2 处，将另外 200 μL 临床标本注入鸡胚尿囊腔。

（5）用同一注射器和针头将同一标本依上法接种另外两枚鸡胚，白乳胶封口。

（6）33 ~ 35℃温箱培养鸡胚 2 ~ 3 天，A 型流感病毒培养 2 天，B 型流感病毒培养 3 天，临床采样标本通常培养 3 天。鸡胚进行病毒分离培养时，每天检查鸡胚生长情况，24 h 内死亡的鸡胚，认为是非特异死亡应弃去。

（7）鸡胚尿囊液和羊水的收获：鸡胚在收获前应置 4℃过夜，75% 乙醇消毒鸡胚顶部。用无菌镊子撕破鸡胚气室蛋壳，推开鸡胚尿囊膜。用 10 mL 吸管吸取鸡胚尿囊液置于相应的收集管中。用吸管或无菌镊子刺破鸡胚羊膜，吸取羊水放置于另外的管中。羊水较少时也可以将 3 个鸡胚的羊水合并。

（8）将鸡胚收获液 3 000×g 离心 5 min 去除血液和细胞，进行红细胞凝集试验。没有红细胞凝集现象的标本，应再进行鸡胚盲传 2 次（对于"O"相的毒株,需要连续传代多次才能具备在鸡胚中生长的特性），盲传后 HA 滴度仍为阴性的标本，可按有关生物安全规定进行处理。对于 HA < 8 的鸡胚分离物进行 10^{-3} ~ 10^{-1} 稀释后，继续进行鸡胚传代，HA > 8 时才能用血凝抑制实验方法进行病毒的鉴定。经连续传代 2 次后 HA < 8 者，可以用核酸检测方法鉴定分型。

11.3 实时荧光定量 PCR

11.3.1 试剂和耗材

实时荧光定量 PCR 试剂盒、正反向引物（40 μmol/L）、双标记探针（10 μmol/L）；分子级无菌无核酶水，核酸阳性对照 RNA，1.5 mL 离心管、0.2 mL PCR 管、10 μL 带滤芯吸头、20 μL 带滤芯吸头、100 μL 带滤芯吸头、1 000 μL 带滤芯吸头。

11.3.2 方法

1. 设备准备

操作台的表面、吸头和离心机应保持洁净，可用 0.5% 漂白剂或其他清洁剂，如可以用含 DNA 酶的核酸去除剂擦拭台面，以降低核酸污染的风险。

2. 试剂准备

配制反应液期间，尽量保持所有试剂放置在低温装置中，如预冷的冰盒。

11.3.3 反应体系配制

按照如下组分配制反应体系，详见表 1-11-1，引物序列详见表 1-11-3。

表1-11-1　实时荧光定量PCR反应体系

组　分	体　积
2× 实时荧光定量 PCR 缓冲液	12.5 μL
25× 实时荧光定量 PCR Enzyme Mix	1 μL
上游引物	0.5 μL
下游引物	0.5 μL
探针	0.5 μL
无 RNA 酶水	5 μL
总计	20 μL

将上述反应液混匀，分装到 0.2 mL PCR 小管中，每管 20 μL，分别做好标记，将上述分装好的 PCR 小管分别加入模板（在核酸提取区）。首先加入阴性对照管（5 μL 无菌水），其次分别加标本 RNA（每管 5 μL），最后加入阳性对照 RNA（每管 5 μL）。将上述加好模板的反应管混匀，瞬时离心后放入 PCR 仪进行实时荧光定量 PCR 反应（仪器操作参照相应的 SOP），以某款式 PCR 仪为例，反应程序见表 1-11-2。

表1-11-2　实时荧光定量PCR反应程序

温　度	时　间	循环数
45℃	10 min	1
95℃	15 min	1
95℃	15 s	40
60℃	60 s	

注：60℃收集荧光信号。

11.3.4 结果分析

阴性对照反应得到的荧光曲线不应超过阈值线，应无 Ct 值或 Ct 值为 0。如果阴性对照产生假阳性则说明有污染产生，此次检测结果无效，然后严格按照操作程序重复实验。阳性对照的检测结果应为阳性，

且 Ct 值在 20～30。如果阳性对照检测结果未达到要求，则需严格按照操作程序重复试验。当所有对照成立，检测标本在 35 个循环内出现荧光信号，则相应引物和探针阳性；若 Ct 值在 35～40，应重复确认，如 Ct 值还在 40 内可判断为阳性；若 Ct 值超过 40，则视该样本为阴性。所有的临床标本 RNP 检测结果都必须为阳性，且 Ct 值 ≤ 35 才足以证明样品的质量是可接受的。

表1-11-3 PCR引物和探针序列

型 别	引物和探针名称	序 列
FluA	上游引物	5′-GACCRATCCTGTCACCTCTGAC-3′
	下游引物	5′-GGGCATTYTGGACAAAKCGTCTACG-3′
	探针	5′-TGCAGTCCTCGCTCACTGGGCACG-3′
FluB	上游引物	5′-TCCTCAACTCACTCTTCGAGCG-3′
	下游引物	5′-CGGTGCTCTTGACCAAATTGG-3′
	探针	5′-CCAATTCGAGCAGCTGAAACTGCGGTG-3′
	BHA- Forward	5′-AGACCAGAGGGAAACTATGCCC-3′
	BHA- Reverse	5′-TCCGGATGTAACAGGTCTGACTT-3′
	Victoria- 探针	5′-CAGACCAAAATGCACGGGGAAHATACC-3′
	Yamagata- 探针	5′-CAGRCCAATGTGTGTGGGGAYCACACC-3′
H1	上游引物	5′-AACATGTTACCCAGGGCATTTCGC-3′
	下游引物	5′-GTGGTTGGGCCATGAGCTTTCTTT-3′
	探针	5′-GAGGAACTGAGGGAGCAATTGAGTTCAG-3′
H3	上游引物	5′-ACCCTCAGTGTGATGGCTTTCAAA-3′
	下游引物	5′-TAAGGGAGGCATAATCCGGCACAT-3′
	探针	5′-ACGAAGCAAAGCCTACAGCAACTGT-3′
pdmH1	上游引物	5′-GGGTAGCCCCATTGCAT-3′
	下游引物	5′-AGAGTGATTCACACTCTGGATTTC-3′
	探针	5′-TGGGTAAATGTAACATTGCTGGCTGG-3′

11.4 序列测定

流感病毒二代测序无须使用特异性引物，以高通量为主要特点，同时也解决了一代测序上不能够完成的混合标本的测序问题。目前应用于微生物领域的深度测序平台很多，并且测序原理各不相同。

11.4.1 试剂及耗材

实时荧光定量 PCR 试剂盒、PCR 纯化试剂盒、核酸定量分析试剂盒及相关耗材、离心管、PCR 板、封板膜、移液器吸头。

11.4.2 设备

生物安全柜、涡旋混合器、普通离心机、水平板式离心机、量程移液器（10 µL、100 µL、200 µL、1 000 µL）、PCR 仪、电泳装置、真空抽滤装置（可选，用于扩增产物纯化）、核酸定量荧光计、深度测序仪。

11.4.3 实验注意事项

（1）核酸提取、反应液配制及产物检测应在独立的房间中进行。

（2）不同的房间配置相应的专用耗材和设备，不可交叉使用。

（3）实验操作期间，如怀疑有污染，请更换手套。

（4）反应管和反应板应尽可能盖上。

（5）实验过程中，尽量保持所有试剂放置在低温装置中，如预冷的冰盒或金属浴。

（6）操作台的表面、吸头和离心机应保持洁净，使用去除核酸的试剂擦拭台面，以减少核酸污染的风险。

11.4.4 实验方法

1. 核酸提取（参见所用试剂盒说明书）

2. 流感病毒全基因组扩增

A 型流感反应体系及引物序列见表 1-11-4。

表1-11-4　A型流感反应体系及引物序列

组　分	体　积
DEPC-treated 双蒸水	14 µL
2×Reaction 缓冲液	25 µL
10 µmol/L Uni-12/Inf1（引物 A）	0.4 µL
10 µmol/L Uni-12/Inf3（引物 B）	0.6 µL
10 µmol/L Uni-13/Inf1（引物 C）	1 µL
RT/HiFi enzyme mix	1 µL
RNA 模板	8 µL
总计	50 µL

引　物	序　列
Uni-12/Inf1（引物 A）	5′-GGGGGGAGCAAAAGCAGG-3′
Uni-12/Inf3（引物 B）	5′-GGGGGGAGCGAAAGCAGG-3′
Uni-13/Inf1（引物 C）	5′-CGGGTTATTAGTAGAAACAAGG-3′

B 型流感反应体系及引物序列见表 1-11-5。

表1-11-5　B型流感反应体系及引物序列

组　　分	体　　积
DEPC-treated 双蒸水	12 μL
2 × Reaction 缓冲液	25 μL
IBV-GA primer	4 μL
RT/HiFi enzyme mix	1 μL
RNA 模板	8 μL
总计	50 μL

引　　物	序　　列	体　　积
B-PBs-UniF	5′-GGGGGGAGCAGAAGCGGAGC-3′	100 μL
B-PBs-UniR	5′-CCGGGTTATTAGTAGAAACACGAGC-3′	100 μL
B-PA-UniF	5′-GGGGGGAGCAGAAGCGGTGC-3′	50 μL
B-PA-UniR	5′-CCGGGTTATTAGTAGAAACACGTGC-3′	50 μL
B-HANA-UniF	5′-GGGGGGAGCAGAAGCAGAGC-3′	100 μL
B-HANA-UniR	5′-CCGGGTTATTAGTAGTAACAAGAGC-3′	100 μL
B-NP-UniF	5′-GGGGGGAGCAGAAGCACAGC-3′	60 μL
B-NP-UniR	5′-CCGGGTTATTAGTAGAAACAACAGC-3′	60 μL
B-M-Uni3F	5′-GGGGGGAGCAGAAGCACGCACTT-3′	30 μL
B-Mg-Uni3F	5′-GGGGGGAGCAGAAGCAGGCACTT-3′	30 μL
B-M-Uni3R	5′-CCGGGTTATTAGTAGAAACAACGCACTT-3′	60 μL
B-NS-Uni3F	5′-GGGGGGAGCAGAAGCAGAGGATT-3′	50 μL
B-NS-Uni3R	5′-CCGGGTTATTAGTAGTAACAAGAGGATT-3′	50 μL
总计		840 μL

PCR 反应程序见表1-11-6。

表1-11-6　PCR反应程序

温　　度	时　　间	循环数
45℃	60 min	
94℃	2 min	
94℃	30 s	
44℃	30 s	5
68℃	3 min	
94℃	30 s	
57℃	30 s	31
68℃	3 min	
68℃	7 min	
4℃	保持	

注：引物浓度为 10 μmol/L。

3. 扩增产物检测

将 PCR 扩增产物进行电泳检测，确保扩增出流感病毒的 8 个基因片段，方可进行后续建库操作。

4. 扩增产物纯化

操作步骤请参见说明书。

5. 扩增产物定量

操作步骤请参见试剂盒说明书。

6. 文库构建与测序

不同的二代测序平台具有不同的测序原理和不同的文库构建方法，具体参见试剂盒说明书。定量分析文库后上机测序。

◢ 11.5 多病原检测技术

11.5.1 配制引物和探针

在正向引物、反向引物和探针的离心管中加入 PCR 级别的水，充分混匀，离心备用，引物的浓度是 0.5 μmol/L，探针的浓度是 0.25 μmol/L。

11.5.2 配制阳性对照

将 160 μL PCR 级别的无 RNA 酶和 DNA 酶的水加入阳性对照管中，反复吹打 10 次，充分混匀，离心备用。

11.5.3 待检样本 RNA 提取

按照试剂盒说明书提取 RNA。

11.5.4 配制三种混合物的反应体系

1）混合物 1 反应体系见表 1-11-7。

表1-11-7 混合物1反应体系

组 分	体 积
PCR-grade water PCR	9.9 μL
reagent mix-1	0.5 μL
internal control	0.5 μL
master	4 μL
RT-enzyme	0.1 μL

注：reagent mix-1 包含 influenza A/B 和 RSV-A/B 的正向引物，反向引物和探针。

2）混合物 2 反应体系见表 1-11-8。

表1-11-8 混合物2反应体系

组 分	体 积
PCR-grade water	9.9 μL
reagent mix-2	0.5 μL
internal control	0.5 μL
master	4 μL
RT-enzyme	0.1 μL

注：reagent mix-2 包含 PIV-1、PIV-2、PIV-3、PIV-4 和 BocaV 的正向引物，反向引物和探针。

3）混合物 3 反应体系见表 1-11-9。

表1-11-9　混合物3反应体系

组　分	体　积
PCR-grade water	9.9 μL
reagent mix-3	0.5 μL
internal control	0.5 μL
master	4 μL
RT-enzyme	0.1 μL

注：reagent mix-3 包含 MPV、Adv 和 HRV 的正向引物，反向引物和探针。

（1）将混合物 1、混合物 2、混合物 3 的反应体系分装至 96 孔板中，每孔加入 15 μL。

（2）分别加入 5 μL 待检测样本，阳性对照，阴性对照。

（3）用封板膜覆盖 96 孔板。

（4）上机运行，反应程序见表 1-11-10。

（5）结果读取。

表1-11-10　PCR反应程序

	循环数	温度	时间
RT-STEP	1	55℃	5 min
Denaturation	1	95℃	1h 5 min
扩增	45	95℃	5 s
		60℃	15 s
		72℃	15 s
冷却	1	40℃	30 s

11.6　流感病毒抗体检测

参考第一部分第 1 章微量中和实验和红细胞凝集抑制实验。

11.7　空斑减少测定抗体滴度

参考第一部分第 1 章空斑减少测定抗体滴度内容。

（贾晓娟、薄洪　**编写**，韩俊、董婕、冯霞、魏强　**审校**）

第**12**章

乙型脑炎病毒

12.1 简介

流行性乙型脑炎病毒（*Japanese encephalitis virus*，JEV），为黄病毒科黄病毒属病毒。1935 年日本学者首次从脑炎病人的脑组织标本中分离到病毒，根据分离的国家，将病原体命名为日本脑炎病毒（Japanese encephalitis virus，JEV），我国称为乙型脑炎病毒，简称乙脑病毒。乙脑病毒是有包膜的单股正链 RNA 病毒，病毒粒子为球形，有包膜，直径 20 ~ 30 nm。其 RNA 的 5′ 末端有一个 I 型帽子结构，3′ 末端不含多聚腺苷酸（poly A）尾。基因组只有 1 个开放阅读框（open reading frame，ORF），约由 11 000 个核苷酸组成，基因组顺序为 5′-C-PreM-M-E-NS1-nS2a-nS2b-NS3-nS4a-nS4b-NS5-3′。编码 3 个结构蛋白，分别为：C 蛋白，是保护基因组免受破坏的核衣壳蛋白；PrM/M 蛋白是膜蛋白；E 蛋白含病毒的抗原决定簇，决定病毒毒力。7 个非结构蛋白，主要为乙脑病毒复制提供相关的功能性调节蛋白酶。5′ 非编码区（5′ untranslated region，5′UTR）位于衣壳蛋白基因上游，长度约 100 个核苷酸，包括 m7GpppAmpN1 帽子结构；3′ 非编码区（3′ untranslated region，3′UTR）长度从 400 至 700 nt 不等，高度结构化，由茎环结构和两个哑铃结构组成。

根据全基因组序列分型分析，乙脑病毒分为 5 个基因型。目前基因 1 型是亚洲地区的主要流行型别。2009 年，有研究者从三带喙库蚊中分离获得一株基因 V 型乙脑病毒，这是时隔 57 年后该型乙脑病毒株在亚洲的再次出现。另外，韩国也发现了基因 V 型乙脑病毒的病例。

12.2　病毒分离与培养

12.2.1　组织细胞培养法

1. 试验材料

（1）组织培养细胞：C6/36、BHK-21、Vero 细胞等乙脑病毒敏感的细胞系。

（2）细胞培养介质：C6/36 细胞培养基。

（3）生长液：商品化 MEM 细胞培养液和 1640 细胞培养液，进行 1∶1 配比，加入 1% 商品化的青链霉素、10% 胎牛血清。

（4）BHK 和（或）Vero 细胞培养基。

（5）生长液：商品化 MEM 细胞培养液，加入 1% 商品化的青链霉素、10% 胎牛血清。

（6）维持液：商品化 MEM 细胞培养液，加入 1% 商品化的青链霉素、2% 胎牛血清。

2. 操作步骤（以 C6/36 细胞为例）

（1）生长至 90% 单层细胞培养管,弃去培养液,加入 0.1 ~ 0.2 mL 标本液（脑脊液可用原液直接接种,血清需 1∶5 稀释使用，蚊虫研磨上清液），置于 28℃培养箱中，每隔 15 min 轻摇一次，促进吸附。

（2）1 h 后弃去液体，加入 2 mL 细胞维持液，同时设立对照细胞管，置于 28℃培养箱中继续培养。

（3）显微镜下观察细胞病变，乙脑病毒在 C6/36 细胞出现病变时间一般为 3 ~ 4 天。

（4）出现病变的细胞感染上清进一步鉴定，无病变者盲传三代不出现细胞病变可以丢弃。

3. 结果判定

乙型脑炎病毒感染 C6/36 细胞后，细胞病变表现为细胞聚集和脱落等特征，一般不出现细胞融合。患者标本引起组织培养细胞出现病变并非诊断乙脑感染的特异性指标，还需要对分离物进行乙脑病毒特异性鉴定试验才能确诊。

12.2.2　新生乳鼠接种法

参见第一部分第 7 章乳鼠接种内容。

12.3　实时荧光定量 PCR

12.3.1　实验准备

（1）蚊虫标本处理、提取蚊虫样本 RNA 要求在 BSL-2 实验室内操作。

（2）进入实验场所之前，要提前准备好所需试剂、样品。

12.3.2　蚊虫标本处理

（1）准备好 2 mL 研磨专用无菌离心管，在生物安全柜内加入研磨磁珠，写好编号。

（2）佩戴医用防护口罩，双层手套，套住袖口。

（3）准备镊子，白板，冰盘置于生物安全柜内。

（4）研磨液：5% PS + 培养基。

12.3.3　实验步骤

（1）从 –80℃ 冰箱拿出蚊虫样本，置于冰盘上，每管加入 500 μL 的研磨液。

（2）从冰箱拿出研磨振荡仪样品架，用纸巾擦去水珠后放置样本，装好，设置研磨程序，25 频率每秒，3 min。

（3）将离心管取下，置于冰盘上，13 000 r/min 离心 10 min，取 140 μL 上清加入新的离心管中。

12.3.4　RNA 的提取

使用试剂盒提取样本中病毒 RNA。

12.3.5　实时荧光定量 PCR 法检测乙脑病毒核酸

1. 稀释引物、探针，配置反应体系

实时荧光定量 PCR 反应使用的引物信息见表 1-12-1。

表1-12-1　实时荧光定量PCR引物信息

病毒名称	引物/探针	名　称	序　列	长　度	修　饰
JEV 病毒	上游引物	JEV-F	5′-GCCACCCAGGAGGTCCTT-3′	18 bp	
	下游引物	JEV-R	5′-CCCCAAAACCGCAGGAAT-3′	18 bp	
	探针	JEV- 探针	5′-CAAGAGGTGGACGGCC-3′	16 bp	5′-FAM, 3′-TAMRA

反应试剂，按 n+1 配置反应体系（n= 样本数 +2 管阳性对照 +1 管阴性对照），每个测量反应体系配制见表 1-12-2。

表1-12-2　实时荧光定量PCR反应体系

组　分	体　积
2×RT-PCR 缓冲液	12.5 μL
RT-PCR 酶	1 μL
上游引物（10 μmol/L）	1 μL
下游引物（10 μmol/L）	1 μL
探针（5 μmol/L）	1 μL
无 RNA 酶水	3.5 μL

将上述反应液混匀离心后，按照每管 20 μL 分装于 PCR 管中。阴性对照：无 RNA 酶水。阳性对照：含目的片段质粒稀释液。

2. 实时荧光定量 PCR

将 5 μL 提取好的样本 RNA 分别加入上述分装好的 PCR 反应管中，模板量可根据样本情况进行适当调整，不够部分以水补足，总反应体积为 25 μL。

3. 结果分析

设置反应条件见表 1-12-3。

表1-12-3 实时荧光定量PCR反应程序

温 度	时 间	循 环 数
45℃	10 min	1
95℃	10 min	1
95℃	15 s	45
60℃	1 min	

注：荧光检测模式为 FAM 荧光，在 60℃收集荧光信号。

（1）实验结束后，根据相关仪器的软件进行分析。

（2）阈值设定原则以阈值线超过正常阴性对照曲线(无规则的噪声线)的最高点为准。基线选取 6 ~ 15 个循环区域。

（3）记录仪器自动分析计算出的样本 Ct 值。

12.3.6 结果判定

质控标准：阴性对照无 Ct 值并且无扩增曲线；阳性对照的 Ct 值 ≤ 35，并出现特定的扩增曲线；以上两项需在一次实验中同时满足，否则，本次实验无效，实验应重新进行。

结果描述及判定：无 Ct 值并且无扩增曲线，样品判为阴性；Ct 值 ≤ 35，且出现典型的扩增曲线，样品判为阳性。

◢ 12.4 免疫荧光法抗体检测

参考第一部分第 2 章病毒抗体检测内容。

（付士红 **编写**，韩俊、王衍海、魏强 **审校**）

第13章

Kadipiro 病毒

◤ 13.1 简介

Kadipiro 病毒（*Kadipiro virus*, KDV）属于呼肠孤病毒目，东南亚十二节段双链 RNA 病毒属，是一种分节段的双链 RNA 病毒。在印度尼西亚和中国的库蚊、按蚊、阿蚊和伊蚊中分离出该病毒。病毒颗粒呈球形，直径约 70 nm，无包膜、表面存在明显刺状突起，聚丙烯酰胺凝胶电泳显示病毒基因组带形呈 "6-5-1" 分布。KDV 在 C6/36 细胞上产生细胞病变，而在 BHK-21 细胞不产生细胞病变。尚无有关 KDV 与人类疾病关系的研究报道。

◤ 13.2 病毒分离与培养

13.2.1 细胞

（1）C6/36 细胞、KDV 病毒敏感的细胞系。

（2）细胞培养介质：C6/36 细胞培养基；MEM 细胞培养液和 1640 细胞培养液，进行 1∶1 配比，加入 1% 商品化的青链霉素，10% 胎牛血清。

13.2.2 操作步骤

（1）生长至 100% 单层细胞培养管，弃去培养液，加入 0.1 ~ 0.2 mL 标本液，置于 28℃培养箱中，每隔 15 min 轻摇一次，促进吸附。

（2）1 h 后弃去液体，加入 2 mL 细胞维持液，同时设立对照细胞管，置于 28℃培养箱中继续培养。

（3）显微镜下观察细胞病变，KDV 在 C6/36 细胞出现病变时间一般为 4 ~ 5 天。

（4）出现病变的细胞感染上清进一步鉴定，无病变者盲传三代不出现细胞病变可以丢弃。

13.2.3 结果判定

KDV 感染 C6/36 细胞后，细胞病变表现为细胞聚集和脱落等特征，一般不出现细胞融合。患者标本引起组织培养细胞出现病变并非诊断 KDV 感染的特异性指标，还需要对分离物进行 KDV 特异性鉴定试验才能确诊。

13.3 实时荧光定量 PCR

13.3.1 实验准备

（1）蚊虫标本处理、提取蚊虫样本 RNA 要求在 BSL-2 实验室内操作。

（2）进入实验场所之前，要事先准备好所需试剂、样品。

13.3.2 蚊虫标本处理

1. 实验前准备

（1）准备好 2 mL 研磨专用无菌离心管，在生物安全柜内加入研磨磁珠并进行编号。

（2）佩戴医用防护口罩，双层手套，套住袖口。

（3）准备镊子、白板、冰盘置于生物安全柜内。

（4）研磨液：5%PS + 培养基。

2. 实验步骤

（1）从 –80℃冰箱拿出蚊虫样本，置于冰盘上，每管加入 500 μL 的研磨液。

（2）从冰箱拿出研磨振荡仪样品架，用纸巾擦去水珠后放置样本，装好，设置研磨程序，25 频率每秒，3 min。

（3）将离心管取下，置于冰盘上，13 000 r/min 离心 10 min，取 140 μL 上清加入新的离心管中。

13.3.3 RNA 的提取

使用试剂盒提取样本中病毒 RNA。

13.3.4 实时荧光定量 PCR 法检测 KDV 核酸

1）稀释引物、探针，配制反应体系：实时荧光定量 PCR 反应所使用的引物信息见表 1-13-1。

表1-13-1　实时荧光定量PCR引物序列信息

病毒名称	引物/探针	名　称	序　列	长度	修　饰
KDV	上游引物	KDV-F	5′-TTGTGGTCGGTCTATCTGTTGTG-3′	23 bp	
	下游引物	KDV-R	5′-GCATTCTCACCACCATCAGTTAAT3′	24 bp	
	探针	KDV- 探针	5′-AATGACCGCCAGTTCAAAGACCAAACAA3′	28 bp	5′-FAM，3′-TAMRA

反应试剂，按 n+1 配制反应体系（n= 样本数 +2 管阳性对照 +1 管阴性对照），每个测量反应体系配制见表 1-13-2。

表1-13-2　实时荧光定量PCR反应体系

组　分	体　积
2× 实时荧光定量 PCR 缓冲液	12.5 μL
实时荧光定量 PCR 酶	1 μL
上游引物（10 μmol/L）	1 μL
下游引物（10 μmol/L）	1 μL
探针（5 μmol/L）	1 μL
无 RNA 酶水	3.5 μL

将上述反应液混匀离心后，按照每管 20 μL 分装于 PCR 管中。阴性对照：无 RNA 酶水，阳性对照：含目的片段质粒稀释液。

2）将 5 μL 提取好的样本 RNA 分别加入上述分装好的 PCR 反应管中，模板量可根据样本情况进行适当调整，不够部分以水补足，总反应体积为 25 μL。反应条件设置见表 1-13-3。

表1-13-3　实时荧光定量PCR反应程序

温　度	时　间	循　环　数
45℃	10 min	1
95℃	10 min	1
95℃	15 s	45
60℃	1 min	

注：荧光检测模式为 FAM 荧光，在 60℃收集荧光信号。

3）结果分析。

（1）实验结束后，根据相关仪器的软件进行分析。

（2）阈值设定原则以阈值线超过正常阴性对照曲线（无规则的噪声线）的最高点为准。基线选取 6 ~ 15 个循环区域。

（3）记录仪器自动分析计算出的样本 Ct 值。

13.3.5 结果判定

质控标准：阴性对照无 Ct 值并且无扩增曲线；阳性对照的 Ct 值 $\leqslant 35$，并出现特定的扩增曲线，以上两项需在一次实验中同时满足，否则，本次实验无效，实验应重新进行。

结果描述及判定：无 Ct 值并且无扩增曲线，样品判为阴性；Ct 值 $\leqslant 35$，且出现典型的扩增曲线，样品判为阳性。

◢ 13.4 免疫荧光法抗体检测

参考第一部分第 2 章病毒抗体检测内容。

（付士红 **编写**，韩俊、王衍海、魏强 **审校**）

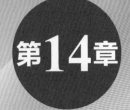

第14章

辽宁病毒

14.1 简介

辽宁病毒（*Liaoning virus*，LNV）属于呼肠孤病毒目，东南亚十二节段双链 RNA 病毒属。辽宁病毒于 1997 年首次分离自我国吉林省白城市黑水镇的背点伊蚊，之后又陆续在我国的新疆维吾尔自治区、山西省、青海省、甘肃省的背点伊蚊及凶小库蚊等多种蚊虫媒介中分离。辽宁病毒完整病毒颗粒呈球形，直径 55 nm，无包膜。辽宁病毒的基因组经电泳显示为带型。根据基因组电泳条带从大到小，将病毒基因组命名为片段 1 到片段 12，共计 12 片段。根据血清中和试验的结果，辽宁病毒原型株分为 2 个基因型，即基因 1 型及基因 2 型。

辽宁病毒能引起小鼠致病，在发热病例体内也检测到 LNV 抗体，表明其有潜在的致病性。应加强包括 LNV 在内的虫媒病毒研究，尤其是人群和动物宿主携带相关病毒抗体的情况，在不明原因发热及出血患者中开展抗体检测。此外还应该考虑蚊类分布及其季节消长规律，并继续监测蚊类携带病原体情况。目前，LNV 在自然界的循环情况仍不清楚，LNV 的时空分布规律及分子流行病学有待进一步研究。

14.2 病毒分离与培养

14.2.1 细胞

1. 组织培养细胞

C6/36 细胞是辽宁病毒敏感的细胞系。

2. 细胞培养介质

生长液：商品化 MEM 细胞培养液和 1640 细胞培养液，进行 1∶1 配比，加入 1% 商品化的青链霉素，10% 胎牛血清。

14.2.2 操作步骤（以 C6/36 细胞为例）

（1）生长至 90% 单层细胞培养管，弃去培养液，加入 0.1 ~ 0.2 mL 标本液，置于 28℃培养箱中，每隔 15 min 轻摇一次，促进吸附。

（2）1 h 后弃去液体，加入 2 mL 细胞维持液，同时设立对照细胞管，置于 28℃培养箱中继续培养。

（3）显微镜下观察细胞病变，辽宁病毒在 C6/36 细胞出现病变时间一般为 4 ~ 5 天。

（4）出现病变的细胞感染上清进一步鉴定，无病变者盲传三代不出现细胞病变可以丢弃。

14.2.3 结果判定

辽宁病毒感染 C6/36 细胞后，细胞病变表现为细胞聚集和脱落等特征，一般不出现细胞融合。患者标本引起组织培养细胞出现病变并非诊断辽宁病毒感染的特异性指标，还需要对分离物进行辽宁病毒特异性鉴定试验才能确诊。

14.3 实时荧光定量 PCR

14.3.1 实验准备

（1）蚊虫标本处理、提取蚊虫样本 RNA 要求在 BSL-2 实验室内操作。

（2）进入实验场所之前，要事先准备好所需试剂、样品。

14.3.2 蚊虫标本处理

1. 实验前准备

（1）准备好 2 mL 研磨专用无菌离心管，在生物安全柜内加入研磨磁珠，写好编号。

（2）佩戴医用防护口罩，双层手套，套住袖口。

（3）准备镊子、白板、冰盘置于生物安全柜内。

（4）研磨液：5%PS + 培养基。

2. 实验步骤

（1）从 –80℃冰箱拿出蚊虫样本，置于冰盘上，每管加入 500 μL 的研磨液。

（2）从冰箱拿出研磨振荡仪样品架，用纸巾擦去水珠后放置样本，装好，设置研磨程序，25 频率每秒，3 min。

（3）将离心管取下，置于冰盘上，13 000 r/min 离心 10 min，取 140 μL 上清加入新的离心管中。

14.3.3 RNA 的提取

使用试剂盒提取样本中病毒 RNA。

14.3.4 实时荧光定量 PCR 法检测辽宁病毒核酸

1）稀释引物、探针，配制反应体系：实时荧光定量 PCR 反应所使用的引物信息见表 1-14-1。

表1-14-1 实时荧光定量PCR引物序列

病毒名称	引物/探针	名　称	序　　列	长度	修　饰
辽宁病毒	上游引物	LNV_F	5′-GTGACATCGTTAAGCCTAATCAACTTA-3′	27 bp	
	下游引物	LNV_R	5′-ATTTGCGTAATTATGTACTCTCCGCT-3′	26 bp	
	探针	LNV- 探针	5′-CCAAATTCGGAGTAAATCAAACGTACCCACAAGT-3′	34 bp	5′-FAM, 3′-AMRA

反应试剂，按 n+1 配置 25L 反应体系（n= 样本数 +2 管阳性对照 +1 管阴性对照），每个测量反应体系配制见表 1-14-2。

表1-14-2 实时荧光定量PCR反应体系

内　　容	体　　积
2× 实时荧光定量 PCR 缓冲液	12.5 μL
实时荧光定量 PCR 酶	1 μL
上游引物（10 μmol/L）	1 μL
下游引物（10 μmol/L）	1 μL
探针（5 μmol/L）	1 μL
无 RNA 酶水	3.5 μL

将上述反应液混匀离心后，按照每管 20 μL 分装于 PCR 管中。阴性对照：无 RNA 酶水，阳性对照：含目的片段质粒稀释液。

2）将 5 μL 提取好的样本 RNA 分别加入上述分装好的 PCR 反应管中，模板量可根据样本情况进行适当调整，不够部分以水补足，总反应体积为 25 μL。反应条件设置见表 1-14-3。

表1-14-3 实时荧光定量PCR反应程序

温　度	时　间	循 环 数
45℃	10 min	1
95℃	10 min	1
95℃	15 s	45
60℃	1 min	

注：荧光检测模式为 FAM 荧光，在 60℃收集荧光信号。

3）结果分析。

（1）实验结束后，根据相关仪器的软件进行分析。

（2）阈值设定原则以阈值线超过正常阴性对照曲线（无规则的噪声线）的最高点为准。基线选取 6 ~ 15 个循环区域。

（3）记录仪器自动分析计算出的样本 Ct 值。

14.3.5　结果判定

质控标准：阴性对照无 Ct 值并且无扩增曲线；阳性对照的 Ct 值 $\leqslant$ 35，并出现特定的扩增曲线，以上两项需在一次实验中同时满足，否则，本次实验无效，实验应重新进行。

结果描述及判定：无 Ct 值并且无扩增曲线，样品判为阴性；Ct 值 $\leqslant$ 35，且出现典型的扩增曲线，样品判为阳性。

14.4　免疫荧光法抗体检测

参考第一部分第 2 章病毒抗体检测内容。

（付士红　**编写，**韩俊、王衍海、魏强　**审校**）

第一部分　重要病毒性疾病病原体标准化鉴定技术

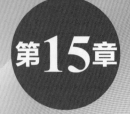

第15章

麻疹病毒

15.1 简介

麻疹病毒（*Measles virus*，MeV）属于副黏病毒科，麻疹病毒属，为单股负链 RNA 病毒，其颗粒呈不规则粗糙球状或丝状，形态多样，直径为 120 ~ 250 nm。核衣壳呈螺旋对称，有包膜（10 ~ 22 nm）。表面突起呈放射状排列，分别为血凝素和融合蛋白。尽管麻疹病毒只有一个血清型，但在野病毒中存在有不同的基因型。截至 2019 年，麻疹病毒共划分为 8 个基因组，24 个基因型，包括 A、B1-3、C1-2、D1-11、E、F、G1-3、H1-2。

15.2 实时荧光定量 PCR

1. 病毒 RNA 提取

使用试剂盒提取麻疹病毒的 RNA，具体操作步骤参见试剂盒说明书。

2. 实时荧光定量 PCR

反应条件见表 1-15-1。

3. 对照设置

（1）核酸提取阴性对照：使用无 RNA 酶水，参与 RNA 提取。

（2）核酸提取阳性对照：使用弱阳性（*Ct* 值 28 左右）的灭活病毒，参与 RNA 提取。

（3）实时荧光定量 PCR 阴性对照：使用无 RNA 酶水或其他阴性对照，参与反转录及实时荧光定量 PCR 扩增过程。

表1-15-1 实时荧光定量PCR反应条件

温　度	时　间	循 环 数
42℃	5 min	—
95℃	10 s	—
95℃	5 s	40
55℃	30 s	

（4）实时荧光定量 PCR 阳性对照：为弱阳性 RNA 或试剂盒自带阳性对照，需参与反转录及实时荧光定量 PCR 扩增过程。

在核酸提取和实时荧光定量 PCR 过程中，首次进行实验时均需加入阳性对照。在保证检测试剂有效的前提下，为防止污染，之后可不设置阳性对照。

4. 结果分析条件设定和结果判断

阈值设定原则以阈值线超过正常阴性对照的荧光信号的最高点，结果显示阴性为准，或可根据仪器噪声情况进行调整。Ct 值无数值的标本为阴性样本；Ct 值 $\leqslant 35$ 的样本为阳性；Ct 值 > 35 的样本建议重做，重做结果无数值者为阴性，否则为阳性。

15.3 基因分型

1. RNA 提取

使用试剂盒提取麻疹病毒 RNA，具体操作步骤参见试剂盒说明书。在核酸提取过程中，每次实验需加入阴性对照。首次进行实验时均需加入阳性对照。在保证检测试剂有效的前提下，为防止污染，之后可不设置阳性对照。

2. 实时荧光定量 PCR 扩增

反应条件见表 1-15-2。

表1-15-2 实时荧光定量PCR反应条件

温　度	时　间	循 环 数
50℃	30 min	—
94℃	2 min	—
94℃	30 s	40
55℃	30 s	
72℃	1 min	
72℃	10 min	—

3. PCR 产物的检测和鉴定

（1）取 100 mL 电泳缓冲液（1×TAE）加入干净的锥形瓶中，再加入 1.7 g 琼脂糖粉末，轻轻摇动三角瓶，使琼脂糖微粒呈均匀混浊状态。

（2）微波炉加热使琼脂糖熔化。

（3）熔化的琼脂糖自然冷却到 60℃左右，倒入已准备好的胶床中，凝胶厚度为 0.3 ~ 0.5 cm。

（4）室温下静置，凝胶固化。拿出已经做好的胶，将带凝胶的胶床置于电泳槽中。

（5）向电泳槽中加入电泳缓冲液（1×TAE），缓冲液的量以超过凝胶表面 1 ~ 2 mm 为宜。

（6）核酸样品 5 μL 中加入大约 1 μL 的上样缓冲液，用加样器轻轻混合均匀。

（7）用加样器吸取样品，轻轻加入到凝胶的样品孔中。

（8）根据指示剂迁移的位置判断是否终止电泳，如可以终止，则切断电源取出凝胶。

（9）凝胶成像仪观察电泳条带，保存记录。

4. 标记反应

用试剂盒进行标记反应。具体见表 1-15-3。

表1-15-3　实时荧光定量PCR反应体系

组　　分	体　　积
Big Dye TM 3.0	2 μL
5×Seq 缓冲液	2 μL
引物（4 μmol/L）	1 μL
模板（已纯化的 PCR 产物）	2 ~ 8 μL[a]
无核苷酸水	20 μL

注：a 根据目的条带明亮程度选择用量。

5. 标记反应产物纯化

称量 2.7 g Sephadex G-50 粉末，放入 1 支洁净的 50 mL 离心管中，并向其中加入去离子水至 50 mL。充分混匀后，室温静置 30 min，使之充分水化；向每一支 CENTRI-CEP 柱中加入混匀的 Sephadex G-50 混悬液 900 μL，静置 10 min；加压，使过多的水分从 CENTRI-CEP 柱的底部流出；将 CENTRI-CEP 柱放在 2 mL 收集管上，于室温、3 000 r/min 条件下离心 2 min；将 CENTRI-CEP 柱放在 1.5 mL 干净的离心管上，向凝胶的斜面中央加入标记产物 20 μL；室温、3 000r/min 条件下离心 2 min，收集纯化后的标记产物。进行序列测定，并应用相关软件进行分析。

◢ 15.4　中和实验技术

15.4.1　实验准备

病毒繁殖：利用静置培养的方法培养 Vero/SLAM 细胞，待细胞长成单层后，接种病毒，置 37℃ 培养，逐日观察，记录细胞病变结果。待细胞病变达到 75% 以上时收获病毒，–70℃ 保存备用。全部操作均在 BSL-2 生物安全柜中完成。

细胞培养：取生长良好的 Vero/SLAM 细胞，传代至 96 孔板上，置予 37℃、5%CO_2 培养箱培养，待细胞长成单层备用。

病毒滴定：将收获病毒作 $1×10^{-1}$ ~ $1×10^{-8}$ 的 10 倍递次稀释，分别取 50 μL 加入细胞已长成单层的 96 孔细胞培养板上，每个稀释度接种 4 个孔，再加 50 μL 细胞维持液。细胞对照 4 孔，仅加细胞维持液 100 μL。接种后置予 37℃、5%CO_2 培养箱培养，逐日观察细胞病变情况。在细胞对照成立的情况下，记录结果，按细胞半数感染量（Karber）方法计算病毒的每 50 μL 中所含 50% 组织细胞感染量（表1-15-5）。

Karber 法的公式用常用对数（lg）计算：$\lg TCID_{50}=L-d(S-0.5)$。式中：L 为 病毒的最低稀释倍数；d 为稀释系数，即组距；S 为细胞病变比值的和（不包最低稀释度细胞病变的比值）。

表1-15-5 病毒滴定示意图

		待测血清滴定				待测血清滴定			病毒回滴对照		正常细胞对照	
	1	2	3	4	5	6	7	8	9	10	11	12
A	○	○	○	○	○	○	○	○	○	○	○	○
B	○	○	○	○	○	○	○	○	○	○	○	○
C	○	○	○	○	○	○	○	○	○	○	○	○
D	○	○	○	○	○	○	○	○	○	○	○	○
E	○	○	○	○	○	○	○	○	○	○	○	○
F	○	○	○	○	○	○	○	○	○	○	○	○
G	○	○	○	○	○	○	○	○	○	○	○	○
H	○	○	○	○	○	○	○	○	○	○	○	○

注：表中 1～8 列是检测区；9～12 列是对照区。

15.4.2 实验操作

1. 细胞准备

取生长良好的 Vero/SLAM 细胞，传代至 96 孔板上，置于 37℃、5%CO$_2$ 培养箱培养，待细胞长成单层备用。

2. 待检血清的处理

56℃、30 min 灭活，然后用细胞维持液 1：2 稀释，之后用 0.22 μm 的滤器过滤除菌。

3. 待检血清的稀释

将待检血清（患者急性期血清和患者恢复期血清）用维持液 2 倍稀释法稀释，从 1：2 稀释至 1：516，分别取 50 μL 加入一个新的 96 孔细胞培养板上，每个稀释度接种 4 个孔。

4. 病毒抗原的稀释和加板

根据病毒滴度，将病毒稀释成每 50 μL 含 100 $TCID_{50}$ 病毒；加入上述步骤 3 中实验板相应的试验孔中，每孔加 50 μL，轻摇震荡均匀后，置 37℃、5%CO$_2$ 培养箱中和 2 h。

加板：用多通道加样器吸取已中和好的血清和病毒的混合液，将其转种至上述步骤 1 中生长良好、已长成单层的 Vero/SLAM 细胞上。

5. 对照准备及加板

（1）病毒回滴对照：用细胞生长液作 10^{-2}～10^{-8} 的 10 倍递次稀释，每个稀释度 4 孔，每孔 50 μL，加至上述步骤 1 中生长良好、已长成单层的 Vero/SLAM 细胞上，再加 50 μL 细胞维持液。

（2）细胞对照：设 4 孔，每孔加细胞维持液 100 μL 至上述步骤 1 中生长良好、已长成单层的 Vero/SLAM 细胞上。

第一部分 重要病毒性疾病病原体标准化鉴定技术

待检血清及对照加好后，盖好微量板，轻摇，置37℃、5%CO_2培养箱。每日观察CPE并记录。

6.结果判定

以能保护半数细胞培养孔不被感染的最高血清稀释度的倒数作为中和终点。

（朱贞　**编写**，韩俊、王衍海、魏强　**审校**）

第16章

诺 如 病 毒

◢ 16.1 简介

诺如病毒（*norovirus*）是引起全球胃肠炎暴发流行的主要病原，感染所有年龄组，属于杯状病毒科（Caliciviridae），诺如病毒属（*norovirus*）。该病毒最早发现于美国俄亥俄州诺瓦克镇一所小学胃肠炎暴发，1972 年利用免疫电镜确认，该病毒命名为诺瓦克病毒；之后在世界各地陆续发现。与诺瓦克病毒形态相似但抗原性有差异的一组病毒，称为诺瓦克样病毒（Norwalk like viruses，NLVs）。2002 年 8 月，第八届国际病毒命名委员会统一将诺瓦克样病毒正式命名为诺如病毒。

诺如病毒为无包膜单股正链 RNA 病毒，病毒粒子直径 27 ~ 40 nm，病毒衣壳为二十面体对称结构。基因组全长 7.5 ~ 7.7 kb，其基因组 5′ 端与病毒蛋白基因组（VPg）共价结合形成帽状结构，3′ 末端有多聚腺苷酸尾（Poly A）。病毒 RNA 包含 3 个开放阅读框（open reading frames，ORFs）ORF1 编码一个聚蛋白，可经半胱氨酸蛋白酶水解为 6 个与病毒复制相关的非结构蛋白（non-structural polyprotein，NS），分别为是氨基末端蛋白（p48）、核苷三磷酸酶（NTPase）、3A 样蛋白（p22）、基因组连接病毒蛋白（VPg）、半胱氨酸蛋白酶（Pro）、RNA 依赖性 RNA 聚合酶（RNA-dependent RNA polymerase，RdRp）。ORF2 和 ORF3 分别编码主要结构蛋白 VP1 和次要结构蛋白 VP2。VP1 分为壳区（shell domain，S 区）和突出区（protruding domain，P 区），二者之间由 8 个氨基酸组成的铰链区连接。P 区可进一步分为 P1 区和 P2 区，P 区是人类组织血型抗原（Histo-Blood Group Antigens，HBGAs）受体结合的主要区域，含有重要的抗原决定位点。

16.2 病毒核酸检测

诺如病毒基因型别鉴定技术

1. 背景

粪便样本经诺如病毒 ELISA 检测或实时荧光定量 PCR 检测 GⅠ 或 GⅡ 阳性后，利用本实验方案进行诺如病毒分型。由于诺如病毒重组频繁，应对聚合酶区（Polymerase，P）和衣壳区（Capsid，C）同时分型。本方案的引物跨越 ORF1/ORF2 重叠区，同时包括聚合酶区和衣壳区两部分区域，引物来自聚合酶区 region B 和 region C。实时荧光定量 PCR 检测 GⅠ 阳性时，用 GⅠ 体系进行实时荧光定量 PCR 分型，GⅠ 的扩增片段为 570 bp；实时荧光定量 PCR 检测 GⅡ 阳性时，用 GⅡ 体系进行实时荧光定量 PCR 分型，GⅡ 的扩增片段为 579 bp。

2. 方案使用和限制

1）使用试剂盒检测时，应注意每种品牌试剂盒合适的反应条件（如：反转录的时间和温度、*Taq* 酶的活性等）。请确保 PCR 仪每年校准一次。

2）该标准操作程序仅用于在适当情况下收集和保存的临床样本，使用人员应经过专业培训。

3）安全防范。

（1）当准备或处理干净的材料、标准液、提取液或收集的样本时，请穿戴实验服，手套和护目镜。通常情况下，临床样本（少量病毒 RNA 或者没有病毒的阴性样本）和组织培养样本（大量的病毒 RNA）应分开处理和检测。

（2）样本处理需要在 BSL-2 进行。

（3）所有处理样品的员工必须在已建立的实验室安全规程下经过充分培训，员工必须有足够的关于化学药品和设备的安全使用知识。

4）原则。

（1）实时荧光定量 PCR，处理提取核酸，PCR 产物分析（琼脂糖凝胶电泳）应设有独立的区域和专门的设备（如移液管、微型离心机）以及一些辅助材料（如微量离心管、移液管吸头、安全服、手套）。

（2）从清洁区到污染区的工作流程必须保持单一方向，样品处理，PCR 混合液的配制，PCR 后的处理应分开进行。

（3）在试剂配制和处理提取核酸时应穿戴干净的之前未穿过的一次性实验服和医用橡胶手套，并且一旦怀疑手套有可能被污染应立即更换。

（4）适当温度保存引物和酶。

（5）勿反复冻融引物。

（6）勿使用过期试剂。

（7）引物和酶在使用过程中必须在冰上或冰盒中融解。

（8）用 RNA 酶抑制剂或 0.5% 新配制的消毒液清洗设备和操作台表面，接着用 75% 乙醇清理操作台表面腐蚀痕迹。

（9）诺如病毒 RNA 对 RNA 酶很敏感，在处理过程中应注意。

（10）在实验过程中试剂管、反应液的盖子保持打开，所以应尽快操作，温度保持在 0 ~ 4℃以防止 RNA 的降解。

（11）在整个实验过程中使用无菌的一次性聚丙烯试管。

（12）请勿带临床样本、提取的核酸或 PCR 扩增产物到 PCR 混合液配制区域。

（13）用带滤芯的移液管。

5）可接受样本。

（1）可接受临床样本：① 粪便标本；② 在 Cary Blair 培养基里的粪便标本；③ 直肠拭子；④ 呕吐物。

（2）不可接受的样本：① 送来的样本没有被冷藏或冷冻；② 不完整的标本标签 / 文件；③ 不合适的标本类型；④ 体积不足的标本；⑤ 发生泄露的标本。

6）质量控制。

（1）每次实验都应设置阳性对照和阴性对照。阳性对照应产生一个阳性结果，阴性对照产生一个阴性结果。

（2）污染控制：① 在实验过程采取适当措施防止交叉污染。② 时刻穿戴实验服和手套，经常更换手套。③ 用专用的移液管和管头。④ 提前用 RNA 酶抑制剂或 0.5% 的含氯消毒液清理工作台、移液管和其他设备，可以防止一些 RNA 酶和核酸的污染；用 70% 乙醇擦拭工作台。⑤ 用 0.5% 的消毒液浸泡塑料管架，然后用水冲洗，干燥后用来放提取的核酸。⑥ 在每次核酸提取过程中至少包含一个阴性对照样本（灭菌水），处理过程同临床样本一样。

（3）人员培训：新的人员应经过高级技术人员的培训，在检测样品之前有成功提取核酸的能力。

7）试剂、材料、设备。

（1）试剂：① 诺如病毒引物；② 实时荧光定量 PCR 试剂盒注意：本实验不使用 5×Q-Solution；③ RNA 酶抑制剂；④ 琼脂糖；⑤ 1×TAE（40 mmol/L Tris acetate，2 mmol/L EDTA 缓冲液 pH 8.0）；⑥ 100 bp DNA marker 或其他合适的 DNA maker；⑦ 6xloading 染料缓冲液；⑧ Gel Red。

（2）材料：① 医用橡胶手套；② 实验服；③ 带滤芯移液管（10 μL、20 μL、200 μL、1 000 μL）；④ 1.7 mL 微型离心管（无菌、无核苷酸酶）；⑤ 0.2 mL Snapstrip Tubes Assorted；⑥ 1.5 mL 的管架；⑦ 0.2 mL 的管架；⑧ 试镜纸；⑨ 去核酸酶试剂。

（3）设备：① 涡旋混合器；② 微型离心机；③ PCR 工作台；④ 热循环仪（PCR 仪）；⑤ 微波仪；⑥ 凝胶电泳仪；⑦ 凝胶成像仪。

8）实验过程。

（1）准备过程：① 将 1.5 mL 的管架置于冰上。② 提前 15 min 打开热循环（PCR）仪进行预热。③ 用 RNA 酶抑制剂擦拭设备，配制体系和核酸工作台的表面。使用前打开紫外灯照射 15 min。注意：单独使用紫外灯表面消毒是不充分的，不应该作为一个合适的方法替代。④ 将引物和 One-Step 试剂从冰箱转移至 PCR 体系配制区域准备好的管架上融化。融化后短暂涡旋和离心。**注意**：不要提前把 One-Step 酶从冰箱中拿出，使用时再拿出，使用前瞬时离心。⑤ 将被测样品和阳性对照从冰箱中取出放在准备好的管架中，融化后短暂涡旋和离心。⑥ 为每个样品准备并标记好一个 0.2 mL 的离心管，多加一个阳性对照和阴性对照管。

（2）扩增：

在配制体系的工作台，加入以下试剂到 1.5 mL 的离心管，配制诺如病毒 region B-C 反应体系（master

mix）。以下是 25 μL 体系，试剂体积乘以反应总数量（ n ）去计算每种试剂需要的总量。

$n=$ 样本数 + 2 个对照 + 2 个额外反应

注意：反应体系放在冰上进行配置（表 1-16-1）。

表1-16-1　PCR反应体系

组　分	体　积	终　浓　度
H_2O	11	—
5 × 实时荧光定量 PCR 缓冲液	5	1
dNTP mix（10 mmol/L）	1	0.4 mmol/L
RT-PCR Enzyme mix	1	—
Rnase Inhibitor（20U/μL）	1	20 U
上游引物 [1]（50 μmol/L）	0.5	1 μmol/L
下游引物 [2]（50 μmol/L）	0.5	1 μmol/L

注：[1]G Ⅰ 和 G Ⅱ 的正向引物分别是 MON432 和 MON431；[2]G Ⅰ 和 G Ⅱ 的反向引物分别是 G1SKR 和 G2SKR。

在每个反应管中分装 20 μL 混合液；在阴性对照管内壁和帽上加 5 μL 无 RNA 酶水；将反应管转移到核酸处理区；在每个反应管加 5 μL 样品；在阳性对照管加 5 μL 阳性对照（表 1-16-2）；瞬时离心确保所有的反应体系和 RNA 都在反应管的底部，放到冰上；将所有的反应管放到提取预热的 PCR 仪中，按照表 1-16-3 程序设置。

表1-16-2　PCR引物序列信息

引物名称	引物序列	产物长度
MON432	5′-TGG ACI CGY GGI CCY AAY CA-3′	570 bp
G1SKR	5′-CCA ACC CAR CCA TTR TAC A-3′	
MON431	5′-TGG ACI AGR GGI CCY AAY CA-3′	579 bp
G2SKR	5′-CCR CCN GCA TRH CCR TTR TAC AT-3′	

表1-16-3　PCR反应程序

循　环　数	时　间	温　度
1	30 min	42℃
1	15 min	95℃
	1 min	95℃
40	1 min	50℃
	1 min	72℃
1	10 min	72℃

（3）琼脂糖凝胶电泳：①在电泳区域，准备 2% 的琼脂糖凝胶。②在微波炉里加热琼脂糖 30 ～ 60 s，直到琼脂糖完全溶解。③在琼脂糖凝胶里加 10 μLGel Red，轻轻旋转混合。注意：每 10 mL 凝胶中加 1 μLGel Red。④把凝胶倒入制胶装置并插入梳子，上样之前在室温凝固至少 30 min。⑤将 10 μL 产物与 2 μL 6×loading dye 混合。⑥将 10 μL 实时荧光定量 PCR 产物 /6×loading dye 混合液加入相应泳道。注意：每排至少包含两个 DNA Marker（两端）和一个阳性对照。⑦ 120V 电泳 60 min。⑧用紫外投射仪观察凝胶。⑨胶回收（如果有杂带）或 PCR 产物（单一条带）回收测序。

（4）结果分析：GⅠ型的阳性样本应该产生一个 570 bp 的条带。GⅡ型的阳性样本应该产生一个 579 bp 的条带。阴性对照：阴性对照不应该产生任何条带；如果阴性对照产生了一个阳性条带，需要重复。阳性对照：阳性对照应该产生一个预期大小片段的条带。

◢ 16.3 实时荧光定量 PCR

16.3.1 诺如病毒 GⅠ型实时荧光定量 PCR

1. 实验步骤

1）实验注意事项：由于实时荧光定量 PCR 检测灵敏度高，因此必须采取一些预防污染的措施，以避免假阳性结果的出现，建议采取如下方法：

（1）核酸提取、反应液配制及检测反应应在独立的房间中进行。

（2）不同的房间配置相应的专用耗材和设备，不可交叉使用。

（3）配制反应液时，应穿着干净的实验服，佩戴医用橡胶手套进行操作。

（4）实验操作期间，如怀疑有污染，请更换手套。

2）设备准备：操作台的表面、吸头和离心机应保持洁净，可用 0.5% 漂白剂或其他清洁剂，也可以用核酸去除剂擦拭台面，以减少核酸污染的风险。

3）试剂准备。

注意：配制反应液期间，尽量保持所有试剂放置在低温装置中，如预冷的冰盒。

（1）引物和探针配制。

引物配制：将新合成的引物开盖前瞬时离心（4 000 r/min，离心 30 ~ 60 s），使 DNA 聚集至管底，小心开启管盖，以免引起粉末飞扬造成 DNA 损失。用 TE（10 mmol/L Tris-HCl，pH 8.0，1 mmol/L EDTA）溶液溶解，加水量为 10× 总摩尔数，充分混匀，此时引物浓度为 100 μmol/L，可作为储存液。将 100 μmol/L 的引物 10 倍稀释，此时浓度为 10 μmol/L，可作为工作浓度。

探针配制：将新合成的探针管开盖前瞬时离心（4 000 r/min，离心 30 ~ 60 s），使 DNA 聚集至管底，小心开启管盖，以免引起粉末飞扬造成 DNA 损失。用 TE（10mmol/L Tris-HCl，pH 8.0，1mmol/L EDTA）溶液溶解，加水量为 10× 总摩尔数，充分混匀，此时引物浓度为 100 μmol/L，可作为储存液。将 100 μmol/L 的引物 10 倍稀释，此时浓度为 10 μmol/L，可作为工作浓度。Cy3 和 Cy5 标记的引物在碱性条件下易降解，所以此类引物应于中性条件下 –20℃避光保存。

（2）引物和探针准备。

融化引物和探针（融化后的引物和探针在避光条件下于 –20℃保存），充分振荡混匀所有引物和探针，瞬时离心引物和探针，然后放置在低温装置上。

（3）实时荧光定量 PCR 试剂。

将 TaqMan Fast Virus 1-step Master Mix 放置在低温装置上。

4）反应体系配制。

（1）按照如下组分配制反应体系，引物序列详见表 1-16-4，配制方法详见实时荧光定量 PCR 引物制备标准操作技术（表1-16-5）。

表1-16-4 诺如病毒检测引物和探针序列

检 测 目 的	引物/探针名称	序 列
ORF1-ORF2	Cog 1F	5′-CGYTGGATGCGITTYCATGA-3′
	Cog 1R	5′-CTTAGACGCCATCATCATTYAC-3′
	Ring 1A	5′-FAM–AGATYGCGATCYCCTGTCCA–BHQ1-3′
	Ring 1B	5′-FAM–AGATCGCGGTCTCCTGTCCA–BHQ2-3′

表1-16-5 实时荧光定量PCR反应体系

组 分	体 积
4 × TaqMan Fast Virus 1-step Master Mix	6.25 μL
上游引物（Cog 1F，10 μmol/L）	1 μL
下游引物（Cog 1R，10 μmol/L）	1 μL
探针（Ring 1A 和 Ring 1B，10 μmol/L）	0.5 μL
无 RNA 酶水	13.75 μL
总计	22.5 μL

（2）将上述反应液混匀，分装到 0.2 mL PCR 小管中，每管 22.5 μL，分别做好标记。

（3）加 RNA 模板（在核酸提取区）：将上述分装好的 PCR 小管分别加入模板。首先加入 NTC 管（2.5 μL 无菌水），其次加入阴性对照管（2.5 μL 核酸阴性对照产物），再次分别加标本 RNA（每管 2.5 μL），最后加入阳性对照 RNA（每管 2.5 μL）。

5）实时荧光定量 PCR 反应。将上述加好模板的反应管混匀，瞬时离心后放入 PCR 仪进行实时荧光定量 PCR 反应，反应程序如表 1-16-6 所示。

表1-16-6 实时荧光定量PCR反应程序

温 度	时 间	循 环 数
50℃	5 min	1
95℃	20 s	1
95℃	15 s	40
60℃	1 min	

6）结果说明。

（1）NTC 和阴性对照反应得到的荧光曲线不应超过阈值线，应无 Ct 值或为 Ct 值为零。如果阴性对照产生假阳性则说明有污染产生，此次检测结果无效，需严格按照操作程序重复实验。

（2）阳性对照的检测结果应为阳性，且 Ct 值为 20 ~ 30。如果阳性对照检测结果未达到要求，则需严格按照操作程序重复试验。

（3）当所有对照成立，检测标本在 35 个循环内出现荧光信号，则相应引物和探针阳性；若 Ct 值为 36 ~ 38，应重复确认；如 Ct 值 ≤ 38 可判断为阳性；如 Ct 值 ≥ 38，则视该样本为阴性。

16.3.2　诺如病毒 G Ⅱ 型实时荧光定量 PCR

1. 注意事项

由于实时荧光定量 PCR 检测灵敏度高,因此必须采取一些预防污染的措施,以避免假阳性结果的出现,建议采取如下方法:

（1）核酸提取、反应液配制及检测反应应在独立的房间中进行。

（2）不同的房间配置相应的专用耗材和设备,不可交叉使用。

（3）配制反应液时,应穿着干净的实验服,佩戴医用橡胶手套进行操作。

（4）实验操作期间,如怀疑有污染,请更换手套。

2. 设备准备

操作台的表面、吸头和离心机应保持洁净,可用 0.5% 漂白剂或其他清洁剂。也可以用核酸去除剂擦拭台面,以减少核酸污染的风险。

3. 试剂准备

注意:配制反应液期间,尽量保持所有试剂放置在低温装置中,如预冷的冰盒。

1）引物和探针配制。

（1）引物配制：将新合成的引物开盖前瞬时离心（4 000 r/min,离心 30 ~ 60 s）,使 DNA 聚集至管底,小心开启管盖,以免引起粉末飞扬造成 DNA 损失。用 TE（10 mmol/L Tris-HCl,pH 8.0,1 mmol/L EDTA）溶液溶解,加水量为 10× 总摩尔数,充分混匀,此时引物浓度为 100 μmol/L,可作为储存液。将 100 μmol/L 的引物 10 倍稀释,此时浓度为 10 μmol/L,可作为工作浓度。

（2）探针配制:将新合成的探针管开盖前瞬时离心（4 000 r/min,离心 30 ~ 60 s）,使 DNA 聚集至管底,小心开启管盖,以免引起粉末飞扬造成 DNA 损失。用 TE（10 mmol/L Tris-HCl,pH 8.0,1 mmol/L EDTA）溶液溶解,加水量为 10× 总摩尔数,充分混匀,此时引物浓度为 100 μmol/L,可作为储存液。将 100 μmol/L 的引物 10 倍稀释,此时浓度为 10 μmol/L,可作为工作浓度。Cy3 和 Cy5 标记的引物在碱性条件下易降解,所以此类引物应于中性条件下 –20℃避光保存。

2）引物和探针准备。融化引物和探针（融化后的引物和探针在避光条件下于 –20℃保存）,充分振荡混匀所有引物和探针,瞬时离心引物和探针,然后放置在低温装置上。

4. 实时荧光定量 PCR 反应体系

（1）将 TaqMan Fast Virus 1-step Master Mix 放置在低温装置上。按照如下组分配制反应体系（表 1-16-7）,引物序列详见表 1-16-8,配制方法详见实时荧光定量 PCR 引物制备标准操作技术。

（2）将上述反应液混匀,分装到 0.2 mL PCR 小管中,每管 22.5 μL,分别做好标记。

（3）加 RNA 模板（在核酸提取区）:将上述分装好的 PCR 小管分别加入模板。首先加入 NTC 管（2.5 μL 无菌水）,其次加入阴性对照管（2.5 μL 机提核酸阴性对照产物）,再次分别加标本 RNA（每管 2.5 μL）,最后加入阳性对照 RNA（每管 2.5 μL）。

表1-16-7　实时荧光定量PCR反应体系

组　分	体　积
4 × TaqMan Fast Virus 1-step Master Mix	6.25 μL
上游引物（Cog 2F 10 μmol/L）	1 μL
下游引物（Cog 2R 10 μmol/L）	1 μL
探针（Ring 2 10 μmol/L）	0.5 μL
无RNA酶水	13.75 μL
总计	22.5 μL

表1-16-8　诺如病毒检测引物和探针序列

检测目的	引物／探针名称	序　列
ORF1-ORF2	Cog 2F	5′-CARGARBCNATGTTYAGRTGGATGAG-3′
	Cog 2R	5′-TCGACGCCATCTTCATTCACA-3′
	Ring 2	5′-JOE-TGGGAGGGCGATCGCAATCT-BHQ1-3′

5. 实时荧光定量 PCR 反应程序

将上述加好模板的反应管混匀，瞬时离心后放入 PCR 仪进行实时荧光定量 PCR 扩增，反应程序见表 1-16-9。

表1-16-9　实时荧光定量PCR反应程序

温　度	时　间	循　环　数
50℃	5 min	1
95℃	20 s	1
95℃	15 s	40
60℃	1 min	

6. 结果判读

（1）NTC 和阴性对照反应得到的荧光曲线不应超过阈值线，应无 Ct 值或为 Ct 值为零。如果阴性对照产生假阳性则说明有污染产生，此次检测结果无效，需严格按照操作程序重复实验。

（2）阳性对照检测结果应为阳性，且 Ct 值为 20 ~ 30。如果阳性对照检测结果未达到要求，则需严格按照操作程序重复试验。

（3）当所有对照成立，检测标本在 35 个循环内出现荧光信号，则相应引物和探针阳性；若 Ct 值为 36 ~ 38，应重复确认；若 Ct 值 ≤ 38，可判断为阳性；若 Ct 值 ≥ 38，则视该样本为阴性。

（章青　**编写**，韩俊、王衍海、魏强　**审校**）

第**17**章

朊 病 毒

17.1 简介

朊病毒（*Prion*）是一种只含有蛋白质而不含有任何核酸的病毒，是美国生物化学家斯坦利·B.P. 普鲁辛纳（Stanley B.P.Prusiner）在 1982 年首次发现的。朊病毒大小为 30 ~ 50 nm，是由体内正常的朊蛋白（PrP^C）发生错误折叠形成的。朊蛋白和朊病毒（PrP^{Sc}）在蛋白一级结构上没有差异。但在二级结构中，PrP^C 主要以 α 螺旋为主，占比 42%，β 折叠为 3%；而 PrP^{Sc} 主要以 β 折叠为主，占比 43%，α 螺旋则为 3%。在人类中，朊病毒主要引起克 – 雅病。根据发病原因不同，克 – 雅病目前可分为不明原因的散发型（占 85% 左右）、家族遗传型（5% ~ 15%）和医源型（1% 左右）。

利用 PrP^{Sc} 能够诱导 PrP^C 转化这个特性，以动物脑组织或原核系统表达蛋白为底物，扩增朊病毒。

17.2 实时振动诱导蛋白扩增技术（RT-QuIC）

17.2.1 主要实验仪器

全自动酶标仪。

17.2.2 实验步骤

1. 体系配制

将纯化的重组蛋白从 –80℃冰箱取出并融化，用 100 kDa 滤器 3 000 × *g* 离心 12 min。取 1 mL 10 × PBS，稀释成 5 × PBS。取 500 μL 4 mol/L NaCl，稀释成 2 mol/L NaCl。取 10 μL 10 mmol/L ThT，稀释成 1 mmol/L。

取 1 mg SDS 溶解于 1 mL 超纯水中。按表1-17-1 配制反应体系。

表1-17-1　RT-QuIC反应体系

组　分	脑匀浆体积	脑脊液体积
5×PBS	20 μL	20 μL
2 mol/L NaCl	8.5 μL	8.5 μL
100 mmol/L EDTA	1 μL	1 μL
1%SDS	1 μL	1 μL
超纯水	41.5 μL	28.5 μL
ThT	1 μL	1 μL
重组蛋白	25 μL（约 10 μg）	25 μL（约 10 μg）
样品	2 μL	15 μL
总计	100 μL	100 μL

2. 对照设立

阳性对照、阴性对照分别使用 263 K 仓鼠脑匀浆和正常仓鼠脑匀浆。1 μL 脑匀浆倍比稀释到 10^{-5}。

3. 上样

使用 96 孔板上样，每次需设置阳性对照、阴性对照和空白对照。所有样品和对照设置 4 个平行样。先在 96 孔板中加入样品或对照，随后加入反应体系。上样结束后封板。

4. 运行 Fluostar 机器

将封好膜的 96 孔板放入 Fluostar 机器中，按照以下条件运行：底读板；双椭圆震动 700 r/min；震动 60 s 静置 60 s；总运行时间 60 h；吸收光 480 nm，发射光 450 nm；每 45 min 读取一次荧光值。

17.2.3　结果判读

阴性样本荧光值 mean ± 10 SD 作为阈值，荧光值大于阈值的为阳性，4 个复孔中，≥ 2 个复孔阳性则样本为阳性。

17.3　免疫组化技术

脑组织 PrP^{Sc} 的免疫组织化学检测。

17.3.1　主要实验仪器

光学显微镜。

17.3.2　实验步骤

组织切片按照常规制作方法进行制作（制作过程要注意脑组织可能存在的感染性）。

　　组织切片置于 56 ℃烘烤 24 h，常规脱蜡至水；取出后浸入水中 5 min，饱和苦味酸浸泡 15 min，除去甲醛色素；水洗 3 次，每次 5 min，除去苦味酸；3% 过氧化氢 / 甲醇封闭 15 ~ 20 min（阻断内源性过氧化物酶）；水洗 3 次，每次 5 min；高压水解（121 ℃，双蒸水）10 min，或微波炉（高功率档，双蒸水）3 次，每次 5 min；取出后室温冷却；在含量不小于 96% 的甲酸中浸泡 5 ~ 10 min（石蜡包埋前未作甲酸处理的标本）；水洗 3 次（缓慢水滴洗）；4 mol/L 异硫氰酸胍浸泡 2 h（4 ℃）；充分水洗。

　　血清封闭 1：100 稀释的正常羊血清 / 磷酸盐缓冲液（PBS）封闭 20 min；弃封闭液，加第一抗体（用1：100 正常羊血清 /PBS 稀释）孵育过夜，朊蛋白特异性单克隆抗体（如 3F4），稀释度为 1：500 ~ 1：1 000；PBS 洗 3 次，每次 5 min；加第二抗体（用 1：100 正常羊血清 /PBS 稀释）孵育 30 min，辣根过氧化物酶（HRP）标记的抗兔抗体 1：200 稀释，用于多克隆抗体检测；或 HRP 标记的抗小鼠抗体1：200 稀释，用于单克隆抗体检测；PBS 洗 3 次，每次 5 min。

　　3,3′- 二氨基联苯胺（DAB）显色后，充分水洗；苏木素（轻微）复染；常规脱水、透明、封片。

17.3.3　结果判读

　　PrP^{Sc} 蛋白阳性染色呈褐色，分布可呈散在型、斑块型和混合型，细胞核呈淡蓝色。

17.4　免疫印迹技术

17.4.1　主要实验仪器

　　组织研磨器、离心机、蛋白电泳 / 电转装置。

17.4.2　步骤

1. 脑组织的提取和处理

　　脑组织的研磨、提取应在生物安全二级以上实验室中进行。操作人员需穿戴防护工作服、防护口罩、眼睛防护装置、双层手套、防护鞋套等。如果需要振荡器，应使用低功率档；冰冻脑组织应在生物安全柜内解冻，切取少量组织（< 100 mg）放入冻存管，称重；具体操作按如下顺序进行：

　　按 1：10（w/v）比例加入适量的提取缓冲液，将组织转移到组织研磨器，制备 10% 的脑组织匀浆。研磨器使用后在 2 mol/L NaOH 或 5% NaClO（20 000 µg/g 游离氯）溶液中浸泡至少 1 h。

　　脑组织匀浆转移到冻存管，4 ℃，2 000 r/min 离心 10 min。

　　收集上清液，–20 ℃保存。所有使用的试管、移液器头浸入 2 mol/L NaOH 或 5% NaClO（20 000 µg/g 游离氯）溶液中浸泡至少 1 h。

2. 蛋白酶 K 水解及电泳、电转

　　脑组织匀浆中加入终浓度 20 µg/mL 的蛋白酶 K，37 ℃作用 1 ~ 2 h。加入等体积的 2× 上样缓冲液，100 ℃煮沸 10 min。常规制备 15% 分离胶和 5% 浓缩胶。常规上样，使用浓缩胶 80 V，分离胶 156 V 的

电压条件下电泳 2 h。200 mA 稳流 70 min（湿式）或 60 mA 60 min（半干式）电转移到硝酸纤维素膜。

3. 蛋白印迹反应

转膜完毕，膜用 5% 脱脂奶缓冲液（20 mmol/L Tris-HCl，pH 7.5，0.15 mmol/L NaCl，0.05% Tween-20）溶液封闭过夜。与 1∶8 000 稀释的 PrP 特异性单克隆抗体（如 3F4 抗体），室温振荡孵育 2 h 或 4 ℃孵育过夜。缓冲液洗 3 次，共 30 min。

与辣根过氧化物酶标记的抗鼠 IgG 二抗（用缓冲液进行 1∶10 000 稀释）室温振荡孵育 2 h。缓冲液洗 3 次，共 30 min。增强型化学发光显色（ECL）溶液中显色。

17.4.3　结果判读

组织提取物经蛋白酶 K 水解后仍在 17～27 kDa 位置出现多条（一般为 3 条）显色蛋白条带，与未经蛋白酶 K 消化的朊蛋白显色条带（一般为 3 条，电泳迁移位置为 30～35 kDa）相比，蛋白酶处理的 PrP 显色条带的泳动位置明显下移，以此可判定脑组织中 PrP^{Sc} 蛋白呈阳性。

（石琦、肖康、高晨　**编写**，韩俊、王衍海、魏强　**审校**）

第**18**章

狂犬病病毒

18.1 简介

狂犬病病毒（*rabies virus*）属于弹状病毒科（Rhabdoviridae），狂犬病病毒属（*Lyssavirus*），是一种不分节段的单股负链 RNA 病毒。基因组全长约为 12 kb，3′ 端到 5′ 端依次编码核蛋白（Nucleoprotein,N）、磷蛋白（Phosphoprotein，P）、膜蛋白（Matrix protein，M）、糖蛋白（Glycoprotein，G）和转录酶大蛋白（RNA-dependent RNA polymerase，L）共 5 种结构蛋白。病毒颗粒由囊膜（Envelope）和核衣壳（Nucleocapsid）两部分组成：基因组 RNA 及外层紧密盘绕的 N、P、L 共同构成具有转录、翻译功能的核衣壳；颗粒外层脂质膜表面镶嵌着 G 蛋白以三聚体构成的纤突（Spike），为病毒中和抗原及与宿主受体结合的部位；M 蛋白位于外壳内侧和核衣壳之间，连接内外两部分。

18.2 病毒分离

狂犬病病毒的分离方法包括小鼠颅内接种试验（mouse inoc μlation test，MIT）和组织培养分离试验（rabies tissue-culture infection test，RTCIT）。

MIT 试验的优点是：敏感、可靠，适用于部分腐败样本；DFA 弱阳性标本在脑内接种时也可能具有高度敏感性；操作简单。其缺点是：实验室使用动物的环境和伦理学问题；接种后到症状出现前，需要 7～20 天的时间。

RTCIT 试验的优点：相对于 MIT，RTCIT 更容易操作，所需费用显著降低，大大缩短获得结果所需时间，且不涉及伦理学问题，因此，RTCIT 比 MIT 更有实用价值。

18.2.1 MIT 分离狂犬病病毒

1. 安全防护

操作所有潜在狂犬病的感染材料均应在生物安全二级或三级实验室的生物安全柜内进行，实验室工作人员务必进行狂犬病疫苗的暴露前免疫，且应定期检测这些人员的中和抗体。

2. 标本制备

用细胞培养液制备质量体积比（w/v）为 20% 的脑悬液，5 000 r/min 离心 30 min 后收取上清液，注射前进行 2 倍稀释至 w/v =10%。

3. 接种动物选择

乳鼠是狂犬病病毒分离首选动物，脑内注射 1 ~ 2 天龄的乳鼠，比刚离乳或成年小鼠对狂犬病病毒更加敏感。瑞士白化鼠、BALBC、昆明小鼠等均可用于狂犬病病毒的分离，其中，以瑞士白化鼠为首选品种。

4. 小鼠脑内接种

用 1 mL 无菌注射器吸取脑组织悬液（w/v =10%），用乙醇棉球对乳鼠或小鼠头部进行局部消毒，在小鼠两眼连线为底边的等边三角形顶点处或左右眼角内与耳底连线的交叉点将注射器垂直刺入，刺入深度以刚刺穿头骨且感觉有落空感时为宜，每只注射 50 μL。

5. 对接种小鼠的观察

小鼠接种狂犬病病毒脑悬液后，每天观察小鼠的健康、发病及死亡情况，并记录死亡数和剩余数。脑内接种 2 日内死亡的小鼠属于非特异性死亡。观察并记录的表现包括：被毛蓬松，用镊子将鼠尾提在空中时小鼠颤抖，后肢运动丧失协调性，放在桌面或驱使其运动时出现不稳步态，麻痹，濒死。

6. 鼠脑的采取方法

首先固定小鼠，用 75% 乙醇进行全身消毒，用剪子和镊子减去头部和颈部皮肤，暴露颅骨，用镊子夹住颅骨，用弯剪剪开颅骨底部边缘，暴露脑组织，其次用另一弯剪取出整个脑组织，入冻存管保存。

18.2.2 病毒分离培养

1. 敏感细胞

鼠神经瘤细胞（MNA）是最常用于狂犬病病毒野毒株分离试验的细胞株。

2. 标本制备

用细胞培养液制备质量体积比（w/v）为 30% 的脑悬液，5 000 r/min 离心 30 min 后收取上清液；唾液标本可用培养液做 1∶2 稀释；无菌脑脊液（CSF）标本可不稀释直接接种细胞。

3. 细胞培养

鼠神经瘤细胞（MNA）培养于 25 cm^2 的细胞培养瓶内，培养液为 DMEM-10；培养温度为 37℃；每 3 ~ 4 天传代一次。

4. 操作程序

病毒分离多用 24 孔板或 6 孔板进行。

首先制备 MNA 细胞悬液：胰酶消化细胞后，用 DMEM-10 进行重悬，使细胞浓度达到 5×10^5 个细

胞 /mL。以 6 孔板分离狂犬病病毒为例，首先每孔加入 900 μL 的 DMEM-10；其次加入 100 μL 的脑悬液（w/v =30%），包括阳性和阴性对照；最后，每孔加入 1 mL 的 MNA 细胞悬液；在 37℃、5% CO_2 孵箱内培养 72 h。6 孔板内细胞培养液吸出后于冻存管保存；用 80% 预冷丙酮于 4℃固定培养板 30 min，并在室温干燥；用抗狂犬病病毒核蛋白荧光抗体于 37℃染色 45 min；PBS 洗板 3 次；倒置荧光显微镜下观察细胞浆内是否有病毒产生的荧光包涵体。

18.3 病毒核酸检测

18.3.1 普通 PCR 技术

1）提取 RNA：用 RNA 分离试剂 TRIzol 提取脑组织标本及病毒总 RNA。取约 100 mg 脑组织，加 1 mL TRIzol 试剂研磨均匀，室温放置 5 min 后，加 0.2 mL 氯仿（三氯甲烷），快速颠倒离心管 30 s，室温放置 3 min，4℃下，12 000 r/min 离心 15 min。转移上层水相（约 0.6 mL）入一新管，加入 0.6 mL 异丙醇，轻柔混匀，室温放置 10 min，4℃下，12 000 r/min 离心 10 min。小心弃去上清，沉淀用 DEPC 处理水配制的 75% 乙醇 1 mL 洗涤，4℃下，12 000 r/min 离心 5 min。35 μL DEPC 处理水溶解沉淀。

液体标本（如唾液、血液、脑脊液等）可用 RNA 提取试剂盒，按说明书具体操作提取 RNA。

2）反转录：取 RNA35 μL 置于 65℃水浴中 10 min 之后，立即冰浴 2 min。转移 32 μLRNA 液入反转录反应管中，加入 1 μL 随机引物 Pd（N）6，使总体积达到 33 μL。室温放置 1 min，充分混匀，瞬时离心，37℃水浴中反应 1 h，得到 cDNA 文库，作为 PCR 反应的模板。

3）巢式 PCR 引物序列（表 1-18-1）。

表1-18-1 巢式PCR引物序列

编号引物	名 称	序 列	引物位置（以 PV 株全序 M13215 为准）
外引物	N127	5'-ATGTAACACCTCTACAATGG-3'	55 ~ 74
	N8m	5'-CAGTCTCYTCNGCCATCT-3'	1570 ~ 1587
内引物	N577	5'-AAGATGTGYGCYAAYTGGAG-3'	644 ~ 663
	N829	5'-GCCCTGGTTCGAACATTCT-3'	881 ~ 899

4）反应体系及循环条件。

（1）外引物 PCR（25 μL 体系，表 1-18-2）。

表1-18-2 外引物PCR反应体系

组 分	体 积
Go *Taq* Mix	12.5 μL
N127	0.5 μL
N8m	0.5 μL
DEPC 处理水	6.5 μL
cDNA	5.0 μL

PCR 反应条件为：94℃预变性 3 min；94℃变性 30 s，56℃退火 30 s，72℃延伸 1 min 40 s（35 个循环）；72℃终止延伸 10 min。

（2）内引物 PCR（25 μL 体系）：以外引物 PCR 反应产物（1 μL）为模板进行内引物 PCR 反应（表 1-18-3）。

表1-18-3　内引物PCR反应体系

组　分	体　积
Go *Taq* Mix	12.5 μL
N577	0.5 μL
N829	0.5 μL
DEPC 处理水	10.5 μL
外引物 PCR 产物	1.0 μL

PCR 反应条件为：94℃预变性 3 min；94℃变性 30 s，56℃退火 30 s，72℃延伸 40 s，共 35 个循环；72℃终止延伸 10 min。

5）结果观察：用 1% 琼脂糖凝胶和 TAE 缓冲液进行琼脂糖凝胶电泳。Marker 及样品各加入 5 μL，电压为 100 V 下电泳 30 min。凝胶成像仪下观察结果，扩增产物为大小约 250 bp 的明亮条带。

18.3.2　实时荧光定量 PCR

1. 引物探针

引物探针信息（表 1-18-4）。

表1-18-4　引物探针信息

引物名称	引物/探针序列	位置（以 GQ918139 为准）
RVLF	5′-GACATTATATTRGCRAGGTTGAC-3′	7895 ~ 7873
RVLR	5′-GARGARACMATGTGYAGTTATG-3′	7750 ~ 7771
RVLP	5′-FAM-TGGTCRTTRGAGATRCARGAGACTCTRGC-BHQ1-3′	7868 ~ 7840

2. 反应体系

PCR 反应体系（表 1-18-5）。

表1-18-5　PCR反应体系

试　剂	体　积
2 × One Step RT-PCR 缓冲液 Ⅲ	10 μL
TaKaRa Ex Taq HS	0.4 μL
PrimeScript RT Enzyme Mix Ⅱ	0.4 μL
PCR 上游引物（10 μmol/L）	0.8 μL（400 nmol/L）
PCR 下游引物（10 μmol/L）	0.8 μL（400 nmol/L）
探针（10 μmol/L）	0.7 μL（400 nmol/L）
RNA	2 μL
无 RNA 酶水	4.9 μL
总计	20 μL

3. 反应条件及结果判定

反应程序为：42℃反转录 5 min，95℃预变性 10 s，95℃变性 3 s，52℃退火 30 s 并收集荧光信号，共反应 40 个循环。

根据仪器设备性能以及常用判定标准，将 CUT-OFF 值设为 Ct 值 =38，Ct 值 < 38 且扩增曲线为典型"S"形曲线时，作为阳性判定标准。

◢ 18.4　核酸序列分析

18.4.1　提取 RNA

使用试剂盒提取病毒 RNA。

18.4.2　反转录

取 RNA 35 µL 置于 65℃水浴中 10 min 之后，立即冰浴 2 min。转移 32 µL RNA 液入反转录反应管中，加入 1 µL 随机引物 Pd（N）6，使总体积达到 33 µL。室温放置 1 min，充分混匀，瞬时离心，37℃水浴中反应 1 h，得到 cDNA 文库，作为 PCR 反应的模板。

18.4.3　PCR 分段扩增 N 基因序列

PCR 分段扩增 N 基因引物设计见表 1-18-6。

表1-18-6　PCR分段扩增N基因引物设计

编号引物	名　称	序　　列	引物位置（以PV株全序M13215为准）
NQ	N127	5'-ATGTAACACCTCTACAATGG-3'	55 ～ 74
	N829	5'-GCCCTGGTTCGAACATTCT-3'	881 ～ 899
NH	N577	5'-AAGATGTGYGCYAAYTGGAG-3'	644 ～ 663
	NR-E	5'-GGATTGACRAAGATCTTGCTCAT-3'	1515 ～ 1537

PCR 反应采用 50 µL 体系：Go Taq Green Master Mix 试剂 25 µL，上下游引物（浓度稀释至 20 µmol/L）各 1 µL，DEPC 处理水 18 µL，cDNA 模板 5 µL。反应条件为：94℃预变性 3 min；94℃变性 30 s，50℃退火 30 s，72℃延伸 1 min 40 s，共 35 个循环；72℃延伸 10 min。制备 1% 琼脂糖凝胶，将 PCR 产物及 DL2000Marker 各取 5 µL 加入凝胶孔中，在 100 V 恒压下电泳 40 min，然后在凝胶成像仪中观察结果。出现目的条带的 PCR 产物直接送公司测序，扩增引物即测序引物，每一个 PCR 产物均使用正反两条引物进行双向测序。

18.5　病毒抗原检测

18.5.1　试剂

CHEMICON 荧光抗体、PBS 粉剂、牛血清白蛋白（BSA）、甘油、无水乙醇、丙酮、蒸馏水、伊文斯蓝粉剂或浓缩液（用 PBS 配制）。

18.5.2　准备工作

载玻片的处理：用纯乙醇浸泡载玻片 30 min 后晾干。

荧光抗体的稀释：首先，配制 1% PBSA 溶液，如 1g 牛血清白蛋白（BSA）加入 100 mL PBS 溶液；其次，在 PBSA 溶液中加入适量伊文斯蓝溶液，使伊文斯蓝终浓度为 1∶40 000，以上液体用 0.45 μm 滤膜过滤；最后，用制备好的稀释液将荧光抗体原液以 1∶50 稀释。

甘油的稀释：用 PBS 稀释至 90%（如 90 mL 甘油 +10 mL PBS）。

18.5.3　操作步骤

（1）将脑组织解冻后置于塑料平皿中，以脑组织横断面轻印在载玻片上，然后用纸巾轻压两次，以保证印片上组织不至过厚；用铅笔在磨砂面标记编号（此操作在生物安全柜中进行）。

（2）吹干后，取冷丙酮（4℃）室温或 4℃冰箱固定 10 min；取出后再吹干（长期保存置于 −70℃冰箱，或将抗原玻片放入丙酮后直接放 −20℃ 1 ~ 2 天继续下一步操作）。

（3）从冰箱中取出制备好的抗原片，散掉雾气（选做：用 PBS 振洗 2 次，蒸馏水振洗 1 次，每次 2 min，吹干）。

（4）在相应位置滴加稀释好的狂犬荧光抗体（约 100 μL），用吸头铺均匀（吸头不要接触玻片表面，防止破坏上面的组织）。

（5）装进湿盒，放入 37℃孵箱中，30 min。

（6）用缓流冲洗抗原片 5 s，再用 PBS 振洗 2 遍，蒸馏水振洗 1 遍，每次 2 min，吹干。

（7）用 90% 的甘油封片，加盖玻片，荧光显微镜观察。

18.6　中和抗体检测

18.6.1　血清和病毒稀释

血清稀释及布局情况如表 1-18-7 所示。

表1-18-7　血清稀释及布局情况

	1	2	3	4	5	6	7	8	9	10	11	12
A	S1 1/9	1/27	1/81	1/243	1/729	1/2187	S6 1/9	1/27	1/81	1/243	1/729	1/2187
B	S2 1/9	1/27	1/81	1/243	1/729	1/2187	S7 1/9	1/27	1/81	1/243	1/729	1/2187
C	S3 1/9	1/27	1/81	1/243	1/729	1/2187	S8 1/9	1/27	1/81	1/243	1/729	1/2187
D	S4 1/9	1/27	1/81	1/243	1/729	1/2187	S9 1/9	1/27	1/81	1/243	1/729	1/2187
E	S5 1/9	1/27	1/81	1/243	1/729	1/2187	S10 1/9	1/27	1/81	1/243	1/729	1/2187
F	SP 1/9	1/27	1/81	1/243	1/729	1/2187	CVS 1/2	1/4	1/8	1/16	1/32	1/64
G	WP 1/9	1/27	1/81	1/243	1/729	1/2187	NC 1/9	1/27	1/81	1/243	1/729	cell
H	ST 1/9	1/27	1/81	1/243	1/729	1/2187	1/6561	1/19683	1/59049	1/177147	1/531441	cell

1. 血清稀释

待测血清、对照血清、标准血清采用相同的稀释方法，取1块96孔细胞培养板作为检测板，每孔加入100 μL培养液；取另外1块圆底96孔板作为稀释板，相应稀释孔内每孔加入100 μL培养液；在稀释板上将50 μL血清加入100 μL培养液，混匀，取出50 μL加入检测板上进行后续1∶3配比稀释，最后1孔弃去50 μL混合液。

2. 病毒对照孔

取1块圆底96孔板作为稀释板，连续6孔内每孔加入100 μL培养液，取100 μL CVS-Ⅱ病毒原液加入第1孔，混匀，换吸头后，取出100 μL至下一孔进行1∶2配比稀释，最后1孔弃去100 μL混合液。从该病毒稀释孔中各取50 μL至检测板中的病毒对照孔内。

3. 攻击病毒的稀释

将CVS-11稀释成80%感染量的病毒悬液（表1-18-7）。

18.6.2　血清和病毒中和

除病毒对照和细胞对照孔外，其余各孔加入50 μL病毒（80%感染量），37℃、5%CO_2孵育1 h。

18.6.3　细胞悬液制备

（1）正常消化BSR细胞。

（2）调整细胞浓度至1×10^6个细胞/mL。

18.6.4　加入BSR细胞检测剩余病毒

中和1 h后每孔加入50 μL制备好的BSR细胞悬液，37℃、5%CO_2培养箱中孵育24 h。

18.6.5　荧光抗体检测

（1）检测板取出后，弃去培养液，每孔加入200 μL PBS液洗一次，务必将PBS去除。

（2）每孔加 50 μL 80% 冷丙酮，置于 4℃ 冰箱，固定 30 min（用密封袋包住）。

（3）按照说明首先将 FITC 标记抗体用 PBS 液（0.01 mol/L，pH 7.2）稀释至工作浓度，其次按照 1∶1 000 比例加入伊文思蓝母液，最后每孔加入 50 μL 上述混合液，37℃ 孵育 1 h。

（4）将丙酮弃去，迅速加入染色液。

（5）将上述混合液弃去，每孔用 100 μL PBS 液（0.01 mol/L，pH 7.2）连续洗 3 次。

（6）每孔加入 50 μL 50% 甘油，在荧光显微镜下观察和记录结果。

（陶晓燕　**编写**，韩俊、王衍海、魏强　**审校**）

第19章

A 组轮状病毒

19.1　简介

　　轮状病毒（*Rotavirus*）是引起 5 岁婴幼儿腹泻重症的最重要病原，秋冬季婴幼儿腹泻的主要病原，属于呼长孤病毒科（Reoviridae），轮状病毒属（*Rotavirus*）。人轮状病毒最早于 1973 年由澳大利亚科学家 Bishop 等使用电镜，从 9 名严重急性腹泻患儿的十二指肠活检组织中发现，紧接着从急性胃肠炎患儿的粪便中检出了该病毒。因其在电镜下呈车轮状，1975 年被命名为轮状病毒。病毒颗粒呈球形，大小 60 ~ 80 nm，表面光滑，无包膜，具有多层衣壳的二十面体结构将分节段的双链 RNA 基因组包绕在核心。轮状病毒基因组不连续，由 11 个双链 RNA 节段组成。每个基因片段编码一个多肽，共编码 6 个结构蛋白（VP）和 5 或 6 个非结构蛋白（NSP）。最重要的蛋白为结构蛋白 VP4、VP6 和 VP7 和非结构蛋白 NSP4。最外层是 VP7 编码的糖蛋白，并有数个根植于糖蛋白上由 VP4 编码的刺突黏附蛋白，中间层是 VP6 编码，最里层为 VP2 编码，VP1 编码 RNA 依赖的 RNA 聚合酶，VP3 编码的加帽酶，第 10 节段编码 NSP4。VP4 在肠道内胰蛋白酶等的作用下裂解为 VP5 和 VP8 从而触发轮状病毒进入细胞。轮状病毒疫苗主要集中于 VP4、VP6、VP7 和 NSP4 的研究。VP4 和 VP6 具有型特异性抗原决定簇，具有诱导产生特异性中和性抗体，诱导产生保护性免疫应答。VP6 具有群特异性抗原决定簇，NSP4 蛋白具有肠毒素作用，是引起腹泻的重要因素。轮状病毒根据基因组和抗原性特征，按照 VP6 的组特异性抗原表位可分为 A ~ G 等七个组。A、B 和 C 组可感染人类和动物，而 D ~ G 组仅感染动物。

19.2 实时荧光定量 PCR

19.2.1 实验注意事项

由于实时荧光定量 PCR 检测灵敏度高,因此必须采取一些预防污染的措施,以避免假阳性结果的出现,建议采取如下方法:

(1)核酸提取、反应液配制及检测反应应在独立的房间中进行。

(2)不同的房间配置相应的专用耗材和设备,不可交叉使用。

(3)配制反应液时,应穿着干净的实验服,佩戴医用橡胶手套进行操作。

(4)实验操作期间,如怀疑有污染,立即更换手套。

19.2.2 设备和试剂准备

操作台的表面、吸头和离心机应保持洁净,可用 0.5% 漂白剂或核苷酸清除剂,如可以用含 DNA 酶的核酸去除剂擦拭台面,以减少核酸污染的风险。配制反应液期间,尽量保持所有试剂放置在低温装置中,如预冷的冰盒。

19.2.3 引物和探针配制

引物配制:将新合成的引物开盖前瞬时离心(4 000×g,离心 30 ~ 60 s),使 DNA 聚集至管底,小心开启管盖,以免引起粉末飞扬造成 DNA 损失。用 TE(10 mmol/L Tris-HCI, pH 8.0, 1 mmol/L EDTA)溶液溶解,加水量为 10× 总摩尔数,充分混匀,此时引物浓度为 100 μmol/L,可作为储存液。将 100 μmol/L 的引物稀释 10 倍,此时浓度为 10 μmol/L,可作为工作浓度。

探针配制:将新合成的探针管开盖前瞬时离心(4 000×g,离心 30 ~ 60 s),使 DNA 聚集至管底,小心开启管盖,以免引起粉末飞扬造成 DNA 损失。用 TE(10 mmol/L Tris-HCI, pH 8.0, 1 mmol/L EDTA)溶液溶解,加水量为 10× 总摩尔数,充分混匀,此时引物浓度为 100 μmol/L,可作为储存液。将 100 μmol/L 的引物 10 倍稀释,此时浓度为 10 μmol/L,可作为工作浓度。Cy3 和 Cy5 标记的引物在碱性条件下易降解,因此此类引物应于中性条件下 –20℃ 避光保存。

19.2.4 引物和探针准备

融化引物和探针(融化后的引物和探针在避光条件下于 –20℃ 保存),充分振荡混匀所有引物和探针,瞬时离心引物和探针,然后将其放置在低温装置上。引物序列见表 1-19-1。

表1-19-1 引物探针信息

名 称	序 列	位 置
RVAF	5' ACCATCTACACATGACCCTC 3'	963 ~ 982
RVAR	5' GGTCACATAACGCCCC 3'	1049 ~ 1034
RVAP	5' ATGAGCACAATAGTTAAAAGCTAACACTGTCAA 3'	984 ~ 1016

19.2.5　反应体系配制

（1）按照如下组分配制反应体系（表1-19-2），配制方法详见实时荧光定量PCR引物制备SOP。应注意将TaqMan Fast Virus 1-step Master Mix放置在低温装置上。

表1-19-2　PCR反应体系

组　分	体　积
4 × TaqMan Fast Virus 1-step Master Mix	6.25 μL
上游引物 Cog 1F（10 μmol/L）	1 μL
下游引物 Cog 1R（10 μmol/L）	1 μL
探针 Ring 1A 和 Ring 1B（10 μmol/L）	各 0.25 μL
无 RNA 酶水	13.75 μL
总计	22.5 μL

（2）将上述反应液混匀，分装到0.2 mL PCR小管中，每管22.5 μL，分别做好标记。

（3）加RNA模板（在核酸提取区进行操作）。

将上述分装好的PCR小管分别加入模板。首先加入NTC管（2.5 μL无菌水），其次加入阴性对照管（2.5 μL机提核酸阴性对照产物），再次分别加入标本RNA（每管2.5 μL），最后加入阳性对照RNA（每管2.5 μL）。

19.2.6　实时荧光定量PCR

将上述加好模板的反应管混匀，瞬时离心后放入PCR仪进行实时荧光定量PCR扩增，反应程序见表1-19-3。

表1-19-3　PCR反应程序

温　度	时　间	循　环　数
50℃	5 min	1
95℃	20 s	1
95℃	15 s	40
60℃	1 min	

19.2.7　结果判读

（1）NTC和阴性对照反应得到的荧光曲线不应超过阈值线，应无 Ct 值或为 Ct 值为零。如果阴性对照产生假阳性则是说明有污染产生，此次检测结果无效，需严格按照操作程序重复实验。

（2）阳性对照的检测结果应为阳性，且 Ct 值为20～30。如果阳性对照检测结果未达到要求，则需严格按照操作程序重复试验。

（3）当所有对照成立，检测标本在35个循环内出现荧光信号，则标本阳性；若 Ct 值为36～38，应重复确认；若 Ct 值 ≤ 38，可判断为阳性；若 Ct 值 > 38，则视该样本为阴性。

◤ 19.3　病毒分离培养技术

19.3.1　步骤

1. 用旋转管准备 MA104 细胞

（1）用 75% 的乙醇对生物安全柜进行消毒。

（2）传代 MA104 细胞。在培养瓶中加入胰蛋白酶消化细胞。常温消化细胞 3～4 min，此时细胞开始分散、变圆，吸弃该胰蛋白酶。

（3）加入细胞培养液，用血球计数板计数细胞，调整细胞密度至 3×10^5 个细胞 /mL。

（4）吸取 2 mL 细胞悬浮液至旋转管，37℃培养 3 天。

2. 准备粪便标本

（1）用无菌 PBS（0.01 mol/L，pH 7.2）制备 10% 的便悬液。

（2）若大便数量充足，用 1.7 mL 离心管以无菌的 PBS 制备 0.5 mL 10% 的便悬液。

（3）8 000×g 条件下离心 10 min。

（4）用 0.45 μm 注射器式滤器过滤上清液除菌。

注意：①上清液可以通过 EIA 检测，如果 *OD* 值＞1.0，上清液可以贮存在 4℃用于感染细胞。②粪便标本的制备和 EIA 检测，可以在感染前一天做。

（5）仔细转移 0.4 mL 上清液至一无菌管中，用于病毒激活。

3. 感染滚筒管内细胞单层

（1）生物安全柜里配制不含胰酶的维持培养液，取感染细胞所需要的培养液，在开始病感染之前将其余维持液移出生物安全柜。

（2）去除旋转管中的培养液。

（3）用 2 mL 新鲜维持液清洗细胞，清洗完成后每管添加 2 mL 维持液。

（4）37℃培养至病毒接种液制备完成。

（5）激活粪便上清液，转移 0.75 mL 上清液（标本）至新鲜无菌离心管中。

（6）添加 1.5 μL 300 g/L 的氯化钙母液至终浓度为 800 μg/mL。

注意：病变取决于样本，动物样本可以不需要额外的氯化钙。

（7）添加 4.5 μL 2.5 mg/mL 的猪胰酶至终浓度 15 μg/mL，37℃孵育 1 h。

注意：①以相同 IMDM 体积、相同的方式接种。②吸取标本悬液和胰酶的吸头均为一次性，所有操作应在生物安全柜内进行，所有吸过含有病毒的标本液的吸头均应按照生物安全操作进行处理。

（8）去除每个旋转管中的 2 mL 细胞维持液。

（9）每个旋转管用单独的无菌移液管添加 0.2 mL 胰酶消化过的粪便标本液和阴性对照，拧紧旋转管盖子，带有旋转管的细胞培养装置置于 CO_2 环境下孵育，37℃培养。

（10）病毒吸附 2 h，用 2 mL 移液管移除病毒接种液，用 2 mL 维持培养液清洗细胞。

注意：一定要避免破坏细胞单层（清洗过程中移液管或吸头禁止接触细胞单层，整个过程应保持细胞单层的完整性）。

（11）每个旋转管添加 2 mL 含有不同浓度（20 mg/mL）胰酶的维持培养液，之后将旋转管重新安置在仪器固定架上，37℃旋转培养。

注意：①胰蛋白酶浓度可根据样本而变化。②打开高压蒸汽灭菌器和准备高压灭菌，用标准方法消毒。

（12）每日观察CPE，第4天收获。

注意：如果4天后没有或只可见很少的CPE，感染可长达1周。

（13）–70℃贮藏和冻融3次（–70℃至室温）。

（14）用胰蛋白酶处理冻融细胞液，如上所述用于制备粪便上清液的方法。之后的工作步骤同上。低温冻融第一次后再继续分析。

（章青　**编写**，韩俊、王衍海、魏强　**审校**）

第**20**章

辛德毕斯病毒

◢ **20.1　简介**

　　辛德毕斯病毒（*Sindbis virus*，SINV）是一种属于披膜病毒科（Togaviridea），甲病毒属（*Alphavirus*）的病毒。1952 年，该病毒在埃及尼罗河三角洲的辛德毕斯村采集的单条库蚊（Culex univittatus）中被发现，随后该病毒被命名为辛德毕斯病毒。辛德毕斯病毒有包膜，病毒衣壳呈立体对称结构。辛德毕斯病毒基因为约 11.7 kb 的单股正链 RNA，基因具有 5′ 非编码区、一个开放阅读框（open reading frame，ORF）和 3′ 非编码区。病毒的开放阅读框编码 5 种结构蛋白（E1、E2、E3、衣壳蛋白和 6K 多肽）以及 4 种非结构蛋白（Nsp1、Nsp2、Nsp3 和 Nsp4）。辛德毕斯病毒的 3′ 末端存在 3 个相似的重复核苷酸序列，是该病毒的分子特征。

　　辛德毕斯病毒广泛地存在于欧亚大陆，非洲和大洋洲。辛德毕斯病毒的主要媒介是库蚊（Culex mosquitoes）和脉毛蚊（Culiseta mosquitoes）。在自然界中，辛德毕斯病毒依赖于"蚊子 – 鸟类 – 蚊子"的循环途径，候鸟迁移可能造成该病毒的长距离传播。辛德毕斯病毒可以感染 C6/36 等昆虫细胞，也可以感染 BHK、Vero 等哺乳动物细胞。未对辛德毕斯病毒产生免疫力的人群都可能感染该病毒。辛德毕斯病毒感染的潜伏期通常少于 7 天，患者会出现躯干和四肢丘疹，发痒，轻度发热。急性感染的患者会出现关节症状，特别是在腕部、臀部、膝关节和踝关节等。

20.2 病毒分离与培养

20.2.1 组织细胞分离

1. 组织培养细胞

C6/36、BHK-21、Vero 细胞等辛德毕斯病毒敏感的细胞系。

2. 细胞培养介质

（1）C6/36 细胞培养基

生长液：商品化 MEM 细胞培养液和 1640 细胞培养液，进行 1：1 配比，加入 1% 商品化的青链霉素，10% 胎牛血清。

（2）BHK 和（或）Vero 细胞培养基

生长液：商品化 MEM 细胞培养液，加入 1% 商品化的青链霉素，10% 胎牛血清。

维持液：商品化 MEM 细胞培养液，加入 1% 商品化的青链霉素，2% 胎牛血清。

3. 操作步骤（以 C6/36 细胞为例）

（1）生长至 90% 单层细胞培养管，弃去培养液，加入 0.1 ~ 0.2 mL 标本液（脑脊液可用原液直接接种，血清需 1：5 稀释使用），置于 28℃ 培养箱中，每隔 15 min 轻摇一次，促进吸附。

（2）1 h 后弃去液体，加入 2 mL 细胞维持液，同时设立对照细胞管，置于 28℃ 培养箱中继续培养。

（3）显微镜下观察细胞病变，辛德毕斯病毒在 C6/36 细胞出现病变时间一般为 2 ~ 3 天。

（4）出现病变的细胞感染上清进一步鉴定，无病变者盲传三代不出现细胞病变可以丢弃。

4. 结果判定

辛德毕斯病毒感染 C6/36 细胞后，细胞病变表现为细胞聚集和脱落等特征，一般不出现细胞融合。患者标本引起组织培养细胞出现病变并非诊断辛德毕斯感染的特异性指标，还需要对分离物进行辛德毕斯病毒特异性鉴定试验才能确诊。

20.2.2 新生乳鼠接种法

参考第一部分第 7 章新生乳鼠接种内容。

20.3 病毒核酸检测

20.3.1 实时荧光定量 PCR

1. 实验准备

（1）蚊虫标本处理、提取蚊虫样本 RNA 要求在 BSL-2 实验室内操作。

（2）进入实验场所之前，要事先准备好所需试剂、样品。

2. 蚊虫标本处理

实验前准备：

（1）准备好 2 mL 研磨专用无菌离心管，在生物安全柜内向离心管加入研磨磁珠，写好编号。

（2）佩戴医用防护口罩、双层手套，套住袖口。

（3）准备镊子、白板、冰盘至于生物安全柜内。

（4）研磨液：5%PS + 培养基。

实验步骤：

（1）从 –80℃冰箱拿出蚊虫样本，置于冰盘上，每管加入 500 μL 的研磨液。

（2）从冰箱拿出研磨振荡仪样品架，用纸巾擦去水珠后放置样本，装好，设置研磨程序，25 频率每秒，3 min。

（3）将离心管取下，置于冰盘上，13 000 r/min 离心 10 min，取 140 μL 上清加入新的离心管中。

3. RNA 的提取

使用试剂盒提取样本中病毒 RNA。

4. 实时荧光定量 PCR 法检测辛德毕斯病毒核酸

1）稀释引物、探针，配制反应体系：实时荧光定量 PCR 反应所使用的引物信息见表 1-20-1。

表1-20-1　实时荧光定量PCR引物序列信息

病毒名称	引物/探针	名　称	序　列	长　度	修　饰
SINV	上游引物	SINV-F	5′-GGTTCCTACCACAGCGACGAT-3′	21 bp	
	下游引物	SINV-R	5′-TGATACTGGTGCTCGGAAAACA-3′	22 bp	
	探针	SINV-探针	5′-TTGGACATAGGCAGCGCA-3′	18 bp	5′-FAM, 3′-TAMRA

反应试剂，按 $n+1$ 配制反应体系（$n=$ 样本数 +2 管阳性对照 +1 管阴性对照），每个测量反应体系配制见表 1-20-2。

表1-20-2　实时荧光定量PCR反应体系

组　分	体　积
2× 实时荧光定量 PCR 缓冲液	12.5 μL
实时荧光定量 PCR 酶	1 μL
上游引物（10 μmol/L）	1 μL
下游引物（10 μmol/L）	1 μL
探针（5 μmol/L）	1 μL
无 RNA 酶水	3.5 μL

将上述反应液混匀离心后，按照每管 20 μL 分装于 PCR 管中。

阴性对照：无核糖核酸酶水。

阳性对照：含目的片段质粒稀释液。

2）PCR：将 5 μL 提取好的样本 RNA 分别加入上述分装好的 PCR 反应管中，模板量可根据样本情况进行适当调整，不够部分以水补足，总反应体积为 25 μL。

反应条件设置见表 1-20-3。

表1-20-3 实时荧光定量PCR反应程序

程 序	循 环 数	温 度	反 应 时 间
1	1	45℃	10 min
2	1	95℃	10 min
3	45	95℃	15 s
		60℃	1 min

注：荧光检测模式为FAM荧光，在60℃收集荧光信号。

3）结果分析。

（1）实验结束后，根据相关仪器的软件进行分析。

（2）阈值设定原则以阈值线刚好超过正常阴性对照曲线（无规则的噪声线）的最高点为准。基线选取6～15个循环区域。

（3）记录仪器自动分析计算出的样本 Ct 值。

4）结果判定。

（1）质控标准：阴性对照无 Ct 值并且无扩增曲线；阳性对照的 Ct 值 ≤ 35，并出现特定的扩增曲线，以上两项需在一次实验中同时满足，否则，本次实验无效，实验应重新进行。

（2）结果描述及判定：无 Ct 值并且无扩增曲线，样品判为阴性；Ct 值 ≤ 35，且出现典型的扩增曲线，样品判为阳性。

20.3.2 深度测序技术

1. RNA 的提取

使用试剂盒提取样本中病毒 RNA。

2. 第一链 cDNA 合成

使用试剂盒进行反转录。

（1）高质量 Viral RNA ＞ 100 ng（浓度 ＞ 27 ng/μL）。

（2）将 PCR 仪调至 72℃ 3 min 暂停。

反应体系见表1-20-4。

表1-20-4 cDNA合成反应体系（一）

组 分	体 积
Cell/Total RNA in Reaction Buffer	10 μL
引物（12 μmol/L）	1 μL
总计	11 μL

72℃ 3 min，立即置冰上。配反应体系（表1-20-5）。

（3）加入 9 μL 以上反应体系后（总体积 20 μL），混匀，瞬时离心。

（4）PCR 仪上反应 42℃ 90 min（关热盖）。

（5）于 PCR 仪上反应 70℃ 10 min，立即置冰上。

表1-20-5 cDNA合成反应体系（二）

组　分	体　积
5 × First-strand 缓冲液	4 μL
DTT（20mmol/L）	0.5 μL
dNTP（10mmol/L）	1 μL
RNase inhibitor	0.5 μL
逆转录酶	3 μL
总计	9 μL

3. PCR

使用试剂盒进行扩增。扩增反应体系见表1-20-6。

将 30 μL 扩增反应体系加入 20 μL 第一链反应体系（总体积 50 μL），混匀，瞬时离心，置于 PCR 仪器上。PCR 程序条件见表1-20-7。

表1-20-6　PCR扩增反应体系

组　分	体　积
2 × PCR Buffer	25 μL
引物（12 μmol/L）	1 μL
DNA Polymerase	1 μL
无核苷酸水	3μL
总计	30 μL

表1-20-7　PCR程序条件

温　度	时　间	循 环 数
95℃	2 min	1
95℃	15 s	
60℃	30 s	
72℃	1 min	12 ~ 18
72℃	10 min	
4℃	保持	—

4. 纯化

向产物中加入 35 μL 磁珠（用前从 4℃拿出室温平衡 30 min），吹打 10 次混匀后室温放置 5 min。放上磁力架吸附 10 min 后，吸弃上清（吸弃时格外小心）。用 200 μL 70% 乙醇洗两次（不用从磁力架上取下），弃净溶液后瞬时离心，再用小吸头吸干。干燥 4 min 后，加入 21 μL 洗脱缓冲液，吹打 10 次混匀后室温放置 5 min。放上磁力架吸附后，吸出文库至新离心管中，检测浓度。

5. 文库制备

（1）首先，打开 PCR 程序 55℃ ×10 min，10℃保持。让温度上升至 55℃后暂停。

（2）向反应管中加入标记 DNA 缓冲液 5 μL、DNA 5 μL、扩增标记混合液 5 μL，混匀，吹打，离心。

反应管放置在 PCR 仪器上。达到 10℃后，向反应管中加入 5 μL 中和标记缓冲液试剂，混匀，吹打，离心。室温，保持 5 min。

（3）在反应 PCR 管中加入转座子标记 PCR 预先混合液 15 μL、I5 接头引物 5 μL、I7 接头引物 5 μL，混匀，吸打，瞬时离心。

（4）PCR 程序（表 1-20-8）。

表1-20-8　PCR程序反应条件

温　　度	时　　间	循 环 数
72℃	3 min	
95℃	3 min	
95℃	30 s	
62℃	30 s	12 ~ 18
72℃	3 min	
4℃	保持	

（5）文库的回收：取 10 μL 文库，使用 2% 琼脂糖凝胶 120 V 电泳 30 min。若电泳条带单一并大小正确（300 ~ 400 bp，文库大小应在 500 ~ 600 bp），则将文库加入 32 μL 磁珠（用前从 4℃拿出室温平衡 30 min），吹打 10 次混匀后室温放置 5 min。放上磁力架吸附 10 min 后，吸弃上清（吸弃时格外小心）。用 200 μL 70% 乙醇洗两次（不用从磁力架上取下），弃净溶液后瞬时离心，再用小吸头吸干。干燥 4 min 后，加入 21 μL 洗脱缓冲液，吹打 10 次混匀后室温放置 5 min。放上磁力架吸附后，吸出文库至新离心管中。

（6）核酸浓度测定，浓度＞ 4 ng/μL。可进行上机反应。

20.4　免疫荧光法抗体检测

参考第一部分第 2 章病毒抗体检测内容。

（付士红 **编写**，韩俊、王衍海、魏强 **审校**）

第一部分　重要病毒性疾病病原体标准化鉴定技术

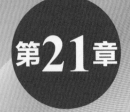

第21章

Tahyna 病毒

21.1 简介

塔希纳病毒（*Tahyna virus*，TAHV）属于布尼亚病毒目（Bunyavirales），周布尼亚病毒科（Peribunya-viridae），正布尼亚病毒属（*Orthobunyavirus*），1959 年首次分离自捷克斯洛伐克采集的里海伊蚊标本。是一种分节段的负链 RNA 病毒。TAHV 基因组的 S、M 和 L 段序列分别编码病毒核衣壳蛋白、糖蛋白和RNA 依赖的 RNA 聚合酶。

TAHV 广泛分布于欧洲国家，在中国的新疆维吾尔自治区、青海省和内蒙古自治区也分离到此病毒。TAHV 引起的人类疾病称为"Valtice 热"，是一种流感样发热性疾病，主要发生在夏季和初秋，病例为儿童。症状包括突然发热（持续 3 ~ 5 天）、头晕、结膜炎、咽炎、肌痛、胃肠道疾病，偶见关节痛、颈部僵硬或其他中枢神经系统的感染，有时还会出现支气管肺炎。

21.2 病毒分离与培养

1. 试验材料

1）组织培养细胞：C6/36、BHK-21、Vero 细胞等 Tahyna 病毒敏感的细胞系。

2）细胞培养介质。

（1）C6/36 细胞培养基。

生长液：商品化 MEM 细胞培养液和 1640 细胞培养液，进行 1∶1 配比，加入 1% 商品化的青链霉素，10% 胎牛血清。

（2）BHK 和（或）Vero 细胞培养基。

生长液：商品化 MEM 细胞培养液，加入 1% 商品化的青链霉素，10% 胎牛血清。

维持液：商品化 MEM 细胞培养液，加入 1% 商品化的青链霉素，2% 胎牛血清。

2. 操作步骤（以 C6/36 细胞为例）

（1）生长至 90% 单层细胞培养管, 弃去培养液, 加入 0.1 ~ 0.2 mL 标本液（脑脊液可用原液直接接种, 血清需 1∶5 稀释使用, 蚊虫研磨上清液）, 置于 28℃培养箱中, 每隔 15 min 轻摇一次, 促进吸附。

（2）1 h 后弃去液体, 加入 2 mL 细胞维持液, 同时设立对照细胞管, 置于 28℃培养箱中继续培养。

（3）显微镜下观察细胞病变, Tahyna 病毒在 C6/36 细胞出现病变时间一般为 3 ~ 4 天。

（4）出现病变的细胞感染上清进一步鉴定, 无病变者盲传三代不出现细胞病变可以丢弃。

3. 结果判定

Tahyna 病毒感染 C6/36 细胞后, 细胞病变表现为细胞聚集和脱落等特征, 一般不出现细胞融合。患者标本引起组织培养细胞出现病变并非诊断 Tahyna 感染的特异性指标, 还需要对分离物进行 Tahyna 病毒特异性鉴定试验才能确诊。

4. 新生乳鼠接种法

参考第一部分第 7 章新生乳鼠接种内容。

◤ 21.3　病毒核酸检测

21.3.1　实时荧光定量 PCR

1. 实验准备

（1）蚊虫标本处理、提取蚊虫样本 RNA 要求在 BSL-2 实验室内操作。

（2）进入实验场所之前, 要事先准备好所需试剂、样品。

2. 蚊虫标本处理

实验前准备：

（1）准备好 2 mL 研磨专用无菌离心管, 在生物安全柜内加入研磨磁珠, 写好编号。

（2）佩戴医用防护口罩、双层手套, 套住袖口。

（3）准备镊子、白板、冰盘置于生物安全柜内。

（4）研磨液：5%PS + 培养基。

（5）从 –80℃冰箱拿出蚊虫样本, 置于冰盘上, 每管加入 500 μL 的研磨液。

（6）从冰箱拿出研磨振荡仪样品架, 用纸巾擦去水珠后放置样本, 装好, 设置研磨程序, 25 频率每秒, 3 min。

（7）将离心管取下, 置于冰盘上, 13 000 r/min 离心 10 min, 取 140 μL 上清加入新的离心管中。

3. RNA 的提取

使用试剂盒提取样本中病毒 RNA。

4. 实时荧光定量 PCR

1）稀释引物、探针, 配制反应体系：实时荧光定量 PCR 反应所使用的引物信息见表 1-21-1。

表1-21-1 实时荧光定量PCR引物序列信息

病毒名称	引物/探针	名 称	序 列	长度	修 饰
TAHV	上游引物	TAHV_F	5′-CCATTCCGTTAGGATCTTCTTCCT-3′	24 bp	
	下游引物	TAHV_R	5′-CCTTCCTCTCCGGCTTACG-3′	19 bp	
	探针	TAHV- 探针	5′-AATGCCGCAAAAGCCAAAGCTGC-3′	23 bp	5′-FAM, 3′-TAMRA

反应试剂, 按 $n+1$ 配制反应体系 ($n=$ 样本数 +2 管阳性对照 +1 管阴性对照), 每个测量反应体系见表 1-21-2。

表1-21-2 实时荧光定量PCR反应体系

组 分	体 积
2×实时荧光定量 PCR 缓冲液	12.5 μL
实时荧光定量 PCR 酶	1 μL
上游引物 (10 μmol/L)	1 μL
下游引物 (10 μmol/L)	1 μL
探针 (5 μmol/L)	1 μL
无 RNA 酶水	3.5 μL

将上述反应液混匀离心后, 按照每管 20 μL 分装于 PCR 管中。

阴性对照: 无核糖核苷酸酶水。

阳性对照: 含目的片段质粒稀释液。

2) 将 5 μL 提取好的样本 RNA 分别加入上述分装好的 PCR 反应管中, 模板量可根据样本情况进行适当调整, 不够部分以无 RNA 酶水补足, 总反应体积为 25 μL。

反应程序设置见表 1-21-3。

表1-21-3 实时荧光定量PCR反应程序

温 度	时 间	循 环 数
45℃	10 min	1
95℃	10 min	1
95℃	15 s	45
60℃	1 min	

注: 荧光检测模式为 FAM 荧光, 在 60℃收集荧光信号。

3) 结果分析。

(1) 实验结束后, 根据相关仪器的软件进行分析。

(2) 阈值设定原则以阈值线刚好超过正常阴性对照曲线 (无规则的噪声线) 的最高点为准。基线选取 6 ~ 15 个循环区域。

(3) 记录仪器自动分析计算出的样本 Ct 值。

5. 结果判定

质控标准：阴性对照无 Ct 值并且无扩增曲线；阳性对照的 Ct 值 < 35，并出现特定的扩增曲线，以上两项需在一次实验中同时满足，否则，本次实验无效，实验应重新进行。

结果描述及判定：无 Ct 值并且无扩增曲线，样品判为阴性；Ct 值 ≤ 35，且出现典型的扩增曲线，样品判为阳性。

21.3.2 深度测序技术

参见第一部分第 20 章测序技术内容。

1. RNA 的提取

使用试剂盒提取样本中病毒 RNA。

2. 第一链 cDNA 合成

使用试剂盒进行反转录。

（1）高质量 Viral RNA > 100 ng（浓度 > 27 ng/μL）。

（2）将 PCR 仪调至 72℃ 3 min 暂停。

反应体系见表 1-21-3。

表1-21-3　cDNA合成反应体系（一）

组　分	体　积
细胞 / 总 RNA	10 μL
引物（12 μmol/L）	1 μL
总计	11 μL

72℃ 3 min，立即置冰上。配置反应体系（表 1-21-4）。

表1-21-4　cDNA合成反应体系（二）

组　分	体　积
5 × First-strand 缓剖液	4 μL
DTT（20 mmol/L）	0.5 μL
双脱氧核苷三磷酸（10 mmol/L）	1 μL
核糖核苷酸酶抑制	0.5 μL
逆转录酶	3 μL
总计	9 μL

（3）加入 9 μL 以上反应体系后（总体积 20 μL），混匀，瞬时离心。

（4）PCR 仪上 42℃ 条件下反应 90 min（关热盖）。

（5）于 PCR 仪上 70℃ 条件下反应 10 min，立即置冰上。

3. PCR

使用试剂盒进行扩增。配置扩增反应体系（表 1-21-5）。

表1-21-5　PCR扩增反应体系

组　　分	体　　积
2×PCR Buffer	25 μL
引物（12 μmol/L）	1 μL
SeqAmp DNA Polymerase	1 μL
无核苷酸水	3μL
总计	30 μL

将 30 μL 扩增反应体系加入 20 μL 第一链反应体系（总体积 50 μL），混匀，瞬时离心，置于 PCR 仪器上，PCR 程序见表 1-21-6。

表1-21-6　PCR程序反应条件

温　　度	时　　间	循 环 数
95℃	2 min	1
95℃	15 s	
60℃	30 s	12 ~ 18
72℃	1 min	
72℃	10 min	
4℃	保持	—

4. 纯化

向产物中加入 35 μL 磁珠（用前从 4℃拿出室温平衡 30 min），吹打 10 次混匀后室温放置 5 min。放上磁力架吸附 10 min 后，吸弃上清（吸弃时格外小心）。用 200 μL 70% 乙醇洗两次（不用从磁力架上取下），弃净溶液后瞬时离心，再用小吸头吸干。干燥 4 min 后，加入 21 μL 洗脱缓冲液，吹打 10 次混匀后室温放置 5 min。放上磁力架吸附后，吸出文库至新离心管中，检测核酸浓度。

5. 文库制备

（1）首先，打开 PCR 程序 55℃运行 10 min，10℃保持。让温度上升至 55℃后暂停。

（2）向反应管中加入标记 DNA 缓冲液 5 μL、DNA 5 μL、扩增标记混合液 5 μL，混匀，吹打，离心。反应管放置在 PCR 仪器上。达到 10℃后，向反应管中加入 5 μL 中和标记缓冲液试剂，混匀，吹打，离心。室温，保持 5 min。

（3）在反应 PCR 管中加入转座子标记 PCR 预先混合液 15 μL、I5 接头引物 5 μL、I7 接头引物 5 μL，混匀，吸打，瞬时离心。

（4）PCR 程序见表 1-21-7。

表1-21-7　PCR反应条件

温　　度	时　　间	循 环 数
72℃	3 min	
95℃	3 min	
95℃	30 s	
62℃	30 s	12 ~ 18
72℃	3 min	
4℃	保持	

（5）文库的回收。

取 10 μL 文库，使用 2% 琼脂糖凝胶 120 V 电泳 30 min。若电泳条带单一并大小正确（切 300 ~ 400 bp，文库大小应为 500 ~ 600 bp），则将文库加入 32 μL 磁珠（用前从 4℃ 拿出室温平衡 30 min），吹打 10 次混匀后室温放置 5 min。放上磁力架吸附 10 min 后，吸弃上清（吸弃时格外小心）。用 200 μL 70% 乙醇洗两次（不用从磁力架上取下），弃净溶液后瞬时离心，再用小吸头吸干。干燥 4 min 后，加入 21 μL 洗脱缓冲液，吹打 10 次混匀后室温放置 5 min。放上磁力架吸附后，吸出文库至新离心管中。

（6）测定核酸浓度，浓度＞ 4 ng/μL。可进行上机反应。

21.4　免疫荧光法抗体检测

参考第一部分第 2 章病毒抗体检测内容。

（付士红　**编写**，韩俊、王衍海、魏强　**审校**）

第**22**章

西尼罗病毒

22.1 简介

西尼罗病毒(*West Nile Virus*, WNV)是一种属于黄病毒科(Flaviviridae),黄病毒属(*Flavivirus*)的病毒。1937年,该病毒在乌干达西尼罗地区首次被发现,随后该病毒被命名为西尼罗病毒。西尼罗病毒有包膜,病毒衣壳呈二十面体对称。西尼罗病毒基因组为 11 ~ 12 kb 的单股正链 RNA,基因具有 5′ 非编码区、一个开放阅读框(open reading frame, ORF)和 3′ 非编码区。该病毒的开放阅读框编码 3 种结构蛋白(C, prM, E)以及 7 种非结构蛋白(NS1、NS2A、NS2B、NS3、NS4A、NS4B、NS5)。

西尼罗病毒主要在热带及温带地区流行,欧洲、非洲、亚洲和北美洲均出现过流行。该病毒的主要传播途径是蚊虫叮咬,自然界中在鸟类和蚊子之间的循环维持。库蚊(Culex mosquitoes)是该病毒的主要媒介。西尼罗病毒在人类中的潜伏期很难预测,但认为有 2 ~ 5 天。大多数(>80%)西尼罗病毒感染者表现为无症状。临床症状大多为轻度自限性发热,有时伴有头痛、肌痛、恶心呕吐和寒战。此外,一些患者在手臂、腿部或躯干上会短暂出现丘疹。约有 5% 的西尼罗病毒患者会发展为神经系统疾病。西尼罗病毒神经系统症状包括脑膜炎、脑炎和脊髓灰质炎样疾病,表现为急性弛缓性麻痹。

22.2 病毒分离与培养

22.2.1 组织细胞培养法

1. 试验材料

1)组织培养细胞:C6/36、BHK-21、Vero 细胞等西尼罗病毒敏感的细胞系。

2）细胞培养介质。

（1）C6/36 细胞培养基。

生长液：商品化 MEM 细胞培养液和 1640 细胞培养液，进行 1∶1 配比，加入 1% 商品化的青链霉素，10% 胎牛血清。

（2）BHK 和（或）Vero 细胞培养基。

生长液：商品化 MEM 细胞培养液，加入 1% 商品化的青链霉素，10% 胎牛血清。

维持液：商品化 MEM 细胞培养液，加入 1% 商品化的青链霉素，2% 胎牛血清。

2. 操作步骤（以 C6/36 细胞为例）

（1）生长至 90% 单层细胞培养管，弃去培养液，加入 0.1 ~ 0.2 mL 标本液（脑脊液可用原液直接接种，血清需 1∶5 稀释使用），置于 28℃培养箱中，每隔 15 min 轻摇一次，促进吸附。

（2）1 h 后弃去液体，加入 2 mL 细胞维持液，同时设立对照细胞管，置于 28℃培养箱中继续培养；

（3）显微镜下观察细胞病变，西尼罗病毒在 C6/36 细胞出现病变时间一般为 3 ~ 4 天；

（4）出现病变的细胞感染上清进一步鉴定，无病变者盲传三代不出现细胞病变可以丢弃。

3. 结果判定

西尼罗病毒感染 C6/36 细胞后，细胞病变表现为细胞聚集和脱落等特征，一般不出现细胞融合。患者标本引起组织培养细胞出现病变并非诊断西尼罗病毒感染的特异性指标，还需要对分离物进行西尼罗病毒特异性鉴定试验才能确诊。

22.2.2　新生乳鼠接种

参考第一部分第 7 章新生乳鼠接种内容。

22.3　病毒核酸检测

22.3.1　实时荧光定量 PCR

1. 实验准备

（1）蚊虫标本处理、提取蚊虫样本 RNA 要求在 BSL-2 实验室内操作。

（2）进入实验场所之前，要事先准备好所需试剂、样品。

2. 蚊虫标本处理

实验前准备：

（1）准备好 2 mL 研磨专用无菌离心管，在生物安全柜内加入研磨磁珠，写好编号。

（2）佩戴医用防护口罩，双层手套，套住袖口。

（3）准备镊子，白板，冰盘至于生物安全柜内。

（4）研磨液：5%PS + 培养基。

实验步骤：

（1）从 –80℃冰箱拿出蚊虫样本，置于冰盘上，每管加入 500 μL 的研磨液。

（2）从冰箱拿出研磨振荡仪样品架，用纸巾擦去水珠后放置样本，装好，设置研磨程序，25 频率每秒，3 min。

（3）将离心管取下，置于冰盘上，13 000 r/min 离心 10 min，取 140 μL 上清加入新的离心管中。

3. RNA 的提取

使用试剂盒提取样本中病毒 RNA。

4. 实时荧光定量 PCR 法检测西尼罗病毒核酸

1）稀释引物、探针，配制反应体系：实时荧光定量 PCR 反应所使用的引物信息见表 1-22-1。

表1-22-1　实时荧光定量PCR引物信息

病毒名称	引物 / 探针	名称	序　列	长　度	修　饰
WNV	F	WNV-F	5′-CCTGTGTGAGCTGACAAACTTAGT-3′	24 bp	
	R	WNV-R	5′-GCGTTTTAGCATATTGACAGCC-3′	22 bp	
	p	WNV- 探针	5′-CCTGGTTTCTTAGACATCGAGATCT-3′	25 bp	5′FAM, 3′TAMRA

反应试剂，按 n+1 配置反应体系（n= 样本数 +2 管阳性对照 +1 管阴性对照），每个测量反应体系配置见表 1-22-2。

表1-22-2　实时荧光定量PCR反应体系

组　分	体　积
2× 实时荧光定量 PCR 缓冲液	12.5 μL
实时荧光定量 PCR 酶	1 μL
引物 F（10 μmol/L）	1 μL
引物 R（10 μmol/L）	1 μL
探针（5 μmol/L）	1 μL
无 RNA 酶水	3.5 μL

将上述反应液混匀离心后，按照每管 20 μL 分装于 PCR 管中。

阴性对照：无 RNA 酶水。

阳性对照：含目的片段质粒稀释液。

2）将 5 μL 提取好的样本 RNA 分别加入上述分装好的 PCR 反应管中，模板量可根据样本情况进行适当调整，不够部分以水补足，总反应体积为 25 μL。

反应条件设置见表 1-22-3。

表1-22-3　实时荧光定量PCR反应程序

程　序	循　环　数	温　度	反　应　时　间
1	1	45℃	10 min
2	1	95℃	10 min
3	45	95℃	15 s
		60℃	1 min

注：荧光检测模式为 FAM 荧光，在 60℃收集荧光信号。

3）结果分析。

（1）实验结束后，根据相关仪器的软件进行分析。

（2）阈值设定原则以阈值线刚好超过正常阴性对照曲线（无规则的噪声线）的最高点为准。基线选取 6 ~ 15 个循环区域。

（3）记录仪器自动分析计算出的样本 Ct 值。

5. 结果判定

质控标准：阴性对照无 Ct 值并且无扩增曲线；阳性对照的 Ct 值 ≤ 35，并出现特定的扩增曲线；以上两项需在一次实验中同时满足，否则，本次实验无效，实验应重新进行。

结果描述及判定：无 Ct 值并且无扩增曲线，样品判为阴性；Ct 值 ≤ 35，且出现典型的扩增曲线，样品判为阳性。

22.3.2　深度测序技术

参见第一部分第 20 章测序技术内容。

1. RNA 的提取

使用试剂盒提取样本中病毒 RNA。

2. 第一链 cDNA 合成　使用试剂盒进行反转录。

（1）高质量 Viral RNA > 100 ng（浓度 > 27 ng/μL）。

（2）将 PCR 仪调至 72℃运行 3 min 暂停。准备反应体系见表 1-22-4。

表1-22-4　cDNA合成反应体系（一）

组　分	体　积
Cell/Total RNA in Reaction Buffer	10 μL
引物（12 μmol/L）	1 μL
总计	11 μL

72℃ 3 min，立即置冰上。配以下反应体系（表 1-22-5）。

表1-22-5　cDNA合成反应条件（二）

组　分	体　积
5 × First-strand Buffer	4 μL
DTT（20 mmol/L）	0.5 μL
dNTP（10 mmol/L）	1 μL
RNase inhibitor	0.5 μL
逆转录酶	3 μL
总计	9 μL

（3）加入 9 μL 以上反应体系后（总体积 20 μL），混匀，瞬时离心。

（4）PCR 仪上反应 42℃ 90 min（关热盖）。

第一部分　重要病毒性疾病病原体标准化鉴定技术

（5）于 PCR 仪上 70℃ 10 min，立即置冰上。

3. PCR 使用试剂盒进行扩增。

（1）配如下扩增反应体系（表 1-22-6）。

将 30 μL 扩增反应体系加入 20 μL 第一链反应体系（总体积 50 μL），混匀，瞬时离心，置于 PCR 仪器上。

（2）PCR 程序见表 1-22-7。

表1-22-6　PCR扩增反应体系

组　　分	体　　积
2 × PCR Buffer	25 μL
引物（12 μmol/L）	1 μL
DNA Polymerase	1 μL
无核苷酸水	3 μL
总计	30 μL

表1-22-7　PCR程序反应条件

温　　度	时　　间	循　环　数
95℃	2 min	1
95℃	15 s	
60℃	30 s	
72℃	6 min	12 ~ 18
72℃	10 min	
4℃	保持	

4. 纯化

向产物中加入 35 μL 磁珠（用前从 4℃ 拿出室温平衡 30 min），吹打 10 次混匀后室温放置 5 min。放上磁力架吸附 10 min 后，吸弃上清（吸弃时格外小心）。用 200 μL 70% 乙醇洗两次（不用从磁力架上取下），弃净溶液后瞬时离心，再用小吸头吸干。干燥 4 min 后，加入 21 μL 洗脱缓冲液，吹打 10 次混匀后室温放置 5 min。放上磁力架吸附后，吸出文库至新离心管中，检测核酸浓度。

5. 文库制备

（1）首先，打开 PCR 程序 55℃ 运行 10 min，10℃ 保持。让温度上升至 55℃ 后暂停。

（2）向反应管中加入标记 DNA 缓冲液 5 μL、DNA 5 μL、扩增标记混合液 5 μL，混匀，吹打，离心。反应管放置在 PCR 仪器上。达到 10℃ 后，向反应管中加入 5 μL 中和标记缓冲液试剂，混匀，吹打，离心。室温，保持 5 min。

（3）在反应 PCR 管中加入转座子标记 PCR 预先混合液 15 μL、I5 接头引物 5 μL、I7 接头引物 5 μL，混匀，吸打，瞬时离心。

（4）PCR 程序（表 1-22-8）。

表1-22-8　PCR反应条件

温　　度	时　　间	循　环　数
72℃	3 min	
95℃	3 min	
95℃	30 s	12 ~ 18
62℃	30 s	
72℃	min	
4℃	保持	

（5）文库的回收。

取 10 μL 文库，使用 2% 琼脂糖凝胶 120 V 电泳 30 min。若电泳条带单一并大小正确（切 300 ~ 400 bp，文库大小应在 500 ~ 600 bp），则将文库加入 32 μL 磁珠（用前从 4℃ 拿出室温平衡 30 min），吹打 10 次混匀后室温放置 5 min。放上磁力架吸附 10 min 后，吸弃上清（吸弃时格外小心）。用 200 μL 70% 乙醇洗两次（不用从磁力架上取下），弃净溶液后瞬时离心，再用小吸头吸干。干燥 4 min 后，加入 21 μL 洗脱缓冲液，吹打 10 次混匀后室温放置 5 min。放上磁力架吸附后，吸出文库至新离心管中。

（6）测定核酸浓度，浓度＞ 4 ng/μL。可进行上机反应。

22.4　免疫荧光法抗体检测

参考第一部分第 2 章病毒抗体检测内容。

（付士红　**编写**，韩俊、王衍海、魏强　**审校**）

第23章

黄热病毒

23.1 简介

黄热病毒（*Yellow fever virus*）是一种属于黄病毒科（Flaviviridae）黄病毒属（*Flavivirus*）的病毒，病毒颗粒呈球形，直径为 37 ~ 50 nm，外有脂质包膜，表面有棘突。病毒基因组为有包膜不分节段的单股正链 RNA 病毒，约由 11 000 核苷酸组成。黄热病毒基因组可编码 3 种结构蛋白（C，prM 和 E），以及 7 种非结构蛋白（NS1、NS2a、NS2b、NS3、NS4a、NS4b 和 NS5）。C 蛋白作为核心蛋白可与病毒核酸结合，并把病毒核酸包裹形成病毒核衣壳。研究表明，黄热病毒 C 蛋白在缺失 N 端 40 个氨基酸残基或者 C 端 27 个氨基酸残基时仍可发挥其功能。

黄热病毒只有一个血清型。该病毒可与黄病毒科其他成员，如登革病毒、西尼罗病毒、圣路易脑炎病毒产生交叉血清学反应。

23.2 实时荧光定量 PCR

23.2.1 实验准备

1. 仔细核对被检样品患者的姓名、编号及检测项目等。
2. 进入实验场所之前，要事先准备好所需试剂、样品。

23.2.2 标本处理

1. 按照 BSL-3 实验室的要求穿戴防护装备。

2. 在 BSL-3 实验室的生物安全柜外去掉外层包装后放入生物安全框内消毒标本管，用止血钳或镊子取出标本管，置于架上。

23.2.3 RNA 的提取

使用试剂盒提取样本中病毒 RNA。

23.2.4 实时荧光定量 PCR 法

1）稀释引物、探针，配制反应体系：定量 PCR 反应使用一步法实时荧光定量 PCR 扩增试剂盒。引物信息见表 1-23-1。

表1-23-1 实时荧光定量PCR引物信息

病毒名称	引物/探针	名 称	序 列	大 小	修 饰
YFV	F	YFV F	5′-GAGGAAGGGTGTCTCCAGGAA-3′	21 bp	
	R	YFV R	5′-ACATGTTGGCATAGGCTTTGCT-3′	22 bp	
	P	YFV P-Cy5	5′-CTGGATGATCAAGGAAACAGCTTGCCTC-3′	28 bp	5′Cy5, 3′BHQ2

反应试剂，按 $n+1$ 配置反应体系（$n=$ 样本数 +2 管阳性对照 +1 管阴性对照），每个测量反应体系配制见表 1-23-2。

表1-23-2 实时荧光定量PCR反应体系

组 分	体 积
2× 实时荧光定量 PCR 缓冲液	12.5 μL
实时荧光定量 PCR 酶	1 μL
引物 F（10 μmol/L）	0.5 μL
引物 R（10 μmol/L）	0.5 μL
探针（10 μmol/L）	0.25 μL
无 RNA 酶水	5.25 μL

将上述反应液混匀离心后，按照每管 20 μL 分装于 PCR 管中。

阴性对照：无 RNA 酶水。

阳性对照：含目的片段质粒稀释液。

2）将 5 μL 提取好的样本 RNA 分别加入上述分装好的 PCR 反应管中，模板量可根据样本情况进行适当调整，不够部分以水补足，总反应体积为 25 μL。反应条件设置见表 1-23-3。

表1-23-3 实时荧光定量PCR反应条件

温 度	时 间	循 环 数
50℃	30 min	1
95℃	10 min	1
95℃	15 s	45
60℃	45 s	

注：在 60℃收集荧光信号。

3）结果分析。

（1）实验结束后，根据相关仪器的软件进行分析。

（2）阈值设定原则以阈值线刚好超过正常阴性对照曲线（无规则的噪声线）的最高点为准。基线选取 6 ~ 15 个循环区域。

（3）记录仪器自动分析计算出的样本 Ct 值。

23.2.5 结果判定

质控标准：阴性对照无 Ct 值并且无扩增曲线；阳性对照的 Ct 值应 ≤ 38.0，并出现特定的扩增曲线，以上两项需在一次实验中同时满足，否则，本次实验无效，实验应重新进行。

结果描述及判定：无 Ct 值并且无扩增曲线，样品判定为阴性；Ct 值 ≤ 38.0，且出现典型的扩增曲线，样品判定为阳性。

（芜为　**编写**，韩俊、王衍海、魏强　**审校**）

第24章

寨 卡 病 毒

24.1 简介

寨卡病毒属于黄病毒科（Flaviviridae）黄病毒属（*Flavivirus*），病毒颗粒呈球状，直径为 40 ～ 70 nm。寨卡病毒为单股正链 RNA 病毒，基因组长约 10.8 kb，含一条单一开放读码框，病毒蛋白由一个单一的多蛋白前体，经宿主蛋白酶和病毒蛋白酶切而成，包括 3 个结构蛋白（C、prM/M、E）和 7 个非结构蛋白（NS1、NS2A、NS2B、NS3、NS4A、NS4B、NS5），结构蛋白位于氨基端，非结构蛋白位于羧基段，具有丝氨酸蛋白酶、RNA 解旋酶和 RNA 依赖 RNA 聚合酶（RdRP）功能。其中，衣壳蛋白和单股正链 RNA 基因组构成 20 面体对称的核衣壳，外层为脂质包膜。

24.2 细胞培养与分离鉴定

24.2.1 操作步骤

1. 样本除菌

（1）患者标本要求无菌采集。

（2）媒介生物标本制备悬液时需含常规量抗生素。

（3）对疑似污染的标本，一般使用较大剂量抗生素（青霉素 10 000 U，链霉素 10 000 μg 和制霉菌素适量）处理，然后悬液经 $12\,000 \times g$ 离心 20 min，去除大部分细菌和杂质。

2. 样本处理和稀释

（1）血清标本系列稀释后可直接用于病毒分离。

（2）组织等标本需参照标本研磨处理操作规范进行研磨，研磨后混悬液于 4℃ 4 000 r/min 离心 15 ~ 20 min，上清液用来接种敏感细胞。

3. 细胞接种

急性期血清或研磨处理的媒介生物标本（用 Hank's 液 1∶10 稀释），标本 0.5 ~ 1 mL 接种 T25 细胞培养瓶中长成单层的 Vero，BHK 细胞。在 37℃温箱吸附 2 h 后加入含 Eagle's 维持液至 5 mL，37℃培养。前期每天显微镜下观察 1 次细胞病变，待开始出现病变后应增加观察病变频率，每天观察 2 次细胞病变。

4. 免疫荧光检测

细胞出现病变时刮取少量细胞点抗原片进行免疫荧光检测，如果荧光检测阳性，待细胞病变达约为 80% 时，收集上清接种新鲜细胞进行病毒培养，检测病毒基因组，确定病毒基因型；如果荧光检测为阴性，继续培养，培养 7 ~ 10 天，如果检测结果仍为阴性，细胞需继续传第二代。

5. 连续传代

用胰酶消化步骤 4 中检测为阴性的细胞，用 3 ~ 4 mL 新鲜培养液悬浮细胞，取 1/2（1.5 ~ 2 mL）细胞悬液与大约同等数量的新鲜制备的正常细胞联合培养，重复步骤 4 中检测至第 3 代。

6. 病毒核酸序列分析

对于特异性荧光检测阳性的病毒样本应在生物安全二级实验室灭活或直接加入核酸提取试剂盒中的裂解液后，在生物安全一级实验室参照寨卡病毒核酸检测方法，提取核酸，进行序列分析。

7. 废物处理

所有实验用品都应严格按照有关实验室安全管理规定的处理方法高压处理，所有液体废物和细胞培养物应经化学消毒后置于密闭容器中，严格按照有关实验室安全管理规定的处理方法高压处理。

24.2.2　结果判断

1. 如果经寨卡病毒特异性单克隆抗体检测用于分离寨卡病毒细胞呈荧光阳性说明标本感染有寨卡病毒。

2. 分离病毒的核酸序列分析可以确定病毒基因型。

◢ 24.3　实时荧光定量 PCR

1）按照 BSL-2 实验室的要求穿戴个人防护装备。

2）在生物安全柜内去掉外层包装后拿入生物安全框，消毒标本管，置于架上。

3）仔细清点和核对标本。

4）标本的灭活和 RNA 的提取：使用试剂盒提取标本中病毒 RNA。

5）实时荧光定量 PCR 扩增寨卡病毒 RNA。

（1）实时荧光定量 PCR 试剂盒：寨卡病毒核酸检测试剂盒，引物和探针序列见表 1-24-1。

（2）PCR 试剂准备（在 PCR 间准备区）：①从试剂盒中取出 ZV PCR 反应液 A、ZV PCR 反应液 B，室温融化后振荡混匀，8 000 r/min 离心数秒后使用。②ZV 反应体系配制。

表1-24-1　实时荧光定量PCR引物信息

引物/探针	名　称	序　列	长度	修　饰
上游引物	ZIKV F	5'-ATCCTGACTCCCCCCGYAGATT-3'	22 bp	
下游引物	ZIKV R	5'-ACYGTCAGTTGRACTCCATTCTC-3'	23 bp	
探针	ZIKV P	5'-TCRAGAATGGAAAACATCATGTG	23 bp	5'-FAM, 3'-BHQ1

取适量 PCR 反应管；每管加入 ZV PCR 反应液 A 17 μL、ZV PCR 反应液 B 3 μL（也可按照单个反应的用量，计算 PCR 反应液 A、B 各自所需总量，两者混匀后分装 20 μL 于单个 PCR 反应管中）。

（3）加样（在 PCR 间样本制备区）：在 PCR 间样本制备区的生物安全柜内，分别将提取后的待测样本核酸、阴性质控品核酸、阳性质控品核酸 5 μL 加入到上述对应的反应管中，盖紧管盖，8 000×g 离心数秒后转移至扩增检测区。

（4）PCR 扩增（在 PCR 间扩增检测区）：① 使用实时定量核酸扩增检测仪。② 将 PCR 反应管放入核酸扩增检测仪样品槽内。③ 设置 PCR 反应条件见表 1-24-2。

表1-24-2　实时荧光定量PCR反应程序

温　度	时　间	循　环　数
50℃	15 min	1
95℃	15 min	1
94℃	15 s	40
55℃	15 s	
40℃	20 s	1

6）PCR 反应结果。

（1）结果分析（请参照各仪器使用说明书进行设置）：① 反应结束后保存检测数据文件。② 分析条件设置：以荧光 PCR 反应的前 3 ~ 15 个循环的荧光信号作为本底信号，以本底信号标准差的 10 倍作为荧光阈值，标本扩增产生的荧光信号达到荧光阈值时所对应的循环数为 Ct 值，以 Ct 值 < 35 荧光信号数据线性化处理后对应循环数生成的曲线图成 "S" 形的标本，可判断为相应的寨卡病毒核酸检测阳性。

（2）质量控制。

阴性质控品：FAM 检测通道无扩增曲线；VIC 检测通道有扩增曲线。

阳性质控品：FAM 检测通道有扩增曲线，且 Ct 值 < 32；VIC 检测通道有或无扩增曲线。

以上要求需在同一次实验中同时满足，否则，本次实验无效，需重新进行。

（3）结果判定。

① 检测通道的解释，FAM 检测通道为寨卡病毒，VIC 检测通道为内标。

② 内标结果判定：若 VIC 通道 Ct 值 < 40，则可判定该检测管内标阳性，若 VIC 通道无扩增曲线或 Ct 值 = 40，则可判定该检测管内标阴性。

③ 若检测样品在 FAM 检测通道无扩增曲线或 Ct 值 = 40，且 VIC 检测通道有扩增曲线，可判样品为寨卡病毒阴性。

④ 若检测样品在 FAM 检测通道 Ct 值 < 37，VIC 检测通道有或无扩增曲线，可判样品为寨卡病毒阳性。

⑤ 若检测样品在 FAM 检测通道 37 < Ct < 40，建议复检，若复检结果 Ct 值 < 40 则可判样品为寨卡病毒阳性；若复检结果无扩增曲线或 Ct 值 = 40，可判样品为寨卡病毒阴性。

⑥无效结果的判定：若检测样品为寨卡病毒阴性，则反应体系的内标必须为阳性，否则该检验管结果无效，需进行复检。

⑦阳性判断值或者参考区间：通过模拟样本检测结果分析，利用 ROC 曲线法最终确定本试剂盒的参考区间为：寨卡病毒的 Ct 值为 37 ~ 40；内标参考值为 40。

⑧结果报告。

阴性结果报告格式为：样本未检测到寨卡病毒核酸，浓度低于试剂盒的灵敏度。

阳性结果报告格式为：样本检测到寨卡病毒核酸。

本检测结果仅供临床参考，要确诊病例需结合临床表现和流行病学调查结果进行判定。

（贾晓娟、芜为　**编写**，韩俊、王衍海、魏强　**审校**）

第25章

脊髓灰质炎病毒

25.1 简介

脊髓灰质炎（poliomyelitis）是由脊髓灰质炎病毒引起的急性肠道传染病，临床表现主要为急性弛缓性麻痹，一部分病例可能有永久性的肢体麻痹。该病毒属肠道病毒。1909 年，Landsteiner 和 Popper 在非灵长类动物身上成功地进行了病毒的传代，1949 年，Enders，Weller 和 Robbins 取得了用组织培养扩增病毒这一重大成就。国际上，将这种病原体命名为脊髓灰质炎病毒（*poliomyelitis virus*），简称"脊灰病毒"。我国称为"脊髓灰质炎"，简称"脊灰"，又称小儿麻痹症。根据《中华人民共和国传染病防治法》，脊髓灰质炎属于乙类传染病。

25.2 病毒分离

25.2.1 操作步骤

（1）取出形态良好、刚长成单层细胞的 L20B 和 RD 两种细胞培养管，倒掉培养液，在培养管中加入 1.0 mL 的维持液、做细胞对照的培养管加入 1.0 mL 的维持液。

（2）在细胞管上表明标本号、日期、细胞种类及传代数等信息。

（3）每份标本同时分别接种于 L20B 和 RD 两种细胞上，每种细胞接种 2 管，每管接种 0.2 mL。

（4）用倒置显微镜每天观察细胞病变（CPE）情况。在实验记录纸上记录与标本有关的所有细节（如实验编号、接种日期、细胞种类及传代数等）。

25.2.2　结果判定

对照细胞状态良好时，如果接种标本的细胞 24 h 内很快出现细胞病变，这很可能是标本的非特异的毒性反应。可将这些细胞培养管置 –20℃冷冻，再次融化后取 0.2 mL，再接种到同种类型的细胞管内培养。若毒性反应再次出现，取最初的粪便上清液，用 PBS 做 2 倍稀释，加入总量 1/10 的氯仿，4℃ 3 000 r/min 离心 30 min，吸出上清液，然后再按上述方法再次接种到细胞培养管中。

若无非特异性毒性反应，继续观察至细胞对照明显老化时（一般为 7 ~ 10 天）。将已经接种细胞的接种管放 –20℃冷冻，融化后吸 0.2 mL 培养液，接种到同类型的新鲜单层细胞管中进行传代培养。

每天镜检，观察 14 天，若仍无 CPE 出现时，可判为阴性结果。若无非特异性细胞毒性反应，对照细胞生长良好，接种标本的细胞管出现 CPE（如细胞圆缩、从管壁脱落）者，可判为阳性。将出现 CPE 的标本接种管冷冻保存于 –20℃，以备进一步研究。

RD 细胞出现 CPE、而 L20B 细胞没有出现 CPE 者，应取出 0.2 mLRD 细胞培养液，转种到 L20B 细胞上，如没有出现 CPE，则判为脊灰病毒阴性、肠道病毒阳性；如果出现了 CPE，则判为脊灰病毒阳性，将出现 CPE 的标本接种管冷冻保存于 –20℃，以备进一步研究。

细胞病变（CPE）的观察记录格式如下：

➢ 0 ~ 25% 的细胞出现病变记录为 "+"。

➢ 25% ~ 50% 的细胞出现病变记录为 "++"。

➢ 50% ~ 75% 的细胞出现病变记录为 "+++"。

➢ 75% ~ 100% 的细胞出现病变记录为 "++++"。

25.3　反转录 PCR 及序列分析

25.3.1　RNA 提取

可使用商业化试剂盒来提取 RNA，从临床标本或病毒分离培养物中提取。

25.3.2　反转录 PCR 扩增

1. 引物序列合成

脊灰病毒 *VP1* 基因核酸检测引物序列：

Polio-UG1（上游）：5′-TTGTGTCAGCGTGTAATGA-3′

Polio-UC11（下游）：5′-AAGAGGTCTCTATTCCACAT-3′

2. 引物稀释

（1）合成的引物质量数：1 *OD*=33 μg。

（2）在打开装有引物的 1.5 mL 离心管之前，12 000 r/min 离心 10 min，以避免打开管盖时干膜状的 Oligo DNA 散失。

（3）慢慢打开管盖，向管中加入 330 μL 的去离子水。

（4）盖上管盖，充分震荡混匀 10 min。

（5）此时得到的引物浓度为 33 μg/330 μL=0.1 μg/μL（PCR 工作浓度）。

（6）引物如果长期储存，需要置于 –20℃以下环境。

3. 实验设计

1）记录实验操作者姓名、实验日期、所鉴定标本的名称以及标本的顺序。标本顺序需与 PCR 仪排列的顺序一致。

2）标记好标本和对照的 PCR 管（阳性对照，细胞对照和试剂对照）。

（1）阳性对照：无感染性的对照 RNA。

（2）细胞对照：使用未接种病毒的细胞悬液,最好使用与扩增病毒所用的细胞类型与代数相同的细胞。每一次实验设 2 个细胞对照。

（3）试剂对照：用去离子水代替标本。

4. 反转录 PCR 扩增

（1）在冰面上融化病毒标本和各种 PCR 试剂。

（2）配置试剂主溶液（表 1-25-1）。

表1-25-1 反转录PCR反应体系

组 分	体 积
10×PCR Buffer（含 Mg^{2+}）	5.0 μL
dNTPs（2.5 mmol/L each）	2.0 μL
Polio-UG1（0.1 μg/μL）	1.0 μL
Polio-UC11（0.1 μg/μL）	1.0 μL
RNA 酶抑制剂（RNasin，40 U/μL）	0.5 μL
Taq DNA 聚合酶（5 U/μL）	0.5 μL
AMV 反转录酶（10 U/μL）	1.0 μL
模板 RNA	3.0 μL
无 RNA 酶水	36.0 μL
总计	50.0 μL

（3）在 PCR 仪上进行反转录 PCR 反应，反应条件见表 1-25-2。

表1-25-2 反转录PCR反应条件

温 度	时 间	循环数
42℃	5 min	1
94℃	5 min	1
94℃	30 s	
48℃	30 s	32
72℃	70 s	
72℃	10 min	1
4℃	保持	

25.3.3　电泳分析

（1）将已经聚合的 3% 的琼脂糖凝胶放在电泳装置上。

（2）在帕拉膜（Parafilm）上加上 6× 电泳载样缓冲液（每个反应需 1 μL）。再加上 5 μL 的 PCR 反应产物与之混合。

（3）将电泳缓冲液倒在电泳装置中，将样品与载样缓冲液的混合溶液加到孔中。

（4）盖上盖子，接通电源，以 10 V/cm 电压（恒定电压）电泳 35 ~ 40 min，直到溴酚蓝跑到凝胶底部的时候，停止电泳。

（5）在紫外透射仪下观察 PCR 产物电泳结果，并拍照记录。

25.3.4　PCR 产物纯化

用试剂盒进行 PCR 产物纯化。

25.3.5　标记反应

1. 配制标记反应主溶液（表 1-25-3）

表1-25-3　标记反应体系配置

组　分	体　积
BigDye V3.0	2.0 μL
5× Seq Buffer	1.5 μL
模板（已纯化的 PCR 产物）	12.5 μL
引物（Downstream 或 Upstream，0.02ug/μL）	1.0 μL
去离子水	3.0 μL
总计	20 μL

配好后，混匀离心。

2. 按如下过程进行标记反应（表 1-25-4）

表1-25-4　标记反应条件

温　度	时　间	循　环　数
96℃	1 min	
96℃	10 s	
50℃	5 s	25
60℃	4 min	
4℃	保持	

25.3.6 纯化标记反应产物

1. 水化

（1）2.7 g 的 G-50 溶解于 50 mL 去离子水中。

（2）在室温下水化至少 30 min。

去除多余水分：

（1）将 G-50 分装于离心柱中，每支分装 900 μL。

（2）使多余的水份通过重力作用排出，如果液体不立即流出时，在顶部加压使液体开始排出。排出 200 ～ 250 μL 多余的水后，弃掉液体。

（3）在 3 000 r/min 离心 2 min，以去除胶间隙的液体。

（4）大约 300 μL 的液体被排出后，弃掉收集管和液体，不要使胶过分干燥，立即进行处理样品。

2. 样品处理

（1）把柱子放在明亮处。将 20 μL 的标记反应产物加至 G-50 胶的斜面上，小心将样品加入到胶的中央，不要碰到胶的表面以及柱子的四周，否则会使纯化的效率降低，导致多余的 BigDye 影响序列分析结果。

（2）将柱子放在样品收集管中（1.5 mL）放到离心机中，注意管子的方向，胶的最高点永远向着离心机的外周。3 000 r/min 离心 2 min。纯化后的标记产物收集到收集管中。

（祝双利 **编写**，韩俊、王衍海、魏强 **审校**）

第26章

鼻病毒

26.1 简介

    人鼻病毒属于小 RNA 病毒科、肠道病毒属鼻病毒 A、B、C 种，是人患普通感冒的主要病原。鼻病毒基因为约 7.0 kDa 的单股正链 RNA，基因具有 5′ 非编码区、一个开放阅读框（open reading frame，ORF）和 3′ 非编码区。病毒的开放阅读框编码 1 条多肽链，随后该多肽链被病毒编码的蛋白酶切割为 11 个蛋白：结构蛋白（VP4、VP3、VP2、VP1）和非结构蛋白（2A、2B、2C、3A、3B、3C、3D）。其中，结构蛋白构成病毒衣壳，2A 和 3C 是蛋白酶，3D 是 RNA 依赖的 RNA 聚合酶，3B 编码一段与 5′ 非编码区相连的多肽（VPg），在病毒复制中发挥蛋白引物的作用。与肠道病毒的区别如下：①鼻病毒不耐酸，pH 3 ~ 5 溶液中结构易被破坏；②鼻病毒最适培养温度是 33℃，而肠道病毒最适培养温度为 36 ~ 37℃；③鼻病毒比重大，氯化铯浮力密度为 1.38 ~ 1.42。鼻病毒抗原性复杂，有 100 多个血清型。感染后可获得免疫力，但维持时间短，不同型鼻病毒之间很少交叉保护，因而人可多次患感冒。目前，对鼻病毒感染尚无特异预防和治疗方法。

26.2 病毒分离与培养

26.2.1 标本的处理

呼吸道样本用于病毒分离前，需要经过适当的处理。

1. 咽拭子标本

（1）在生物安全柜内打开装有鼻、咽拭子管子的管盖，用灭菌镊子或止血钳夹住拭子柄，搅拌数次并挤出棉拭子上的液体，在挤压过程中动作要轻柔勿剧烈，以防止产生气溶胶和液体溅出。

（2）将标本置离心机内 4℃，2 000 r/min 离心 20 min，以去除大部分杂质。离心后，在生物安全柜内轻轻地打开离心管，用 1 mL 的吸头，吸取 0.5 mL 上清液，接种事先准备的细胞。

2. 痰液

（1）若痰液中含有少量黏液，可以直接按咽拭子标本中的方法离心后接种细胞。

（2）若痰液中含有大量黏液，则需要液化后（按 1∶1 体积比加入 1% pH 7.6 的胰蛋白酶溶液，室温消化 15 ~ 30 min），取适量样本按 1. 咽拭子标本（2）中的方法离心后接种细胞。

（3）其他呼吸道样本如胸腔积液、支气管肺泡灌洗液等的处理原则同上。

（4）怀疑标本有细菌污染时，可在离心的基础上，用 0.2 μm 滤器将样本过滤后使用或者在标本中加入双抗，使标本每毫升含青、链霉素各 3 000 U，4℃抗菌处理 1 h 后使用。

26.2.2 细胞的准备

将细胞传代至 6 孔板中，次日待细胞长至 60% ~ 70% 时用作病毒分离。如果使用培养瓶或其他规格的培养板，则需要适当调整下面接种程序中培养基的量。

26.2.3 接种程序

1）轻轻吸出细胞生长液，用 10 mL 的无菌移液管吸取 2 mL PBS 加到细胞上，温和摇动数次，用无菌的移液管将清洗细胞的 PBS 移出，重复上述步骤清洗细胞 3 遍。

2）细胞培养板的接种。

（1）用无菌的移液管吸取适量约 0.5 mL 临床标本置于细胞培养板中，轻轻晃动数次，加入 1 mL PBS 或孵育液，晃动混匀后，将培养板放于 37℃，5% CO_2 培养箱中吸附 1 h，其间晃动 2 次，促进病毒均匀吸附。

（2）吸出接种物，用 10 mL 的无菌移液管吸取 PBS 分别清洗细胞 2 遍。然后加入 5 mL 病毒生长液于细胞培养瓶中。放置于 37℃，5% CO_2 培养箱培养。

（3）每日观察细胞病变情况（细胞病变的特征是细胞肿胀圆化，细胞间隙增大，细胞核固缩或破裂，严重时细胞部分或全部脱落）。以 0 ~ 25% 细胞 CPE 变化为"+"，26% ~ 50% 细胞 CPE 变化为"++"，51% ~ 75% 细胞 CPE 变化为"+++"，76% ~ 100% 细胞 CPE 变化为"++++"，正常细胞形态为"–"。

（4）鼻病毒细胞病变特点：细胞变圆、脱落。

3）细胞培养物的收获：当 76% ~ 100% 细胞出现病变时进行收获，收获之前可以将细胞放于 –70℃冰箱，冻融 3 次，以提高收获标本的病毒滴度。先温和摇动细胞瓶数次，然后用 10 mL 的无菌移液管吸取病毒液置于 1.5 mL 无菌离心管中离心，混匀病毒。收获的病毒液可以立即进行后续试验，或分装至冻存管中保存在 –70℃冰箱待用。

4）盲传：培养 7 ~ 10 天后仍无细胞病变时，也将培养细胞收获，按（2）接种细胞，盲传三代后，无细胞病变且核酸及免疫学检测阴性时认为最终分离结果为阴性。

26.2.4　注意事项

推荐使用 H1-HeLa 细胞分离鼻病毒，应该注意避免细胞被支原体所污染，如有污染则需要丢掉该细胞，再从实验室细胞库中复苏保存在液氮中的细胞。

（1）制备的标本悬液吸附到单层细胞上：不要将标本悬液直接加在含有维持液的细胞上，要将细胞生长液先倒掉，用无菌无血清的培养基清洗单层细胞，在室温条件下，使 0.2 ~ 0.5 mL 的标本先吸附到单层细胞上，吸附时轻轻摇动，防止周围层细胞干燥。然后再补足 1 mL 维持液，使用这种方法可以提高分离病毒效率，缩短 CPE 出现的时间，减少标本的毒性反应。

（2）毒性反应：如果在接种标本 1 ~ 2 天内细胞迅速出现老化，这可能是由于标本中含有毒性物质导致的非特异毒性反应，将这些已接种标本的试管再次 -20℃ 冻融后，取 0.2 mL 接种到新的单层细胞上以释放存在的病毒（此时为第二代）。如果又出现毒性反应，应该取原始标本用 PBS 稀释，再次接种到同种细胞中，这次应被认为是第一次。

（3）微生物污染：由于细菌污染而造成培养液浑浊或细胞死亡，无法出现 CPE 时，需重新取原始标本接种细胞。

（4）盲传：病毒在盲传过程中，最好选择细胞对数生长期最旺盛时接种。每次取经反复冻融后的病毒细胞悬液 0.2 mL 接种到新鲜细胞上。

（5）其他：尽量小心以避免在接种细胞或传代时发生病毒交叉污染。不要将已接种病毒的细胞培养液倾倒掉，而应该用移液管来移走液体，每一步都要更换新移液管，避免剧烈震动产生气溶胶。

26.3　病毒核酸检测

1. 咽拭子标本

（1）在生物安全柜内打开装有鼻、咽拭子管子的管盖，用灭菌镊子或止血钳夹住拭子柄，搅拌数次并挤出棉拭子上的液体，在挤压过程中动作要轻柔勿剧烈，以防止产生气溶胶和液体溅出。

（2）将标本置离心机内 4℃，2 000 r/min 离心 20 min，以去除大部分杂质。离心后，在生物安全柜内轻轻地打开离心管，用 1 mL 的吸头，吸取 0.5 mL 上清液。

①若痰液中含有少量黏液，可以直接按 1. 咽拭子标本（2）中的方法离心取上清。

②若痰液中含有大量黏液，则需要液化后［按 1∶1 体积比加入 1% pH 7.6 的胰蛋白酶溶液，室温（约 25℃ 消化 15 ~ 30 min）］，取适量样本按 1. 咽拭子标本（2）中的方法离心后取上清。

③其他呼吸道样本如胸腔积液、支气管肺泡灌洗液等的处理原则同上。

④怀疑标本有细菌污染时，可在离心的基础上，用 0.2 μm 滤器将样本过滤后使用或者在标本中加入双抗，使标本每毫升含青、链霉素各 3 000 U，4℃ 抗菌处理 1 h 后使用。

2. 核酸提取

收获具有明显 CPE 的细胞上清液，利用核酸提取试剂盒（详见试剂盒说明书）提取病毒 RNA，反转录后采用两轮多重反转录巢式 PCR 扩增肠道病毒 *VP4* 基因，第一轮 PCR 反应条件为：95℃ 5 min（94℃

1 min、55℃ 30 s、72℃ 1 min，40 个循环），72℃延伸 10 min。

正向引物：5′-CGGCCCCTGAATGYGGCTAA-3′，反向引物：5′-ATCHGGHARYTTCCAMCACCA-3′。取第一轮 PCR 产物 2 μL 作为模板，进行第二轮 PCR 扩增，反应条件为：95℃ 5 min，（94℃ 1 min、58℃ 30 s、72℃ 30 min，40 个循环），72℃延伸 10 min。正向引物：5′-CTACTTTGGGTGTCCGTGTTTC-3′，反向引物：5′-ATCHGGHARYTTCCAMCACCA-3′。第二轮扩增产物用 1.5% 琼脂糖凝胶电泳检测并送测序公司进行基因双向测序。

3. 实时荧光定量 PCR

1）实时荧光定量 PCR 引物准备

引物：按推荐加水体积溶解引物，并按比例稀释至工作浓度。

探针：按比例稀释至工作浓度。

阴性对照模板选用无菌水，阳性对照为鼻病毒的 RNA。

2）实时荧光定量 PCR 反应体系（表 1-26-1）。

表1-26-1 实时荧光定量PCR反应体系

组　　分	体　　积
25× 实时荧光定量 PCR 酶	0.8 μL
上游引物（40 μmol/L）	0.5 μL
下游引物（40 μmol/L）	0.5 μL
Probe（10 μmol/L）	0.5 μL
2× RT-PCT buffer	10 μL
无 RNA 酶水	6.7 μL
总计	20 μL

将上述加有反应液的 PCR 管拿至核酸提取区，以 1 μL 每管依次加入阴性对照、待检标本和阳性对照反应模板 RNA。将加好上述反应体系的 PCR 管拿至核酸扩增区工作间，先后打开荧光定量 PCR 仪和联机电脑，将 PCR 管放于荧光定量 PCR 仪上进行扩增反应，在联机电脑中输入以下反应程序并运行程序：45℃ 作用 10 min；95℃作用 10 min；95℃变性 15 s，56℃退火 45 s；持续 2 ~ 39 个循环。引物探针序列见表 1-26-2。

表1-26-2 引物探针序列

引　　物	序　　列	修　　饰
HRVU-F	5′-UTR TCCTCCGGCCCCTGAAT-3′	
HRVU-R	5′-GAAACACGGACACCCAAAGTAGT-3′	
HRVU-Probe	5′-TGGCTAACCCAAACCC-3′	FAM, BHQ-1

3）PCR 检测和结果分析。

根据 Ct 值进行结果判断：

Ct 值 ≤ 20，"+++"；

20 < Ct ≤ 30，"++"；

30 < Ct ≤ 35，Ct 值 "+"；

Ct 值 > 35，"−"。

4）质控标准。

（1）阴性对照的检测结果为阴性。

（2）阳性对照的 Ct 值应 ≤ 28。

（3）否则，此次实验视为无效。

4. 在核酸检测过程中应注意的问题

（1）为了避免实验中的交叉污染，在加模板的过程中，应首先加空白和阴性对照，其次加待检样本，最后加阳性对照。

（2）本 SOP 实验过程都应使用医用橡胶手套。

（3）问题解决：①若阴性对照出现扩增，可以考虑由于环境污染而造成的假阳性。此时应设立空白对照检测：在实验当天取一盛有 500 μL 纯水的 1.5 mL 离心管置于工作台，并于实验结束后作为待检样品检测，检测结果应为阴性。若出现阳性则说明发生环境污染，此时应对室内进行通风、擦洗工作台及实验用品，并对实验用离心管、吸头重新高压灭菌，更换所有自备试剂。②阳性对照 Ct 值大于 30，则应考虑 RNA 降解，此时应对实验用离心管、吸头重新高压灭菌，并严格按操作流程进行实验。

26.4 病毒分离培养和分型鉴定

（1）样本接种前一天用细胞培养液将细胞传至 24 孔细胞培养板，$8 \times 10^4 \sim 1 \times 10^5$ 细胞 / 孔，使第 2 天细胞至 60% ～ 70% 丰度。

（2）将收取的呼吸道样本于 4℃、10 000 r/min 离心 20 min。

（3）在液面下轻轻吸出 100 μL（避免菌膜），加于 1.5 ml 离心管 200 μL 孵育液中混合待用。

（4）待 24 孔细胞培养板中细胞长至 60% ～ 70% 丰度，用不含血清的 DMEM 培养基清洗细胞两遍，将上述 300 μL 样本接于细胞上，使其完全覆盖，置于 33℃、5% CO_2 培养箱吸附 1 h。

（5）吸掉病毒液，加入 500 μL 病毒维持液继续培养，并每日观察细胞病变情况。

（6）出现 CPE 后，细胞培养板置于 −80℃ 冰箱冻融 2 次，将细胞培养上清于 4℃、5 000 r/min 离心 5 min，将离心后的上清液分装于冻存管中，并标记代次、所用细胞、出现 CPE 天数、样本体积、年月日、操作人等信息。

（7）样本接种 6 ～ 7 天还无 CPE 的样本，反复冻融 2 次后进行盲传三代，操作同上。

（8）对于分出的毒株，进行病毒扩增，接种于斜面管，出现 CPE 后需要利用实时荧光定量 PCR 方法再次进行鉴定，并进行序列测定。

（9）实时荧光定量 PCR 扩增鼻病毒 *VP4/VP2* 基因序列，对分离培养的鼻病毒进行分型。

引物序列见表 1-26-3。

表1-26-3 PCR引物序列信息

引物名称	序 列	扩增区域	长 度
HRV-A/B F	5′-GGGACCAACTACTTTGGGTGTCCGTGT-3′	VP4/VP2	550 bp
HRV-A/B R	5′-GCATCIGGYARYTTCCACCACCANCC-3′		
HRV-C F	5′-ACTACTTTGGGTGTCCGTGTTTC-3′	VP4/VP2	330 bp
HRV-C R	5′-TTTCCRATAGTGATTTGCTTKAGCC -3′		

（10）实时荧光定量 PCR 扩增。

取 2 μL 核酸加入体系进行反转录（表1-26-4）。

表1-26-4 反转录反应体系

组 分	体 积
无 RNA 酶水	16.5 μL
2 × One Step Mix	25 μL
基因特异性上游引物（10 μmol/L）	2 μL
基因特异性下游引物（10 μmol/L）	2 μL

混匀后，按表 1-26-5 反应条件体系进行反转录。

表1-26-5 反转录PCR反应条件

温 度	时 间	循 环 数
50℃	30 min	
94℃	3 min	
55 ~ 72℃	30 s	35
72℃	1 min	
72℃	5 min	
50℃	保持	

PCR 产物进行测序，与 Genbank 参比株进行序列比对，确定分离病毒的血清型。

（11）确定毒株型别后于 T25 细胞培养瓶进行病毒扩增，出现 CPE 后进行分装 –80℃冻存。

◢ 26.5 测序鉴定技术

26.5.1 核酸的提取

采用试剂盒提取核酸，临床样品以鼻咽拭子为例，将鼻咽拭子置于 3 mL VTM 中，每次至少取 200 μL 提取核酸，洗脱体积 50 μL。

26.5.2 样本 DNA 制备

取 5 μL 核酸进行反转录（表1-26-6）。

表1-26-6　反转录反应条件（一）

组　分	体　积
无 RNA 酶水	6 μL
dNTP（10 mmol/L）	1 μL
Random hexamers（50 ng/μL）	0.5 μL
Oligo（dt）18（50 μmol/L）	0.5 μL
RNA	5 μL

混匀后，放置 65℃ 5 min，4℃ 2 min，加入如下体系（表1-26-7）。

表1-26-7　反转录反应条件（二）

组　分	体　积
5× 第一链合成缓冲液	4 μL
0.1M DTT	1 μL
RNA 酶抑制剂	1 μL
反转录酶（200U/μL）	1 μL

混匀 25℃ 5 min，50℃ 45 min，70℃ 15 min，得到第一链 cDNA。将样本加入 1 μL RNAse H 放置 37℃ 10 min，加入如下体系合成第二链（表1-26-8）。

表1-26-8　反转录反应条件（三）

组　分	体　积
3′-5′exo-Knelow	3 μL
10× buffer	5 μL
无 RNA 酶水	20.5 μL
cDNA	21 μL
10 μmol/L dNTP	0.5 μL
放置 37℃ 1 h，75℃	10 min

26.5.3　纯化双链 cDNA

用纯化试剂盒进行双链 cDNA 纯化。加入 300 μL ERC 缓冲液到 cDNA 中混匀并加到 minElute 离心柱上，12 000×g 离心 1 min，操作两次，晾干。将离心柱放入 1.5 mL 离心管，在离心柱滤芯的正中加上 30 μL 的洗脱缓冲液，12 000×g 离心 1 min。

DNA 浓度检测

将缓冲液与核酸染液按照 199∶1 的比例配制工作液；将工作液与标准品按照 190∶10 的比例配制标准液 1 和标准液 2；将工作液与样品按照 199∶1 的比例配制样品液；用标准液 1 和标准液 2 绘制标准曲线；在标准曲线下测定样品液中样品的浓度；用无核酸酶的水将 200 ng DNA 稀释到 40 μL，混匀后用移液器小心的转入打断小管中，剩余样本 −20℃ 保存。

26.5.4　DNA 片断化

将提取得到的 DNA 进行打断，将样本打断至 150 ～ 200 bp 范围的片段。

26.5.5　末端修复

在 1.5 mL 离心管中配制末端修复反应体系，DNA 溶液 40 μL，末端修复缓冲液 9.4 μL，末端修复酶 0.6 μL，混匀。将样本置于 PCR 仪上，盖上热盖，37℃，10 min；65℃，15 min；4℃保持。反应结束，取出 PCR 管，瞬时离心。

26.5.6　接头连接

配制接头连接反应体系（表 1-26-9）。

表1-26-9　接头连接反应体系

组　分	体　积
DNA 溶液	5 μL
标签接头	24 μL
连接缓冲液	1 μL
连接酶	50 μL
总计	80 μL

将样本置于 PCR 仪上，23℃，20 min，4℃ 保持。将反应产物瞬时离心。用 40 μL 磁珠进行产物纯化，回收的 DNA 溶于 25 μL 洗脱缓冲液中。

26.5.7　文库扩增

配制如下扩增体系（表 1-26-10）。

表1-26-10　文库扩增反应体系

组　分	体　积
DNA 溶液	21 μL
PCR 反应液	25 μL
PCR 引物	4 μL
总计	50 μL

26.5.8　磁珠法纯化 PCR 产物

向 PCR 产物（50 μL）中加入 1.2 倍 XP Beads（60 μL，需提前将 XP Beads 平衡至室温），室温孵育

10 min，放置于磁力架 3 ~ 5 min，待磁珠全部吸附于管壁一侧且液体变澄清后丢弃液体（注意不要吸到磁珠）。不用将管子从磁力架上取下，加入 200 μL 的 70% 乙醇溶液（现用现配），30 s 后丢弃液体。重复上一步洗涤步骤。将管中多余的液体全部丢弃，放置 3 ~ 5 min，待乙醇完全蒸发后，加入 30 μL 的 TE 缓冲液，室温孵育 5 min，吸取 26 μL 澄清的液体于 −20℃保存（纯化后的 PCR 产物）。

26.5.9　文库产量检测

要求产量波形峰分布在 225 ~ 275 bp，送公司测序。

26.5.10　基因组特征分析

二代测序所得序列，经软件组装拼接获得 HRV 分离株基因组序列。拼接后存在空缺的序列，通过设计引物进行 PCR 反应，获得的扩增产物经一代测序进行序列拼接，5′ 和 3′ 两端序列用试剂盒扩增进行序列拼接，从而获得全长基因组序列。从 GenBank 数据库中下载 HRV 全基因组序列，用 MEGA 将参比株与获得的毒株序列进行比对，用最大似然法（maximum likelihood，ML）构建进化树。核苷酸差异性用 MEGA6.0 软件，P-distance 法比对获得。经过基因组序列分析获得鼻病毒型别。

（郭丽、相子春、陈岚、夏志强、宫悦　**编写，**韩俊、王衍海、任丽丽、魏强　**审校**）

第27章

B19 病毒

27.1 简介

人细小病毒 B19 是常见的病毒之一，病毒颗粒直径为 23 nm，无囊膜包裹，病毒基因组是由 3500 碱基组成的单链 DNA，该病毒属细小病毒科，是红细胞病毒属的成员。B19 病毒在分子生物学上有独特性，末端回文序列长达 365 个碱基，G、C 含量高，使得 B19 病毒二级结构牢固，而不易克隆入细菌中。B19 病毒同其他小 DNA 病毒一样有种属特异性。有两种壳蛋白：VP1（83 kDa）和 VP2（58 kDa），VP2 占优势，VP1 位于壳体外部，易与抗体结合。此外 B19 病毒有一非结构蛋白 NSI，可引起细胞死亡，但其作用与细胞毒素或成空蛋白不同。其对热稳定，56℃、30 min 条件下仍可存活。

27.2 病毒核酸检测

27.2.1 标本的处理

血清标本用于核酸检测前不需要处理，可用试剂盒提取核酸。

27.2.2 核酸提取

按照试剂盒操作说明进行核酸提取。

27.2.3 实时荧光定量 PCR

1. 实时荧光定量 PCR 引物准备

引物：按推荐加水体积溶解引物，并按比例稀释至工作浓度。

探针：按比例稀释至工作浓度。

阴性对照模板选用无菌水，阳性对照为 B19 病毒的 RNA。

2. 实时荧光定量 PCR 反应体系（表 1-27-1）

表1-27-1 实时荧光定量PCR反应体系

组　分	体　积
25× 实时荧光定量 PCR 酶	0.8 μL
上游引物（40 μmol/L）	0.5 μL
下游引物（40 μmol/L）	0.5 μL
Probe（10 μmol/L）	0.5 μL
2× 实时荧光定量 PCR 缓冲液	10 μL
无 RNA 酶水	6.7 μL
总计	20 μL

将上述加有反应液的 PCR 管拿至核酸提取区，以 1 μL/ 管依次加入阴性对照、待检标本和阳性对照反应模板 RNA。将加好上述反应体系的 PCR 管拿至核酸扩增区工作间，先后打开荧光定量 PCR 仪和联机计算机，将 PCR 管放于实时荧光定量 PCR 仪上进行扩增反应，在联机计算机中输入以下反应程序并运行程序：45℃ 作用 10 min；95℃作用 10 min；95℃变性 15 s，56℃退火 45 s；39 个循环。

3. PCR 检测和结果分析

根据 Ct 值进行结果判断：

Ct 值 ≤ 20，"+++"；

$20 < Ct ≤ 30$，"++"；

$30 < Ct ≤ 35$，Ct "+"；

Ct 值 > 35，"–"。

4. 质控标准

（1）阴性对照的检测结果为阴性。

（2）阳性对照的 Ct 值应 ≤ 28.0。

（3）否则，此次实验视为无效。

27.2.4 在核酸检测过程中应注意的问题

（1）为了避免实验中的交叉污染，在加模板的过程中，应首先加空白和阴性对照，其次加待检样本，最后加阳性对照。

（2）问题解决：①若阴性对照出现扩增，可以考虑由于环境污染而造成假阳性。此时应设立空白对照检测：在实验当天取一盛有 500 μL 纯水的 1.5 mL 离心管置于工作台，并于实验结束后作为待检样品检测，检测结果应为阴性。若出现阳性则说明发生环境污染，此时应对室内进行通风、擦洗工作台及实验用品，并对实验用离心管、吸头重新高压灭菌，更换所有自备试剂。②阳性对照 Ct 值 > 30，则应考虑 RNA 降解，此时应对实验用离心管、吸头重新高压灭菌，并严格按操作流程进行实验。

（夏志强、宫悦　**编写**，韩俊、王衍海、魏强　**审校**）

第28章

人巨细胞病毒

▶ 28.1 简介

　　巨细胞病毒（*cytomegalovirus*，CMV）是一类在自然界中普遍存在又具有严格的种属特异性的病毒。属于 β - 疱疹病毒亚科，宿主包括人、猫、鼠、马牛猪等。人巨细胞病毒于 1956 年首次从死亡的巨细胞包涵体的婴儿唾液腺中分离获得，称为人唾液腺病毒或唾液腺包涵体病毒。鉴于病毒感染细胞后细胞明显增大，在细胞中形成包涵体，称为巨细胞病毒。成熟的巨细胞病毒颗粒与其他疱疹病毒相似，直径 150 ~ 200 nm，可编码 200 多种蛋白质。核酸是线型双链 DNA，180 ~ 240 kb，在疱疹病毒中最长。分为大小两个节段。HCMV 可分为多种毒株，虽然病毒株之间存在一定的抗原变异，但并不具有重要临床意义。HCMV 感染可引以起发热和肝炎。先天感染最为常见可引起胎儿死亡或先天畸形，免疫低下人群常引起移植失败和患者死亡。

▶ 28.2 病毒核酸检测

28.2.1 样本处理

　　人巨细胞病毒检测可以取唾液，血液、乳汁、分泌物和尿液等样本进行核酸检测。如样本收到后 1 ~ 2 天开展检测，应将样本置于 2 ~ 8℃保存；如在 2 ~ 7 天开展实验室检测，应将样本置于 –20℃保存，否则应将样本置于 –70℃以下保存。

28.2.2 核酸提取

临床样本可使用试剂盒提取 DNA，根据厂家说明书操作。

28.2.3 实时荧光定量 PCR 检测

1. 引物和探针

引物和探针：按推荐加相应体积的无核酸酶水溶解引物，并按比例稀释至工作浓度（表1-28-1）。阴性对照模板选用无菌水，阳性对照为人巨细胞病毒的 DNA。

表1-28-1 引物序列信息

名 称	序 列	基因组定位	修 饰
IE1-F	5′-CATGAAGGTCTTTGCCCAGTAC-3′	172635 ~ 172657	
IE1-R	5′-GGCCAAAGTGTAGGCTACAATAG-3′	172743 ~ 172764	
IE1-P	5′-TGGCCCGTAGGTCATCCACACTAGG-3′	172685 ~ 172709	5′-FAM 3′-TAMRA

2. 反应体系和反应条件

分装反应体系至反应板，每孔 20 μL，每孔加入 5 μL 样本 DNA；每次反应，除了检测样本外，应加无 DNA 对照（用水代替 DNA）、阳性对照（表 1-28-2）。

表1-28-2 反应体系

试 剂	体 积
水（分子级）	6.25 μL
2 × Mix	12.5 μL
正向引物（10 μmol/L）	0.5 μL
反向引物（10 μmol/L）	0.5 μL
FAM/ 探针（10 μmol/L）	0.25 μL
总计	20 μL

根据反应条件设置反应程序。参考循环反应条件见表 1-28-3。

表1-28-3 反应条件

循环类型	温 度	时 间	循 环 数
变性	95℃	5 min	1
扩增		—	
变性	95℃	30 s	45
退火延伸/荧光检测	60℃	1 min	

3. 结果分析

任意一孔阴性对照出现阳性结果或任意一孔阳性对照出现阴性结果提示本次检测无效，应重新开展检测。

结果判读

阳性：Ct 值＜ 38，有明显的"S"形扩增曲线；

灰区：$38 \leqslant Ct \leqslant 40$，有扩增曲线；

阴性：无 Ct 值和扩增曲线。

所有阳性和处于灰区的样本应采用引物／探针重复检测或经序列分析进行确诊。

4. 注意事项

（1）为了避免实验中的交叉污染，在加模板的过程中，应首先加空白和阴性对照，其次加待检样本，最后加阳性对照。

（2）要分区操作，至少一个用于扩增前 DNA 准备工作（DNA 提取和填加），另一个用于反应体系配制。

（3）问题解决：①若阴性对照出现扩增，可以考虑由于环境污染而造成的假阳性。此时应设立空白对照检测：在实验当天取一盛有 500 μL 纯水的 1.5 mL 离心管置于工作台，并于实验结束后作为待检样品检测，检测结果应为阴性。若出现阳性则说明发生环境污染，此时应对室内进行通风、擦洗工作台及实验用品，并对实验用离心管、吸头重新高压灭菌，更换所有自备试剂。②阳性对照 Ct 值＞35，则应考虑核酸降解，此时应对实验用离心管、吸头重新高压灭菌，并严格按操作流程进行实验。

（4）可用不同的实时荧光定量 PCR 试剂盒进行扩增检测，使用前应进行质控和优化。本操作程序中样本 DNA 使用量为每个反应 5 μL，但可进行适当调整，用无核苷酸水补足相应反应体积。

（杜海军、宫悦　**编写**，韩俊、王衍海、魏强　**审校**）

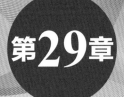

第29章

人疱疹病毒6型

◤ 29.1　简介

人疱疹病毒6型（*Human Herpes Virus Type* 6，HHV-6）是1986年美国癌症中心Salahudin等首先从淋巴增生及HIV患者的外周血单核细胞中分离获得，对T淋巴细胞具有高度嗜性。国际病毒命名委员会命名为人疱疹病毒6型，HHV-6为嗜淋巴细胞病毒，可在T型及B型淋巴细胞内复制。在器官移植患者、慢性疲劳综合征、传染性单核细胞增多症、系统性红斑狼疮等患者以及健康人唾液中分离到该病毒。依据抗原性、感染宿主范围、核酸限制性酶切图谱方面存在差异，分为HHV-6A和HHV-6B两组，与人类的玫瑰疹、中枢神经系统疾病和淋巴系统增生异常等多种疾病相关。在不同的人群中，HHV-6A和HHV-6B感染存在差异，玫瑰疹和骨、肾移植患者多为HHV-6B，健康人群HHV-6A（15%）＜HHV-6B（75%），而在免疫异常人群中HHV-6A检出率远高于HHV-6B。

◤ 29.2　HHV-6 分离培养

29.2.1　样本处理

HHV-6 DNA可以在唾液、鼻腔分泌物、脑、肺、骨髓和外周血单核淋巴细胞中检测到。因而可以取鼻咽拭子、脑脊液、肺泡灌洗液和骨髓细胞和外周血单核淋巴细胞进行病毒分离。

1. 鼻咽拭子和肺泡灌洗液样本

（1）在生物安全柜内打开装有鼻、咽拭子管子的管盖，用灭菌镊子或止血钳夹住拭子柄，搅拌数次并挤出棉拭子上的液体，在挤压过程中动作要轻柔勿剧烈，以防止产生气溶胶和液体溅出。

（2）将标本置离心机内 4℃，2 000 r/min 离心 20 min，以去除大部分杂质。离心后，在生物安全柜内轻轻地打开离心管，用 1 mL 的吸头，吸取 0.5 mL 上清液，接种事先准备的细胞。

2. 骨髓细胞和外周血

（1）将标本置离心机内，4℃，2 000 r/min 离心 20 min，吸取上清液，直接接种敏感细胞。

（2）然后再将底层的骨髓细胞和外周血细胞进行淋巴细胞分离，将获得淋巴细胞接种敏感细胞。

29.2.2　病毒分离

（1）HHV-6 可以感染多种人类细胞如 T 细胞、NK 细胞和树突状细胞等。将细胞传代至 6 孔板中，次日待细胞长至 60% ~ 70% 时用作病毒分离。如果使用培养瓶或其他规格的培养板，则需要适当调整下面接种程序中培养基的量。

（2）新鲜阳性样本接种在 T 淋巴细胞系中：HSB-2 和 J JHAN 细胞培养 HHV-6A；Molt-3 和 MT-4 细胞培养 HHV-6B 增殖，HHV-6A 可以产生裂解性感染。

◤ 29.3　HHV-6 核酸检测

29.3.1　核酸提取

（1）取临床样本 200 μL 根据试剂盒说明书提取病毒 DNA。

（2）分装反应体系至反应板，每孔 20 μL，每孔加入 5μL 样本 DNA；每次实时荧光定量 PCR 反应，除了检测样本外，应加无 DNA 对照（用水代替 DNA）、阳性对照；所有样本。

29.3.2　实时荧光定量 PCR 检测

1. 引物及探针

引物和探针：按推荐加对应体积的无核酸酶水溶解引物，并按比例稀释至工作浓度。阴性对照模板选用无菌水，阳性对照为人疱疹病毒 6 型的 DNA（表 1-29-1）。

表1-29-1　引物探针信息

名　　称	序　　列	基因组定位	修　　饰
F	5′ GACAATCACATGCCTGGATAATG-3′	U65-U66	
R	5′ TGTAAGCGTGTGGTAATGTACTAA-3′	U65-U66	
P	5′ AGCAGCTGGCGAAAAGTGCTGTGC-3′	U65-U66	5′JOE-3′TAMRA

2. 反应体系和反应条件

实时荧光定量 PCR 反应体系 20 μL 体系见表 1-29-2。

表1-29-2　实时荧光定量PCR反应体系

组　分	体　积	终　浓　度
水（分子级）	6.25 μL	
2×Mix	12.5 μL	1×
正向引物（10 μmol/L）	0.5 μL	0.2 μmol/L
反向引物（10 μmol/L）	0.5 μL	0.2 μmol/L
FAM/探针（10 μmol/L）	0.25 μL	0.1 μmol/L
总计	20 μL	

根据反应条件设置反应程序。参考循环反应条件见表1-29-3。

表1-29-3　实时荧光定量PCR反应条件

循环类型	温度	时间	循环数
变性	95℃	5 min	1
扩增	—		
变性	95℃	30 s	45
退火延伸/荧光检测	60℃	1 min	

3. 结果分析

任意一孔阴性对照出现阳性结果或任意一孔阳性对照出现阴性结果提示本次实时荧光定量PCR检测无效，应重新开展检测。

结果判读

阳性：Ct 值<38，有明显的S型扩增曲线；

灰区：38≤Ct 值≤40，有扩增曲线；

阴性：无Ct 值和扩增曲线。

所有阳性和处于灰区的样本应采用引物/探针重复检测或经序列分析进行确诊。

4. 注意事项

如样本收到后1～2天开展检测，应将样本置于2～8℃保存；如在2～7天开展实验室检测，应将样本置于–20℃保存，否则应将样本置于–70℃以下保存。

（1）为了避免实验中的交叉污染，在加模板的过程中，应首先加空白和阴性对照，其次加待检样本，最后加阳性对照。

（2）实验过程应全程使用医用橡胶手套。要分区操作，至少一个用于扩增前DNA准备工作（DNA提取和填加），另一个用于反应体系配制。

（3）问题解决：①若阴性对照出现扩增，可以考虑由于环境污染而造成的假阳性。此时应设立空白对照检测：在实验当天取一盛有500 μL纯水的1.5 mL离心管置于工作台，并于实验结束后作为待检样品检测，检测结果应为阴性。若出现阳性则说明发生环境污染，此时应对室内进行通风、擦洗工作台及实验用品，并对实验用离心管、吸头重新高压灭菌，更换所有自备试剂。②阳性对照Ct 值>35，则应考虑核酸降解，此时应对实验用离心管、吸头重新高压灭菌，并严格按操作流程进行实验。

（4）可用不同的实时荧光定量PCR试剂盒进行扩增检测，使用前应进行质控和优化。本操作程序中样本DNA使用量为每个反应5 μL，但可进行适当调整，用水补足相应反应体积。

（夏志强、宫悦 **编写**，韩俊、王衍海、魏强 **审校**）

第30章

尼帕病毒

30.1 简介

尼帕病毒（*nipah virus*，NiV）又名尼巴病毒，属于单股负链 RNA 病毒目（mononegavirales）、副粘病毒科（paramyxoviridae）、副粘病毒亚科（paramyxovirinae）、亨尼帕病毒属（*henipavirus*）。NiV 基因组为单股不分节段的负链 RNA，长度约为 18.24 kb。NiV 的基因组由 3' 非编码区（3'UTR）、5' 非编码区（5'UTR）和 6 个基因组成，分别编码 6 个结构蛋白：核壳体蛋白（nucleocapsid，N）、磷酸化蛋白（phosphoprotein，P）、基质蛋白（matrix protein，M）、融合蛋白（fusion protein，F）、糖蛋白（glycoprotein，G）和聚合酶蛋白（polymerase，L）以及 3 个非结构蛋白：V 蛋白、W 蛋白和 C 蛋白。NiV 基因特异的 3' 前导序列和5' 尾巴区域能作为基因组复制和转录的原件。在基因开放阅读框的两端为 UTR，在 UTR 中含有基因 – 开始（gene-start，GS）序列和基因终止（gene-end，GE）序列，GS 序列能作为信号起始 mRNA 转录和加帽，而 GE 能指导 mRNA 聚腺苷酸化和转录终止。

NiV 主要以接触传播为主，其自然宿主为蝙蝠，中间宿主有狗、猫、马和猪，终末宿主为人，并且NiV 可以在人与人之间进行传播。NiV 通过其 G 蛋白与宿主的 Ephrin B2 或 Ephrin B3 结合，从而介导病毒粒子进入宿主细胞。NiV 感染人后，其潜伏期为 2 ~ 30 天，具体时间与病毒株和病人体质有关，大多数为 1 ~ 2 周。不同的患者其患病的严重程度也不同，典型症状为节段性肌阵挛、高血压、心跳过速、反射消失和肌张力减退，这些症状与其他的脑炎病毒引起的症状不同。除此之外，患者还会患有发烧、头痛、头晕、呕吐和意识底下。一旦患者出现脑炎症状，那么该患者极有可能会由此死亡，即使存活也会出现永久性脑损伤。

30.2 病毒分离与培养

1. NiV 的增殖活化

（1）实验前一天传代 Vero 细胞至 25 cm² 细胞培养瓶中，第二天生长成密度 60% ~ 70% 的单层细胞；

（2）吸出细胞培养液，按 MOI=0.1 接种 NiV，放入 37℃、5%CO₂ 的培养箱中孵育 1 ~ 2 h，然后吸出孵育液，换为 4 ~ 4.5 mL 新鲜的病毒维持液培养（DMEM+2%FBS）后，置于 37℃、5%CO₂ 培养箱培养；

（3）3 ~ 4 天后，病毒大部分细胞病变，表现为细胞变圆漂浮且出现大量合胞体，将细胞培养物 4℃，4 500×g 离心 5 min，取上清并分装保存于 –80℃冰箱。

2. NiV 滴度测定

（1）提前一天将 Vero 细胞铺于 96 孔板，1×10^4 个细胞 / 每孔；

（2）取置于 –80℃冰箱保存的病毒一支，将病毒用维持液作 10 倍梯度稀释至 10^{-8}，即 10^{-8} ~ 10^{-1} 8 个稀释度，每个稀释度作 6 个复孔；

（3）取 100 μL 稀释后的病毒悬液，加入 96 孔板中，每个稀释度 6 个复孔，最后一列设 6 孔细胞对照。将培养板置于 5% CO₂ 温箱 37℃培养 5 ~ 7 天后，观察细胞病变判断被感染细胞孔，记录结果。按 Reed and Muench 法计算 $TCID_{50}$。

30.3 病毒核酸检测（逆转录 PCR）

1. 核酸提取

采取病毒核酸提取试剂盒进行样本核酸的提取。

2. NiV 实时荧光定量 PCR 鉴定

1）NiV RNA 逆转录。

（1）逆转录方法如下：MLV（200 U/μL）逆转录 20 μL RNA 系统。按照表 1-30-1 体系进行反应。

表1-30-1 逆转录参考体系（一）

组　分	体　积
RNA	10 μL
Random primer	1 μL
dNTP	1 μL
TV（1）	12 μL

（2）离心混匀；65℃，5 min；冰置，2 min；瞬时离心；参考表 1-30-2 体系进行反应。

表1-30-2 逆转录参考体系（二）

组　分	体　积
反应（一）得到的样品	12 μL
5 × frist-stand buffer	4 μL
0.1 mol/L DTT	2 μL
RNasin（40U/μL）	1 μL
TV（2）	19 μL

（3）离心混匀；37℃，2 min；瞬时离心；按照表1-30-3体系进行反应。

表1-30-3 逆转录参考体系（三）

组　分	体　积
反应（二）得到的样品	19 μL
MLV	1 μL
TV（3）	20 μL

（4）离心混匀；25℃，10 min；37℃，50 min；70℃，15 min（最后降温到4℃，拿出瞬时离心，可暂存 –20℃条件下）。

2）样品PCR检测。

将逆转录获得的NiV基因片段，通过表1-30-4引物在PCR仪检测病毒M和N基因，PCR反应条件见表1-30-5。

表1-30-4 实时荧光定量PCR引物序列

引　物	序　列	长　度
Niv-N-F	5'-GGATTCTTCGCAACCATCAG-3'	21 bp
NiV-N-R	5'-CTCTTGGGCCAATTTCTCTG-3'	20 bp
Niv-M-F	5'-GCTCAACAGATTGACCTGGAAC-3'	22 bp
Niv-M-R	5'-AACAGAAGGCTGCAACACAGC-3'	21 bp

表1-30-5 实时荧光定量PCR反应条件

程　序	温　度	时　间	循环数
预变性	95℃	5 min	—
变性	95℃	30 s	
退火	56℃	30 s	35
延伸	72℃	2 min	
彻底延伸	72℃	10 min	—

3. 结果分析

经过PCR检测，NiV N/M基因片段大小符合预期，则可初步判断为检测阳性，并对阳性结果抽样测序，进一步比对验证。

30.4　病毒抗体检测（酶联免疫吸附法）

（1）包被：在96孔酶标板上，用包被缓冲液（PBS）包被100 ng/well NiV-G蛋白（或NiV-N），4℃包被过夜。

（2）封闭：倒掉包被液后，每孔加入50 μL封闭液，4℃孵育过夜。

（3）洗涤：用洗涤液洗涤5遍后，在吸水纸上拍干酶标板。

（4）孵一抗：每孔加入99 μL抗体稀释液，然后每孔加入1 μL待检病毒血清，即血清为1∶100稀释，每个样品做3个重复，用正常兔血清作为阴性对照。1∶1 000稀释的抗G抗体作为阳性对照。用封板膜封板后室温孵育2 h。

（5）洗涤：用洗涤液洗涤5遍，在吸水纸上拍干酶标板。

（6）孵二抗：每孔加入100 μL稀释的HRP标记的Protein A/G（1∶2 500），室温孵育1 h。

（7）洗涤：用洗涤液洗涤5遍后，在吸水纸上扣干酶标板。

（8）显色：加入底物TMB，显色剂A、B液各50 μL/well，室温避光显色15 min。

（9）终止：每孔使用终止液（2M H_2SO_4）50 μL，轻轻振荡混匀。

（10）测OD_{450nm}：设定酶标仪波长于OD_{450nm}处测定各孔吸光值。

（11）判读：当样品OD_{450nm}值是阴性对照的三倍或三倍以上时判定为阳性。

（陈珍、关武祥　**编写**，杨娟、蒋柏勇、吴巧丽、陈珍、魏强　**审校**）

第31章

拉沙病毒

31.1 简介

拉沙病毒（lassa virus，LASV）是一种能够引起急性出血热的沙粒病毒，最早于 1969 年被报道，主要在尼日利亚、利比里亚、塞拉利昂、几内亚等西非国家中流行，具有传染力强、传播迅速、发病率高的特点，疫区人群血清阳性率可达 7%～20%，被定义为 A 级病原。据统计，每年西非有 10 万～30 万人感染，其中 5 000 人死亡。

LASV 在自然界中的储存宿主为啮齿动物，以多乳鼠为主。多乳鼠感染 LASV 但并不发病，呈慢性持续性无症状感染，其尿液、粪便、唾液和呼吸道分泌物携带病毒。人因直接接触鼠的排泄物或吸入带毒的尘粒而感染，人际传播则主要是密切接触。感染初始仅有发热、不适等流感样症状，极易漏诊。随后出现头痛、咽痛、腹痛、咳嗽、腹泻、呕吐等，可在第二周出现低血容性休克、肺水肿、胸膜积液、腹水，乃至肝脾坏死、肾衰竭和惊厥、昏迷，重症病例第三周死亡。

LASV 属于沙粒病毒科（arenaviridae）哺乳动物沙粒病毒属（mammarenavirus）病毒颗粒呈圆形或卵圆形，直径 110～150 nm，具有脂质双分子层囊膜。其基因组为单股负链 RNA，分大（L）、中（M）、小（S）3 个节段，共编码 4 种蛋白：囊膜糖蛋白（glycoprotein，GP）、核蛋白（nucleoprotein，NP）、聚合酶蛋白（RNA dependent RNA polymerase，RDRP）和锌指基质蛋白（zinc-binding matrix protein，Z）。其中囊膜糖蛋白介导病毒进入宿主细胞，聚合酶蛋白和核蛋白参与病毒基因转录和基因组复制，基质蛋白参与病毒组装和出芽。囊膜糖蛋白除了经典的与细胞受体结合的 GP1、负责膜融合的 GP2，还有一段由 58 个氨基酸组成的稳定信号肽 SSP，它也是成熟病毒粒子的结构成分，在病毒的进入和出芽过程中发挥重要作用。

31.2 病毒核酸检测

1. 核酸提取

采取病毒核酸提取试剂盒进行样本核酸的提取。

2. 实时荧光定量 PCR 检测

（1）用于 RT-qPCR 检测的引物和探针。

用于 RT-qPCR 检测 LASV 的引物和探针序列及探针标记的荧光染料见表 1-31-1。

表1-31-1 RT-qPCR检测LASV的引物和探针序列及探针标记的荧光染料

引物 / 探针	引物 / 探针序列	大　小
Lf1-FP	5'-CTCATGGGATTGATGTCACAGA-3'	碱基前含 LNA 修饰，预期扩增 NP 基因片段为 74 bp
Lf2-RP	5'-CGAGGGAGTGCTTCTATAACTGC-3'	
LP1	5'-FAM-ACCTGGC+TGTGC + AGCAAAC-BHQ1-3'	
Lf2-1	5'-AAGGACCTATGCCACATGCACAC-3'	
Lr2-1	5'-AGGAGTTATCTCTTCTTTGCCACC-3'	
Lf2-2	5'-CAAGGATTTGTGTCACATGCACAC-3'	
Lr2-2	5'-AGGGGTTATTTCCTCTTTGCC-3'	
LP2	5'-AM-TTCTTCT+TC+TCAA+CAA+CG+ACACC-BHQ1-3'	

注：碱基前面含 + 号表示该碱基为 LNA 修饰。

（2）阳性对照、阴性对照和空白对照的设置。

检测过程中分别设置阳性对照、阴性对照和空白对照。阳性对照为 LASV 核酸；阴性对照为不含 LASV 核酸的血清样本，空白对照用无菌水作为 RT-qPCR 反应的模板。

（3）实时荧光定量 PCR 反应体系的组成。

根据加入引物和探针的不同，每份标本分别准备两管不同的实时实时荧光定量 PCR 反应液，RT-qPCR 采用一步法实时实时荧光定量 PCR 试剂盒进行实验。

第一管待检标本反应液的组成为：2×RT-PCR Buffer 10 μL、10 μmol/L Lf1-FP 1 μL、10 μmol/L Lf1-RP 1 μL、5 μmol/L LP1 1 μL、25×RT-PCR Enzyme Mix 0.8 μL、模板 RNA 6.2 μL，共 20 μL 反应体系；第二管待检标本反应液的组成为：2×RT-PCR Buffer 10 μL、20 μmol/L Lf2-1 0.5 μL、20 μmol/L Lr2-1 0.5 μL、20 μmol/L Lf2-2 0.5 μL、20 μmol/L Lr2-2 0.5 μL、5 μmol/L LP2 1 μL、25×RT-PCR Enzyme Mix 0.8 μL、模板 RNA 6.2 μL，共 20 μL 反应体系。每个反应体系均设立阴性对照和阳性对照，阳性对照模板分别为根据 LASV 上下游引物间的核苷酸序列体外转录的 RNA 片段，阴性对照模板为不含 LASV 核酸的标本或无 RNA 酶的水。

（4）实时荧光定量 PCR 反应条件。

实时荧光定量 PCR 采用 StepOne-Plus 荧光 PCR 仪，根据上述试剂盒的操作要求。实时荧光定量 PCR 反应条件见表 1-31-2。

第一部分　重要病毒性疾病病原体标准化鉴定技术

表1-31-2 实时荧光定量PCR反应条件

温　　度	时　　间	
42℃	5 min	逆转录阶段
95℃	10 s	
95℃	5 s	扩增检测阶段
60℃	31 s	

3.结果分析

1）阈值确定。

阈值确定的方法对所有的标本都是统一的，一般是以荧光 PCR 反应的前 3 ~ 15 循环的荧光信号作为荧光的本底信号，以本底信号标准差的 10 倍作为荧光阈值，以标本扩增产生的荧光信号达到荧光阈值时所对应的循环数为循环阈值（Ct 值），阈值一般是由机器自动设置。

2）质量控制。

反应结果应同时符合以下两个条件：

（1）阴性对照无扩增曲线；

（2）阳性对照 Ct 值 < 35，并有明显扩增曲线。

3）结果判定。

根据以下结果进行结果判定：

（1）无明显扩增曲线，判断为 LASV 实时荧光定量 PCR 检测阴性；

（2）两管待检样本反应体系中有一管或两管有明显扩增曲线，且 Ct 值 ≤ 40 判断为 LASV 实时荧光定量 PCR 检测阳性；

（3）有明显扩增曲线，40 < Ct ≤ 45 的样本应重做，重做后只要出现扩增曲线，则判断为 LASV 实时荧光定量 PCR 检测阳性；否则为阴性。

4）阳性样本的确认。

实时荧光定量 PCR 结果阳性的样本应进一步进行实时荧光定量 PCR 扩增，对扩增片段测序和序列比对后，确诊是否为 LASV 核酸阳性。

31.3　病毒抗原检测［酶联免疫吸附法（ELISA）检测 – 标准曲线法］

对于已知或未知的含有 LASV 的样本，可以采用 ELISA 法，运用特异性针对 LASV 核蛋白 NP 的单抗来对样本中 NP 的含量进行分析，从而达到初步鉴定 LASV 的目的。

（1）将含病毒的细胞培养上清、血液样品、病毒感染的细胞或组织等材料，充分灭活，并采用裂解液处理以后，将抽提得到的蛋白包被于高结合力的 96 孔板板底。同时，将阳性对照（重组 LASV NP 蛋白）倍比稀释 9 个梯度，包被于板底，于 4℃过夜孵育。

（2）去除未结合蛋白，并按常规方法洗涤非特异性结合蛋白，加入 5% 脱脂牛奶，37℃封闭室温封闭 1 h。

（3）去除 5% 脱脂牛奶，常规方法洗 3 次。

（4）将抗 LASV NP 的鼠单克隆抗体（特异性识别 LASV NP，与同科病毒 LCMV NP 无交叉结合）稀释于 5% 脱脂牛奶中，室温孵育 2 h。

（5）去除未结合抗体，常规方法洗 3 次。

（6）加入 HRP 标记的羊抗鼠二抗，室温孵育 1 h。

（7）去除未结合抗体，常规方法洗 3 次。

（8）加入显色液，室温作用 10 min。随后加入终止液终止反应。

（9）于 450 nm 读取 *OD* 值。

（10）结果判定：通过标准曲线来计算样品孔中 LASV NP 蛋白量，或根据标准曲线检测限来做出判断。

（潘晓彦、肖庚富　**编写**，张艳芳、付杰、沈姝、潘晓彦、魏强　**审校**）

第32章

克里米亚－刚果出血热病毒

32.1 简介

克里米亚－刚果出血热病毒（*crimean-congo hemorrhagic fever virus*，CCHFV）是一种能够引起急性出血热的布尼亚病毒，最早于 1944 年在克里米亚半岛的农民和士兵中超过 200 例的严重出血热病例被报道，1956 年在非洲刚果的一名患者身上首次分离出 CCHFV。主要在非洲、欧洲和亚洲等地区的 30 多个国家中流行，具有传染力强、传播迅速、发病率高的特点，其平均病死率为 5%～30%，被定义为 A 级病原。

CCHFV 在自然界中的主要储存宿主为蜱虫，在 30 多种蜱虫中检测到 CCHFV，包括硬蜱和软蜱。CCHFV 病毒可以通过蜱叮咬或接触有病毒感染的动物和人类传播。感染 CCHFV 的病人在经历短暂的潜伏期之后，表现出突发高热，寒战，剧烈头疼头晕以及腹痛，其他症状包括恶心、呕吐、腹泻等，严重的患者有出血性症状，从淤血点发展为大面积的瘀斑，3～5 天后，出血发展为皮肤变色，唾液，尿液和呕吐物中出现血液，发病 10 天左右导致血管闭塞并死亡。

CCHFV 属于布尼亚病毒目（bunyavirales）内罗病毒科（nairoviridae）正内罗病毒属（*orthonairovirus*），病毒颗粒呈球形，直径约为 100 nm，具有脂质双分子层囊膜厚 5～7 nm，产生的糖蛋白刺突长 8～10 nm。其基因组为分节段、单股、负链 RNA，分 L，M，S 3 个节段，分别编码 RNA 依赖的 RNA 聚合酶（RdRp），包膜糖蛋白前体（GP）和核蛋白（NP）。RNA 依赖的 RNA 聚合酶和核蛋白参与病毒基因转录和基因组复制，包膜糖蛋白介导病毒进入宿主细胞，参与病毒组装和出芽。包膜糖蛋白前体（GP）经加工修饰成为附着在病毒粒子表面的结构糖蛋白（Gn 和 Gc），非结构 M 蛋白（NSm）以及分泌的非结构糖蛋白（NSGs）GP85、GP160 和 GP38。非结构蛋白 NSm 和 GP38 在病毒结构蛋白的加工和胞内运输，病毒颗粒的组装和出芽过程中起重要作用。

32.2　病毒分离与培养

1. CCHFV 经乳鼠分离培养

1）颅内接种。

（1）在生物安全柜中垫上一次性的垫巾，将准备好的 250 μL 注射器以及稀释好的毒种等一次性放入生物安全柜；

（2）小心抽取毒种液 100 μL，左手捏乳鼠两耳及颈部使其侧卧于一次性的垫巾上，于两耳根连接线中点略偏左或右处或眼耳连线中点略偏耳侧硬脑膜下，经皮肤及颅骨稍向后下垂直刺入少许即可，针头一旦进入颅骨不能超过 4 mm，每只小鼠接种 10 ~ 20 μL；

（3）接种后，拔出针头，如有需要，应在接种部位用灭菌棉球轻轻按压，防止液体溢出；

（4）接种后放回有母鼠的 IVC 笼中，可 10 只 / 笼，随后几天，注意观察小鼠发病状况，做好记录。具体收获鼠脑时间，根据病毒的不同特性以及乳鼠的发病情况而定。

2）腹腔注射接种。

（1）小心抽取毒种液 100 μL，左手固定小鼠，使其腹面朝上；

（2）取腹中线的一侧，使注射器针孔向上，针尖以小于 20° 的方向刺入皮下，贴腹壁向小鼠头部方向稍推进针头，再以 45° 的方向刺入腹腔，回抽确认没有刺入血管或肠道后缓慢推入病毒稀释液，每只小鼠注射 20 ~ 30 μL；

（3）接种后，拔出针头，如有需要，应在接种部位用灭菌棉球轻轻按压，防止液体溢出；

（4）接种后放回有母鼠的 IVC 笼中，可 10 只 / 笼，随后几天，注意观察小鼠发病状况，做好记录。具体收获鼠脑时间，根据病毒的不同特性以及乳鼠的发病情况而定。

3）病毒的收获。

（1）在生物安全柜中垫上一次性垫巾，将发病濒临死亡的乳鼠在生物安全柜内拉颈处死；

（2）将乳鼠固定在解剖板上，剪开乳鼠脑部皮肤，暴露脑组织，小心用镊子将其夹入 50% 的中性甘油中，于 –80℃ 冰箱保存。

2. CCHFV 经细胞培养

1）鼠脑组织处理。

（1）取一个鼠脑组织置于无菌 PBS 中，清洗 3 遍；

（2）将鼠脑置于组织破碎管中，破碎 30 s，振荡 10 s，停 10 s；

（3）取出匀浆液，5 000×g，5 min 离心，取上清并过滤待用。

2）细胞接种。

（1）实验前一天传代 Vero E6 细胞至 25 cm² 细胞培养瓶中，第二天生长成密度 60% ~ 70% 的单层细胞；

（2）吸出细胞培养液，按 MOI=0.1 接种 CCHFV，放入 37℃ 含 5%CO₂ 的培养箱中孵育 1 ~ 2 h，然后吸出孵育液，换为 4 ~ 4.5 mL 新鲜的病毒维持液培养（MEM+2%FBS）后，置于 37℃、5%CO₂ 培养箱培养；

（3）病毒接种后 5 ~ 7 天，将细胞培养物反复冻融 1 次，4℃，4 500×g 离心 5 min，取上清并分装保存于 –80℃。

3. CCHFV 病毒滴度测定

（1）提前一天将 Vero E6 细胞铺于 96 孔板，1×10^4 cells/ 每孔；

（2）取置于 –80℃冰箱保存的病毒一支，将病毒用维持液作 10 倍梯度稀释至 10^{-8}，即 10^{-8} ~ 10^{-1} 共 8 个稀释度，每个稀释度作 6 个复孔；

（3）取 100 μL 稀释后的病毒悬液，加入 96 孔板中，每个稀释度 6 个复孔，最后一列设 6 孔细胞对照。将培养板置于 5%CO$_2$ 温箱 37℃培养 5 ~ 7 天后，结合免疫荧光判断被感染细胞孔，记录结果。按 Reed and Muench 法计算 $TCID_{50}$。

32.3 病毒核酸检测（实时荧光定量 PCR）

适用于人员和媒介蜱虫可能携带 CCHFV 的实验室快速筛查检测。基于荧光定量 PCR（Taqman 法）原理进行的核酸检测。

1. 病毒核酸提取

采取病毒核酸提取试剂盒进行样本核酸的提取。

2. 实时荧光定量 PCR 检测

（1）实时荧光定量 PCR 检测引物和探针。

用于实时荧光定量 PCR 检测 CCHFV 的引物和探针序列及探针标记的荧光染料见表 1-32-1。

表1-32-1　实时荧光定量PCR检测引物和探针序列

引物 / 探针	引物 / 探针序列	大　小
CCHFV-S-F	5'-TCAAGTGGAGGAARGACATAGG-3'	
CCHFV-S-R	5'-TCCACATGTTCACGGCTSACTGGG-3'	205 bp
CCHFV-S-P	5'-FAM-TCATCRCCACCTCTGTTGAGAA-TAMARA-3'	

（2）阳性对照、阴性对照和空白对照的设置。

检测过程中分别设置阳性对照、阴性对照和空白对照。阳性对照为 CCHFV 核酸（本中心保藏）；阴性对照为不含 CCHFV 核酸的样本，空白对照用无菌水作为荧光 LPCR 反应的模板。

（3）实时荧光定量 PCR 反应体系的组成。

实时荧光定量 PCR 采用一步法实时实时荧光定量 PCR 试剂盒进行实验，实时荧光定量 PCR 反应体系见表 1-32-2。

表1-32-2　实时荧光定量PCR参考体系

组　分	体　积	终浓度
2 浓度系 -PCR Kit（PeR Buffer Ⅲ）	12.5 μL	1 ×
PrimeScript RT Enzyme Mix Ⅱ	0.5 μL	
CCHFV-S-F（10 μmol/L）	0.25 μL	0.2 μmol/L
无 RNA 酶水	0.75 μL	

续表

组　分	体　积	终　浓　度
CCHFV-S-R（10 μmol/L）	0.25 μL	0.2 μmol/L
CCHFV-S-P（10 μmol/L）	0.25 μL	0.2 μmol/L
RNA	10 μL	
无 RNA 酶水	0.75 μL	

（4）实时荧光定量 PCR 反应条件。

实时荧光定量 PCR 采用 StepOne-Plus 荧光 PCR 仪，根据试剂盒的操作要求。实时荧光定量 PCR 反应条件见表1-32-3。

表1-32-3　实时荧光定量PCR反应条件

温度	时间	阶段	循环数
42℃	10 min	逆转录	1
95℃	30 s		1
95℃	10 s	扩增检测	45
60℃	31 s		

注：步骤3和步骤4重复45次；同时在步骤4检测荧光信号。

3. 结果分析

1）阈值确定

阈值确定的方法对所有的标本都是统一的，一般是以实时荧光 PCR 反应的前 3～15 次循环的荧光信号作为荧光的本底信号，以本底信号标准差的 10 倍作为荧光阈值，以标本扩增产生的荧光信号达到荧光阈值时所对应的循环数为循环阈值（Ct 值），阈值一般是由机器自动设置。

2）质量控制

反应结果应同时符合以下两个条件：

（1）阴性对照无扩增曲线；

（2）阳性对照 Ct 值 < 35 并有明显扩增曲线。

3）结果判定

本方法检测结果判断及报告如下：

（1）Ct 值 ≤ 40，且有明显扩增曲线，判断为 CCHFV 病毒实时荧光 PCR 检测阳性。

（2）40 < Ct ≤ 45 的标本应重做。若重做结果仍有明显扩增曲线，则初步判断为 CCHFV 实时荧光 PCR 检测阳性，否则为阴性。

（3）无 Ct 值或 Ct 值 > 40，且无明显扩增曲线，判断为 CCHFV 实时荧光 PCR 检测阴性。

（4）实时荧光 PCR 结果阳性的样本应进一步进行实时荧光定量 PCR 扩增，对扩增片段测序和序列比对后，确诊是否为 CCHFV 核酸阳性。

本标准所用的检测方法为 1×10^3 拷贝/mL，当样本中病毒核酸低于检测限时，有可能出现假阴性的结果。

（沈姝、邓菲、张涛、唐霜、吴巧丽　**编写**，

邓菲、苏正元、唐霜、蒋柏勇、付杰、胡思婧、魏强　**审校**）

第一部分　重要病毒性疾病病原体标准化鉴定技术

第33章

裂谷热病毒

33.1 简介

裂谷热病毒（*rift valley fever virus*，RVFV）属于布尼亚病毒目（bunyavirales）白纤病毒科（phenuiviridae）白蛉病毒属（*phlebovirus*）。白蛉病毒属包括超过70种血清型，其中68种已知血清型被分为两组：白蛉热病毒组和乌库涅米组。根据国际病毒学分类委员会的最新分类，白蛉病毒属包括白蛉热病毒、裂谷热病毒及至少60种其他病毒，主要由白蛉传播，但其中有些也从蚊中分离到。

RVFV呈球形，病毒直径为90～110 nm。RVFV颗粒内由病毒RNA和蛋白质组成核心，外面为脂质双层包膜，从包膜伸出许多糖蛋白突起。病毒粒子成熟过程中，以出芽方式进入高尔基体装配并形成表面光滑的空泡，成熟的病毒与空泡一起转移至细胞表面，通过膜的融合或细胞裂解释放病毒。

RVFV基因组为分节段的单股负链RNA，由L、M、S 3个片段组成，长度分别为6.4 kb、1.7 kb和3.9 kb，其中L片段和M片段为负链RNA，S片段为双义RNA。L片段编码RNA依赖的RNA聚合酶，M片段可编码至少4种产物：糖蛋白Gn和Gc、NSm（14 kDa）和一种NSm与Gn的融合蛋白（78 kDa），S片段编码病毒核蛋白（NP）和NSs（31 kDa）。

裂谷热主要在反刍动物间流行，蚊虫通过叮咬感染动物而染上病毒，并可将病毒传播给其他动物或人类，而人类主要通过被染毒蚊虫叮咬或接触病畜（牛、羊等动物）体液而感染。人感染RVFV后虽然大多数患者症状轻微，但少数病人可发展为脑膜炎症候群或出血热症候群，死亡率可高达50%。1931年首次在肯尼亚证实了本病的存在，并分离到病毒。目前，RVFV主要分布于东部和南部非洲的肯尼亚、津巴布韦、赞比亚、纳米比亚、索马里等国家，埃及、沙特阿拉伯、也门等亚洲中东国家也有本病的报道，2003—2010年，在埃及、肯尼亚、马达加斯加岛、南非出现RVFV暴发流行，且流行地区不断扩大。随着各国之间动物性进出口贸易日趋频繁以及交通和旅游业的迅猛发展，使之RVFV有可能传播至其他国家。我国于2016年7月23日通报了首例输入性裂谷热病例。

33.2　病毒分离与培养

1. RVFV 增殖活化

（1）实验前一天传代 Vero 细胞或者 BHK21 细胞至 25 cm^2 细胞培养瓶中，第二天生长成密度 60% ~ 70% 的单层细胞；

（2）吸出细胞培养液，按 MOI=0.1 接种 RVFV，放入 37℃含 5%CO$_2$ 的培养箱中孵育 1 ~ 2 h，然后吸出孵育液，换为 4 ~ 4.5 mL 新鲜的病毒维持液培养（DMEM+2%FBS）后，置于 37℃含 5% CO$_2$ 培养箱培养；

（3）5 ~ 6 天后，病毒大部分细胞病变，表现为细胞由边缘出现轻微病变，而后 12 ~ 24 h 细胞大面积崩解死亡，将细胞培养物 4℃，4 500 × g 离心 5 min，取上清并分装保存于 −80℃。

2. RVFV 病毒滴度测定

（1）提前一天将 Vero 细胞或者 BHK21 细胞铺于 96 孔板，1 × 10^4 个细胞 / 每孔；

（2）取置于 −80℃冰箱保存的病毒一支，将病毒用维持液作 10 倍梯度稀释至 10^{-8}，即 10^{-8} ~ 10^{-1} 共 8 个稀释度，每个稀释度作 6 个复孔；

（3）取 100 μL 稀释后的病毒悬液，加入 96 孔板中，每个稀释度 6 个复孔，最后一列设 6 孔细胞对照。将培养板置于 5%CO$_2$ 温箱 37℃培养 7 ~ 10 天后，观察细胞病变判断被感染细胞孔，记录结果。按 Reed and Muench 法计算 $TCID_{50}$。

33.3　病毒核酸检测（实时荧光定量 PCR）

对于已知或未知的含有 RVFV 的样本，可以采用荧光核酸定量法，利用特异性针对裂 RVFV 核蛋白 NP 的引物来对样本中病毒核酸含量进行分析，从而达到初步检测 RVFV 的目的。具体方法如下：

1. 核酸提取

针对 RVFV 病毒阳性或疑似样本进行核酸提取：使用试剂盒提取血清标本中病毒 RNA。

2. 实时荧光定量 PCR 检测

（1）实时荧光定量 PCR 检测引物和阳性质粒。

检测引物针对 RVFV 核蛋白 NP 设计，引物序列为正向引物：5'-TAAGGGCGATATTGGATGCT-3'；反向引物：5'-TTGCAGCAACTTCCTCCTTT-3'；将 NP 序列克隆至 pCAGGS 表达载体，作为阳性对照质粒，质粒大小为 7 082 bp。

（2）实时荧光定量 PCR 反应体系的组成。

使用实时荧光定量 PCR 试剂盒，通过 One-step 实时荧光定量 PCR 荧光染料法进行核酸样品检测，反应体系见表 1-33-1。

表1-33-1　实时荧光定量PCR参考体系

组　　分	体　　积
2 × One Step SYBR Green Mix	10 μL
One Step SYBR Green Enzyme Mix	1 μL
50 × ROX Reference Dye 1	0.4 μL
NP Primer Forward（10 μmol/L）	0.4 μL
NP Primer Reverse（10 μmol/L）	0.4 μL
模板 RNA	总 RNA：1 pg ~ 1 μg
无 RNA 酶水	补充至 20 μL

（3）实时荧光定量 PCR 反应条件

按表 1-33-2 反应条件进行 One Step 实时荧光定量 PCR 反应。

表1-33-2　实时荧光定量PCR反应条件

程　　序	温　　度	时　　间	循　环　数
逆转录	50℃	10 min	1
预变性	95℃	30 s	1
循环反应	95℃	10 s	40
	60℃	30 s	
融解曲线	60 ~ 95℃	每 0.3℃读取数据	1

3. 结果分析

　　反应结束后确认实时荧光定量 PCR 的扩增曲线及融解曲线，进行标准曲线制作。通过标准曲线来计算样品中 RVFV 核酸含量，或根据标准曲线检测限来做出样品中 RVFV 核酸是否为阳性的判断。

　　　　　　　　　　（李淑芬、彭柯　**编写，**张涛、唐霜、吴巧丽、李淑芬、魏强　**审校**）

第34章

埃博拉病毒

34.1 简介

埃博拉病毒（ebola virus，EBOV）属于丝状病毒科（filoviridae）埃博拉病毒属（ebolavirus）的单链负义 RNA 病毒，共包括苏丹型埃博拉（Sudan Ebola）、扎伊尔型埃博拉（Zaire Ebola）、科特迪瓦型埃博拉（Cote d'Ivoire Ebola）、本迪布焦型埃博拉病毒（Bundibugyo Ebola）和雷斯顿型埃博拉（Reston Ebola）5 种亚型。EBOV 一般通过被感染者的血液、体液和分泌液等传播，能够引发脊椎动物特别是灵长类动物产生出血热症状，其中人感染病例的死亡率高达 90% 以上。2013—2015 年西非暴发的埃博拉疫情造成数以万计的人感染、发病和死亡，在世界范围内造成巨大经济损失和恐慌，严重威胁人类健康、社会稳定和国家安全。目前全世界范围内，仍没有有效预防和治疗 EBOV 的疫苗和药物。

34.2 病毒分离与培养

病毒培养

1. EBOV 的增殖活化

（1）实验前一天传代 Vero E6 细胞至 25 cm² 细胞培养瓶中，第二天生长成密度 60% ~ 70% 的单层细胞；

（2）吸出细胞培养液，按 MOI=0.1 接种 EBOV，放入 37℃含 5%CO_2 的培养箱中孵育 1 ~ 2 h，然后吸出孵育液，换为 4 ~ 4.5 mL 新鲜的病毒维持液培养（MEM+2%FBS）后，置于 37℃、5%CO_2 培养箱培养；

（3）病毒接种后 3 ~ 4 天开始出现细胞病变，6 ~ 7 天大部分细胞病变，表现为细胞圆化、皱缩，有些株型出现病变较晚甚至不出现病变，需要结合免疫荧光或者荧光定量 PCR 来判断；

（4）当瓶内 60% ~ 70% 以上细胞出现细胞病变时，将细胞培养物反复冻融 1 次，4℃，4 500×g 离心 5 min，取上清并分装保存于 –80℃。

2. EBOV 病毒滴度测定

（1）提前一天将 Vero E6 细胞铺于 96 孔板，1×10^4 个细胞 / 每孔；

（2）取置于 –80℃冰箱保存的病毒一支，将病毒用维持液作 10 倍梯度稀释至 10^{-7}，即 10^{-8} ~ 10^{-1} 共 8 个稀释度，每个稀释度作 6 个复孔；

（3）取 100 μL 稀释后的病毒悬液，加入 96 孔板中，每个稀释度 6 个复孔，最后一列设 6 孔细胞对照。将培养板置于 5%CO_2 温箱 37℃培养 7 ~ 10 天后，观察细胞病变或者结合免疫荧光判断被感染细胞孔，记录结果。按 Reed and Muench 法计算 $TCID_{50}$。

34.3 病毒核酸检测

1. 病毒核酸提取

采取病毒核酸提取试剂盒进行样本核酸的提取。

2. 实时荧光定量 PCR 检测

（1）实时荧光定量 PCR 检测引物探针。

用于实时荧光定量 PCR 检测 EBOV 的引物和探针序列及探针标记的荧光染料见表 1-34-1。

表1-34-1　实时荧光定量PCR检测EBOV的引物和探针序列及探针标记的荧光染料

引物 / 探针	引物 / 探针序列	大　小
EBOV-FP	5'-CGGACACACAAAAAGAAAGAA-3'	
EBOV-RP1	5'-TGTAAATGTCAATGAGAGGAAAT-3'	预期扩增片段为 90 bp 或 93 bp
EBOV-RP2	5'-TAGTTTGAGTTTGAGGAAAATGAT-3'	
EBOV-Probe	5'-FAM-CTT+CCT+CATAGTTATT+CG+CACAC-BHQ1-3'	

注：探针序列中前面带 "+" 号的碱基表示 LNA 修饰的碱基。

（2）阳性对照、阴性对照和空白对照的设置。

检测过程中分别设置阳性对照、阴性对照和空白对照。阳性对照为 EBOV 核酸（微生物菌毒种中心保藏）；阴性对照为不含 EBOV 核酸的样本，空白对照用无菌水作为荧光 PCR 反应的模板。

（3）实时荧光定量 PCR 反应体系的组成。

实时荧光定量 PCR 采用试剂盒进行实验，实时荧光定量 PCR 反应体系见表 1-34-2。

（4）实时荧光定量 PCR 反应条件。

实时荧光定量 PCR 采用试剂盒进行实验，反应条件见表 1-34-3。

表1-34-2 实时荧光定量PCR参考体系

组 分	体 积	终 浓 度
2×One Step 实时荧光定量 PCR Buffer Ⅲ	12.5 μL	
TaKaRa ExTaq HS（5 U/μL）	0.5 μL	—
PrimeScript RT Enzyme Mix Ⅱ	0.5 μL	
CCReaL-FP1（10 μmol/L）	0.25 μL	0.2 μmol/L
CCReaL-RP1（10 μmol/L）	0.25 μL	0.2 μmol/L
CCReaL-Pr1（10 μmol/L）	0.25 μL	0.2 μmol/L
ROX Reference Dye（50×）	0.5 μL	
RNA	10 μL	—
无 RNA 酶水	0.25 μL	

表1-34-3 实时荧光定量PCR反应条件

温 度	时 间	循 环 数
42℃	5 min	1
95℃	10 s	1
95℃	5 s	45
60℃	31 s	

注：步骤3和步骤4重复45次；同时在步骤4检测荧光信号。

3. 结果分析

1）阈值确定。

阈值确定的方法对所有的标本都是统一的，一般是以荧光 PCR 反应的前 3 ~ 15 次循环的荧光信号作为荧光的本底信号，以本底信号标准差的 10 倍作为荧光阈值，以标本扩增产生的荧光信号达到荧光阈值时所对应的循环数为循环阈值（Ct 值），阈值一般是由机器自动设置。

2）质量控制。

反应结果应同时符合以下两个条件：

（1）阴性对照无扩增曲线；

（2）阳性对照 Ct 值 < 35，并有明显扩增曲线。

3）结果判定。

本方法检测结果判断及报告如下：

（1）Ct 值 ≤ 40，且有明显扩增曲线，判断为 EBOV 实时荧光定量 PCR 检测阳性；

（2）40 < Ct ≤ 45 的标本应重做，若重做结果仍有明显扩增曲线，则初步判断为 EBOV 实时荧光定量 PCR 检测阳性，否则为阴性；

（3）无 Ct 值或 Ct 值 > 40，且无明显扩增曲线，判断为 EBOV 实时荧光定量 PCR 检测阴性；

（4）实时荧光定量 PCR 结果阳性的样本应进一步进行实时荧光定量 PCR 扩增，对扩增片段测序和序列比对后，确诊是否为 EBOV 核酸阳性。

◢ 34.4 病毒抗原检测（间接免疫荧光）

（1）提前一天接种 Vero E6 细胞于 6 孔板，2.5×10^5 个细胞 / 孔；

（2）按照 MOI=0.1 接种 EBOV，将 6 孔板放入 37℃含 5%CO_2 的培养箱中培养 96 h；

（3）在 96 h 后，吸出 6 孔板病毒培养上清，并将其浸泡于组织固定液中，室温固定 15 ~ 30 min；

（4）吸出固定液，加入 2 mL PBS 洗细胞，重复三次后，加入 0.5%TritonX-100 透化 10 min；

（5）弃掉 0.5%TritonX-100，加入 2 mL PBS 洗细胞，重复三次；

（6）1∶1 000 加入 VP40 多抗，于室温孵育一抗 2 h 或者 4℃过夜；

（7）弃一抗，洗 6 孔板 6 次后，于 37℃避光孵育二抗（FITC 偶联的羊抗兔 IgG，1∶1 000）1 h；

（8）弃二抗，洗 6 孔板 6 次后，向 6 孔板中加入 1 mL PBS/ 孔，在荧光显微镜下观察阳性细胞。

（邓成林、张波　**编写，**邓菲、沈姝、蒋柏勇、邓成林、魏强　**审校**）

第**35**章

鄂木斯克出血热病毒

35.1 简介

鄂木斯克出血热（omsk hemorrhagic fever，OHF）由鄂木斯克出血热病毒（*omsk hemorrhagic fever virus*，OHFV）感染引起。鄂木斯克出血热的临床症状主要包括发热、头痛、咳嗽、肌痛、出血，有时伴有脑膜炎症状等神经系统损伤，致死率为 0.5% ~ 3%。1947 年，OHFV 首次于鄂木斯克地区一位出现出血热症状的患者体内分离得到，继而该病毒在鄂木斯克、新西伯利亚、秋明和库尔干等俄罗斯西伯利亚西部地区流行。OHFV 的传播途径主要包括：蜱虫叮咬、与受感染的田鼠（*microtus gregalis*）和麝鼠（*ondrata zibethicus*）接触、气溶胶、受污染的水等。正是由于 20 世纪 30 年代麝鼠被认为引进到鄂木斯克地区，并且该物种对 OHFV 病毒易感，才使 OHFV 病毒在该地区得到流行和扩散，这是由于人类对生态的干扰而出现的人类疾病的一个例子。尽管病毒发病率和致死率较低，但由于病毒可依赖多种方式传播及蜱虫的广泛分布，OHFV 病毒仍具有在全球范围内广泛暴发的可能。

35.2 病毒核酸检测

实时荧光定量 PCR

1. 核酸提取

参考市售病毒核酸提取试剂盒进行样本核酸的提取步骤如下：

（1）吸取 20 μL 蛋白酶 K 和 1.0 μL Carrier RNA 到 1.5 mL 无菌离心管中。

（2）加入 200 μL 样本（平衡到室温）到上述离心管中。

（3）加入 200 μL VGB 到上述离心管中，回旋振荡 15 s。

（4）56℃孵育 10 min，加入 200 μL 乙醇（96% ~ 100%）到离心管中，盖上离心管帽，回旋振荡 15 s。

（5）从离心管中吸取溶液（600 μL/ 次）至 Spin Column 中，注意不要滴到柱子边缘上。盖上离心管帽，12 000×g 离心 2 min，弃滤液。

（6）重复步骤（5）直至所有溶液均经吸附柱 Spin Column 处理。

（7）将吸附柱套到新套管中，加 500 μL Buffer RWA 至 Spin Column 中，盖上离心管帽，12 000×g 离心 1 min，用移液器把吸附柱套管中的滤液吸出弃掉，将套管套回原吸附柱中。

（8）加 700 μL Buffer RWB 至 Spin Column 中，盖上离心管帽，12 000×g 离心 1 min，用移液器把吸附柱套管中的滤液吸出弃掉。

（9）将套管套回原吸附柱中，12 000×g 离心 2 min。

（10）将吸附柱放入一个新的 1.5 mL 无 RNA 酶离心管中，打开柱子帽，加入 50 μL 无 RNA 酶水，盖上盖子，在室温孵育 5 min，12 000×g 离心 2 min。

（11）提取的 RNA 模板可立即进行实时荧光定量 PCR 检测，剩余 RNA 分装后贮存于 –70℃以下备复检。

2. 实时荧光定量 PCR 检测

（1）实时荧光定量 PCR 检测引物和探针。

将不同株型的 OHFV 与其他 TBEV 属的病毒进行序列比对，于 OHFV 序列高度保守但 TBEV 属序列差异较大的区域设计荧光定量引物，引物序列见表 1-35-1。

表1-35-1 实时荧光定量PCR引物

引物名称	序　　列	退火温度	扩增区域	大小	GC
OHFV-4A-F1	5'-AGGCAGAGGAGTAGCGATGAC-3'	58.6℃	NS4A	191 bp	57.1%
OHFV-4B-R1	5'-GCGGGTTGGATGTCTATGTT-3'	57.3℃	NS4B		50%
OHFV-4A-F1	5'-AGGCAGAGGAGTAGCGATGAC-3'	58.6℃	NS4A	199 bp	57.1%
OHFV-4B-R2	5'-AAGACTTGGCGGGTTGGAT-3'	59.2℃	NS4B		52.6%
OHFV-4A-F1	5'-AGGCAGAGGAGTAGCGATGAC-3'	58.6℃	NS4A	197 bp	57.1%
OHFV-4B-R3	5'-GACTTGGCGGGTTGGATG-3'	58.9℃	NS4B		61.1%
OHFV-4A-F2	5'-GCTGGCAGGCAGAGGAGTAG-3'	59.9℃	NS4A	197 bp	65%
OHFV-4B-R1	5'-GCGGGTTGGATGTCTATGTT-3'	57.3℃	NS4B		50%

（2）实时荧光定量 PCR 反应体系的组成。

利用 T7 mMESSAGE mMACHINE kit（Ambion）体外转录试剂盒体外转录获得 OHFV 复制子 RNA 以及 JEV、DENV2、CHIKV 等感染性克隆的 RNA。用试剂盒进行实时荧光定量 PCR 检测实验，反应体系见表 1-35-2。

表1-35-2 实时荧光定量PCR参考体系

组　　分	体　　积
2×One Step TB Green 实时荧光定量 PCR Buffer	10 μL
Ex Taq HS Mix	1.2 μL

续表

组　分	体　积
PrimeScript PLUS RTase Mix	0.4 μL
RBD-qF1	0.8 μL
RBD-qR1	0.8 μL
ROX Reference Dye（50×）	0.4 μL
病毒 RNA	2 μL
无 RNA 酶水	4.4 μL
总计	20 μL

（3）实时荧光定量 PCR 反应条件见表 1-35-3。

表1-35-3　RT-qPCR反应条件

温度	时间	阶段	循环数
42℃	10 min	逆转录	
95℃	10 s		
95℃	5 s	扩增检测	40
60℃	31 s		

3. 结果分析

反应结束后确认实时荧光定量 PCR 的扩增曲线及融解曲线，进行标准曲线制作。通过标准曲线来计算样品中 OHFV 核酸含量，或根据标准曲线检测限来做出样品中 OHFV 核酸是否为阳性的判断。

35.3　病毒抗原检测（间接免疫荧光法）

（1）提前一天分 BHK-21NS1 细胞于 35 mm 小皿，2.5×10^5 个细胞 / 皿，每个小皿放 3 张玻片；转染后的细胞按照转染后的不同时间点进行片子固定及 IFA 实验；

（2）按照 MOI=0.1 接种 OHFV-ΔNS1 缺陷病毒；

（3）在规定的时间点，将一张玻片取出，置于加有 2 mL PBS 的可回收六孔板中，轻轻晃动六孔板洗细胞后，吸出 PBS，加入 2 mL（–20℃）预冷的固定液（5% 丙酮），室温固定 10 min；

（4）吸出固定液，加入 2 mL PBS 洗细胞，重复三次，固定后将板于 4℃ 保存；

（5）取出固定好的玻片，于室温孵育一抗（OHFV-NS3 蛋白多抗，1∶200）1 h；

（6）用镊子夹住玻片，用细水流将玻片表面一抗洗掉，并用 PBS 清洗玻片 10 次；

（7）玻片于室温条件避光孵育二抗（FITC 偶联的羊抗鼠 IgG，1∶125）45 min ～ 1 h；

（8）重复步骤 6；

（9）在载玻片上点一滴 95% 甘油，将玻片细胞面朝下盖在甘油滴上；使用荧光正置显微镜观察阳性细胞率。

（邓成林、张波　**编写**，张艳芳、付杰、蒋柏勇、邓成林、魏强　**审校**）

第36章

马尔堡病毒

36.1 简介

马尔堡病毒（marburg virus，MARV）属于丝状病毒科（filoviridae）马尔堡病毒属（marburgvirus）。丝状病毒科目前包含 3 个属，分别为埃博拉病毒属（ebolavirus）、马尔堡病毒属（marburgvirus）、奎瓦病毒属（cuevavirus）。目前 MARV 只有 Marburg marburgvirus 一个种。

MARV 在电子显微镜下观察如伸长的细丝，有时出现卷曲，呈蚯蚓状、马蹄铁形或一端弯曲成手杖形。其大小为（75 ～ 80）nm ×（700 ～ 1 400）nm，略短于 EBOV，直径约为 91 nm。病毒表面有一层蛋白包膜，具抗原性，包膜上的刺突长度为 7 ～ 8 nm。MARV 与 EBOV 在病毒粒子的结构上很相似，但两者的抗原反应不一。

MARV 基因组 RNA（vRNA）为不分节段的单股负链 RNA，长约 19 100 nt。类似于 EBOV，严格有序地编码相应的 5 种结构蛋白，即核蛋白（NP）、病毒蛋白（VP30 和 VP35）、糖蛋白（GP）、基质蛋白（VP40 和 VP24）和依赖 RNA 的 RNA 聚合酶蛋白（L）。vRNA、N 蛋白和 VP30 构成核衣壳，以紧密的管状结构占据着病毒粒子的中心。MARV 的 N 蛋白主要在 vRNA 的衣壳化和病毒转录、复制及出芽时发挥作用；VP30 蛋白参与形成核衣壳；VP35 蛋白在参与核衣壳形成，同时也是聚合酶辅助因子和 IFN 的拮抗蛋白；VP40 蛋白在 IFN 信号的拮抗和病毒的出芽方面起作用；VP24 蛋白有助于核衣壳的成熟，并辅助病毒出芽；L 为病毒的 RNA 依赖性 RNA 聚合酶。与 EBOV 相似，MARV 表面包被囊膜，GP 以三聚体的形式形成刺突锚定在囊膜外。与 EBOV 不同的是，MARV 的 G 基因仅含有 1 个开放阅读框（ORF），编码完整的结构蛋白 GP，而不编码分泌型和可溶性 GP。G 基因先编码前体蛋白（pre-GP），经过甲基化、酰化和磷酸化等修饰后由 furin 或 furin 样蛋白酶切割形成二硫键相连的 GP1-GP2 复合体。GP 突出在病毒粒子的最外层，在病毒的吸附、受体结合、膜融合等方面发挥至关重要的作用。此外，MARV 的 GP 可能是 tetherin 蛋白的拮抗蛋白，而 tetherin 蛋白是诱导 IFN 的抗病毒蛋白，因此，MARV 的 GP 不仅破坏先天免疫反应，还抑制适应免疫反应。有报道指出，在 MARV 感染后其 GP 还能诱导淋巴细胞凋亡和抑制细胞因子反应。更重要的是，GP 具有免疫原性，是诱导产生中和抗体的关键蛋白，众多 MHF 的疫苗研制均围绕 GP 展开。

MARV 又称绿猴病毒，1967 年首次发现于德国马尔堡地区，根据发现地点将其命名为马尔堡病毒。MARV 是人类发现的第一种丝状病毒，能在人和其他灵长类动物中引发高死亡率的出血热。

MARV 引发的疾病称为马尔堡出血热（marburg hemorrhagic fever，MHF），又称马尔堡病毒病、青猴病和非洲出血热，是一种以急性发热伴有严重出血为主要表现的急性高致命性传染病，目前尚无疫苗和特效治疗方法，病死率为 23% ~ 90%。

36.2 病毒核酸检测（逆转录 PCR）

1. 核酸提取

采取病毒核酸提取试剂盒进行样本核酸的提取。

2. MARV 实时荧光定量 PCR 鉴定

1）MARV RNA 逆转录。

（1）逆转录方法：MLV（200 U/μL）逆转录 20 μLRNA 系统。按照表 1-36-1 逆转录体系进行反应。

表1-36-1　逆转录参考体系（一）

组　分	体　积
RNA	10 μL
Random primer	1 μL
dNTP	1 μL
总计（1）	12 μL

（2）离心混匀；65℃，5 min；冰置，2 min；瞬离，按照表 1-36-2 逆转录体系进行反应。

表1-36-2　逆转录参考体系（二）

组　分	体　积
反应（1）得到的样品	12 μL
5 × frist-stand buffer	4 μL
0.1M DTT	2 μL
RNasin（40U/μL）	1 μL
总计（2）	19 μL

（3）离心混匀；37℃，2 min；瞬离，按照表 1-36-2 逆转录体系进行反应。

表1-36-3　逆转录参考体系（三）

组　　分	体　　积
反应（2）得到的样品	19 μL
MLV	1 μL
总计（3）	20 μL

（4）离心混匀；25℃，10 min；37℃，50 min；70℃，15 min（最后降温到4℃，取出瞬时离心，可暂存－20℃）。

2）样品 PCR 检测。

检测病毒 VP30、VP35（MARV）或 GFP（MARV-GFP）基因。PCR 所用引物序列见表 1-36-4，反应体系见表 1-36-5，PCR 反应条件见表 1-36-6。

表1-36-4　引物序列

引物名称	引物序列	大　　小
VP30-F	ATGCAACAACCTCGTGGAAGAAGTC	990 bp
VP30-R	TCACTGTCCTTTACCTTGACTTTGA	
VP35-F	ATGTGGGACTCATCATATATGCAAC	846 bp
VP35-R	TTAGATTTTAAGGGCCCGTGTTTCAC	
GFP-F	ATGGTGAGCAAGGGCGAGGAGCTGT	720 bp
GFP-R	TTACTTGTACAGCTCGTCCATGCCGA	

表1-36-5　PCR反应体系

组　　分	体　　积
PCR mix	45 μL
上游引物	2 μL
下游引物	2 μL
质粒模板	1 μL
总计	50 μL

表1-36-6　PCR反应条件

温　　度	时　　间	循　环　数
95℃	5 min	1
95℃	30 s	
51℃	30 s	35
72℃	2 min	
72℃	10 min	1

3）结果分析。

经过 PCR 检测病毒 *VP30*、*VP35*（*MARV*）或者 *GFP*（*MARV-GFP*）基因，片段大小符合预期，即可判断为检测阳性。

（陈珍、关武祥　**编写**，吴巧丽、苏正元、蒋柏勇、陈珍、魏强　**审校**）

第37章

新型冠状病毒

37.1　简介

新型冠状病毒（*severe acute respiratory syndrome coronavirus* 2，SARS-CoV-2，以下简称"新冠病毒"）属于 β 属冠状病毒，对紫外线和热敏感，乙醚、75% 乙醇、含氯消毒剂、过氧乙酸和氯仿等脂溶剂均可有效灭活病毒。人群普遍易感。基于目前的流行病学调查和研究结果，新冠肺炎潜伏期为 1 ~ 14 天，多为 3 ~ 7 天；发病前 1 ~ 2 天和发病初期的传染性相对较强。传染源主要是新型冠状病毒感染者，主要传播途径为经呼吸道飞沫和密切接触传播，在相对封闭的环境中经气溶胶传播，接触被病毒污染的物品后也可能造成感染。新冠病毒在流行过程中基因组不断发生变异，目前研究提示部分变异病毒传播力增高，但其潜在致病力和对疫苗效果的影响有待进一步研究。

37.2　病毒分离与培养

37.2.1　病毒分离

1. 样本处理

1）鼻咽拭子的样本处理。

（1）用于病毒分离的鼻咽拭子，需事预先准备含有病毒维持液的采样管，采集的鼻咽拭子直接放入采样管中；

（2）将采样管置于涡旋振荡仪上，振荡 30 s，将培养液转移至离心管内，5 000 r/min 离心 10 min，取上清并按照 1∶100 加入青链霉素，待用。

2）痰液的样本处理。

（1）取配套无菌组织破碎管两支，将痰液与病毒维持液各 0.5 mL，并按照 1∶100 加入青链霉素；

（2）将加入混合液的组织破碎管放入组织破碎仪中，振荡 30 s，设置参数：振荡 10 s，停 10 s；

（3）样本破碎完后，4℃静置 30 min；

（4）将静置后的样本 5 000 r/min，离心 10 min，取上清待用。

2. 病毒分离

（1）提前一天将 Vero E6 细胞接种至六孔板中，置 37℃培养箱培养至第二天单层细胞密度为 50% ~ 60%；

（2）将细胞带到 BSL-3 实验室，将原来含有胎牛血清的培养液弃掉，将样本处理后的上清适量于六孔板中（上述处理后的鼻咽拭子取 0.5 mL，痰液取 0.1 mL），补液至 0.7 mL，37℃吸附 1 ~ 2 h；

（3）弃掉吸附液，加入病毒维持培养液（含 2% 胎牛血清的 EMEM 细胞培养液和青链霉素），置 37℃含 5%CO_2 细胞培养箱培养，每天观察细胞状态；

（4）如未发现明显病变，待细胞长满后，盲传三代以上，直至出现细胞病变；

（5）细胞出现病变后，冻融一次后，3 000 r/min，10 min 离心，收取细胞上清，分装并保存于 –80℃待用。

37.2.2 病毒培养

1. 病毒扩增

（1）实验前一天传代 Vero E6 细胞至 75 cm^2 细胞培养瓶中，第二天生长成密度约 80% 的单层细胞；

（2）吸出细胞培养液，按 MOI=0.1 接种新冠病毒，放入 37℃含 5% CO_2 的培养箱中孵育 1 ~ 2 h，然后吸出孵育液，换为 12 mL 新鲜的病毒维持液培养（MEM+2%FBS）后，置于 37℃、5% CO_2 培养箱培养；

（3）病毒接种 48 ~ 72 h 后，大部分细胞出现病变，表现为细胞圆化、皱缩、漂浮；

（4）当瓶内 60% ~ 70% 以上细胞出现细胞病变时，将细胞培养物反复冻融 1 次，4℃，3 000 r/min 离心 10 min，取上清并分装保存于 –80℃。

2. 新冠病毒的滴度测定

（1）提前一天将 Vero E6 细胞铺于 96 孔板，1×10^4 个细胞 / 每孔；

（2）取置于 –80℃冰箱保存的病毒一支，将病毒用维持液作 10 倍梯度稀释至 10^{-7}，即 10^{-8} ~ 10^{-1} 共 8 个稀释度，每个稀释度作 6 个复孔；

（3）取 100 μL 稀释后的病毒悬液，加入 96 孔板中，每个稀释度 6 个复孔，最后一列设 6 孔细胞对照。将培养板置于 5% CO_2 温箱 37℃培养 7 ~ 10 天后，观察细胞病变或者结合免疫荧光判断被感染细胞孔，记录结果。按 Reed and Muench 法计算 $TCID_{50}$。

◣ 37.3 病毒核酸检测（实时荧光定量 PCR）

依据国家卫生健康委发布的《新冠病毒标本采集和检测技术指南》，并结合实际检测中由于样本的采集、保藏、运输和样本提取等各种影响核酸质量的因素，我们在检测体系中加入人内参基因（GAPDH）

作为内质控，来监测整个流程。

1. 样本预处理

（1）咽拭溶液、肛拭溶液、乳汁等样本震荡混匀后直接取 200 μL 进行核酸提取；

（2）痰液、粪便等样本需要使用 5 mL 预装提取管进行破碎处理：$5\,000 \times g$ 破碎 30 s；取出后 $5\,000 \times g$，4℃离心 5 min，取上清 200 μL 进行核酸提取。

2. 核酸提取

（1）在 96 孔板的第 1、7 列中分别加入 3 μL 助沉剂、20 μL 蛋白酶 K、200 μL 样本（助沉剂和蛋白酶 K 可以提前混合）；

（2）将磁棒套插入核酸提取仪磁棒套架卡槽内；

（3）按表 1-37-1 程序进行自动化提取。

表1-37-1　核酸自动化提取程序

步骤	槽位	名称	混合时间	磁吸时间	体 积	温度状态	温度
1	2	移磁珠	1 min	30 s	300 μL	关闭	—
2	1	裂解	8 min	60 s	400 μL	裂解加热	56℃
3	3	洗液 1	2 min	60 s	500 μL	关闭	—
4	4	洗液 2	1 min	60 s	600 μL	关闭	—
5	5	洗脱液	2 min	60 s	100 μL	洗脱加热	60℃
6	2	弃磁珠	1 min	0 s	100 μL	关闭	—

自动化程序结束后，将洗脱液移至干净的无核酸酶离心管中备用。取 10 μL 核酸进行新冠病毒核酸检测。

3. 引物探针序列

用于实时实时荧光定量 PCR 检测 SARS-CoV-2 的引物和探针序列及探针见表 1-37-2。

表1-37-2　实时荧光定量PCR检测SARS-CoV-2的引物和探针序列

引物 / 探针	引物 / 探针序列
CorV-orf1ab-QF	5'-CCCTGTGGGTTTTACACTTAA-3'
CorV-orf1ab-QR	5'-ACGATTGTGCATCAGCTGA-3'
CorV-orf1ab-QP	5'-FAM-CCGTCTGCGGTATGTGGAAAGGTTATGG -BHQ1-3'
CorV-N-QF	5'-GGGGAACTTCTCCTGCTAGAAT-3'
CorV-N-QR	5'-CAGACATTTGCTCTCAAGCTG-3'
CorV-N-QP	5'-HEX-TTGCTGCTGCTTGACAGATT-BHQ2-3'
GAPDH-qF	5'-CAAGGGCATCCTGGGCTACACT-3'
GAPDH-qR	5'-CCCAGCGTCAAAGGTGGAGGA-3'
GAPDH-qP	5'ROX-TCTCCTCTGACTTCAACAGCGACACCCAC-BHQ2-3'

4. 实时荧光定量 PCR 反应体系的组成

实时荧光定量 PCR 采用一步法实时实时荧光定量 PCR 试剂盒进行实验，反应体系见表 1-37-3。

第一部分　重要病毒性疾病病原体标准化鉴定技术

表1-37-3　实时荧光定量PCR反应体系

组　分	体　积	终 浓 度
2×One Step 实时荧光定量 PCR Buffer Ⅲ	12.5 μL	—
PrimeScript RT Enzyme Mix Ⅱ	0.5 μL	—
Ex Taq HS［5 mol/（L·μL）］	0.5 μL	—
CorV-orf1ab-QF（50 μmol/L）	0.1 μL	0.2 μmol/L
CorV-orf1ab-QR（50 μmol/L）	0.1 μL	0.2 μmol/L
CorV-orf1ab-QP（50 μmol/L）	0.1 μL	0.2 μmol/L
CorV-N-QF（50 μmol/L）	0.1 μL	0.2 μmol/L
CorV-NQR（50 μmol/L）	0.1 μL	0.2 μmol/L
CorV-N-QP（50 μmol/L）	0.1 μL	0.2 μmol/L
GAPDH-qF（50 μmol/L）	0.1 μL	0.2 μmol/L
GAPDH-qR（50 μmol/L）	0.1 μL	0.2 μmol/L
GAPDH-qP（50 μmol/L）	0.1 μL	0.2 μmol/L
RNA	10 μL	—
无 RNA 酶水	0.1μL	—

5. 实时荧光定量 PCR 检测

实时荧光定量PCR采用荧光PCR仪，根据试剂盒的操作要求。实时荧光定量PCR反应条件见表1-37-4。

表1-37-4　实时荧光定量PCR反应条件

温度	时间	反应阶段	循环数
42℃	15 min	逆转录	1
95℃	30 s		1
95℃	10 s	扩增检测	45
59℃	31 s		

注：步骤3和步骤4重复45次；同时在步骤4检测荧光信号。

6. 结果分析

1）阈值确定。

阈值确定的方法对所有的标本都是统一的，多以荧光 PCR 反应的前3～15次循环的荧光信号作为荧光的本底信号，以本底信号标准差的10倍作为荧光阈值，以标本扩增产生的荧光信号达到荧光阈值时所对应的循环数为循环阈值（Ct 值），阈值多由机器自动设置。

2）质量控制。

反应结果应同时符合以下三个条件：

（1）内质控 GAPDH 检测 Ct 值≤ 35；

（2）阴性对照无扩增曲线；

（3）阳性对照 Ct 值＜ 35 并有明显扩增曲线。

3）结果测定。

本方法检测结果判断及报告如下：

Rox 通道

（1）*Ct* 值 ≤ 35，且有明显扩增曲线，判断为内质控成立，样本正常，可以进行其它两个新冠病毒 ORF1ab 和 N 靶点的判定；

（2）无 *Ct* 值，或 *Ct* 值＞ 35，需要对样本进行重做。

FAM 通道

（1）*Ct* 值 ≤ 40，且有明显扩增曲线，判断为 ORF1ab 靶点阳性；

（2）40 ＜ *Ct* ≤ 45 的标本应重做。若重做结果仍有明显扩增曲线，则初步判断为 ORF1ab 靶点阳性，否则为阴性。

HEX 通道

（1）*Ct* 值 ≤ 40，且有明显扩增曲线，判断为 N 靶点阳性；

（2）40 ＜ *Ct* ≤ 45 的标本应重做。若重做结果仍有明显扩增曲线，则初步判断为 N 靶点阳性，否则为阴性；

最终再根据《新型冠状病毒防控方案（第十版）》的要求进行新冠病毒核酸检测阴阳性判断。

7. 注意事项

（1）应严格按照国家卫生健康委公布的《新型冠状病毒防控方案（第十版）》的要求开展新型冠状病毒的相关检测活动；

（2）实验前请仔细阅读操作规程及相关说明书，严格按操作步骤执行；

（3）整个实验操作过程以及 PCR 实验室的软硬件设施应符合卫生部颁布《临床基因扩增检验实验室管理暂行办法》《临床基因扩增检验实验室工作规范》等法规的要求；

（4）整个检测过程中，反应体系的配制、样本处理及加样、PCR 扩增应分区进行以避免污染；

（5）操作人员应戴口罩，经常更换一次性手套，以避免 RNA 酶的污染；实验中所用器具均应经过除 RNA 酶处理；

（6）试剂盒组成中的试剂使用前应充分融化并混匀；

（7）在处理样品、扩增产物及可能被污染的试剂时需注意，以免造成污染。

◢ 37.4　病毒抗体检测

37.4.1　酶联免疫吸附法（ELISA 法）

1. 样品准备

（1）将试剂盒各组分从盒中取出，平衡室温；

（2）将 20 倍浓缩洗液按照 1 ∶ 19 的比例加入到去离子水或蒸馏水中，混匀备用。例如一瓶 50 mL 的 20 倍浓缩洗液可配成 1 000 mL 洗液。

2. 检测

（1）样本稀释：根据试剂盒说明书稀释样本，将 5 μL 待测样本分别加入到 500 μL 和 100 μL IgM 和 IgG 抗体稀释液中并混匀；

（2）加样：将预包被板固定于板架上，每孔加入样本 100 μL，对照品 100 μL；

（3）温育：盖上封板膜，置 37℃温育 60 min；

（4）洗涤：弃去孔内液体，加入稀释后的洗涤液，每孔不少于 300 μL，弃去孔内洗液，重复洗 5 次后拍干；

（5）加酶标记物抗原或抗体：每孔加入酶标记物抗原或抗体 100 μL；

（6）温育：盖上封板膜，置 37℃温育 30 min；

（7）洗涤：弃去孔内液体，加入稀释后的洗液，每孔不少于 300 μL，弃去孔内洗液，重复洗 5 次后拍干；

（8）显色：每孔加入底物和底物缓冲液各 50 μL，轻轻混匀，盖上封板膜，置 37℃孵育 15 min；

（9）终止：每孔加入终止液 50 μL；

（10）读值：用酶标仪读值，在双波长 450 nm/630 nm 下读取各孔 OD 值。

3. 结果分析

（1）临界值（C.O.）=0.130+ 阴性对照平均 OD 值；

（2）样本 OD 值≥临界值（C.O.），为病原抗体检测阳性；

（3）样本 OD 值≤临界值（C.O.），为病原抗体检测阴性。

4. 注意事项

（1）诊断试剂盒 4℃冷藏保存，不得长期置于室温环境中。试剂盒打开包装后，应尽快使用，若分多次使用，剩余试剂应置于 2 ~ 8℃下保存。

（2）注意加样量的准确性，减少操作引起的结果误差。

（3）严格掌握每次实验的时间、温度的一致性。

（4）为防止边缘效应的发生，整板检测时要把与板框直接接触的反应孔空置。

（5）样本数量较少时，反应板条左右两侧分别放置一条废弃的板条。

（6）洗板机设置的高度不得大于孔深度，以免造成假阳性。

（7）临床高度疑似新型冠状病毒，而本试剂盒对血清样品的检测结果为阴性，建议 7 天后对患者再次采血检测，若仍然为阴性，即可判为无感染。

（8）检测结果应结合病人临床症状和流行病学史做出综合判断，应注意由于感染 OC43 型和 HKU1 等冠状病毒而造成的假阳性果。

（9）使用前请阅读说明书，严格按照说明书操作，不同批号试剂盒中各组分不得混用。

37.4.2　胶体金法

1. 检测

（1）在生物安全柜内取出胶体金并做好标记；

（2）用移液枪吸取血清或血浆 10 μL，若是全血需要 20 μL，滴加到加样孔，立即在滴加 2 滴样本稀释液；

（3）15 min 后，观察结果。

2. 结果分析

（1）阳性结果：检测开始后 1 ~ 15 min，检测卡 C 线和 T 线位置均出现条带；

（2）阴性结果：15 min 内仅有检测卡 C 线位置出现条带，T 线位置不出现条带；

（3）无效结果：15 min 内检测卡 C 线和 T 线位置均不出现条带或仅 T 线位置出现条带，C 线位置不出现条带。

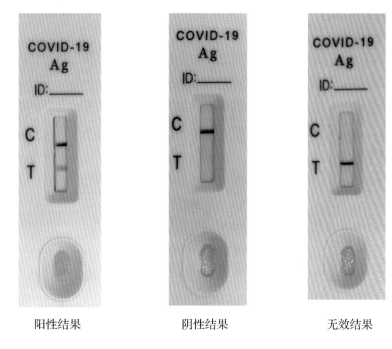

图 1-37-1　新型冠状病毒胶体盒法检测示意图

37.4.3　中和抗体法

1. 样本准备

（1）细胞铺板：实验前一天将 Vero E6 细胞均匀铺于 96 孔板，10^4 个细胞 / 孔，37℃含 5% CO_2 培养箱培养过夜；

（2）血清处理：用于中和试验的血清须经加热灭活处理，56℃，30 min；

（3）血清稀释：取已灭活处理的血清，在 96 孔板用维持液作 2 倍梯度稀释，使其稀释度分别为原血清的 1∶8、1∶16、1∶32、1∶64、1∶128、1∶256、1∶512、1∶1 024，每孔含量为 70 μL，每个稀释度作 6 复孔；

（4）以下步骤，应在 P3 实验室操作，并遵守 P3 实验室的操作规程、注意事项、消毒及清场工作；

（5）病毒稀释：病毒取 −80℃冰箱保存的病毒液，用维持液稀释为 2 000 $TCID_{50}$/mL。

2. 检测

1）血清与病毒孵育：在稀释好的血清中每孔加入 70 μL 病毒液，37℃培养箱中和 1 ~ 2 h；

2）细胞孵育：血清病毒中和后混匀取 100 μL 加入铺有单层 Vero E6 的细胞板，37℃、5% CO_2 培养箱培养（96±6）h 观察细胞病变，记录结果；

3）对照设置：每板设置血清毒性对照、细胞对照、病毒对照；每批次实验另设置病毒回归及阴性血清、阳性抗体对照实验：

（1）血清毒性对照相（TC）：为检查被测血清本身对细胞有无毒性作用，设立被测血清毒性对照。在细胞中加入低倍稀释的待测血清（相当于中和试验中被测血清的最低稀释度），应不引起细胞病变；如个别血清在低稀释度引起细胞毒性则需根据下一稀释度进行综合判定：如下一稀释度能保护细胞不产生病变，则可以判定血清在该稀释度无毒性且能计算效价；如下一稀释度细胞全部病变，应记录异常，该样本按复测处理。样品量有限时，可适当减少 TC 样品孔。

（2）细胞对照相（CC）：不接种病毒和待检血清的细胞悬液孔。正常细胞对照应在整个中和试验中一直保持良好的形态和生长特征，为避免培养板本身引起试验误差，在每块板上都设立细胞对照。

（3）病毒对照相（VC）：不加血清时病毒感染细胞对照，在中和试验中将等体积维持液与病毒稀释液孵育 2 h 后加入细胞孔，每块板均设置病毒对照，病毒对照孔必须引起细胞病变，否则该细胞板分析结果无效，需分析原因后重新检测。

（4）病毒回归试验：每批次试验设置病毒回归实验对照，将病毒作 0.01、0.1、1、10、100、1 000 $TCID_{50}$ 稀释，每个稀释度作 6 复孔。0.1 $TCID_{50}$ 应不引起细胞病变，100 $TCID_{50}$ 必须引起细胞病变，否则实验不成立，需检视细胞或病毒状态重新进行检测。

（5）阳性对照（PC）：取阳性对照血清，同检测血清方法检测。

（6）阴性血清对照（NC）：每批次试验设置一组低倍稀释的阴性血清对照（相当于中和试验中被测血清的最低稀释度），共 6 复孔，阴性血清对照应全部出现细胞病变。

3. 结果分析

（1）结果判定：当病毒回归试验，阳性对照、阴性对照、正常细胞对照相，血清毒性对照全部成立时，才能进行判定。

（2）结果计算：使用 Reed and Muench 法计算出能保护 50% 细胞孔不产生细胞病变的血清稀释度，该稀释度即为该份血清的中和抗体效价（NT_{50}）。

计算公式为：lg 50% 血清中和终点 $=b+d \times c$，式中 b 为小于 50% 阳性率血清稀释度的对数；d 为距离比例，其中 $d=$（50– 小于 50% 的阳性率）/（大于 50 的阳性率 – 小于 50% 的阳性率）；c 为稀释系数的对数。

（3）结果赋值：在 NT_{50} 结果小于最低稀释倍数的情况下，对报告结果进行赋值。赋值为最低稀释倍数的 1/3，即如最低稀释倍数为 10，赋值为 3。

（史君明、沈姝、邓菲、张涛、唐霜、张艳芳，黄保英　**编写，**
韩俊、邓菲、沈姝、唐霜、杨娟、付杰、胡思婧、王衍海、魏强　**审校**）

第38章

甲型肝炎病毒

38.1 简介

甲型肝炎病毒（*Hepatitis A virus*，HAV）为无包膜、单正链 RNA 病毒，是直径由 27～32 nm 球形病毒颗粒。从患者或黑猩猩粪便样本中纯化的成熟 HAV 病毒体为 1.32～1.34 g/cm³（CsCl），沉降系数为 156～160 S。复制缓慢，细胞培养无致细胞病变效应，只有一个血清型，一个抗原中和位点是免疫显性的。HAV 对外界抵抗力较强，耐酸碱，室温可生存 1 周，干粪中 25℃条件下能生存 30 天。HAV 耐热，60℃，1 h 仅部分灭活。

人和其他灵长类是 HAV 唯一自然宿主。人类感染 HAV 后，大多表现为亚临床或隐性感染，仅少数人表现为急性甲型肝炎，以肝脏损害为主，严重影响人类健康。一般可完全恢复，不转为慢性肝炎，亦无慢性携带者。任何年龄均可患病，但主要为儿童。成人甲肝的临床症状一般较儿童重。冬春季常是甲肝发病高峰期。HAV 主要通过粪—口途径传播，传染源多为患者和亚临床型感染者。

38.2 实时定量 PCR 检测

采用核酸扩增荧光检测的方法：首先从临床标本（或病毒分离物）中提取病毒 RNA，利用反转录酶将 RNA 反转录为 cDNA，在核酸扩增开始时加入荧光标记探针，探针的 5′ 端标记荧光报告基团，3′ 端标记荧光淬灭基团，当探针完整时，报告基团与淬灭基团非常接近，报告基团荧光被淬灭基团抑制。其次在 PCR 过程中，如果靶序列存在，荧光标记探针可特异性地结合到靶序列上。在 PCR 扩增过程中，由于 Taq DNA 聚合酶的 5′ 端核酸外切酶活性，使已经退火并结合到模板上的荧光双标记探针被酶解，使报告荧光基团和淬灭荧光基团分离，从而荧光监测系统可接收到荧光信号，即每扩增一条 DNA 链，就有一个荧光分子形成，实现了荧光信号的累积与 PCR 产物形成完全同步。

38.2.1　核酸提取

收集 HAV IgM 阳性的血清样本，使用试剂盒提取。

38.2.2　实时荧光定量 PCR

1）5′-NCR 区的引物探针组合如表 1-38-1 所示，引物和探针分别溶解至 100 μmol/L 储存，使用时稀释至 10 μmol/L。

表1-38-1　实时荧光定量PCR引物序列信息

名　称	序　列	核苷酸位置
上游引物 AF	5′-GGT AGG CTA CGG GTG AAA C-3′	393 ~ 411
下游引物 AR	5′-CCT CCG GCG TTG AAT GGT TT-3′	508 ~ 489
探针 AP	5′-FAM-ACA GCG GCG GAT ATT GGT GAG TTG TTA AGAT-BHQ-3′	456 ~ 485

2）使用试剂盒进行实时荧光定量 PCR 反应，冰上配制如下反应体系（表 1-38-2）。

表1-38-2　实时荧光定量PCR反应体系

组　分	体　积
2 × one step 实时荧光定量 PCR 缓冲液Ⅲ	12.5 μL
TAKARA Ex Taq HS	0.5 μL
PrimeScript™ RT Enzyme Mix	0.5 μL
上游引物	0.5 μL
下游引物	0.5 μL
探针	0.5 μL
ROX	0.5 μL
RNA 样本	5 μL
加 DEPC 处理的水至 25 μL	

反应条件设置见表 1-38-3。

表1-38-3　实时荧光定量PCR反应条件

温　度	时　间	循 环 数
42℃	30 min	
95℃	30 s	
95℃	5 s	40
54℃	8 s	
72℃	35 s	

（1）上机判定结果。

阈值设定原则以阈值线超过正常阴性对照的荧光信号的最高点，结果显示阴性为准，或可根据仪器噪声情况进行调整。

① Ct 值无数值的标本为阴性样本；

② Ct 值 $\leqslant 35$ 的样本为阳性；

③ Ct 值 > 35 的样本建议重做，重做结果无数值者为阴性，否则为阳性。

（2）灵敏性分析：取倍比稀释的 RNA 标准品作为模板以检测其灵敏性。

（3）重复性和稳定性分析：取 6 个浓度的标准品 RNA，各平行进行检验，计算 SD 及 CV 等指标以评价体系的重复性和稳定性。

38.2.3　注意事项

（1）实验前请仔细阅读本试剂盒说明书，严格按操作步骤执行。

（2）整个实验操作过程以及 PCR 实验室的软硬件设施应符合卫生部颁布的《临床基因扩增检验实验室管理暂行办法》《临床基因扩增检验实验室工作规范》等法规的要求。

（3）整个检测过程中，反应体系的配制、样本处理及加样、PCR 扩增应分区进行以避免污染。

（4）操作人员应佩戴口罩，经常更换一次性手套，以避免 RNA 酶的污染；实验中所用器具均应经过除 RNA 酶处理。

（5）试剂盒组成中的试剂使用前应充分融化并混匀。

（6）注意适当处理检测中遗留的样品、扩增产物及可能被污染的试剂。

38.3　HAV 感染的抗体检测

HAV 感染后血清中会出现两种抗体，为抗 HAV-IgM 和抗 HAV-IgG。

38.3.1　HAV-IgM 抗体检测

参照商品化试剂盒对 HAV-IgM 抗体进行检测。ELISA 试剂盒在微孔条上预包被羊抗人 -IgM（μ 链），配以酶标抗原（HAV-HRP）及 TMB 显色剂等其他试剂，采用捕获法原理检测人血清（或血浆）中 HAV-IgM 抗体。

38.3.2　HAV-IgG 抗体检测

HAV-IgG 抗体商品化试剂盒多数采用双抗原夹心 ELISA 法测定标本中 HAV-IgG 抗体。用纯化的抗原包被微孔板，制成固相抗原，可与样品中 HAV-IgG 抗体相结合，再与 HRP 标记的抗原结合，形成抗原 - 抗体 - 酶标抗原复合物，显色后用酶标仪进行检测。

（苏秋东　**编写**，王衍海、魏强　**审校**）

第39章

发热伴血小板减少综合征病毒

39.1 简介

发热伴血小板减少综合征病毒（*severe fever with thrombocytopenia syndrome virus*，SFTSV）又称大别班达病毒（*Dabie bandavirus*），是一种属于白蛉病毒科，班达病毒属的病毒。该病毒是我国首次发现并命名的，引起新发传染病发热伴血小板减少综合征的新病毒。SFTS 病毒的基因组为分节段的单股负链 RNA，分为大（L）、中（M）、小（S）3 个片段。S 片段为双义链，负义链部分编码病毒的核衣壳蛋白，正义链部分编码病毒的 NSs 蛋白，M 片段编码两种包膜糖蛋白 Gn 和 Gc，L 片段编码病毒的 RNA 聚合酶。

SFTS 病毒对热敏感，60℃、30 min 能够完全灭活病毒，对紫外线、乙醚、氯仿、β - 丙内酯、甲醛等敏感，对次氯酸等常用含氯消毒剂也敏感。

39.2 细胞培养与分离鉴定

39.2.1 仪器设备和材料

1. 标本

患者、宿主动物及媒介生物标本。

2. 实验器材和液体配制

器材：CO_2 培养箱、高速离心机、水浴锅、-20℃冰箱、PCR 仪、组织细胞研磨器、凝胶电泳仪、序列分析仪、荧光显微镜；培养基：Eagle MEM、Hank's 液、3% 谷胺酰胺、7.5% $NaHCO_3$、小（或胎）牛血清、青霉素、链霉素和制霉菌素等。

3. 液体配制

实验所需溶液见表1-39-1。

表1-39-1　液体配置表

Eagle's MEM（维持液）	
青霉素	100 U/mL
链霉素	100 μg/mL
谷胺酰胺	1%
小（或胎）牛血清	1%
7.5% NaHCO$_3$	4%
Eagle's MEM（生长液）	
青霉素	100 U/mL
链霉素	100 μg/mL
谷胺酰胺	1%
小（或胎）牛血清	10%
7.5% NaHCO$_3$	4%
Hank's（细胞洗涤液）	
青霉素	100 U/mL
链霉素	100 μg/mL
7.5% NaHCO$_3$	4%

39.2.2　实验步骤

1. 样本除菌

（1）动物标本和患者标本要求无菌采集，媒介生物标本处理前应用含抗生素的 Hank's 细胞洗涤液洗涤 3 次。

（2）动物、媒介标本制备悬液时需含常规量抗生素。

（3）对疑似污染的标本，一般使用较大剂量抗生素（青霉素 10 000 U，链霉素 10 000 μg，制霉菌素适量）处理，然后悬液经 12 000×g 离心 20 min，去除大部分细菌和杂质。

2. 样本处理和稀释

（1）血清标本系列稀释后可直接用于病毒分离。

（2）组织等标本需参照标本研磨处理操作规范进行研磨，研磨后混悬液于 4℃ 4 000×g 离心 15 ~ 20 min，上清液用来接种敏感细胞。

3. 细胞接种

将急性期血清（用 Hank's 液 1∶10 稀释），标本 0.5 ~ 1 mL 接种 T25 细胞培养瓶中长成单层的 Vero

或 Vero E6 细胞（当样本量较少时，可使用较小细胞培养容器如 24 孔板、96 孔板或细胞接种管等，并按比例减少样本用量）。在 37℃温箱吸附 2 h 后加入含 Eagle's 维持液至 5 mL，37℃培养。每天观察，如果培养阳性，一般第 3 天可出现明显细胞病变，否则每隔 3 ~ 4 天换培养液。

4. 检测

培养至第 7 ~ 10 天刮取少量细胞点抗原片进行免疫荧光检测，如果荧光检测阳性，则收集上清接种新鲜细胞进行病毒培养，确定病毒型别；如果荧光检测为阴性，至少培养至第 14 天，刮取少量细胞点抗原片进行免疫荧光检测，如果检测结果仍为阴性，则收集培养液，冻存于 –70℃或液氮中以备重新检测，细胞需继续传第二代。

5. 连续传代

用胰酶消化第 4 步中检测为阴性的细胞，用 3 ~ 4 mL 新鲜培养液悬浮细胞，取 1/2 细胞悬液（1.5 ~ 2 mL）与大约同等数量的新鲜制备的正常细胞联合培养，重复第 4 步中检测至第 3 代。取剩余 1/2（1.5 ~ 2 mL）细胞悬液离心后保存于 –70℃待查。

注意：SFTSV 一般 2 ~ 3 天出现实时荧光定量 PCR 阳性或免疫荧光阳性；分离到的第一代病毒必须有细胞免疫荧光阳性的检测结果；如果依上述方法分离培养至第三代依然未出现荧光阳性的细胞，则可以视为标本中不含有感染性病毒颗粒。所有本次实验有关的细胞和上清按照感染性废物进行妥善处理。

6. 病毒核酸序列分析

对于特异性荧光检测阳性的病毒样本，在生物安全二级实验室灭活后或加入病毒核酸提取裂解液后，参照病毒核酸检测方法，在生物安全一级实验室提取核酸，进行序列分析。分离病毒应按照病毒培养扩增方案进行扩增培养、滴定，标记好后并妥善保存。如果分离病毒与以前分离保存的毒株相同，则可以适当保存，或者全部严格按照感染性废物处理。

7. 废物处理

所有实验用品都应严格按照有关实验室安全管理规定的处理方法高压处理，所有液体废物和细胞培养物应化学消毒后置于密闭容器中，严格按照有关实验室安全管理规定的处理方法高压处理。

39.2.3　结果判断

（1）如果经 SFTSV 特异性单克隆抗体检测用于分离 SFTSV 细胞呈荧光阳性说明标本感染有 SFTSV。

（2）分离病毒的核酸序列分析可以确定病毒基因型。

（3）意义：病毒分离阳性结果，表明患者 SFTSV 感染，宿主动物或媒介生物携带 SFTSV。

◢ 39.3　实时荧光定量 PCR

39.3.1　样本要求

1. 适用样本类型

血清。

2. 标本采集

用无菌真空管，采集患者急性期（发病2周内）和恢复期（发病4周左右）非抗凝血各5 mL，及时分离血清，分装保存于带螺旋盖、内有垫圈的冻存管内，做好标记。

采集患者标本时可进行一般性防护（穿戴口罩、手套和长袖工作服）。野外采集标本时，应穿着颜色明亮的防护服，并将衣袖或裤管口扎紧以防蜱叮咬人体。一旦发现有蜱附着体表，应当用镊子等工具夹取，不要用手直接摘除。野外作业或活动的人员可使用驱避剂喷涂皮肤。

3. 标本保存和运输

标记清楚后将血清保存于 –70℃ 冰箱（1 周内可保存在 –20℃ 冰箱）用于病毒核酸提取；标本运输应以干冰保持低温环境，同时注意生物安全规范和遵照有关传染性标本的运输规范。

39.3.2 实验前准备

进入实验场所之前，要事先准备好所需试剂和耗材。

1. Carrier RNA 配制

将试剂盒内的 Carrier RNA 管内加入 310 μL 的缓冲液 AVE，配置成 1μg/μL 的工作浓度，如需长期存放请置于 –20℃，并分装，避免反复冻融（每管反复冻融不得超过 3 次）。

2. PCR 反应质量控制

本试剂盒中的内标溶液参与提取过程，按照每份样本中加入 4 μL 内标溶液进行核酸提取。

试剂盒中的阴性质控品和 SFTSV 阳性质控品均参与提取，用于对环境进行监控和 PCR 检测试剂的质控。SFTSV 强阳性质控品；SFTSV 临界阳性质控品；SFTSV 阳性定量参考品 4 个。

3. 核对

仔细核对被检样品患者的姓名、编号及检测项目等。

39.3.3 检测仪器设备

实时定量核酸扩增检测仪、生物安全柜、离心机、移液器（2.5 μL、1 ~ 10 μL、10 ~ 200 μL、100 ~ 1 000 μL）、冰箱（2 ~ 8℃/–20℃）。

39.3.4 试剂材料

发热伴血小板减少综合征病毒核酸定量检测试剂盒、RNA 提取试剂盒、1.5 mL 的离心管、不同规格移液吸头、8 孔 PCR 反应管及管盖、96 孔 PCR 反应板及盖膜。

39.3.5 检测的环境条件

检测标本的灭活在 BSL-2 实验室生物安全柜内进行，即将 140 μL 标本加入 560 μL 的 AVL 缓冲液中，混匀后室温孵育 10 min。剩余的 RNA 提取步骤在 PCR 间的样本处理区生物安全柜内进行。

第一部分 重要病毒性疾病病原体标准化鉴定技术

39.3.6　实验步骤

（1）按照 BSL-2 的要求穿戴防护装备。

（2）在生物安全柜内去掉外层包装后，消毒标本管，用止血钳或镊子取出标本管，置于架上。

（3）仔细清点和核对标本。

（4）标本的灭活和 RNA 的提取。使用试剂盒提取标本中病毒 RNA。

（5）实时荧光定量 PCR 扩增发热伴血小板减少综合征病毒 RNA。

（6）引物与探针序列。

引物：SFTSV-F：5'-GGGTCCCTGAAGGAGTTGTAAA-3';

　　　SFTSV-R：5'-TGCCTTCACCAAGACTATCAATGT-3'

探针：SFTSV-P：5'-TTCTGTCTTGCTGGCTCCGCGC-3'

（7）如表 1-39-2 配置反应体系。从冰箱内取出试剂，在室温待其完全融化，之后立即置于冰上。在冰上配制反应体系，配制反应体系应在相对独立的洁净房间，与其他的实验活动隔离。依次在离心管内填加表 1-39-2 中组分，用加样器轻轻上下混匀 10 次。

表1-39-2　实时荧光定量PCR反应体系

组　　分	体　　积
2.5 × Reaction buffer	12.5 μL
Enzyme Mix	1 μL
上游引物（20 μmol/L）	0.5 μL
下游引物（20 μmol/L）	0.5 μL
Fluorogenic probe（10 μmol/L）	0.3 μL
RNA	5 μL
DEPC-treated water	5.2 μL
总计	25 μL

（8）反应条件。见表 1-39-3。

表1-39-3　实时荧光定量PCR反应条件

温　　度	时　　间	循　环　数
50℃	30 min	1
95℃	10 min	1
95℃	15 s	45
60℃	45 s	

注：在60℃收集荧光信号。

39.3.7　结果判定

质控标准：阴性对照无 Ct 值并且无扩增曲线；阳性对照的 Ct 值 < 38，并出现特定的扩增曲线，以上两项需在一次实验中同时满足，否则，本次实验无效，实验应重新进行。

结果描述及判定：无 Ct 值并且无扩增曲线，样品判定为阴性；Ct 值 < 38，且出现典型的扩增曲线，样品判定为阳性。

（芜为　**编写**，韩俊、王衍海、魏强　**审校**）

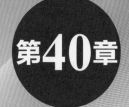

第40章

感染呼吸道的肠道病毒 EVD68

40.1 简介

肠道病毒 D68（EVD68）为小 RNA 病毒科（Picornaviridae）、肠道病毒属 D 种成员，病毒呈球形，为二十面立体对称结构，可引起人类肺炎和细支气管炎。主要感染人群为免疫力低下的儿童及婴幼儿。除原型株 Fermon 外，现在流行的 EV-D68 毒株可分为 A ~ D 四个基因型别。EV-D68 病毒于 1962 年首次从美国加利福尼亚州儿童鼻咽拭子中分离获得。已在全球范围内流行。肠道病毒对紫外线及干燥敏感，各种氧化剂，碘酒都可以灭活病毒。

40.2 病毒分离培养

EVD68 要求在生物安全二级实验室（bio-safety level laboratory-2, BSL-2）进行病毒分离。病毒分离必须遵守生物安全实验室的有关生物安全的规定，并严格执行标准操作规程和废弃物管理规定。

40.2.1 设备与耗材

（1）设备。
生物安全柜、CO_2 孵箱、细胞计数器、普通光学显微镜、低温高速离心机。
（2）耗材。
移液器、单道加样器（200 μL 和 1 000 μL）、24 孔细胞培养板、T25 细胞培养瓶。

40.2.2　细胞准备

将 H1-HeLa 细胞分种至 24 孔板内，8×10^4 个细胞 / 每孔，培养过夜，使细胞长成 60% ~ 70% 丰度的单层。

40.2.3　接种程序

1. 样本处理

1）鼻咽拭子的处理。

（1）用于病毒分离的鼻咽拭子，需预先准备含有病毒维持液的采样管，采集的鼻咽拭子直接放入采样管中。

（2）将采样管置于涡旋振荡仪上，振荡 30 s，将维持液转移至离心管内，于 12 000 r/min 离心 5 min，取上清，按照 1∶100 加入青链霉素，待用。

2）痰液的样本处理。

（1）对于少量黏液样本，离心机 4℃，12 000 r/min 离心 10 min，以去除大部分杂质和黏液。取 200 μL 上清接种细胞。

（2）对于大量粘液样本或者固体痰液，挑取一小块补加 500 μL 病毒保存液（VTM）。用 Sputasol 消化液（按 1∶1 的体积）37℃消化 10 ~ 15 min。

（3）离心机 4℃，12 000 r/min 离心 10 min，取 200 μL 上清接种细胞。

2. 病毒分离

（1）生长至 60% ~ 70% 单层细胞的培养板，弃去培养液，用无血清 DMEM 洗两遍后，加入 200 μL 高速离心后的呼吸道样本。

（2）置 33℃、5% CO_2 培养箱吸附 2 h 后，吸弃感染液后补加 500 μL 维持液，继续置 33℃、5% CO_2 培养。同时设置不加呼吸道样本的阴性对照。

（3）显微镜下每日观察细胞病变，EVD68 出现病变时间一般为 5 ~ 7 天。

（4）7 天内没有出现 CPE，则将培养物冻融后接种新的 24 孔板，持续盲传三代，无 CPE 可以丢弃。出现 CPE 的细胞，冻融一次后，12 000 r/min，离心 5 min，收取细胞上清，分装并保存于 -80℃待用。

3. 病毒扩增

（1）实验前一天传代 H1-Hela 细胞至 T25 细胞培养瓶中，第二天生长成密度为 80% ~ 90% 的单层细胞。

（2）T25 细胞培养瓶倒掉细胞培养液，更换为 2% 病毒维持液，取 100 μL 病变后的细胞上清，接种于培养瓶内，置 37℃，5% CO_2 的培养箱中孵育 1 ~ 2 h。

（3）吸出孵育液，换为 5 mL 新鲜的病毒维持液培养后，置于 37℃、5% CO_2 培养箱培养。

（4）至 75% 以上细胞出现病变时收获。细胞冻融一次后，12 000 r/min，离心 5 min，收取细胞上清，分装并保存于 -80℃待用。出现 CPE 后需要利用实时荧光定量 PCR 方法进行鉴定，并进行序列测定。

第一部分　重要病毒性疾病病原体标准化鉴定技术

40.3 病毒滴度测定技术

40.3.1 实验材料

（1）细胞和病毒。

H1-HeLa 和分离鉴定后的 EVD68。

（2）试剂。

10% 生长液：500 mL DMEM+10% FBS+1%；

2% 维持液：500 mL DMEM+ 2% FBS+1%。

40.3.2 实验操作

（1）将 H1-HeLa 细胞分种至 96 孔板内，1×10^4 细胞/孔，培养过夜，使细胞长成 60% ~ 70% 丰度单层。

（2）弃细胞培养液，使用无血清 DMEM 洗涤细胞 2 遍。

（3）病毒稀释：用无血清培养基将病毒稀释分别为 10^{-1}、10^{-2}、10^{-3}、10^{-4}、10^{-5}、10^{-6}、10^{-7}、10^{-8}，共 8 个梯度。

（4）每孔加入 100 μL 稀释的病毒液，每个稀释度做 8 个复孔。留一排细胞不加病毒，作为阴性对照。

（5）置 33℃、5% CO_2 培养箱吸附 1 h 后，吸弃感染液后补加 100 μL 2% 维持液，继续置 33℃、5% CO_2 培养箱进行培养。

（6）显微镜下每日观察细胞病变，计算 $TCID_{50}$。

（7）计算病毒 $TCID_{50}$，Reed and Muench 公式计算病毒滴度。计算公式：$TCID_{50}$ = 高于 50% 死亡率的病毒稀释度的对数 + 距离比值 × 稀释倍数（10）的对数。距离比 =（高于 50% 的百分数 –50%）/（高于 50% 的百分数 – 低于 50% 的百分数）。

（郭丽、相子春、陈岚 **编写，**任丽丽、魏强 **审校**）

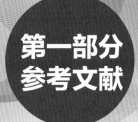

［1］ CHANG S C, CHENG Y Y, SHIH S R. Avian influenza virus: the threat of a pandemic[J]. Chang Gung medj, 2006, 29(2): 130-134.

［2］ LIU H, LI M H, ZHAI Y G, et al. Banna virus, China, 1987-2007[J]. Emerg infect dis, 2010, 16(3): 514-517.

［3］ SILVA L A, DERMODY T S. Chikungunya virus: epidemiology, replication, disease mechanisms, and prospective intervention strategies[J]. The Journal of clinical investigation, 2017, 127(3): 737-749.

［4］ MILLER K, MCGRATH M E, HU Z, et al. Coronavirus interactions with the cell μLar autophagy machinery[J]. Autophagy, 2020, 16(12): 2131-2139.

［5］ GUZMAN M G, HARRIS E. Dengue[J]. Lancet (London, England), 2015, 385(9966): 453-465.

［6］ GARMAROUDI F S, MARCHANT D, HENDRY R, et al. Coxsackievirus B3 replication and pathogenesis[J]. Future microbiology, 2015, 10(4): 629-653.

［7］ LU G, CHEN R, SHAO R, et al. Getah virus: An increasing threat in China[J]. The Journal of infection, 2020, 80(3): 350-371.

［8］ LI N, LI A, LIU Y, et al. Genetic diversity and evolution of Hantaan virus in China and its neighbors[J]. PLoS neglected tropical diseases, 2020, 14(8): 8090.

［9］ HANNE J, ZILA V, HEILEMANN M, et al. Super-resolved insights into human immunodeficiency virus biology[J]. FEBS letters, 2016, 590(13): 1858-1876.

［10］ TSAI K N, KUO C F, OU J J. Mechanisms of Hepatitis B Virus Persistence[J]. Trends in microbiology, 2018, 26(1): 33-42.

［11］ HUTCHINSON E C. Influenza Virus[J]. Trends in microbiology, 2018, 26(9): 809-810.

［12］ ROBERTS A, GANDHI S. Japanese encephalitis virus: a review on emerging diagnostic techniques[J]. Frontiers in bioscience (Landmark edition), 2020, 25: 1875-1893.

［13］ ZHANG W, LI F, LIU A, et al. Identification and genetic analysis of Kadipiro virus isolated in Shandong province, China[J]. Virology journal, 2018, 15(1): 64.

［14］ ZHANG J, LIU H, WANG J, et al. Origin and evolution of emerging Liao ning Virus (genus Seadornavirus, family Reoviridae)[J]. Virology journal, 2020, 17(1): 105.

［15］ LAKSONO B M, DE VRIES R D, MCQUAID S, et al. Measles Virus Host Invasion and Pathogenesis[J]. Viruses, 2016, 8(8): 210.

［16］ RANSON D. Norwalk or Noroviruses[J]. Journal of law and medicine, 2003, 10(3): 267.

［17］ LIBERSKI P P, GAJOS A, SIKORSKA B, et al. Kuru, the First Human Prion Disease[J]. Viruses, 2019, 11(3): 232.

［18］ SCHNELL M J, MCGETTIGAN J P, WIRBLICH C, et al. The cell biology of rabies virus: using stealth to reach the brain[J]. Nature reviews Microbiology, 2010, 8(1): 51-61.

［19］STEELE J C, J R. Rotavirus[J]. Clinics in laboratory medicine, 1999, 19(3): 691-703.

［20］HERNANDEZ R, SINODIS C, BROWN D T. Sindbis virus: propagation, quantification, and storage[J]. Current protocols in microbiology, 2010, 15(Unit15B. 11): 1.

［21］BENNETT R S, GRESKO A K, MURPHY B R, et al. Tahyna virus genetics, infectivity, and immunogenicity in mice and monkeys[J]. Virology journal, 2011, 8: 135.

［22］ROSSI S L, ROSS T M, EVANS J D. West Nile virus[J]. Clinics in laboratory medicine, 2010, 30(1): 47-65.

［23］WAGGONER J J, ROJAS A, PINSKY B A. Yellow Fever Virus: Diagnostics for a Persistent Arboviral Threat[J]. Journal of clinical microbiology, 2018, 56(10): 827.

［24］MUSSO D, GUBLER D J. Zika Virus[J]. Clinical microbiology reviews, 2016, 29(3): 487-524.

［25］KIDD D, WILLIAMS A J, HOWARD R S. Poliomyelitis[J]. Postgraduate medical journal, 1996, 72(853): 641-647.

［26］JACOBS S E, LAMSON D M, ST GEORGE K, et al. Human rhinoviruses[J]. Clinical microbiology reviews, 2013, 26(1): 135-162.

［27］HEEGAARD E D, BROWN K E. Human parvovirus B19[J]. Clinical microbiology reviews, 2002, 15(3): 485-505.

［28］ZHANG S, ZHI C, LI H, et al. Umifenovir effectively inhibits IL-10 dependent persistent Coxsackie B4 virus infection[J]. Antiviral research, 2017, 141: 165-173.

［29］MURPHY E, SHENK T. Human cytomegalovirus genome[J]. Current topics in microbiology and immunology, 2008, 325: 1-19.

［30］BARTOLINI L, THEODORE W H, JACOBSON S, et al. Infection with HHV-6 and its role in epilepsy[J]. Epilepsy research, 2019, 153: 34-39.

［31］TIAN X, ZHANG Y, GU S, et al. New coxsackievirus B4 genotype circ μLating in Inner Mongolia Autonomous Region, China[J]. PloS one, 2014, 9(3): 90379.

［32］SHARMA V, KAUSHIK S, KUMAR R, et al. Emerging trends of Nipah virus: A review[J]. Reviews in medical virology, 2019, 29(1): 2010.

［33］GüNTHER S, LENZ O. Lassa virus[J]. Critical reviews in clinical laboratory sciences, 2004, 41(4): 339-390.

［34］HAWMAN D W, FELDMANN H. Recent advances in understanding Crimean-Congo hemorrhagic fever virus[J]. F1000 Research, 2018: 7.

［35］HARTMAN A. Rift Valley Fever[J]. Clinics in laboratory medicine, 2017, 37(2): 285-301.

［36］JACOB S T, CROZIER I, FISCHER W A, et al. Ebola virus disease[J]. Nature reviews Disease primers, 2020, 6(1): 13.

［37］RŮŽEK D, YAKIMENKO V V, KARAN L S, et al. Omsk haemorrhagic fever[J]. Lancet (London, England), 2010, 376(9758): 2104-2113.

［38］OLEJNIK J, MÜHLBERGER E, HUME A J. Recent advances in marburgvirus research[J]. F1000 Research, 2019: 8.

［39］WANG M Y, ZHAO R, GAO L J, et al. SARS-CoV-2: Structure, Biology, and Structure-Based Therapeutics Development[J]. Frontiers in cell ular and infection microbiology, 2020, 12(10): 587269.

［40］FEINSTONE S M. History of the Discovery of Hepatitis A Virus[J]. Cold Spring Harbor perspectives in medicine, 2019, 9(5): 31740.

［41］LI J, LI S, YANG L, et al. Severe fever with thromboc ytopenia syndrome virus: a highly lethal bunyavirus[J]. Critical reviews in microbiology, 2021, 47(1): 112-125.

［42］HUO W, YU J, LIU C, et al. Caspase-3 inhibitor inhibits enterovirus D68 production[J]. Journal of microbiology (Seo μL, Korea), 2020, 58(9): 812-820.

［43］POLACEK C, EKSTRÖM J O, LUNDGREN A, et al. Cytolytic replication of coxsackievirus B2 in CAR-deficient rhabdomyosarcoma cells[J]. Virus research, 2005, 113(2): 107-115.

重要细菌性疾病病原体标准化鉴定技术

细菌性疾病泛指由细菌所引起的传染病或感染性疾病，在现实工作中常分为临床细菌学和现场细菌学，临床细菌学主要研究内容为病原菌的分离和鉴定；而现场细菌学还需要在病原菌的致病力、传播能力和病例间相关性等进行深入研究，从而进行完整细菌性传染病防控研究。完整的细菌学研究离不开病原体的分离、培养、鉴定以及分型研究等作为基础，建立标准化技术方法，不仅可以提升细菌性疾病诊疗、防控能力，同时也是助力诊断试剂、药物、疫苗研发等生物产业发展。本部分制定了10种细菌性病原体的标准化分离、培养、检定和分型方法，涵盖大部分高致病性病原微生物，将为我国生物安全样本和菌种库高质量建设提供技术支撑。

第41章

百日咳鲍特菌

41.1 简介

百日咳鲍特菌（*Bordetella pertussis*）属于变形菌门（proteobacteria）、β - 变形菌纲（betaproteobacteria）、伯克菌目（burkholderialesle）、产碱杆菌科（alcaligenaceae）、鲍特氏菌属（*Bordetella*）。菌落形态特征为细小、圆形、光滑、凸起、银灰色、不透明的菌落，Ⅰ相菌 B-G 培养基上菌落周围可见模糊的溶血环。百日咳鲍特菌是一种革兰氏阴性短杆菌，实验室诊断分为直接诊断和间接诊断两类，直接诊断包括培养和 PCR 对致病微生物进行鉴定；间接诊断是通过检测其血清中的特异性抗体进行鉴定，在直接诊断中 PCR 比细菌培养更敏感。由百日咳鲍特菌引起的急性呼吸道传染病"百日咳"是一种细菌性疫苗可预防的疾病，百日咳可引起儿童及成人疾病，其主要表现为痉挛性咳嗽或长期迁延性咳嗽，以吸气性"尾音"为典型特征，其病原主要通过人间飞沫传播，具有高传染性。接种百日咳疫苗是预防百日咳的有效手段。《人间传染的病原微生物名录》危害程度分类为第三类病原微生物，大量细菌活动和样本检测应在 BSL-2 实验室中操作。

41.2 形态学鉴定

41.2.1 培养特征

用接种环挑取单菌落，三区划线于包姜氏培养基（Bordet-Gengou medium，B-G）或木炭血琼脂培养基（Reagan Lowe medium，RL）上，置于细菌培养箱内，在 37℃条件下培养 3 ~ 5 天，最长可观察 14 天。

菌落形态特征观察见图 2-41-1 为细小、圆形、光滑、凸起、银灰色、不透明的菌落，Ⅰ相菌 B-G 培养基上菌落周围可见模糊的溶血环。

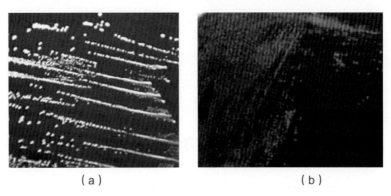

（a）　　　　　　　　　　　（b）

图 2-41-1　RL 培养基（a）；B-G 培养基（b）百日咳鲍特菌菌落形态

41.2.2　革兰氏染色

1. 制备涂片

取一洁净的玻片，中央滴 1 滴生理盐水，用接种环从培养基中挑取适量菌落，在玻片上研磨，制成薄薄的细菌涂片，紫外照射 30 min，待自然干燥后，玻片快速通过酒精灯外焰 3 ~ 5 次，使细菌固定于玻片上。

2. 染色

（1）结晶紫染液覆盖住菌膜，染色 1 min。

（2）自来水冲洗，去掉浮色。

（3）用碘 – 碘化钾溶液媒染 1 min，倾去多余溶液。

（4）用中性脱色剂如乙醇（95%）或丙酮酸脱色 30 s，革兰氏阳性菌不被褪色而呈紫色，革兰氏阴性菌被褪色而呈无色。乙醇脱色为整个流程最关键的一步。

（5）用复红染液或者沙黄复染 30 s，革兰氏阳性菌仍呈紫色，革兰氏阴性菌则呈现红色。革兰氏阳性菌和革兰氏阴性菌即被区别开。

3. 观察镜下形态特征

百日咳鲍特菌为革兰染色阴性卵圆形短小杆菌，无鞭毛、芽孢，大小如图 2-41-2 所示（0.5 ~ 1.5）μm ×（0.2 ~ 0.5）μm。

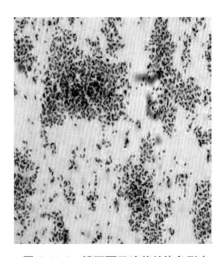

图 2-41-2　镜下百日咳革兰染色形态

◢ 41.3　分子鉴定

41.3.1　16S rRNA 基因测序鉴定

1. 核酸提取

水煮提取法或者使用商业化的试剂盒均可。

1）水煮提取法。

（1）用接种环从固体培养基上刮取半环菌苔加入到 180 μL 纯水或磷酸盐缓冲液中，混匀，100℃煮沸 15 min。

（2）12 000 r/min 离心 10 min，取上清（包含细菌染色体）至新的无菌离心管中，冻存备用。

2）商业试剂盒提取法，以某一种商业试剂盒提取步骤为例。

参照所使用商业试剂盒的使用说明书进行操作，现市面上常见试剂盒操作步骤如下。

（1）配制 100 μL 溶菌酶和变溶菌素（mutanolysin）混合液（溶菌酶终浓度为 40 mg/mL，变溶菌素为 75 U/mL），加入 200 μL 菌悬液或样品洗脱液样品。样品不足时，吸取样品后，通过调整移液器旋钮，排出枪头中的多余的空气，以确定不足体积，用混合液或 TE 缓冲液补足体积至 200 μL。

（2）将上述 300 μL 样品充分混合后，离心管置 37℃恒温金属浴中，消化，1 h。

（3）如果离心管管壁或管盖有水蒸气凝结水滴，开盖前应瞬时离心，使水滴沉到管底；

（4）小心打开离心管盖，加入 20 μL 蛋白酶 K（20 mg/mL）及 200 μL AL 缓冲液，涡旋震荡混匀，置 56℃恒温金属浴 30 min。

（5）取出离心管，做瞬时离心，加入 260 μL 无水乙醇，漩涡震荡 15 s，混匀液体。

（6）将离心管瞬时离心（低速 1 000 ~ 2 000 r/min），约 5 s，取试剂盒中 2 mL 的离心柱管，同时在离心管盖及管侧壁标记样品标号。

（7）将加入无水乙醇的 780 μL 液体全部移入 2 mL 离心柱中，仔细操作，盖离心管盖时避免液体溅出造成交叉污染。

（8）2 mL 离心管置 Eppendorf 5415D 离心机，6 000×g（约 8 000 r/min，其他离心机视具体情况调节），离心 1 min。

（9）取出离心柱，放置至另一个洁净收集管中，加入 500 μL AW1；6 000×g，离心 1 min。

（10）取出离心柱，放置至另一个洁净收集管中，加入 500 μL AW2，全速离心 13 200 r/min 或 20 000×g，离心 3 min。

（11）取出离心柱，放置至另一个洁净收集管中（试剂盒没有配备，需自己准备），不加任何缓冲液和试剂，仅离心柱空柱离心，13 200 r/min，1 min。

（12）取出离心柱，放置至另一个标记好的 1.5 mL 洁净离心管中，离心柱中加入 100 μL AE 缓冲液，室温放置 5 min，8 000 r/min 离心 1 min，收集 AE 洗脱液。

（13）取出并丢弃离心柱，1.5 mL 离心管中的 AE 洗脱液可于 –20 ℃保存。

注意：不可用 PBS 缓冲液替代 TE 缓冲液补足体积；同时在每一次细菌 DNA 提取操作的同时，均应同步加入一份水作为阴性对照。

2. 实时荧光定量 PCR 扩增

（1）使用 16S rRNA 基因通用引物（27F 和 1492R）进行 PCR 扩增和测序。引物序列如下：

27F: 5′-AGAGTTTGATCCTGGCTCAG-3′

1492R: 5′-GGTTACCTTGTTACGACTT-3′

（2）实时荧光定量 PCR 反应体系 按照表 2-41-1 配制反应体系。

表2-41-1 实时荧光定量PCR反应体系

组　分	体　积
2×PCR Master Mix	15 μL
引物27F（10 μmol/L）	1 μL
引物1492R（10 μmol/L）	1 μL
DNA模板	1 μL
ddH₂O	12 μL

注：PCR 反应体系总体积为 30 μL；2×PCR Master Mix：PCR 反应媒；ddH₂O：双蒸水。

（3）实时荧光定量 PCR 反应条件如表 2-41-2 所示。

表2-41-2 实时荧光定量PCR反应条件

温　度	时　间	循　环　数
95℃	10 min	1
95℃	30 s	
55℃	30 s	30
72℃	90 s	
72℃	10 min	1

（4）扩增产物电泳鉴定和测序：采用浓度为 1.5% 的琼脂糖凝胶进行电泳检测 PCR 扩增产物，若条带单一，产物大小 1 500 bp 左右为正常，直接送测序；若有非特异扩增条带，使用胶回收试剂盒切胶回收纯化后，送测序。测序为双向测序。

（5）序列分析：使用 Lasergene/Seqman 程序将双向测序序列拼接成单一序列；测得的序列使用 NCBI BLASTn 程序进行在线比对，确定病原菌。

41.3.2 特异基因 PCR 检测

1. 实验准备

清洁工作区域，PCR 反应液配制区应与 DNA 加样区有物理隔离，实验操作中所使用的水、移液器、吸头、隔离衣及 PCR 反应相关耗材等均应分区域固定放置，不可以交叉使用。

2. 实时荧光定量 PCR 反应体系配制

1）配制 PCR 体系：每次检测应至少包括一份阳性质控，一份阴性质控，每次配制预混液应多配制 1～2 个 PCR 体系，以保证分装后每个反应管中液体的体积。以检测 10 份样品为例，配制体系如表 2-41-3 所示。另外，在采用不同类型引物进行实时荧光定量 PCR 检测时可参照表 2-41-4 中各类引物的退火温度灵活调整。

表2-41-3 实时荧光定量PCR反应体系

试剂名称	单份体积	总预混体积 （10 份样品 + 阴性质控 + 阳性质控 +1 份多配制量）
H₂O	16.3 μL	211.9 μL

续表

试剂名称	单份体积	总预混体积 （10 份样品 + 阴性质控 + 阳性质控 +1 份多配制量）
10 × PCR buffer	2.5 μL	32.5 μL
2.5 mmol/L dNTP	2 μL	26 μL
引物 1（10μmol/L）	1 μL	13 μL
引物 2（10μmol/L）	1	13 μL
Taq 酶	0.2 μL	2.6 μL
DNA 模板	2 μL	—

表2-41-4　实时荧光定量PCR引物序列及退火温度

引物名称	序　列	目标基因	退火温度	产物大小
BP-F	5′-ATCTGCTGCACATCGACATC-3′	*IS481*	60℃	119 bp
BP-R	5′-CGATGGCCACGAAGACGAAGTC-3′			
BPNEST1	5′-CGCGTGGCCTTCACCGACAT-3′	*IS481*	54℃	205 bp
BPNEST2	5′-GGGCGGTAAGGTCGGGTAAA-3′			
BPPTS1-F	5′-GGCACCATCAAAACGCAGAGGGG-3′	*ptxA*	62℃	872 bp
BPPTS1-R	5′-ATTACCGGAGTTGGGCGGGGCTG-3′			
IS1001F47	5′-TTGACGGCAGGTATTTGACA-3′	*IS1001*	55℃	983 bp
IS1001R1030	5′-CCAGAGCCGTTTGAGTTCGT-3′			
IS1002 F626	5′-CCTTTGCTCGCATCCTCG-3′	*IS1002*	55℃	121 bp
IS1002 R747	5′-CCTGCCGTTGTCGGTCAT-3′			
RecA F420	5′-CGCCGAAATGCAGAAGATC-3′	*recA*	55℃	616 bp
RecA R1036	5′-TTTCAACCACGTTGGCAGC-3′			

2）PCR 扩增条件：按照表 2-41-5 设置扩增条件。

表2-41-5　实时荧光定量PCR扩增条件

温　度	时　间	循　环　数
95℃	5 min	1
94℃	30 s	
55℃	30 s	30
72℃	90 s	
72℃	5 min	1

3）PCR 产物的电泳验证。

（1）0.5 × TBE 配备：100 mL 5 × TBE 加纯水至 1 000 mL。

（2）1.5% 琼脂糖凝胶配备：3 g 琼脂糖 +200 mL 电泳液（0.5 × TBE），加入 2 ~ 5 μL/100mL Goldview Nucleic Acid 染料，加热，使琼脂糖完全溶解。

（3）琼脂糖溶液降至 50℃时，将制胶槽放置在平整的桌面上，可用水平仪测量水平。

（4）将配好的 1.5% 的琼脂糖凝胶倒入制胶槽，放置 20 min，使其完全凝固。

（5）取 5 μL 样品与 1 μL 上样缓冲液（6× 缓冲液）混匀，加入电泳孔，最后加入 5 μL 分子量 marker（100 bp）。

（6）5 V/cm，电泳 1 h，凝胶成像仪采集图像。

41.3.3 实时荧光定量 PCR 检测

1. 实验准备

（1）清洁工作区域，PCR 反应液配制区应与 DNA 加样区有物理隔离，实验操作中所使用的水、移液器、吸头、隔离衣及 PCR 反应相关耗材等均应分区域固定放置，不可以交叉使用。

（2）加入 DNA 前，需开机预热实时荧光定量 PCR 仪。

2. PCR 预混液配制

（1）PCR 体系配制：以 25 μL PCR 体系，检测 10 份标本为例。每次检测应包括 1 份阳性对照、5 份 NTC 对照。每个反应管中应含有 23 μL 反应液，再加入 2 μL 的 DNA 样品。需多配制 2 ～ 4 个 PCR 体系，保证每个反应管中液体的体积相同且足量，以免在加样过程中造成损失。每个管中只加入一套引物和探针。检测体系配制可参考表 2-41-6。

表2-41-6　PCR检测体系

组　　分	体　　积
2 × mix	12.5 μL
H$_2$O	4.1 μL
上游引物	2 μL
下游引物	2 μL
探针	2 μL
ROX	0.4 μL
DNA	2 μL

（2）固定反应板，按照表 2-41-7，标记不同样品位置，同时注意做好记录。

（3）按照表 2-41-7 分装预混液，分装过程中应尽量避免产生气泡，注意防止交叉污染，前 2 排 NTC（D2、E2）在分装预混液后加入 2 μL 水，盖上盖子，全部反应板封闭后移入另一个区域，加入 DNA 模板。

表2-41-7　反应板孔位加样示意

	1	2	3	4	5	6	7	8	9	10	11	12
A	1	8	1	8	1	8	1	8	1	8	1	8
B	2	9	2	9	2	9	2	9	2	9	2	9
C	3	10	3	10	3	10	3	10	3	10	3	10
D	4	NTC	4	NTC	4	NTC	4	NTC	4	NTC	4	NTC
E	5	NTC	5	NTC	5	NTC	5	NTC	5	NTC	5	NTC
F	6	NTC	6	NTC	6	NTC	6	NTC	6	NTC	6	NTC
G	7	NTC	7	NTC	7	NTC	7	NTC	7	NTC	7	NTC
H	*IS481*	NTC	*hIS1001*	NTC	*pIS1001*	NTC	*ptxA*	NTC	*recA*	NTC	*rnaseP*	NTC

（4）加入 DNA 后，其他均盖上盖条，最后在第 H1 加入相应质控 DNA。

（5）在后三孔（F2、G2 和 H2）NTC 中加入纯水，盖上盖条，用盖盖器压平所有盖条，注意避免交叉污染。

（6）将反应板置入仪器相应反应板槽，注意位置及方向应正确，盖上反应盖，确认有顿入感。

（7）在电脑软件中设置反应板及反应程序，注意不同的反应探针标志物选择相应的荧光标记及参比荧光。探针标志物为：ToxA（FAM）。

（8）设置反应条件：① 50℃ 2 min，1 个循环；② 95℃ 10 min 1 个循环；③ 95℃ 15 s，60℃ 1 min，50 个循环。

（9）确认程序及设定均正确后，将反应文件命名并存盘，点击 "Run"（运行）或 "Start run"（开始运行），注意选择 "Turn off the lamp at end of run" 结束运行后关闭选项。

3. 结果分析

（1）应注意前两排 NTC 控制体系配制过程中是否存在污染的问题，后三排 NTC 控制加样过程中是否存在污染问题。如果阴性质控出现问题，应对标本中的阳性结果样品进行重复检测。

（2）如果阳性质控出现问题，全部样品均应进行重复检测。

（3）推荐判断标准：若 *Ct* 值＜35 则为阳性；若 *Ct* 值＞40 则为阴性；若 *Ct* 值在 36 ~ 40 的需要进一步验证，注意结合临床信息分析。

4. 其他注意事项

（1）各项工作结束后，应注意对相应操作区域进行清洁处理，可采用含氯消毒剂或 75% 乙醇擦拭。

（2）操作过程中如果有液体溅出或污染手套，应及时用 75% 乙醇擦拭污染区域或及时更换手套。

（3）不同商品化 Mix 产品对相应扩增时的退火及扩增程序均有不同要求，使用不同 Mix 时应参照相应说明书进行操作。

5. 相应引物探针序列

相应引物序列见表 2-41-8。

表2-41-8　相应引物序列

引物 / 探针名称	涉及基因位点	引物 / 探针序列及相应荧光标记
BHrecA_fwd		5′-CGGTTCGCTGGGTCTCG-3′
BHrecA_rev	*recA*	5′-CCCGCGGCAGACCAC-3′
BHrecA_p		HEX-5′-CATCGCATTGGGCG-3′-BHQ2
BP852U18		5′-CAAGGCCGAACGCTTCAT-3′
BP894L24	*IS481*	5′-GAGTTCTGGTAGGTGTGAGCGTAA-3′
BP871U22Pb		FAM-5′-CAGTCGGCCTTGCGTGAGTGGG-3′-BHQ1
BHIS41U20		5′-GGCGACAGCGAGACAGAATC-3′
BHIS91L17	*hIS1001*	5′-GCCGCCTTGGCTCACTT-3′
BHIS62U28Pd		HEX-5′-CGTGCAGATAGGC "T" TTTAGCTTGAGCGC-3′-BHQ1
pIS135U17		5′-TCGAACGCGTGGAATGG-3′
pIS199L20	*pIS1001*	5′-GGCCGTTGGCTTCAAATAGA-3′
pIS157U21Pf		HEX-5′-AGACCCAGGGCGCACGCTGTC-3′-BHQ1

续表

引物 / 探针名称	涉及基因位点	引物 / 探针序列及相应荧光标记
ptx402U16		5′-CGCCAGCTCGTACTTC-3′
ptx442L15	*ptxA*	5′-GATACGGCCGGCATT-3′
ptx419U22Pi		FAM-5′-AATACGTCGACAC"T"TATGGCGA-3′-BHQ1
rnasePforward		5′-CCAAGTGTGAGGGCTGAAAAG-3′
rnasePreverse	*rnaseP*	5′-TGTTGTGGCTGATGAACTATAAAAGG-3′
rnasePprobeb		CY5-5′-CCCCAGTCTCTG"T"CAGCACTCCCTTC-3′-BHQ2

6. 检测结果判定

rnaseP 检测结果阳性，可认为样品核酸提取步骤完整，核酸可被提出并检测，*ptxA* 核酸检测阳性，可判定为样品中可能含有鲍特菌属中百日咳鲍特菌、副百日咳鲍特菌及部分支气管炎败血鲍特菌；*pIS1001* 核酸检测阳性可判定为副百日咳鲍特菌或部分支气管炎败血鲍特菌；*hIS1001* 及 *recA* 核酸检测阳性可判定为霍氏鲍特菌；*IS481* 核酸检测阳性可判定为百日咳鲍特菌或部分支气管炎败血鲍特菌。

41.4 血清学鉴定技术

41.4.1 实验准备

所有试剂在使用前需在室温（18 ~ 25℃）平衡大约 30 min。从第一次使用起，试剂在 2 ~ 8℃保存并无污染的情况下，可稳定至所标示的有效期。患者样本用样本缓冲液 1∶101 稀释。例如，可取 10 μL 血清用 1.0 mL 样本缓冲液稀释并用混匀器混匀（移液器不适合于混匀）。清洗缓冲液按试剂盒说明稀释备用。

恒温培养箱按试剂盒说明调整至适宜温度。

41.4.2 检测流程

1. 样本温育

（1）向相应微孔分别加适量标准品、阳性对照、阴性对照或稀释后的样本。

（2）对于微孔板的手工操作，注意用保护膜盖在加完样的微孔板上。当对微孔板进行自动化操作时，应参照仪器制造商关于保护膜封闭的建议。

（3）温育温度及温育时间按试剂盒说明书操作。

（4）清洗：用稀释后的清洗缓冲液洗板。清洗程序及清洗方法按试剂盒说明操作，清洗后（包括手工或自动）应将微孔板倒置在吸水纸上拍打，以去除残存的清洗液。

注意：清洗后遗留在微孔中的残液（> 10 μL）可干扰底物反应而导致吸光度值偏低。清洗不充分（如清洗少于 3 次、清洗液太少或清洗时间太短）可能导致吸光度值偏高。微孔板条空白处应填充与检查孔板相同规格的空白微孔。

2. 酶结合物温育

酶标板微孔加入酶结合物，加入液体量、温育温度和温育时间均按试剂盒说明书操作。倒掉微孔板内液体，按上述步骤进行清洗。

3. 底物温育

（1）滴加色原/底物液至每一微孔，加入液体量、温育温度和温育时间均按试剂盒说明书操作。

（2）以与加色原/底物液相同的速度和顺序滴加终止液至每一微孔以终止反应，加入液体量、温育温度和温育时间均按试剂盒说明书操作。

（3）选择适宜波长比色，参考波长 620 ~ 650 nm，加完终止液后 30 min 之内比色，比色前，轻轻振动微孔板以使液体扩散均匀。

41.4.3　检测结果判定

参考试剂盒使用说明，根据试剂盒内部质控品或可溯源的商品化质控血清吸光度曲线，可对待检测样品进行定量检测。

抗 PT IgG > 100 IU/mL：提示急性感染或近期免疫。

抗 PT IgG < 40 IU/mL：提示无急性感染。

抗 PT IgG40 IU/m^{2}G < 100 IU/mL：建议 7 ~ 10 天后再取血清重新检测。

如果实验的结果为 40 ~ 100 IU/mL，建议去分析第二份血清，这一步也有助于解释其他的情况。两份血清应该至少间隔 7 天，通过两份样本的结果评估滴度变化。两次采样应该间隔 7 ~ 10 天，两次结果可以正确地反映抗体滴度的变化，并有助于诊断。同时应结合患者的临床症状和血清学检查结果进行诊断。

◤ 41.5　多位点序列分型

41.5.1　多位点序列分型

1. 实验准备

将冷冻保存的试剂取出，室温放置融化后冰浴上备用；聚合酶直接放置在冰浴上。1.5% 琼脂糖凝胶（含 DNA 染料 4 μL/100mL）。

2. 实验步骤

（1）扩增体系配制：按照表 2-41-9 所示配制扩增体系。

表2-41-9　扩增体系

成　　分	体　　积	终浓度
10 × buffer（含 Mg/Cl$_2$）	5 μL	—
dNTPs（2.5 mmol/L）	4 μL	0.2 mmol/L
上游引物（20 μmol/L）	0.5 μL	0.2 μmol/L

续表

成　　分	体　　积	终浓度
下游引物（20 μmol/L）	0.5 μL	0.2 μmol/L
Taq 酶（5 U/μL）	0.4 μL	4 U/100μL
DNA 模版	2 μL	—
H₂O	37.6 μL	—

（2）扩增条件：94℃预变性 5 min；94℃ 30 s，55 ~ 60℃ 30 s（根据引物实际情况调整），72℃ 40 s，30 个循环；72℃终末延伸 5 min。

（3）扩增产物验证：将扩增产物于 1.5% 琼脂糖凝胶（含 DNA 染料 4 μL/100mL），5 V/cm，电泳 40 min；片段长度 600 ~ 1 400 bp。

（4）测序：一般将 PCR 产物连同相应的测序引物交由测序公司测序（每个样品加 5 μL 上、下游测序引物，引物浓度 10 μmol/L）。

（5）序列型别确定：扩增片段测序完成后，使用 DNAstar 软件进行序列碱基匹对和序列拼接。将不同等位基因的序列在 MLST 数据库中提交，进行检索比对，根据数据库提供的每种等位基因的序列号，确定 7 个管家基因的组合，通过这一组合确定序列型（sequence type，ST）及克隆群（clonal complex）。具体操作方法为：打开网页，点击 Concatenate Sequences，再点击 Locus Query 部分的 Single Locus；在出现的页面选择查询位点(choose the allele)，在文本框中黏上序列，点击右下角的 Submit。与中心 ST 型相比较，同一克隆群中的 ST 型至少有 4 个相同的等位基因。对新发现的等位基因，将基因序列拼接结果、测序原始图谱和相应菌株信息递交数据库管理员，以获得新的等位基因编号。对新发现的 ST 型，将等位基因组合和菌株信息递交数据库管理员，以获得新的 ST 型的命名。

（6）MLST 数据生物信息学和聚类分析：根据不同克隆群中 ST 的数量和变化，可以通过 eBURST 方法，对不同 ST 菌株进化聚类分析，也可以通过 START2 或 SplitsTree 软件构建最小生成树，进行菌株基因遗传进化分析。

41.5.2　MLST 基因名称及扩增序列

1. MLST 等位基因名称

腺苷酸激酶（Adenylate kinase）: *adk*

Ⅱ类富马酸水合酶（fumarate hydratase class Ⅱ）: *fumC*

丝氨酸羟甲基转移酶（serine hydroxymethyltransferase）: *glyA*

芳香族氨基酸转移酶（aromatic amino-acid aminotransferase）: *tyrB*

异枸橼酸酶（isocitrate dehyrogenase）: *icd*

胞质氨基肽酶（cytosol aminopeptidase）: *pepA*

葡萄糖磷酸变位酶（phosphoglucomutase）: *pgm*

2. 扩增 / 测序引物序列（表 2-41-10）

表2-41-10 扩增/测序引物序列

基　因	引物名称	序　列
adk	Adk-F	5′-AGCCGCCTTTCTCACCCAACACT-3′
	Adk-R	5′-TGGGCCCAGGACGAGTAGT-3′
fumC	FumC-F	5′-CGTGAACCGGGGCCAGTCGTC-3′
	FumC-R	5′-GGCCAGCCAGCGCACATCGTT-3′
glyA	GlyA-F	5′-CAACCAGGGCGTGTACATGGC-3′
	GlyA-R	5′-CCGCGATGACGTGCATCAG-3′
tyrB	TyrB-F	5′-CGAGACCTACGCTTATTACGAT-3′
	TyrB-R	5′-TGCCGGCCAGTTCATTTT-3′
icd	Icd-F	5′-CTGGTCCACAAGGGCAACAT-3′
	Icd-R	5′-ACACCTGGGTGGCGCCTTC-3′
pepA	PepA-F	5′-CGCCCCAGGTTGAAGAAAATCGTC-3′
	PepA-R	5′-ATCAGGCCCACCACATCCAG-3′
pgm	Pgm-F	5′-CGCCCATGTCACCAGCACCGA-3′
	Pgm-R	5′-CGCCGTCTATCGTAACCAG-3′

41.6 生化鉴定

B-G 或 R-L 培养后，鉴定生化特性如利用过氧化氢酶、氧化酶、尿素酶、硝酸盐还原酶，也可使用商品化生化检测试剂条进行检测（表 2-41-11）。

表2-41-11 百日咳和副百日咳杆菌的主要特性

实　验	I 相百日咳杆菌	I 相副百日咳杆菌
红细胞溶解	+	+
B-G 培养基生长	+3 ~ 5 天	+2 ~ 3 天
氧化酶	+	−
尿素酶	−	+
硝酸还原酶	−	−
枸橼酸盐	−	−
糖酸化	−	−
动力性	−	−
色泽	−	+ 棕色
（G+C）%	67.7 ~ 68.9	68.1 ~ 69.0

41.7　保藏技术规范

41.7.1　设备和材料

4℃冰箱、–80℃低温冰箱、恒温培养箱、木炭血琼脂培养基、灭菌脱脂牛奶管、灭菌木炭血琼脂转运管、灭菌磷酸盐缓冲液或灭菌生理盐水、微量移液器、吸管、螺口离心管、一次性接种环、一次性接种针、无菌拭子。

41.7.2　操作程序

先在生物安全柜内铺好消毒毛巾，准备好实验材料后方可进行实验。

（1）脱脂牛奶保存：挑取纯菌菌落密涂接种在木炭血琼脂培养基表面，于37℃培养3~5天，应在培养基表面形成肉眼可见针尖样密集生长带珍珠光泽小菌落。在生物安全柜内用无菌拭子刮取培养物后，将其于制备好的脱脂牛奶管中洗脱，洗脱过程注意边捻动边混匀，避免培养物形成大团或粘在管壁。每株菌每次保存应至少制备2支，记录制备支数。将菌种管置于菌种保藏盒中，–80℃保存。

（2）转运培养管保存：从培养3~5天的固体培养基上用一次性接种针挑取细菌，穿刺并在转运管斜面划线，37℃培养3~5天取出。每株菌至少应制备2支，记录制备支数。将菌种管置于菌种保藏盒中，4℃保存。此种方法也可进行采集后样品的运输，选择含选择性添加剂的转运培养管，将采集样品拭子在斜面进行划线后，转运管可在4℃保存并运输。

注意：用过的吸管、接种环、接种针放入加盖容器中，及时高压消毒。将需丢弃的平板放入加盖容器中，及时高压消毒。清理实验室。

附录

一、脱脂牛奶保存管制备
二、木炭血琼脂转运培养管的配制

一、脱脂牛奶保存管制备

1. 设备和材料

1 000 mL 三角烧瓶或容量瓶、称量天平、移液管、超净台、高压蒸汽灭菌器、螺口冻存管。

2. 操作程序

（1）市售的普通鲜牛奶可通过煮沸的方法达到脱脂的目的，具体做法为：将市售鲜牛奶煮沸后，冷却至室温，然后挑去上层的脂膜，如此重复3次即可，脱脂后的牛奶可分装至2 mL 螺口冻存管后高压灭菌，条件为112~115℃、15~30 min。

（2）商品化脱脂奶粉：称取脱脂奶粉 100 g，溶入 1L 水中，充分溶解后分装 1.2 ~ 2 mL 螺口冻存管中，拧上盖（不能拧紧），121℃条件下高压灭菌 5 min。待冷却至室温后，随机挑取部分冻存管，每管取 2 接种环牛奶，接种于血琼脂平板，置于 5% CO_2 环境过夜培养，次日观察平板上是否有菌落生长，无任何细菌生长时，该批牛奶管才合格。

二、木炭血琼脂转运培养管的配制

1. 设备和材料

无菌螺口试管或离心管、1 000 mL 三角烧瓶或容量瓶、pH 计或量程在 7 ~ 8 的 pH 试纸、称量天平、移液管（1 mL、2 mL、5 mL、10 mL 塑料移液管）、超净台、高压蒸汽灭菌器、培养基基础粉、选择性添加剂、无菌脱纤维羊血或马血。

2. 操作程序

（1）培养基的准备：称取 25.5 g 木炭琼脂培养基基础粉，溶入 1 L 蒸馏水中，测 pH 应为 7.0，121℃ 15 min 高压灭菌。

（2）无选择性添加剂 R-L 培养基转运管的制备：待培养基温度稳定至 52℃后，加入总体积 10% 无菌裂解马血或脱纤维羊血，混匀；准备相应数量的无菌螺口试管或离心管；在超净台旋开螺盖；加入适量血 - 炭琼脂培养基混合物，待其凝固后无菌操作，拧紧螺盖。

（3）含选择性添加剂 R-L 培养基转运管的制备：用 2 mL 灭菌蒸馏水溶解一支选择性添加剂，待培养基温度稳定至 52℃后，每 500 mL 培养基中加入一支已溶解的选择性添加剂，加入总体积 10% 无菌裂解马血或脱纤维羊血，混匀；准备相应数量的无菌螺口试管或离心管；在超净台旋开螺盖；加入适量血 - 炭琼脂培养基混合物，待其凝固后无菌操作，拧紧螺盖。

（4）质控及验证：进行无菌性验证和生长验证，将接种和不接种参考菌株的转运管分别置于 37℃和 4℃条件 2 ~ 3 天，分别刮取转运管斜面接种培养基，无菌性验证应无菌落生长，生长验证应在 3 天后可肉眼观察到菌落生长。

（高源 **编写**，侯雪新、刘剑君 **审校**）

第二部分 重要细菌性疾病病原体标准化鉴定技术

第**42**章

鼻疽伯克霍尔德菌

42.1　简介

鼻疽伯克霍尔德菌（*Burkholderia mallei*）属于变形菌门（Proteobacteria phy. Nov.）、β-变形杆菌纲（Betaproteobacteria）、伯克霍尔德氏菌目（Burkholderialesles）、伯克霍尔德氏菌科（Burkholderialesceae）、伯克霍尔德氏菌属（*Burkholderiales*）。菌落形态特征观察鼻疽伯克霍尔德菌菌落为灰白色，平滑小菌落，无色无味。鼻疽伯克霍尔德菌为革兰染色阴性短杆菌。鼻疽伯克菌是严格的寄生菌，还是最早的生物战剂之一。鼻疽伯克霍尔德菌感染人十分罕见，在抗生素出现之前，感染鼻疽伯克霍尔德菌是一种可怕的不治之症。鼻疽伯克菌现今在亚洲蒙古国、阿富汗、巴基斯坦、印度以及中东地区仍有散发流行。其实验室诊断依靠病原分离和分子生物学鉴定手段。《人间传染的病原微生物名录》危害程度分类为第二类病原微生物，大量细菌活动应在 BSL-3 实验室中操作，样本检测应在 BSL-2 实验室中操作。

42.2　形态学鉴定技术

42.2.1　培养特性

用接种环挑取单菌落，三区划线于 Columbia 血平板上，置于细菌培养箱内，37℃培养 24 ～ 72 h。菌落形态特征观察鼻疽伯克霍尔德菌菌落为灰白色，平滑小菌落，无色无味（图 2-42-1）。

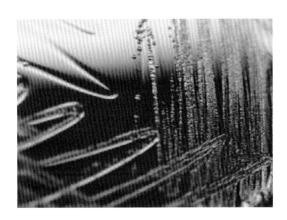

图 2-42-1 鼻疽伯克霍尔德菌（所用培养基为哥伦比亚血平板）

引自美国微生物学会（*SENTINEL LEVEL CLINICAL LABORATORY GUIDELINES FOR SUSPECTED AGENTS OF BIOTERR-ORISM AND EMERGING INFECTIOUS DISEASES*）

42.2.2　革兰氏染色

1）制备涂片：取一洁净的玻片，中央滴 1 滴生理盐水，用接种环从培养基中挑取适量菌落，在玻片上研磨，制成薄薄的细菌涂片，紫外照射 30 min，待自然干燥后，玻片快速通过酒精灯外焰 3 ~ 5 次，使细菌固定于玻片上。

2）革兰氏染色。

（1）结晶紫染液覆盖住菌膜，染色 1 min；自来水冲洗，去掉浮色。

（2）用碘 – 碘化钾溶液媒染 1 min，倾去多余溶液。

（3）用中性脱色剂如乙醇（95%）或丙酮酸脱色 30 s，革兰氏阳性菌不被褪色而呈紫色，革兰氏阴性菌被褪色而呈无色。乙醇脱色为整个流程最关键的一步。

（4）用复红染液或者沙黄复染 30 s，革兰氏阳性菌仍呈紫色，革兰氏阴性菌则呈现红色。革兰氏阳性菌和革兰氏阴性菌即被区别开。

3）观察镜下形态特征：鼻疽伯克霍尔德菌为革兰染色阴性短杆菌，散在或成簇排列（图 2-42-2）。

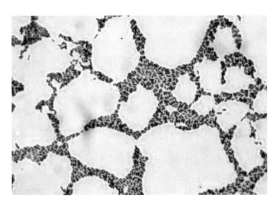

图 2-42-2 鼻疽伯克霍尔德菌纯培养物革兰氏染色的镜下形态

引自美国微生物学会（*SENTINEL LEVEL CLINICAL LABORATORY GUIDELINES FOR SUSPECTED AGENTS OF BIOTERR-ORISM AND EMERGING INFECTIOUS DISEASES*）

第二部分 重要细菌性疾病病原体标准化鉴定技术

42.3 分子鉴定

42.3.1　16S rRNA 基因测序鉴定技术

1. 核酸提取

水煮法或者使用商业化的试剂盒均可。详见第二部分第 41 章核酸提取内容。

2. PCR 扩增和测序引物序列

使用 16S rRNA 基因通用引物（27F 和 1492R）进行 PCR 扩增和测序。引物序列如下：

27F：5′-AGAGTTTGATCMTGGCTCAG-3′

1492R：5′-TACGGYTACCTTGTTACGACTT-3′

3. PCR 反应体系和反应条件

PCR 反应体系总体积为 30 μL，PCR 反应体系配置和 PCR 反应条件详见表 2-42-1 和表 2-42-2。

表2-42-1　PCR反应体系配置

组　分	体　积	组　分	体　积
2×PCR Mix	15 μL	DNA 模板	1 μL
27F（10 μmol/L）	1 μL	双蒸水	12 μL
1492R（10 μmol/L）	1 μL		

表2-42-2　PCR反应条件

温　度	时　间	循　环　数
94℃	10 min	1
94℃	30 s	
55℃	30 s	30
72℃	90 s	
72℃	10 min	1

4. 扩增产物电泳鉴定和测序

采用浓度为 1% 的琼脂糖凝胶进行电泳检测 PCR 扩增产物，若条带单一，产物大小 1 500 bp 左右为正常，直接送测序；若有非特异扩增条带，使用胶回收试剂盒切胶回收纯化后，送测序。测序为双向测序。

5. 序列分析

使用 Lasergene/Seqman 程序将双向测序序列拼接成单一序列；测得的序列使用 NCBI BLASTn 程序进行在线比对，确定病原菌。16S rRNA 基因测序比对可将鼻疽伯克霍尔德菌鉴定到种，用于检测结果的判定。

42.3.2　特异基因 PCR 鉴定

1. 鼻疽伯克霍尔德菌的 PCR 引物序列

鼻疽伯克霍尔德菌的 PCR 引物序列如表 2-42-3 所示。

表2-42-3　鼻疽伯克霍尔德菌的PCR引物序列

名　　称	序　　列	退火温度（*Tm*）	扩增大小
Bma-IS407-flip-f	5′-TCAGGTTTGTATGTCGCTCGG-3′	55℃	989 bp
Bma-flip-r	5′-CTAGGTGAAGCTCTGCGCGAG-3′		
AT5	5′-TTCGATCGATTCCTGCTATC-3′	53℃	250 bp
AT4	5′-GCGTTAAACGCCGTACTTTC-3′		
orf13f	5′-CACCGGCAGTGATGAGCCAC-3′	53℃	210 bp
orf13r	5′-ATGCTCCGGCCTGACAAACG-3′		

引物浓度换算：引物合成公司合成的引物通常为冻干产品，使用时需要溶解并稀释成储备液。引物厂商常提供以 nmol/ 管为单位的产品量，按照纳摩尔 10 μL/nmol 的量加入纯水，即可配制成 100 μmol/L 储存液，用时取少量稀释 10 倍即为工作浓度（10 μmol/L）。

2. 普通 PCR 检测

1）普通 PCR 反应体系的配制：总量 50 μL，采用其他总量时，表 2-42-4 配方按比例改变。

表2-42-4　普通PCR反应体系

组　　分	体　　积	组　　分	体　　积
去离子水	37.6 μL	上游引物（20 μmol/L）	1 μL
10×PCR 缓冲液	5 μL	下游引物（20 μmol/L）	1 μL
（dNTP）混合物	4 μL	模板 DNA	1 μL
Taq DNA 聚合酶（5 U/μL）	0.4 μL		

反应应该设立质控参数：如阴性对照无菌水；阳性对照已知鼻疽菌阳性模板或阳性标准品。加样顺序：首先加入阴性对照管，其次加入标本模板，最后加入阳性对照。加完样本的孔要盖住，这能避免样品的交叉污染，并且能够使操作人员记录其加样的具体进程；为了避免交叉污染，必要时更换手套。

2）普通 PCR 扩增条件：预变性 95℃，5 min，1 个循环；变性 95℃，1 min，退火见各个指标的 *Tm* 值，1 min，延伸 72℃，1 min，30 个循环；最后 72℃ 延伸 5 min。

3）普通 PCR 扩增产物的检测分析。

（1）琼脂糖凝胶制备（1.0%）：称取 1.0 g 琼脂糖，先倒入耐热玻璃瓶内，再加入电泳液（0.5×TBE）100 mL，轻轻混匀后加热，使琼脂糖完全熔化。待琼脂糖胶温度降至 50～60℃，加入核酸染料（Gold View）5 μL，轻轻混匀（不要产生气泡）。将其倒入制胶板，插好电泳梳子。待胶完全凝固（30～60 min）后，将梳子拔出。

（2）将制备好的电泳胶放入电泳槽（带梳子孔的一端在阴极），倒入电泳液（0.5×TBE），浸过胶面即可。

（3）PCR 产物各取 5 μL 加入凝胶孔（不含染料的 mix 需要加入 1μL 上样缓冲液），再加入 Marker 5 μL，6 V/cm 电泳。

4）普通 PCR 结果判定：鼻疽伯克霍尔德菌的 PCR 实验成立，而且对照成立，可作为鼻疽伯克霍尔德菌确定诊断依据。如果未扩增出目标片段，则判断检测标本为阴性；若对照不成立，则需重复试验。

42.3.3　多位点序列分型（multilocus sequence typing, MLST）

生物安全警告：鼻疽伯克霍尔德菌为人、畜致病菌，可通过呼吸道感染，能引起严重疾病。按二级以上生物安全水平操作，操作活菌时需在生物安全柜中进行，必要时作无菌培养验证。

1.PCR 反应体系

1）样本 DNA 制备：鼻疽伯克霍尔德菌接种到血平板，37℃、24 h 培养；单菌落密集划线接种血平板，37℃，24h 培养，用于提取基因组 DNA。使用 DNA 提取试剂盒提取染色体 DNA，1∶50 稀释后作为 PCR 模板使用。

2）PCR 扩增引物：详见表 2-42-5。

表2-42-5　PCR 扩增引物

位　点	引物序列		产　物
	扩增引物	测序引物	
ace	5'-GCTCGGCGCTTCTCAAAACG-3' 5'-CATGTCCGTGCCGATGTAGC-3'	同扩增引物 同扩增引物	约 550 bp
gltB	5'-GGCGGCAAGTCGAACACGG-3' 5'-GCAGGCGGTTCAGCACGAG-3'	同扩增引物 同扩增引物	约 550 bp
gmhD	5'-CTCGCGCAGGGCACGCAGT-3' 5'-GGCTGCCGACCGTGAGACC-3'	同扩增引物 5′-GTCAGGAACGGCGCGTCGTA-3′	约 550 bp
lepA	5'-CGCTTGATCGGCACTGAATGG-3' 5'-CGAACCACGAATCGATGATGAG-3'	同扩增引物 同扩增引物	约 550 bp
lipA	5'-CATACGGTGTGCGAGGAAGC-3' 5'-CAGGATCTCGTCGGTCGTCT-3'	同扩增引物 同扩增引物	约 550 bp
narK	5'-GCCGCGCACGACCAGCGC-3' 5'-CGGCACCCACACGAAGCCC-3'	5'-CGGATTCGATCATGTCCACTTC-3' 同扩增引物	约 550 bp
ndh	5'-GCAGTTCGTCGCGGACTATC-3' 5'-GGCGCGGCATGAAGCTCCA-3'	同扩增引物 同扩增引物	约 550 bp

3）PCR 反应体系：采用 50.0 μL 体系，详见表 2-42-6。

表2-42-6　PCR反应体系

组　　分	加样量	组　　分	加样量
去离子水	37.6 μL	上游引物（20 μmol/Lol/L）	1 μL
10×PCR 缓冲液	5 μL	下游引物（20 μmol/Lol/IL）	1 μL
（dNTP）混合物	4 μL	模板 DNA	1 μL
Taq DNA 聚合酶（5 U/μL）	0.4 μL	总计	50 μL

4）PCR 扩增条件：详见表 2-42-7。

表2-42-7　PCR扩增条件

温　　度	时　　间	循　环　数
94℃	7 min	1
94℃	45 s	
60℃	45 s	34
72℃	1 min	
72℃	1 min	1

5）PCR 产物的检测。

琼脂糖凝胶电泳：

（1）配制 1.0% 的琼脂糖溶液（0.5×TBE）。

（2）加热使琼脂糖充分溶解。

（3）制胶模具的两端用医用橡皮膏封好，安插上样品梳，用水平仪确定其水平位置。

（4）当溶液冷却到 60 ~ 65℃ 时，将琼脂糖倒入模具，凝胶厚度一般为 3 ~ 5 mm，去除气泡。

（5）室温放置 30 ~ 45 min 后，琼脂糖溶液完全凝固，小心取出梳子，并撤除模具两端橡皮膏，将凝胶放置于电泳槽中。

（6）加入恰好没过胶面约 1 mm 深的足量电泳缓冲液（0.5 × TBE）。

（7）点取 PCR 扩增产物在 PVC 膜上，混入上样缓冲液。

（8）用移液枪将 3 ~ 5 μL DNA 样品加入样品孔中。样品两旁加样孔中加入适当量程的 DNA Marker，加样量约为 5 μL。

（9）盖上电泳槽，通电（6 V/cm 电压），DNA 样品向阳极移动。

（10）当指示剂迁移到距凝胶边缘 2 cm 左右时，切断电流终止电泳，取出凝胶。

（11）染胶：将凝胶放入浓度为 0.5 μg/mL 的 EB 染色液中，放置水平摇床上染色 30 min。

（12）紫外灯下拍照，注意将扩增条带处于图片中心位置，照片保存为 TIFF 格式。

（13）观察条带大小，如果条带单一、大小与预期产物相同，则可进行测序。

6）PCR 产物测序。

（1）经电泳鉴定为阳性的 PCR 产物，送公司测序（产物要求双向测序）。

（2）同时提供 PCR 测序引物。

序列比对分析：样本序列与 MLST 网站数据库中已有序列进行比对。如果新序列与数据库原有序列相同，则出现序列号 . 鼻疽伯克霍尔德菌的 ST 型为 ST40 或者 ST41，可作为鉴定依据。

42.4　保藏技术规范

1. 设备和材料

–80℃低温冰箱、恒温培养箱、血平板、脑心浸液液体培养基、灭菌甘油、微量移液器、吸管、一次性接种环、菌种保存管。

2. 操作程序

先在生物安全柜内铺好消毒毛巾，准备好实验材料后可进行实验。

（1）自制冻存管（含 20% 甘油）保存：菌种接种于血平板，于 37℃培养 2 天以上。将脑心浸液液体培养基、灭菌甘油按照 1∶5 体积混合，分装入 2 mL 螺口菌种管内，每管 1 mL，制成后冻存管。用接种环挑取细菌，加入冻存管中，混匀，做好标记，置于菌种保藏盒中 –80℃冻存。每株菌至少应保藏 2 支，记录制备支数。

（2）菌种保存管保存：从培养 1 ~ 2 天的血平板上用接种环挑取细菌，加入菌种保存管中，混匀，去掉适量液体，做好标记，置于菌种保藏盒中，–80℃保存。每株菌至少应制备 2 支，记录制备支数。

注意：用过的吸管、接种环放入加盖容器中，及时高压消毒。需丢弃的固体培养基平板放入加盖容器中，及时高压消毒，清理实验室。

（郑霄　**编写**，侯雪新、刘剑君　**审校**）

第43章

布鲁氏菌

43.1 简介

布鲁氏菌（*Brucella*）属于变形菌门（Proteobacteria phy. Nov.）、β-变形菌纲（Betaproteobacteria）、伯书克菌目（Burkholderialesles）布鲁氏菌科（Brucellaceae）。布鲁氏菌是《中华人民共和国传染病防治法》规定报告的乙类传染病，是一组球状、球杆状或卵圆形细菌（图2-43-1）。羊种菌大小为 0.3 μm ~ 0.6 μm，其他各种菌为（0.6 ~ 1.5）μm ×（0.5 ~ 0.7）μm 球杆菌或短杆菌，初次分离时多呈球状和卵圆形，传代培养后渐呈短小杆状。革兰氏染色阴性，不呈两极浓染。布鲁氏菌对人和多种动物致病，目前已发现和鉴定出 12 种布鲁氏菌，其中羊种布鲁氏菌、牛种布鲁氏菌和猪种布鲁氏菌是常见的人和多种动物的致病菌。布鲁氏菌病患者的临床表现各异，轻重不一，人感染后主要表现为发热、多汗、乏力和肌肉关节疼痛等症状，慢性期可表现出骨关节、神经系统等多种并发症，严重威胁人群的身心健康和公共安全。由于布鲁氏菌病患者缺乏特异性的临床表现，给布鲁氏菌病的临床诊断带来一定的困难，误诊误治不在少数。布鲁氏菌在《人间传染的病原微生物名录》危害程度分类为第二类病原微生物，大量细菌活动应在 BSL-3 实验室中操作，样本检测应在 BSL-2 实验室中操作。

43.2 形态学鉴定技术

43.2.1 培养特性

1. 血培养

双相培养基培养：无菌条件下，从可疑患者静脉取血液 4 ~ 5 mL，在酒精灯火焰附近将血液注入 5 ~ 6

支含双相培养基的中试管内，或 2 ~ 4 只含双相培基烧瓶中，轻轻混合倾斜，使被检血液分布在琼脂斜面上，置 37℃温箱培养，如果怀疑患者是牛种布鲁氏菌感染时，应有一半标本置 CO_2 环境中培养，3 天后观察结果，如未见布鲁氏菌生长，可按上法再次倾斜，使血液涂在琼脂斜面上，继续培养，每隔一天观察一次；如有可疑布鲁氏菌落，可用铂金耳勾出接种到琼脂试管培基，获得纯培养，进一步进行布鲁氏菌鉴定，血培养 20 天仍不出菌，可判定为阴性。

2. 其他类型标本

由乳、脑脊液、关节液和滑囊液分离布鲁氏菌，将液体标本无菌地接种到琼脂斜面上或培养平板上，涂布于培基表面，参照血培养法观察结果，15 天仍无可疑菌生长，判定为阴性。

3. 菌落形态

布鲁氏菌是一组球状、球杆状或卵圆形细菌（图 2-43-1）。羊种菌大小为 0.3 ~ 0.6 μm，其他各种菌为（0.6 ~ 1.5）μm×（0.5 ~ 0.7）μm 球杆菌或短杆菌，初次分离时多呈球状和卵圆形，传代培养后渐呈短小杆状。革兰氏染色阴性，不呈两极浓染。在一般涂片中常呈单个排列，极少数呈两个相连或呈短链条状。无鞭毛，不能产生芽胞，有毒力的菌株可带菲薄的荚膜。不同种与生物型菌株之间，形态及染色特性等方面无明显差别。

图 2-43-1 菌落形态镜下图

43.2.2 革兰氏染色

1）制备涂片：取一洁净的玻片，中央滴 1 滴生理盐水，用接种环从培养基中挑取适量菌落，在玻片上研磨，制成薄薄的细菌涂片，紫外照射 30 min，待自然干燥后，玻片快速通过酒精灯外焰 3 ~ 5 次，使细菌固定于玻片上。

2）柯氏染色制片。

（1）火焰固定。

（2）草酸铵结晶紫染色 2 min。

（3）水洗。

（4）碘液媒染 3 min。

（5）水洗。

（6）95% 乙醇脱色 1 min。

（7）水洗。

（8）石碳酸复红复染 0.5 min。

（9）水洗，待玻片干燥后，在油镜下（10×100）观察。

（10）镜检：革兰氏阳性菌呈蓝紫色；革兰氏阴性菌呈红色。

3）革兰氏染色制片。

（1）结晶紫染液覆盖住菌膜，染色 1 min。

（2）自来水冲洗，去掉浮色。

（3）用碘 – 碘化钾溶液媒染 1 min，倾去多余溶液。

（4）用中性脱色剂如乙醇（95%）或丙酮酸脱色 30 s，革兰氏阳性菌不被褪色而呈紫色，革兰氏阴性菌被褪色而呈无色。乙醇脱色为整个流程最关键的一步。

（5）用复红染液或者沙黄复染 30 s，革兰氏阳性菌仍呈紫色，革兰氏阴性菌则呈现红色。革兰氏阳性菌和革兰氏阴性菌即被区别开。

4）观察镜下形态特征：菌株革兰氏染色阴性，呈细小的沙粒状；柯氏染色呈红色（图 2-43-2 左侧为革兰氏染色，右侧为柯氏染色）。

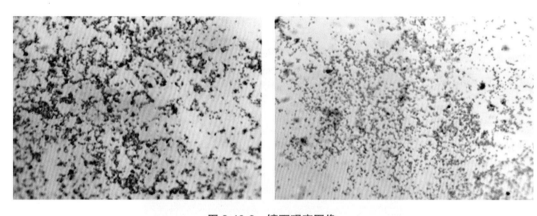

图 2-43-2　镜下观察图像

43.3　分子鉴定技术

43.3.1　16S rRNA 基因鉴定技术

1. 核酸提取

水煮法或使用商业化的试剂盒均可，可参考第二部分第 41 章核酸提取内容。

2. PCR 扩增和测序引物序列

使用 16S rRNA 基因通用引物（27F 和 1492R）进行 PCR 扩增和测序。

3. PCR 反应体系

PCR 反应体系总体积为 30 μL，反应体系详见表 2-43-1。

表2-43-1 反应体系

组 分	体 积	组 分	体 积
2× PCR Mix	15 μL	DNA模板	1 μL
引物27F（10 μmol/L）	1 μL	ddH$_2$O	12 μL
引物1492R（10 μmol/L）	1 μL		

4. PCR反应条件

PCR反应条件详见表2-43-2。

表2-43-2 PCR反应条件

温 度	时 间	循 环 数
95℃	10 min	1
95℃	30 s	
55℃	30 s	30
72℃	90 s	
72℃	10 min	1

5. 扩增产物电泳鉴定和测序

采用浓度为1.5%的琼脂糖凝胶对PCR扩增产物进行检测。若条带单一，产物大小1 500 bp左右则可直接送测序；若有非特异扩增条带，使用胶回收试剂盒切胶回收纯化后，则送测序。测序为双向测序。

6. 序列分析

使用Seqman程序将双向测序序列拼接成单一序列；测得的序列使用BLASTn程序进行在线比对，确定病原菌。16S rRNA基因测序仅能在属水平对布鲁氏菌进行鉴定，无法鉴定布鲁氏菌的种型。

43.3.2 特异性基因鉴定技术

1. AMOS-PCR扩增和测序引物序列

AMOS-PCR引物序列详见表2-43-3。

表2-43-3 AMOS-PCR引物

引物名称	序 列	产物大小
A	5′-GAC GAA CGG AAT TTT TCC AAT CCC-3′	498 bp
M	5′-AAA TCG CGT CCTTGC TGG TCT GA-3′	731 bp
O	5′-CGG GTT CTG GCA CCA TCG TCG-3′	961 bp
S	5′-GCG CGG TTT TCT GAA GGT TCAGG-3′	285 bp
IS711	5′-TGC CGA TCA CTT AAG GGC CTT CAT-3′	—

2. PCR反应体系

PCR反应体系总体积为25 μL，PCR反应体系详见表2-43-4。

表2-43-4　PCR反应体系

组　分	体　积	组　分	体　积
2×PCR Mix	10 μL	引物 S（10 μmol/L）	0.4 μL
引物 A（10 μmol/L）	0.4 μL	引物 IS711（10 μmol/L）	1.0 μL
引物 B（10 μmol/L）	0.4 μL	DNA 模板	2.0 μL
引物 O（10 μmol/L）	0.4 μL	ddH$_2$O	补充 25 μL

3. PCR 反应条件

PCR 反应条件设置详见表 2-43-5。

表2-43-5　PCR反应条件

温　度	时　间	循　环　数
95℃	5 min	1
95℃	30 s	
60℃	30 s	35
72℃	60 s	
72℃	10 min	1

4. 电泳检测

将扩增产物 5 μL 加到 1.5% 的琼脂糖凝胶孔中，经 120 V 电泳 20 min 后在凝胶成像仪中观察结果并拍照。

43.4　血清学检测技术

1. 试剂配制

（1）试管凝集反应标准比浊管配制：取凝集反应稀释后的抗原液再作对倍稀释，即 5 mL 稀释抗原再加 5 mL 盐水，比浊管配制详见表 2-43-6，混合后按以下进行配制。

表2-43-6　比浊管配制

管　号	抗原稀释液	生理盐水	透　明　度	标　记
1	0.00 mL	1.00 mL	100	++++
2	0.25 mL	0.75 mL	75	+++
3	0.50 mL	0.50 mL	50	++
4	0.75 mL	0.25 mL	25	+
5	1.00 mL	0.00 mL	0	−

（2）血清对照为清亮透明无沉淀，抗原对照为均匀混浊。在两种对照管都成立的情况下，才可判定试验管，否则应重做。

2. 检测流程

（1）每份血清取 9 支小试管，放于试管架上。

（2）血清稀释：1 号试管加盐水 2.3 mL，2 号试管不加，第 3 号~第 9 号试管各加 0.5 mL 盐水。取被检血清 0.2 mL 加入 1 号试管中，混匀后吸取 1 mL 加入 2 号、3 号试管各 0.5 mL，3 号试管混匀后再吸 0.5 mL 加入第 4 号试管，以此类推到第 8 号试管吸 0.5 mL 弃掉。2 号、3 号、4 号、5 号、6 号、7 号、8 号试管此时血清的稀释倍数分别为 1∶12.5、1∶25、1∶50、1∶100、1∶200、1∶400、1∶800。

（3）加入抗原：将试管凝集抗原充分混匀后，做 10 倍稀释，然后从第 2 号试管开始每管加入 0.5 mL，加入抗原之后，血清的最终稀释倍数为从第 2 号试管开始 1∶25、1∶50、1∶100、1∶200、…、1∶1 600，第 1 号试管为血清对照，最后 1 支试管为抗原对照，充分混匀。

（4）将试管全部放于 37℃温箱中孵育，20 ~ 22 h 取出，在室温下放置 1 ~ 2 h 观察结果。

3. 检测结果判定

（1）结果判读。

"++++"液体完全透明，菌体呈伞状沉淀或块状颗粒状沉淀，呈 100% 凝集。

"+++"液体近于完全透明，菌体呈伞状沉淀，呈 75% 凝集。

"++"液体略微透明，菌体呈较薄伞状沉淀，呈 50% 凝集。

"+"液体不透明，管底有不很明显的伞状沉淀，呈 25% 凝集。

"–"液体不透明，无伞状沉淀。

（2）效价：以产生 50% 凝集的（"++"凝集程度）血清最高稀释倍数为受检血清的效价。

（3）凝集效价为 1∶100++ 及以上，或者慢性布鲁氏菌病患者滴度为 1∶50++ 及以上为阳性。

（4）对于出现可疑反应的情况应在 10 ~ 25 天重复检查，以便进一步确定诊断。

43.5 多位点序列分析（MLST）方法

43.5.1 PCR 反应体系

1. 样本 DNA 制备

37℃恒温培养箱内将分离菌株培养至对数生长期，生物安全柜内取 10 μL 菌落至装有 200 μL 超纯水的离心管中混匀，盖好管盖必要时可用封口膜，放置于金属浴中，80℃、1 h 灭活，按照核酸提取试剂盒操作说明进行核酸提取。核酸提取结束后测定浓度（A260/A280），–20℃低温保存。

2. 引物

选择 9 个布鲁氏菌基因片段作为 MLST 的靶标基因：7 个管家基因（gap：3- 磷酸甘油醛酸脱氢酶、aroA：3- 磷酸莽草酸羧乙烯基转移酶、gyrB：DNA 促旋酶 B 亚基、glk：葡萄糖激酶、trpE：邻氨基苯甲酸合成酶、dnaK：伴侣蛋白、cobQ：钴啉胺酸合成酶）、1 个基因间区（int-hyp：假设蛋白基因间区）、1 个外膜蛋白基因（omp25：外膜蛋白 25）。MLST 引物名称、序列及产物大小见表 2-43-7。

表2-43-7　MLST引物名称、序列及产物大小

引物名称	序 列	产物大小
gap	上游引物：5′-YGCCAAGCGCGTCATCGT-3′ 下游引物：5′-GCGGYTGGAGAAGCCCCA-3′	589 bp
aroA	上游引物：5′-GACCATCGACGTGCCGGG-3′ 下游引物：5′-YCATCAKGCCCATGAATTC-3′	565 bp
gyrB	上游引物：5′-ATGATTTCATCCGATCAGGT-3′ 下游引物：5′-CTGTGCCGTTGCATTGTC-3′	469 bp
glk	上游引物：5′-TATGGAAMAGATCGGCGG-3′ 下游引物：5′-GGGCCTTGTCCTCGAAGG-3′	475 bp
trpE	上游引物：5′-GCGCGCMTGGTATGGCG-3′ 下游引物：5′-CKCSCCGCCATAGGCTTC-3′	486 bp
omp25	上游引物：5′-ATGCGCACTCTTAAGTCTC-3′ 下游引物：5′-GCCSAGGATGTTGTCCGT-3′	490 bp
dnaK	上游引物：5′-CGTCTGGTCGAATATCTGG-3′ 下游引物：5′-GCGTTTCAATGCCGAGCGA-3′	470 bp
cobQ	上游引物：5′-GCGGGTTTCAAATGCTTGGA-3′ 下游引物：5′-GGCGTCAATCATGCCAGC-3′	422 bp
int-hyp	上游引物：5′-CAACTACTCTGTTGACCCGA-3′ 下游引物：5′-GCAGCATCATAGCGACGGA-3′	430 bp

3. 实时荧光定量PCR反应体系

50.0 μL 体系详见表 2-43-8。

表2-43-8　实时荧光定量PCR反应体系

组 分	体 积
纯水	25.7 μL
10 × PCR 缓冲液	5.0 μL
上游引物	5.0 μL
下游引物	5.0 μL
dNTP 混合物	8.0 μL
Taq 聚合酶	0.3 μL
DNA 模板	1.0 μL
总计	50.0 μL

4. PCR扩增条件

扩增体系 30 μL：2 × PCR 扩增混合液 15 μL、10 μmol/L 引物各 1 μL、核酸模板 1 μL、超纯水 12 μL。扩增条件：预变性（95℃，5 min）；变性 – 退火 – 延伸（95℃，30 s；63℃，30 s；72℃，1 min，30 个循环）；延伸（72℃，10 min）。

43.5.2　实时荧光定量PCR产物的检测

1. 扩增产物分析与测序

扩增结束后，1.5% 琼脂糖凝胶电泳检测扩增是否成功。扩增出特异性条带的产物进行双向测序，获

得拼接序列。

2. 序列比对分析

将 9 个布鲁氏菌基因片段的拼接序列分别与 MLST 的标准等位基因序列进行比对，确定分离菌株的 ST 型。利用 BioNumber 7.6 软件，通过 UPGMA 法（平均连锁聚类法）对分离菌株进行分析，探讨其进化关系。

43.5.3 序列比对分析

样本序列与 MLST 网站数据库中已有序列进行比对。

1. 打开网页

点击 DATABASES。

点击 Brucella。

点击 Locus Query，选择 Single locus 或 Multiple locus，在出现的文本框中粘贴序列，点击 Submit 提交序列。

如果新序列与数据库原有序列相同，则出现序列号；如果不同，会出现最相似序列的比对结果，需要提交新序列给 MLST 数据库管理员申请新的序列号。

2. 获得 ST 型

7 个位点均获得序列号后，可以获取菌株的 ST 型别号。

在 MLST 网站，点击 Profile Query，选择 Allelic，输入相应的位点序列号。

如果提交的序列号与数据库原有序列号匹配，则出现该菌株的 ST 型号；如果没有匹配的，会出现最相似序列的比对结果，需要提交新序列给 MLST 数据库管理员以申请新的 ST 型（新的 ST 型申请方式同序列号申请方式）。

3. MLST 序列群（complex）分析

点击网站数据库（http://www.mlst.net/），网上比对（备选方式）使用软件聚类（如一种备选，E-burst 软件）。

43.6 毒力基因检测

1. 毒力基因引物名称、序列及产物

布鲁氏菌毒力基因检测引物见表 2-3-9。

表2-3-9 布鲁氏菌毒力基因检测引物

基因	序 列	产物大小	编码产物
Omp19	5′-TGATGGGAATTTCAAAAGCA-3′ 5′-GTTTCCGGGTCAGATCAGC-3′	550 bp	外膜蛋白
WbkA	5′-AATGACTTCCGCTGCCATAG-3′ 5′-ATGAGCGAGGACATGAGCTT-3′	931 bp	亚基转移酶

续表

基因	序　列	产物大小	编码产物
ManA	5′-TCGATCCAGAAACCCAGTTC-3′ 5′-CATACACCACGATCCACTGC-3′	271 bp	甘露糖 -6- 磷酸酶
wpbW	5′-GGCGATTCATCCTGTCTGTT-3′ 5′-CAAAGGAAAGTGCACAGCAA-3′	639 bp	脂多糖成分
Ure	5′-GCTTGCCCTTGAATTCCTTTGTGG-3′ 5′-ATCTGCGAATTTGCCGGACTCTAT-3′	2 100 bp	尿素酶
PerA	5′-GGAACGGTGGCACTACATCT-3′ 5′-GGCTCTCTGTGTTCCGAGTT-3′	716 bp	过氧化氢合成酶

2. 扩增体系

采用 20 μL 扩增体系，包括 super Mix18.2 μL，引物各 0.4 μL（10 pmol），模板 DNA 1.0 μL；PCR 扩增条件：95 ℃ 5 min；95 ℃ 30 s，56 ℃ 30 s，72 ℃ 40 s，30 个循环；72 ℃ 5 min。

3. 扩增产物分析

扩增产物经 1.5% 琼脂糖凝胶经 120 V，电泳 20 min 观察扩增结果。

◢ 43.7　保藏技术规范

43.7.1　设备和材料

布鲁氏菌琼脂培养基、0.5 mL 外旋盖冷冻管、甘油、0.85% 生理盐水、比浊管、10 μL 一次性接种环和接种针、浊度仪、菌种保藏盒。

43.7.2　操作程序

（1）布鲁氏菌琼脂培养基分装于密封的螺丝口冷冻管或冷冻瓶内，根据混浊度配制成约 2×10^9 个细菌 /mL 的悬液，根据液体的体积，加入甘油使浓度达到 20%，每株菌可分装多管，每管约为 0.25 mL，密封后置于菌种包藏盒中，贮存于 –80 ℃冰箱，长期保存。

（2）培养于培养皿的布鲁氏菌，用接种环勾取布鲁氏菌，混悬于生理盐水中，分装密封的螺丝口冷冻管或冷冻瓶内，根据液体的体积，加入甘油使浓度达到 20%，每株菌可分装多管，每管约为 0.25 mL，密封后置于菌种包藏盒中，贮存于 –80 ℃冰箱，长期保存。

（刘志国、邓小玲、柯碧霞、黎薇、黄敬敏　**编写，**
侯雪新、柯昌文、刘剑君　**审校**）

第**44**章

肺炎支原体

44.1 简介

肺炎支原体（*Mycoplasma pneumoniae*，MP）属于特尔菌门（Tenericutes B XVI）、柔膜菌纲（Mycoplasmatales）、支原体目（Mycoplasmatales）、支原体科（Mycoplasmataceae）、支原体属（Mycoplasma）。肺炎支原体在固体培养基上形成的菌落大小不一，直径为 50 ~ 200 μm，肉眼难以观察，需用低倍镜（100×）观察菌落。低倍镜下可见菌落圆形、隆起，边缘扁平、透明，表面有细颗粒样结构菌落，营养良好时可见典型菌落呈"油煎蛋"样菌落。肺炎支原体是引起人类呼吸道感染的重要病原菌之一，人类是其唯一的自然宿主。肺炎支原体基因组非常小，部分代谢相关的基因缺乏，需由宿主细胞提供多种营养物质方能生存。由于缺乏细胞壁，肺炎支原体对于作用于细胞壁类的抗生素天然耐药，但对于干燥和渗透压较为敏感，微生物常规的物理和化学灭菌方法均可有效杀灭。肺炎支原体在《人间传染的病原微生物名录》危害程度分类为第三类病原微生物，大量细菌活动和样本检测应在 BSL-2 实验室中操作。

44.2 形态学鉴定技术

培养特性

1. 固体培养基接种法

转动拭子，将标本液体尽量全部挤出，用无菌吸管吸取标本约 0.2 mL 接种于平皿固体培养基上，涂抹均匀放 37℃培育，注意环境湿度，7 天后可用 100 倍低倍镜、斜投射光观察是否有菌落生长。MP 生长缓慢，一般在固体培养基 3 周左右生长良好，有些 MP 在固体培养基上生长不利。MP 菌落中心一般陷入平皿生长，典型菌落呈"油煎蛋"（fried-egg）状。

2. 液体培养基接种法

将标本保存液用无菌吸管吸取 0.2 ~ 0.5 mL 接种于分装好的液体培养基，37℃培养，每日观察培养基颜色变化。培养基由棕红色变为黄绿色提示生长正常。由于 MP 比普通细菌小，液体培养不会产生明显浑浊，如明显浑浊提示可能有污染。

3. 双相培养基接种法

液相使用 MP 液体培养基，固相使用 MP 基础培养基琼脂。固液交界面有利于 MP 生长。标本初代培养建议使用液体培养或者双相培养方法，液体培养提示阳性的标本进行固体传代培养。

4. 鉴定

（1）菌落形态特征观察：肺炎支原体在固体培养基上形成的菌落大小不一，直径为 50 ~ 200 μm，肉眼难以观察，需用低倍镜（100×）观察菌落。低倍镜下可见菌落圆形、隆起，边缘扁平、透明，表面有细颗粒样结构菌落（图 2-44-1a），营养良好时可见典型菌落呈"油煎蛋"样菌落（图 2-44-1b）。

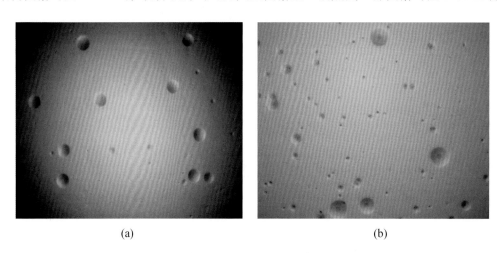

(a)   (b)

图 2-44-1　低倍镜（100×）下肺炎支原体菌落

注：所用培养基为支原体选择性培养基。(a)：颗粒样菌落；(b)：油煎蛋菌落

（2）镜检：由于肺炎支原体菌体非常小，一般不使用油镜观测菌体形态，必要时可使用电镜进行菌体形态观测。

44.3　分子鉴定技术

44.3.1　16S rRNA 基因测序鉴定技术

1. 核酸提取

参考第二部分第 41 章核酸提取内容。

2. PCR 扩增和测序引物序列

使用 16S rRNA 基因通用引物（27F 和 1492R）进行 PCR 扩增和测序。

3. PCR 反应体系

PCR 反应体系总体积为 25 μL，详见表 2-44-1。

4. PCR反应条件

PCR反应条件见表2-44-2。

表2-44-1 反应体系

组　分	体　积	组　分	体　积
2×PCR Mix	12.5 μL	DNA模板	1 μL
引物 27F（10 μmol/L）	1 μL	ddH₂O	9.5 μL
引物 1492R（10 μmol/L）	1 μL		

表2-44-2 PCR反应条件

温　度	时　间	循　环　数
95 ℃	10 min	1
95 ℃	30 s	
55 ℃	30 s	35
72 ℃	90 s	
72 ℃	10 min	1

5. 扩增产物电泳鉴定和测序

采用浓度为1.5%的琼脂糖凝胶进行电泳检测PCR扩增产物，若条带单一，产物大小1 500 bp左右为正常，直接送测序；若有非特异扩增条带，使用胶回收试剂盒切胶回收纯化后，送测序。测序为双向测序。

6. 序列分析

使用 Lasergene/Seqman 程序将双向测序序列拼接成单一序列；测得的序列使用 NCBI BLASTn 程序进行在线比对，确定病原菌，16S rRNA基因测序可将常见致病支原体鉴定到种。

44.3.2 荧光定量PCR检测

1. 核酸提取

参考第二部分第41章核酸提取内容。

2. 荧光检测

（1）荧光PCR检测模板：向荧光PCR检测体系中加入5.0 μL待检测标本核酸，作为待检测标本；分别使用 MP 阳性 DNA 和无核酸水作为模板设立阳性对照和阴性对照孔。

（2）荧光PCR体系混匀：体系配制完成后，8联排管立即盖上管盖（96孔板使用封板膜封板），使用离心机 1 000×g 离心 10 s。

（3）荧光PCR程序：设立检测程序，95℃，10 min，1个循环；95℃，30 s，57℃，30 s（荧光读取），40个循环。

（4）荧光PCR检测荧光：本体系检测荧光通道设为 FAM。

（5）荧光PCR程序运行：保存程序，将样品放入荧光PCR仪器，点击运行。

3. 检测结果判定

程序结束后，以荧光PCR检测 Ct 值，检测曲线并结合对照结果判定标本检测结果。

（1）阳性判断：样品扩增曲线有明显的对数增长期，且 Ct 值 <36，且阳性对照 Ct 值 <36，阴性对照检测结果为 NEG，判为阳性。

（2）阴性判断：样品扩增曲线无明显的对数增长期，且 Ct 值 >36 或 NEG，且阳性对照 Ct 值 <36，阴性对照检测结果为 NEG，判为阴性。

（3）扩增污染判断：阳性对照 Ct 值 <36，阴性对照 Ct 值 <36，判为扩增污染，需重复试验。

（4）试剂失效判断：阳性对照 Ct 值 >36 或 NEG，阴性对照检测结果为 NEG，判为试剂失效，需重更换新的检测试剂。

44.4　耐药检测

1. PCR 体系配制
过程和体系参照第二部分第 41 章 PCR 体系配制内容。

2. 核酸提取
过程参考第二部分第 41 章核酸提取内容。

3. PCR 检测
过程参照第二部分第 41 章 PCR 检测内容。

4. 结果分析
测序结果如果存在 23S rRNA 2063 位点或者 2064 位点突变，则该菌株为大环内酯类抗生素耐药菌株。

44.5　保藏技术规范

44.5.1　设备和材料

4℃冰箱、–80℃低温冰箱、液体培养基、灭菌甘油、吸管、菌种保存管。

44.5.2　操作程序

1. 短期保存
肺炎支原体接种于肺炎支原体选择性液体培养基中，置于 4℃冰箱可短期保存 24 ~ 48 h。

2. 长期保存
冷冻储存是长期保存的最佳方法。将培养至对数生长期的肺炎支原体培养基进行 9 000×g，4℃离心 30 min，弃上清，沉淀的菌体使用含 20% 甘油的肺炎支原体基础肉汤悬菌，置于 –70℃冻存可保存 1 ~ 2 年，置于液氮中可保存 5 年左右。

（赵飞　编写，侯雪新、刘剑君　审校）

第**45**章

霍 乱 弧 菌

45.1 简介

霍乱弧菌（*Vibrio cholerae*）属于变形菌门（Proteobacteria）、γ-变形菌纲（γ-Proteobacteria）、弧菌目（Vibrionales）、弧菌科（Vibrionaceae）、弧菌属（*Vibrio*）。典型霍乱弧菌呈弧形或逗点状，革兰氏染色阴性，有菌毛，无芽胞，在菌体一端有一根单鞭毛。细菌运动非常活泼，呈穿梭样或流星状。霍乱弧菌引起的急性肠道传染病，临床上主要表现为腹泻和呕吐，严重者可因体液和电解质的大量丢失，形成脱水、循环衰竭和电解质紊乱，如延误治疗会造成死亡。霍乱弧菌传播速度快，传染力强，已引起过7次世界性大流行，每次大流行都有数十万人或上百万人患病，不仅会对人们的生命健康造成严重威胁，而且会对生活、生产、旅游以及国家的外贸、交通运输，甚至对社会安定都造成严重影响，因而国际上将其列为国际检疫传染病，《中华人民共和国传染病防治法》将霍乱列为"甲类传染病"管理。《人间传染的病原微生物名录》危害程度分类为第二类病原微生物，大量细菌活动和样本检测应在 BSL-2 实验室中操作。

45.2 形态学鉴定技术

45.2.1 培养特性

用接种环挑取单菌落，三区划线于 TCBS 培养基上，置于细菌培养箱内，在37℃，5% CO_2 条件下培养 18 ~ 24 h。

菌落形态特征观察：菌落直径可达 2 mm 以上；菌落呈圆形、边缘整齐、无色透明或半透明、表面光滑湿润、扁平或稍隆起形如水滴状（图 2-45-1）。

45.2.2 革兰氏染色

1. 制备涂片

取一洁净的玻片，中央滴 1 滴生理盐水，用接种环从培养基中挑取适量菌落，在玻片上研磨，制成薄薄的细菌涂片，紫外照射 30 min，待自然干燥后，玻片快速通过酒精灯外焰 3 ~ 5 次，使细菌固定于玻片上。

2. 革兰氏染色

（1）结晶紫染液覆盖住菌膜，染色 1 min，自来水冲洗，去掉浮色。

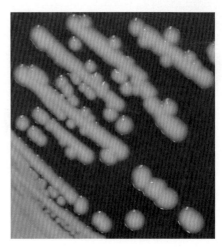

图 2-45-1　霍乱弧菌在庆大霉素琼脂上的形态

（2）用碘 – 碘化钾溶液媒染 1 min，倾去多余溶液。

（3）用中性脱色剂如乙醇（95%）或丙酮酸脱色 30 s，革兰氏阳性菌不被褪色而呈紫色，革兰氏阴性菌被褪色而呈无色。乙醇脱色为整个流程最关键的一步。

（4）用复红染液或者沙黄复染 30 s，革兰氏阳性菌仍呈紫色，革兰氏阴性菌则呈现红色。革兰氏阳性菌和革兰氏阴性菌即被区别开。

3. 观察镜下形态特征

典型霍乱弧菌呈弧形或逗点状，革兰氏染色阴性，有菌毛，无芽胞，在菌体一端有一根单鞭毛。细菌运动非常活泼，呈穿梭样或流星状。

◢ 45.3　生化鉴定技术

45.3.1　标本的处理

在装有标本的容器中，沾取一棉签标本，放入碱性蛋白胨水（APW）中，37℃增菌培养 6 ~ 12 h。

45.3.2　分离培养

增菌培养后的菌液中，选择生长最茂盛的培养基表面或菌膜下表层，取一接种环，分别划线接种科玛嘉弧菌显色培养基、TCBS 培养基平板。37℃培养 12 ~ 18 h，从 TCBS 琼脂上挑选黄色菌落，从科玛嘉弧菌显色培养基上挑选蓝绿色菌落做霍乱弧菌的进一步鉴定，每个平板至少挑选 10 个疑似霍乱弧菌的单菌落传代进行培养。

45.3.3　生化检测

从科玛嘉弧菌显色培养基、TCBS 平板上挑取菌株先进行生化初筛（KIA/MIU）、黏丝实验和氧化酶实验鉴定，有条件者进行 API20E 系统和自动生化仪鉴定，可参考使用操作说明。霍乱弧菌黏丝实验（图 2-45-2a）和氧化酶试验（图 2-45-2b）为阳性。

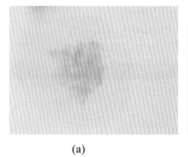

(a)

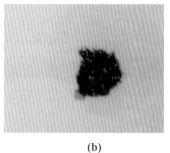

(b)

图 2-45-2A 霍乱弧菌氧化酶试验阴性（a）和阳性（b）结果

图 2-45-2B 霍乱弧菌黏丝实验

45.4 血清学鉴定技术

PCR 鉴定阳性的菌株，与 O1 群和 O139 群霍乱弧菌多价诊断血清作玻片凝集试验，如很快出现肉眼可见的明显凝集颗粒者即为阳性反应（图 2-45-3）。同时用生理盐水作对照试验，以排除因自身凝集而导致的假阳性反应。与 O1 群诊断血清凝集者，随后用小川和稻叶单价血清分型。与 O1 群不凝集者再继续用 O139 群诊断血清作玻片凝集。

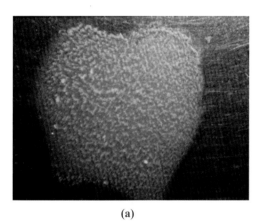

(a)

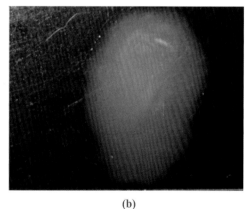

(b)

图 2-45-3 霍乱弧菌血清玻片凝集试验阳性（a）和阴性（b）结果

45.5 分子鉴定技术

45.5.1 核酸提取

用接种环挑取单菌落于 60 μL 灭菌去离子水中，置沸水浴中 10 min 后冰浴 10 min，高速离心取上清。

第二部分 重要细菌性疾病病原体标准化鉴定技术

45.5.2 O1 和 O139 血清群双重实时 PCR 检测

O1 和 O139 双重实时 PCR 引物和探针序列详见表 2-45-1。

表2-45-1　O1和O139双重实时PCR引物和探针序列

引物或探针名称	序　　列	产物长度
O1 上游引物	5'-GGAATAACTCAAGGCGATGAAGTG-3'	
O1 下游引物	5'-TAGAGACTCACCTTCGATTTCAGC-3'	117 bp
O1 探针	5'-FAM- AAACGGGTAACGCACCACACTGGACT -BHQ1-3'	
O139 上游引物	5'-CGATGGCGTGTTCATTAGAAGG-3'	
O139 下游引物	5'-TCCCTTTCCACCTCGGTATTTC-3'	104 bp
O139 探针	HEX- 5'-CGGCAAACTGGCAGCAAACTCAGCA -3'-BHQ1	

O1 和 O139 群霍乱弧菌双重 *Taq*Man 实时 PCR 的反应体系和反应条件见表 2-45-2。

表2-45-2　实时PCR采用20 μL反应体系

组　　分	体　　积
通用 PCR 反应混合物	10 μL
O1 rfb 基因上下游引物（10 μmol/L）	0.4 μL
探针（10 μmol/L）	0.4 μL
O139 rfb 基因上下游引物（10 μmol/L）	0.4 μL
探针（10μmol/L）	0.4 μL
去离子水	5.6 μL
DNA 模板	2 μL

循环条件为：95℃ 30 s，95℃ 5 s 和 60℃ 20 s，循环 40 次，在退火阶段检测荧光。

45.5.3 特异性 *ompW* 基因检测

霍乱弧菌特异性 *ompW* 基因检测 PCR 引物和探针序列详见表 2-45-3。

表2-45-3　霍乱弧菌特异性ompW基因检测PCR引物和探针序列

引物或探针名称	序　　列	产物长度
ompW 上游引物	5'-TTGCTGCTAACGTTGGCTTTG-3'	
ompW 下游引物	5'-CTGCTTTGTAGGTTGCCGTTG-3'	102 bp
ompW 探针	5'-FAM- TGCTCAATGATAGCTGGTTCCTCAACGC -BHQ1-3'	

O1 和 O139 群血清群特异性基因双重 PCR 检测阴性者，可检测霍乱弧菌特性 *ompW* 基因，实时 PCR 的反应体系和反应条件为：实时 PCR 采用 20 μL 反应体系，每个反应中含 10 μL 通用 PCR 反应混合物，上下游引物（10 μmol/L）各 0.4 μL，探针（10 μmol/L）0.4 μL，去离子水 6.8 μL，DNA 模板 2 μL。

循环条件为：95℃ 30 s，95℃ 5 s 和 60℃ 20 s，循环 40 次，在退火阶段检测荧光。

45.5.4 毒素基因（*ctx*）检测

ctx 引物和探针的序列详见表2-45-4。

表2-45-4 *ctx*引物和探针的序列

引物或探针名称	序 列	产 物
CT1 上游引物	5′-CTTCCCTCCAAGCTCTATGCTC-3′	
CT1 下游引物	5′-TACATCGTAATAGGGGCTACAGAG-3′	114 bp
CT1 探针	5′-FAM-ACCTGCCAATCCATAACCATCTGCTGCTG-BHQ1-3′	

*ctx Taq*Man 实时 PCR 反应条件为：实时 PCR 采用 20 μL 反应体系，每个反应中含 10 μL 通用 PCR 反应混合物，上、下游引物（10 μmol/L）各 0.4 μL，探针（10 μmol/L）0.4 μL，去离子水 6.8 μL，DNA 模板 2 μL。

循环条件为：95℃ 30 s、95℃ 5 s 和 60℃ 20 s，循环 40 次，在退火阶段检测荧光。

45.5.5 检测结果判定

阳性判断：根据 API20E 系统和荧光 PCR 的结果判断是否霍乱弧菌及血清群。

阴性判断：API20E 系统和荧光 PCR 结果都为阴性者判为阴性。

45.6 毒素基因 *ctxAB* 检测

45.6.1 常规 PCR 检测毒素基因

（1）引物：可使用引物对 5′-ATT TTG AGG TGT TCC ATG TG-3′ 和 5′-ATA AAG CAG TCA GGT GGT CT-3′。扩增产物全长 749 bp。

（2）PCR 扩增反应体系：在 0.5 mL 微量离心管中按顺序加入以下各种成分：纯水 12.8 μL，10 × PCR 缓冲液 2 μL，dNTPs 0.8 μL（每种 dNTPs 终浓度为 0.2 mmol/L），引物 2 μL（每种引物终浓度为 0.5 μmol/L），Taq DNA 聚合酶 0.4 μL（1.2 U），最后加入提取的模板 DNA 2 μL。

（3）扩增参数：94℃预变性 5 min；94℃，30 s，56℃，40 s，72℃，1 min，30 个循环；最后 72℃延伸 7 min。

（4）PCR 扩增结束后，在样本管中加入溴酚蓝载样液，通过 1.0% 琼脂糖凝胶（含 0.5 μL/mL EB）电泳，并加相应的标准分子量（Marker）样品孔，电泳结束后，通过紫外灯观察结果，并照相记录，根据扩增产物的有无和片段大小进行判断。

45.6.2 *Taq*Man 探针实时 PCR 检测毒素基因

针对 *ctxAB* 基因的 *Taq*Man 探针实时 PCR 检测方法，远高于普通 PCR 的灵敏度。

第二部分　重要细菌性疾病病原体标准化鉴定技术

（1）引物和探针：上、下游引物分别为 5'-CTT CCC TCC AAG CTC TAT GCT C-3' 和 5'-TAC ATC GTA ATA GGG GCT ACA GAG-3'，探针为 FAM-ACC TGC CAA TCC ATA ACC ATC TGC TGC TG-BHQ1。

（2）反应体系：实时 PCR 采用 20 μL 反应体系，每个反应中含 10 μL 通用 PCR 反应混合物（建议使用不同厂家产品时，先进行测试）或自行配制，上、下游引物（10 μmol/L）各 0.4 μL，探针（10 μmol/L）0.4 μL，去离子水 6.8 μL，提取的 DNA 模板 2 μL。

（3）扩增条件：95℃，30 s；95℃，5 s 和 60℃，20 s，循环 40 次，在退火阶段检测荧光。

（4）结果判定：在样品的检测中，通常将荧光曲线的 Ct 值＜ 35 的样品判定为阳性（但注意样品的纯度以及反应体系的扩增效率、仪器不同时，Ct 值可有差异），而当 Ct 值＞ 35 时，可进行二次检测，若二次检测的 Ct 值仍＞ 35 时，可视为疑似阳性。阳性和疑似阳性的标本均需进行菌株分离鉴定。

◢ 45.7　耐药检测

测定细菌对药物的敏感程度，主要采用体外抗菌药物敏感试验，试验方法主要有定性测定的纸片琼脂扩散法（disk agar diffusion test，Kirby-Bauer test，简称 K-B 法）、定量测定的稀释法（dilution test）和浓度梯度法（E-test）。K-B 法是最为常用的方法，成本低，操作简单，重复性好，抗菌药物的选择有很大的灵活性。稀释法包括琼脂稀释法和肉汤稀释法，是一种可靠、标准化的方法，可直接定量测出药物对待检菌株的最低（或最小）抑菌浓度（minimal inhibitory concentration，MIC）。E-test 法结合扩散法和稀释法的原理和特点，操作简便如扩散法，但可以同稀释法一样获得待检菌对药物的 MIC。E-test 法成本高，使得使用受限。目前广泛采用 WHO 推荐的改良纸片扩散法。

45.7.1　K-B 法

1. 基本原理

将含有定量抗菌药物的纸片贴在已接种待检菌的琼脂平板上，纸片中含的药物吸取琼脂中的水分溶解后会不断地向纸片周围区域扩散，形成递减的梯度浓度，在纸片周围抑菌浓度范围内待检菌的生长被抑制，从而产生透明的抑菌环。抑菌环的大小反映检测菌对测定药物的敏感程度，并与该药对待检菌的 MIC 值呈负相关，即抑菌环愈大，MIC 愈小。

2. 实验操作

（1）药敏试验纸片的选择：依据治疗肠道细菌性感染时常用抗菌药物的种类及便于各地区检出霍乱弧菌菌株对药物敏感性的比较，可参考选用下列药敏纸片：环丙沙星、诺氟沙星、吡哌酸、痢特灵、强力霉素、红霉素、新霉素、多黏菌素 B、氨苄西林、妥布霉素、氯霉素、庆大霉素、复方磺胺异噁唑、四环素、链霉素、丁胺卡那霉素。

（2）培养基：称取适量水解酪蛋白琼脂（Mueller-Hinton，MH）加蒸馏水加热溶化，调 pH 7.4，15 lb 20 min 高压灭菌后冷至 45 ~ 50℃，在水平试验台上制备平板。直径 9 cm 的平皿，琼脂深度约为 4 mm，制板液体约 25 mL。倾注平皿前应检测 pH 是否正确（pH 应为 7.3）。琼脂凝固后，直接使用的平皿应在约 37℃的培养箱内烘 30 min；备用的平皿应储于培养基罐或塑料袋内，密封后置于 4 ~ 8℃冰箱，2 周内有效。

（3）接种菌液制备：可选用下列两种方法之一配制接种物。①增菌法：用接种环挑取形态相似待检菌落 3～5 个，接种于 4～5 mL MH 肉汤中，35℃孵育 2～6 h。增菌后的对数生长期菌液用生理盐水或 MH 肉汤校正浓度至 0.5 麦氏比浊标准，含 $1.0 \times 10^8 \sim 2.0 \times 10^8$ CFU/mL。②直接菌落悬液配制法：直接取培养 16～18 h 的纯培养菌落用生理盐水或肉汤调配成 0.5 麦氏比浊标准的菌悬液。

参比比浊管：可选用比浊管或按以下方法配制：1.175%（w/v）$BaCl_2 \cdot 2H_2O$ 0.5 mL，1% H_2SO_4 溶液 99.5 mL。标准液应装于直径与细菌培养肉汤管一致的试管内，密封管口。置室温暗处可保存 6 个月。

（4）接种 MH 平板：用无菌棉拭蘸取培养液，挤压去多余的液体后在琼脂表面上划线，使线条布满平皿，以确保接种菌均匀分布，最后用拭子绕琼脂平面边缘划两周，盖上皿盖，让平皿在室温中放置数分钟。

（5）贴药敏纸片：待平板水分完全吸收后，用消毒镊子或纸片分离器将药敏纸片紧贴放于已接种的琼脂表面并轻压，各纸片中心相距不少于 24 mm，离平皿边缘不少于 15 mm。

（6）培养：平板倒置于 35℃培养箱，叠放不超过两个，培养 16～18 h 后读取结果。

（7）结果的读取和判定：用以毫米为单位的量具在直射光下测量抑菌圈直径，抑菌环的边缘以肉眼见不到细菌明显生长为限。结果判定按照 CLSI 出版的药敏试验指南的最新版本进行，参比菌株的敏感度在允许范围内测试菌株的结果才可报告，否则应采取措施，改进试验质量。

（8）质量控制。

① K-B 法使用的 MH 琼脂的质量须符合美国临床实验室标准化研究所（CLSI，以前称美国临床实验室标准委员会，NCCLS）的标准 3。MH 琼脂中若含有胸腺嘧啶核苷或胸腺嘧啶可逆转磺胺类、甲氨苄啶的抗菌效应，造成假耐药现象（使抑菌圈变小，模糊，甚至无抑菌圈），影响对磺胺类、甲氨苄啶的药敏结果判定。可用复方磺胺异噁唑对粪肠球菌 ATCC29212 或 ATCC33186 试验，若抑菌圈＞20 mm，边缘清楚，说明该 MH 培养基合格。

② 用标准的参比菌株与待测菌平行测定药敏，常用的参比菌株有金黄色葡萄球菌（ATCC 25923），大肠埃希菌（ATCC 25922）和铜绿假单胞菌（ATCC 27853）。参比菌株最好冷冻干燥保存，日常使用时保存于琼脂斜面，并储于 4℃冰箱，传代不宜超过 5 次。

③ 药敏纸片的储存：药敏纸片的含药量及有效性尤为重要，库存的药敏纸片应储于 –20℃，不稳定药物最好在 –40℃以下保存，少量常用的纸片可放在普通冰箱的冰盒内，都必须密封瓶口。使用时从冰箱取出，置室温 1 h，温度平衡后，再打开使用。

45.7.2 稀释法

1. 基本原理

稀释法药敏试验用于定量测试抗菌药物对某一细菌的体外活性，分为琼脂稀释法和肉汤稀释法，肉汤稀释法又可分为常量肉汤稀释法和微量肉汤稀释法。试验时抗菌药物的浓度经过一系列的对比稀释，肉眼可见能抑制待测菌生长的最低药物浓度称为最小抑菌浓度。

2. 实验操作

（1）琼脂稀释法。

① 抗生素贮存液的制备：药敏试验必须使用抗生素标准品或参考品，抗生素必须按照规定的温度和

湿度等条件贮存，并在保质期内使用。抗生素贮存液可分装于无菌小瓶，–60 ~ –20℃贮存。制备抗生素储存液的溶剂和稀释液参见 CLSI 指导文件附表。

② 琼脂稀释平皿的制备：融化的 MH 琼脂冷却至 48 ~ 50℃，加入稀释的抗生素工作液到琼脂中混匀，在水平台面上制备平板，琼脂厚度（4 ± 0.5）mm。凝固后装入塑料袋密封 4 ~ 8℃贮存，5 天内使用。不稳定药物如氨苄西林、甲氧西林、亚安培南和克拉维酸或其他已知不稳定的 β - 内酰胺 / β - 内酰胺酶抑制剂组合的抗微生物药的平板要临用新配。必须用质控菌株评价平皿的稳定性。

③ 制备接种菌液：接种菌液的制备同 K-B 法，先制备得到 0.5 麦氏标准浓度的菌液（1.0×10^8 ~ 2.0×10^8 CFU/mL），再用无菌肉汤或生理盐水 1∶10 稀释，作为琼脂稀释法的接种液（10^7 CFU/mL）。

④ 接种琼脂平皿：在平皿上做标记，确定接种点的方位。90 mm 的平板可接种 30 个点。每个点接种 2 μL 菌液，接种菌量约为 10^4 CFU。配制好的菌液最好在 15 min 内接种。首先接种不含抗生素的平板作为细菌生长对照，从最低浓度的抗生素平板开始依次接种平皿，最后接种第二块不含抗生素的平板作为生长对照，以确认接种过程有无污染。

⑤ 培养：接种好的平板应在室温下静置至接种点上的菌液被琼脂完全吸收，再将药敏平皿倒置，35℃孵育 16 ~ 20 h。

⑥ 结果判读：结果阅读时，平板应置于黑色不反光的表面上，记录的 MIC 是完全抑制细菌生长的最低抗生素浓度，单个菌落或接种物所致的轻微的不清晰现象可忽略不计。如果在 MIC 判断终点附近有多个菌落，或者低浓度不长，高浓度生长，即跳管现象，应该检查试验菌的纯度，确定是否有污染菌生长，并尽可能重复试验。

⑦ 质控：同时用大肠埃希菌（ATCC 25922）、铜绿假单胞菌（ATCC 27853）、金黄色葡萄球菌（ATCC 29213）和粪肠球菌（ATCC 29212）作为质控菌株进行琼脂稀释药敏试验。

⑧ 琼脂稀释法药敏试验的优点：琼脂稀释法药敏试验比肉汤稀释法重复性好，可同时检测多种被检菌，可发现混合菌和污染菌，可观察菌落生长良好与否。

（2）常量肉汤稀释法。

① 抗菌药物贮存液制备：抗菌药物贮存液浓度应不低于 1 000 μg/mL（如 1 280 μg/mL）或 10 倍于最高测定浓度。溶解度低的抗菌药物可稍低于上述浓度。抗菌药物可直接购自厂商或相关机构。所需抗菌药物溶液量或粉剂量可用公式进行计算。例如：需配制 100 mL 浓度为 1 280 μg/mL 的抗生素贮存液，所用抗生素为粉剂，其药物的有效力为 750 μg/mg。用分析天平精确称取抗生素粉剂的量为 182.6 mg。根据公式计算所需稀释剂用量为：（182.6 mg × 750 μg/mL）/1 280 μg/mL=107.0 mL，然后将 182.6 mg 抗生素粉剂溶解于 107.0 mL 稀释剂中。制备抗菌药物贮存液所用的溶剂和稀释剂按说明使用。配制好的抗菌药物贮存液应贮存于 –60℃以下环境，保存期不超过 6 个月。

② 药敏试验用抗菌药物浓度范围：根据 CLSI 抗菌药物敏感性试验操作标准，药物浓度范围应包含耐药、中介和敏感分界点值，特殊情况例外。

③ 培养基：CLSI 推荐使用 MH 肉汤，pH 7.2 ~ 7.4。

④ 接种物的制备：接种菌液的制备同 K-B 法，先制备得到 0.5 麦氏标准浓度的菌液（1.0×10^8 CFU/mL ~ 2.0×10^8 CFU/mL），用 MH 肉汤将上述菌悬液进行 1∶100 稀释后备用。注意应在 15 min 内接种完配制好的接种物，并取一份接种物在非选择性琼脂平板上传代培养，以检查接种物纯度。

⑤ 稀释抗菌药物的制备及菌液接种：取无菌试管（13 mm × 100 mm）13 支，排成一排，除第 1 管加入

1.6 mL MH 肉汤外，其余每管加入 MH 肉汤 1 mL，在第 1 管加入抗菌药物原液（如 1 280 μg/mL）0.4 mL 混匀，然后吸取 1 mL 至第 2 管，混匀后再吸取 1 mL 至第 3 管，如此连续倍比稀释至第 11 管，并从第 11 管中吸取 1 mL 弃去，第 12 管为不含药物的生长对照。此时各管药物浓度依次为 256 μg/mL、128 μg/mL、64 μg/mL、32 μg/mL、16 μg/mL、8 μg/mL、4 μg/mL、2 μg/mL、1 μg/mL、0.5 μg/mL、0.25 μg/mL。然后在每管内加入上述制备好的接种物各 1mL，使每管最终菌液浓度约为 5×10^5 CFU/mL。第 1 管至第 11 管药物浓度分别为 128 μg/mL、64 μg/mL、32 μg/mL、16 μg/mL、8 μg/mL、4 μg/mL、2 μg/mL、1 μg/mL、05 μg/mL、0.25 μg/mL、0.125 μg/mL。

⑥ 孵育：将接种好的稀释管塞好塞子，置 35℃孵箱中孵育 16 ~ 20 h。

⑦ 结果判断：在读取和报告所测试菌株的 MIC 前，应检查生长对照管的细菌生长情况是否良好，同时还应检查接种物的传代培养情况以确定其是否污染，质控菌株的 MIC 值是否处于质控范围。以肉眼观察，药物最低浓度管无细菌生长者，即为受试菌的 MIC。

（3）微量肉汤稀释法。

① 抗菌药物和培养基制备：同常量肉汤稀释法。

② MIC 板制备：无菌操作，将倍比稀释后不同浓度的抗菌药物溶液分别加到灭菌的 96 孔聚苯乙烯板中，第 1 孔至第 11 孔加药液，每孔 10 μL，第 12 孔不加药作为生长对照，冰冻干燥后密封，–20℃以下保存备用。

③ 接种物制备：将用增菌法或直接菌悬液法制备的浓度相当于 0.5 麦氏比浊标准的菌悬液，经 MH 肉汤 1∶1 000 稀释后，向每孔中加 100 μL，密封后置 35℃孵箱中，孵育 16 ~ 20 h 判断结果。此时，第 1 孔至第 11 孔药物浓度分别为 128 μg/mL、64 μg/mL、32 μg/mL、16 μg/mL、8 μg/mL、4 μg/mL、2 μg/mL、1 μg/mL、0.5 μg/mL、0.25 μg/mL、0.125 μg/mL。

④ 结果判断：以在小孔内完全抑制细菌生长的最低药物浓度为 MIC。当阳性对照孔（即不含抗生素）内细菌明显生长时试验才有意义。当在微量肉汤稀释法出现单一的跳孔时，应记录抑制细菌生长的最高药物浓度。如出现多处跳孔，则不应报告结果，需重复试验。通常对革兰氏阴性菌而言，微量肉汤稀释法测得的 MIC 与常量肉汤稀释法测得的结果相同或低一个稀释度（1 孔或 2 倍）。

45.7.3　浓度稀释法（E-test）

1. 基本原理

原理基本与扩散法相同，即浓度呈连续梯度的抗菌药物从塑料试条中向琼脂中扩散，在试条周围抑菌浓度范围内受试菌的生长被抑制，从而形成透明的抑菌圈。E-test 综合了稀释法和扩散法的原理和特点，同时还弥补了两者的一些不足，可以像稀释法一样直接定量测出抗菌药物对受试菌的 MIC。

2. 实验操作

（1）培养基、菌液制备和接种：同 K-B 法。

（2）贴 E-test 条：E-test 条的刻度面朝上，不能贴反，一旦接触琼脂后不得再移动。直径 150 mm 的平皿内可放置 6 根 E-test 条，90 mm 贴试条一般只能放置 1 根。

（3）孵育时间和温度：将平板反转放入 35℃培养箱，不可放在 CO_2 环境中。平板在培养箱内叠放不得超过 2 个，否则会影响中间的平板，达不到培养温度而产生扩散的作用。平板培养 16 ~ 18 h 后取出读取结果。

（4）结果阅读：孵育后围绕试条可形成一个椭圆形的抑菌圈，在抑菌圈和试条的横切相交处试条上的读数刻度即是测定抗菌药物对受试菌的 MIC。阅读时应注意的问题详见供应商的产品说明书。

◢ 45.8　保藏技术规范

45.8.1　设备和材料

–80℃低温冰箱、恒温培养箱、固体培养基、灭菌甘油、灭菌磷酸盐缓冲液、微量移液器、吸头、螺口离心管、一次性接种环、一次性接种针、菌种保存管、半固体培养管。

45.8.2　操作程序

先在生物安全柜内铺好消毒毛巾，准备好实验材料后可进行实验。

1. 含 15% 甘油的 LB 肉汤保存

在固体培养基表面，于 37℃培养 16 ~ 28 h。用灭菌的含 15% 甘油的 LB 肉汤洗下培养物，分装入 2 mL 螺口菌种管内，每管 1 mL。每株菌至少应制备 2 支，记录制备支数。将菌种管置于菌种保藏盒中，–80℃保存。

2. 半固体保存

从培养一天的固体培养基上用一次性接种针挑取细菌，穿刺半固体培养管，37℃过夜培养，第 2 天取出，在半固体表面滴加一滴灭菌甘油。每株菌至少应制备 2 支，记录制备支数。将菌种管置于菌种保藏盒中，室温保存。

注意：用过的吸管、接种环、接种针放入加盖容器中，及时高压消毒。将需丢弃的平板放入加盖容器中，及时高压消毒。清理实验室。

（逢波　**编写**，侯雪新、刘剑君　**审校**）

第46章

类鼻疽伯克霍尔德菌

46.1　简介

类鼻疽伯克霍尔德菌（*Burkholderia pseudomallei*）属于变形菌门（Proteobacteria phy. Nov.）、β - 变形杆菌纲（Betaproteobacteria）、伯克霍尔德氏菌目（Burkholderialesles）、伯克霍尔德氏菌科（Burkholderialesceae）、伯克霍尔德氏菌属（*Burkholderiales*）。类鼻疽伯克霍尔德菌菌落为圆形，扁平状，灰白色，有金属光泽，后期表面干燥，可形成褶皱，中央隆起，呈火山状或轮状，为革兰染色阴性杆菌。类鼻疽伯克霍尔德菌感染是一种严重的疾病，由于类鼻疽伯克霍尔德菌感染而发生败血症休克的患者，病死率甚至高达85% ~ 90%，是一种土壤中的腐生菌，该菌主要分布在南亚热带地区，以泰国东北部和澳大利亚的北部最为严重，我国的海南省、广东省、福建省、广西壮族自治区以及香港地区、台湾地区也有分布。类鼻疽伯克霍尔德菌主要通过两种方式感染，即皮肤伤口感染和呼吸道感染。

46.2　形态学鉴定技术

46.2.1　培养特性

用接种环挑取单菌落，三区划线于 Columbia 血平板上，置于细菌培养箱内，37℃培养 24 ~ 72 h。

菌落形态特征观察：类鼻疽伯克霍尔德菌菌落为圆形，扁平状，灰白色，有金属光泽，后期表面干燥，可形成褶皱，中央隆起，呈火山状或轮状（图 2-46-1）。

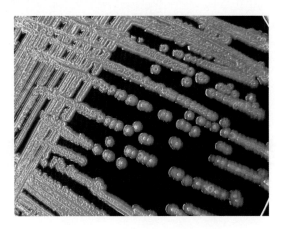

图 2-46-1　类鼻疽伯克霍尔德菌

注：所用培养基为哥伦比亚血平板

46.2.2　革兰氏染色

1. 制备涂片

取一洁净的玻片，中央滴 1 滴生理盐水，用接种环从培养基
中挑取适量菌落，在玻片上研磨，制成薄薄的细菌涂片，紫外照射
30 min，待自然干燥后，玻片快速通过酒精灯外焰 3 ～ 5 次，使细
菌固定于玻片上。

2. 革兰氏染色

具体操作参照前文。

3. 观察镜下形态特征

类鼻疽伯克霍尔德菌为革兰染色阴性杆菌，散在或连续排列，
两端可见浓染，呈"曲别针"形（图 2-46-2）。

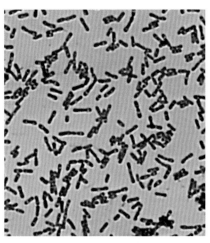

图 2-46-2　类鼻疽伯克霍尔德菌纯培养
物革兰染色的镜下形态

46.3　分子鉴定技术

46.3.1　16S rRNA 基因测序鉴定技术

1. 核酸提取

水煮法或者使用商业化的试剂盒均可，详见第二部分第 41 章。

2. PCR 扩增和测序引物序列

使用 16S rRNA 基因通用引物（27F 和 1492R）进行 PCR 扩增和测序。

3. PCR 反应体系

PCR 反应体系总体积为 30 μL（表 2-46-1）。

表2-46-1 PCR反应体系

组 分	体 积	组 分	体 积
2×PCR Mix	15 μL	DNA模板	1 μL
27F（10 μmol/L）	1 μL	ddH₂O	12 L
1492R（10 μmol/L）	1 μL		

4. PCR 反应条件

PCR 反应条件设置详见表 2-46-2。

5. 扩增产物电泳鉴定和测序

采用浓度为 1% 的琼脂糖凝胶进行电泳检测 PCR 扩增产物，若条带单一，产物大小 1 500 bp 左右为正常，则直接送测序；若有非特异扩增条带，使用胶回收试剂盒切胶回收纯化后，则送测序。测序为双向测序。

表2-46-2 PCR反应条件

温 度	时 间	循 环 数
94 ℃	10 min	1
94 ℃	30 s	
55 ℃	30 s	30
72 ℃	60 s	
72 ℃	10 min	1

6. 序列分析

使用 Lasergene/Seqman 程序将双向测序序列拼接成单一序列；测得的序列使用 NCBI BLASTn 程序进行在线比对，确定病原菌。

16S rRNA 基因测序比对可将类鼻疽伯克霍尔德菌鉴定到种，用于检测结果的判定。

46.3.2 特异性基因鉴定技术

1. 简易模板制备

（1）类鼻疽伯克霍尔德菌接种于 LB 平板培养基，37℃培养 18 ~ 24 h。

（2）刮取菌苔 1 菌环（2 ~ 5 μL）融入 800 μL TE。

（3）100℃煮 10 min。

（4）10 000 r/min 离心 10 min。

（5）吸取上清用 0.22 μm 滤器过滤；滤液即为模板，进行无菌试验，吸取 1/10 体积的溶液滴在 LB 平板上，用接种环涂抹均匀。放入 37℃培养箱中培养。24 h 后观察平板，确认无细菌生长后，处理后的基因组 DNA 可拿出 BSL-3 实验室。拿出前，离心管的表面要先用碘伏或碘酒棉球擦拭，注意擦拭前要明确标识号码，记录清楚后再消毒，以免混淆标本。污染物放入加盖容器中，及时高压灭菌。

（6）核酸提取方式同前。

2. 普通 PCR 检测

（1）普通 PCR 反应体系的配制：总量 50 μL，采用其他总量时，表 2-46-3 配方按比例改变。

表2-46-3 普通PCR反应体系

组　分	体　积	组　分	体　积
去离子水	37.6 μL	上游引物（20 μmol/L）	1 μL
10×PCR 缓冲液	5 μL	下游引物（20 μmol/L）	1 μL
dNTP 混合物（dNTP Mixture）	4 μL	模板 DNA	1 μL
Taq DNA 聚合酶（5U/μL）	0.4 μL	总计	50 μL

反应应该设立质控参数，如阴性对照无菌水；阳性对照已知炭疽芽胞杆菌阳性模板或阳性标准品。加样顺序：首先加入阴性对照管，然后加标本模板，最后加入阳性对照。

（2）普通 PCR 扩增条件参照前文。

预变性 95℃，5 min，1 个循环；变性 95℃，1 min，退火 55℃，1 min，延伸 72℃，1 min，30 个循环；最后 72℃ 延伸 5 min。

（3）普通 PCR 扩增产物的检测分析步骤参见 16 S rRNA 基因测序鉴定技术。

46.3.3　荧光定量 PCR 检测

（1）荧光定量 PCR 反应体系的配制。

反应配制 20 μL 体系混合物见表 2-46-4。

表2-46-4 PCR反应体系

组　分	体　积
模板	1 μL
上游引物（10 μmol/L）	0.4 μL
下游引物（10 μmol/L）	0.4 μL
荧光探针溶液（10 μmol/L）	0.4 μL
酶和缓冲液	10 μL
灭菌蒸馏水	7.8 μL

在将反应板移到核酸处理区域之前，应该首先在试验特定区域（最少被污染的场所），加入阴性对照（1 μL 无核酶水）（第 1 列），加入后立即用管盖将阴性对照孔盖上。加入阴性对照模板是用来检验体系 mix 中的污染。加入待检测的样品模板，最后加阳性标准品或阳性对照模板（PTC）。PTC 应该在所有样品和阴性对照模板（NTC）之后加入。加完样本的孔要盖住，这将会帮助防止样品的交叉污染，并且能够使操作人员记录其加样的具体进程；为了避免交叉污染，必要时更换手套。

（2）荧光定量 PCR 扩增条件。

使用两步法进行 PCR 扩增。

Stage1（预变性）：95℃，5 min，1 个循环；

Stage2（PCR 反应）：95℃，10 s；58℃，45 s；40 个循环。

46.3.4　检测结果判定

1. 普通 PCR 结果判定

orf2 特异片断 PCR 阳性（119 bp），而且对照成立，可作为类鼻疽伯克霍尔德菌确定诊断依据。如果未扩增出目标片段，则判断检测标本为阴性；若对照不成立，则需重复试验。

2. 荧光定量 PCR 结果判定

当阴性对照和阳性对照成立时判断结果：若 Ct 值 < 35 时则判断为阳性；若 $35 < Ct < 38$ 时则需重复检测；若 Ct 值 > 38 或没有峰值时则判断为阴性。当对照不成立时，需重新检测。

◢ 46.4 多位点序列分型

46.4.1 PCR 反应体系

1. 样本 DNA 制备

类鼻疽伯克霍尔德菌接种到普通琼脂平板，37℃，24 h 培养；单菌落密集划线接种新鲜 LB 琼脂平板，37℃，24 h 培养，用于提取基因组 DNA。使用 DNA 提取试剂盒提取染色体 DNA，1：50 稀释后作为 PCR 模板使用。

2. 引物

PCR 扩增引物详见表 2-46-5。

表2-46-5 PCR 扩增引物

位 点	引物序列		产物大小
	扩增引物	测序引物	
ace	上游引物：5'-GCTCGGCGCTTCTCAAAACG-3' 下游引物：5'-CATGTCCGTGCCGATGTAGC-3'	上游引物：同扩增引物 下游引物：同扩增引物	约 550 bp
gltB	上游引物：5'-GGCGGCAAGTCGAACACGG-3' 下游引物：5'-GCAGGCGGTTCAGCACGAG-3'	上游引物：同扩增引物 下游引物：同扩增引物	约 550 bp
gmhD	上游引物：5'-CTCGCGCAGGGCACGCAGT-3' 下游引物：5'-GGCTGCCGACCGTGAGACC-3'	上游引物：同扩增引物 下游引物：5'-GTCAGGAACGGCGCGTCGTA-3'	约 550 bp
lepA	上游引物：5'-CGCTTGATCGGCACTGAATGG-3' 下游引物：5'-CGAACCACGAATCGATGATGAG-3	上游引物：同扩增引物 下游引物：同扩增引物	约 550 bp
lipA	上游引物：5'-CATACGGTGTGCGAGGAAGC-3' 下游引物：5'-CAGGATCTCGTCGGTCGTCT-3	上游引物：同扩增引物 下游引物：同扩增引物	约 550 bp
narK	上游引物：5'-GCCGCGCACGACCAGCGC-3' 下游引物：5'-CGGCACCCACACGAAGCCC-3'	上游引物：5'-CGGATTCGATCATGTCCACTTC-3' 下游引物：同扩增引物	约 550 bp
ndh	上游引物：5'-GCAGTTCGTCGCGGACTATC-3' 下游引物：5'-GGCGCGGCATGAAGCTCCA-3'	上游引物：同扩增引物 下游引物：同扩增引物	约 550 bp

3. PCR 反应体系

PCR 反应体系配制见表 2-46-6。

表2-46-6 反应体系（50.0 μL体系）

组 分	体 积	组 分	体 积
去离子水	37.6 μL	上游引物（20 μmol/L）	1 μL
10×PCR Buffer	5 μL	下游引物（20 μmol/L）	1 μL

续表

组　　分	体　　积	组　　分	体　　积
dNTP Mixture	4 μL	模板 DNA	1 μL
Taq DNA 聚合酶（5 U/μL）	0.4 μL	总计	50 μL

4. PCR 扩增条件

PCR 扩增条件见表 2-46-7。

表2-46-7　PCR扩增条件

温　　度	时　　间	循　环　数
94℃	7 min	1
94℃	45 s	
60℃	45 s	34
72℃	1 min	
72℃	5 min	1

5. PCR 产物的检测

参考第二部分第 41 章特异基因 PCR 检测内容。

6. PCR 产物测序

参考第二部分第 41 章 PCR 产物测序。

46.5　保藏技术规范

1. 设备和材料

−80℃低温冰箱、恒温培养箱、固体培养基、脑心浸液液体培养基、灭菌甘油、微量移液器、吸管、一次性接种环、菌种保存管。

2. 操作程序

先在生物安全柜内铺好消毒毛巾，准备好实验材料后可进行实验。

（1）自制冻存管（含 20% 甘油）保存：菌种接种于固体培养基，于 37℃培养 1～2 天。将脑心浸液液体培养基、灭菌甘油按照 1∶5 体积混合，分装入 2 mL 螺口菌种管内，每管 1 mL，制成后冻存管。用接种环挑取细菌，加入冻存管中，混匀，做好标记，置于菌种保藏盒中 −80℃冻存。每株菌至少应保藏 2 支，记录制备支数。

（2）菌种保存管保存：从培养 1～2 天的固体培养基上用接种环挑取细菌，加入菌种保存管中，混匀，去掉适量液体，做好标记，置于菌种保藏盒中，−80℃保存。每株菌至少应制备 2 支，记录制备支数。

注意：用过的吸管、接种环放入加盖容器中，及时高压消毒。将需丢弃的固体培养基平板放入加盖容器中，及时高压消毒。清理实验室。

（郑霄　**编写**，侯雪新、刘剑君　**审校**）

第47章

诺 卡 菌

47.1 简介

诺卡菌（*Nocardia*）属于放线菌门（Actinobacteria B XXVI）、放线菌纲（Actinobacteria）、放线菌目（Actinomycetales）、诺卡氏菌科（Nocardiaceae）、诺卡氏菌属（*Nocardia*），诺卡菌包括 115 个种，广泛存在自然环境中。诺卡菌菌落大小不等，形态不一，菌落一般为圆形，也有放射状、雪花状、不规则形，表面有褶皱，颗粒状，不同种类的诺卡菌属可产生不同色素，如橙红、粉红、黄色、淡黄等，在液体培养基中，常在液面生长成菌膜，为革兰氏染色阳性杆菌。诺卡菌是一种机会性致病菌，可引起急性或慢性化脓性或肉芽肿性病变，多由呼吸道吸入病原菌或经外伤感染引起，常见于免疫缺陷患者。常见的对人致病的诺卡菌主要为鼻疽诺卡菌、盖尔森基兴诺卡菌、豚鼠诺卡菌和巴西诺卡菌。诺卡菌的临床诊断较为困难，其临床症状、体征和影像学均缺乏特异性，检验人员很少能为准确诊断提供依据，因此常常造成误诊或诊断不及时。诺卡菌在《人间传染的病原微生物名录》危害程度分类为第三类病原微生物，大量细菌活动和样本检测应在 BSL-2 实验室中操作。

47.2 形态学鉴定技术

47.2.1 培养特性

用接种环蘸取标本，三区划线于 BHI+8% 羊血培养基上，置于细菌培养箱内，37℃，5% CO_2 条件下培养 24 ~ 72 h。

诺卡菌落大小不等，形态不一，菌落一般为圆形，也有放射状、雪花状、不规则形，表面有褶皱，颗粒状。

不同种类的诺卡菌属可产生不同色素，如橙红、粉红、黄色、淡黄等如图2-47-1和图2-47-2所示。在液体培养基中，常在液面生长成菌膜。

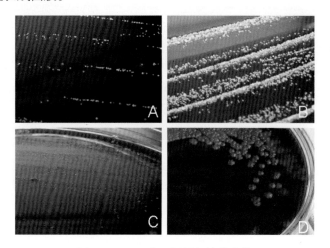

图 2-47-1　四种不同颜色的诺卡菌

注：所用培养基为哥伦比亚血平板。A：星形诺卡菌 DSM44252 的白色菌落；B：巴西诺卡菌 DSM43758 的黄色菌落；C：新星诺卡菌 DSM43207 的橙红色菌落；D：南非诺卡菌 DSM43405 的灰色菌落。

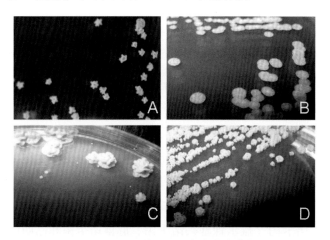

图 2-47-2　四种不同形态的诺卡菌落

注：A、B 所用培养基为 BHI 琼脂培养基，C、D 所用培养基为沙氏琼脂培养基（SDA）。A：鼻疽诺卡菌 DSM43665 的雪花样菌落；B：豚鼠诺卡菌 DSM43400 的放射状菌落；C：巴西诺卡菌 DSM44924 的菜花样菌落；D：豚鼠诺卡菌 DSM43242 的不规则菌落。

47.2.2　革兰氏染色

1. 制备涂片

取一洁净的玻片，中央滴 1 滴生理盐水，用接种环从培养基中挑取适量菌落，在玻片上研磨，制成薄薄的细菌涂片，紫外照射 30 min，待自然干燥后，玻片快速通过酒精灯外焰 3 ~ 5 次，使细菌固定于玻片上。

2. 染色

（1）改良抗酸染色：取固定好的涂片，滴加石炭酸复红染液，盖满玻片，在酒精灯火焰高处徐徐加热，切勿沸腾，出现蒸汽即暂时离开，若染液蒸发减少，应再加染液，以免干涸，加热 3 ~ 5 min，待标本冷却后用水冲洗。用吸水纸吸去剩余的水。用 0.5% 硫酸脱色 30 s ~ 1 min；用水自玻片一端轻缓冲洗。用吸水纸吸去剩余的水。滴加亚甲蓝复染 30 s。用水自玻片一端轻缓冲洗，洗去脱色液。用吸水纸吸去剩余的水。玻片干燥后，在油镜下（10×100）观察。

（2）革兰氏染色：操作步骤见第二部分第 41 章革兰氏染色内容。

（3）观察镜下形态特征（图 2-47-3、图 2-47-4）：诺卡菌为革兰氏染色阳性杆菌，有细长的分支菌丝，亦或同时有杆状或球状存在。丝状体呈粗细不等串珠状。形态与放线菌相似，但菌丝末端不膨大。革兰氏染色时着色不均。若为压碎的颗粒，则镜下为菌团，中心部位为革兰氏阳性菌，边缘的流苏状棒状体为革兰氏阴性。

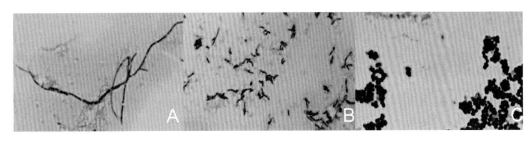

图 2-47-3　镜下不同形态的诺卡菌（抗酸染色，放大倍数 10×100）

注：A：丝状形态，肉色诺卡菌（DSM43397）；B：杆状形态，豚鼠诺卡菌（DSM43400）；C：球形形态，星形诺卡菌（DSM44252）。

诺卡菌经革兰氏染色呈蓝紫色，形态为长的分枝杆状。

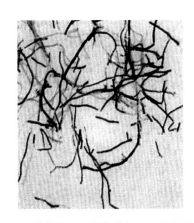

图 2-47-4　诺卡菌纯培养物革兰氏染色的镜下形态

◢ 47.3　分子生物学鉴定

47.3.1　16S rRNA 基因测序鉴定技术

1. 核酸提取

水煮法或者使用商业化的试剂盒均可，详见第二部分第 41 章核酸提取内容。

2. PCR 扩增和测序引物序列

使用 16S rRNA 基因通用引物（27F 和 1492R）进行 PCR 扩增和测序。

3. PCR 反应体系

PCR 反应体系总体积为 30 μL（表 2-47-1）。

表2-47-1　PCR反应体系

组　　分	体　　积	组　　分	体　　积
2 × PCR Mix	15 μL	DNA 模板	1 μL
上游引物 27F（10 μmol/L）	1 μL	ddH₂O	12 μL
下游引物 1492R（10 μmol/L）	1 μL		

4. PCR 反应条件

PCR 反应条件设置详见表 2-47-2。

表2-47-2　PCR反应条件

温　　度	时　　间	循　环　数
95 ℃	10 min	1
95 ℃	30 s	
55 ℃	30 s	30
72 ℃	90 s	
72 ℃	10 min	1

5. 扩增产物电泳鉴定和测序

采用浓度为 1.5% 的琼脂糖凝胶进行电泳检测 PCR 扩增产物，若条带单一，产物大小 1 500 bp 左右为正常，直接送测序；若有非特异扩增条带，使用胶回收试剂盒切胶回收纯化后，送测序。测序为双向测序。

6. 序列分析

使用 Lasergene/Seqman 程序将双向测序序列拼接成单一序列；测得的序列使用 NCBI BLASTn 程序进行在线比对，确定病原菌。

16S rRNA 基因测序可将绝大多数诺卡菌鉴定到种，对于某些使用 16S rRNA 基因测序无法鉴定到种水平的诺卡菌近缘种（如新星诺卡菌复合群、少食 / 短链诺卡菌复合群），可对 *secA1* 基因测序进行进一步鉴定。

47.3.2　特异性基因鉴定技术

1. 核酸提取

操作方法同前。

2. PCR 扩增和测序引物序列

使用含 M13 尾巴的 *secA1* 基因特异性引物，序列见表 2-47-3。

表2-47-3　secA1基因扩增和测序引物

引　物	功　能	序　列
secA1-F	扩增	5'-GTAAAACGACGGCCAG-GACAGYGAGTGGATGGGYCGSGTGCACCG-3'
secA1-R	扩增	5'-CAGGAAACAGCTATGAC-GCGGACGATGTAGTCCTTGTC-3'

续表

引　物	功　能	序　　　　列
M13-F	测序	5′-GTAAAACGACGGCCAG-3′
M13-R	测序	5′-CAGGAAACAGCTATGAC-3′

3. PCR 反应体系

PCR 反应体系总体积为 30 μL，详见表 2-47-4。

表2-47-4　PCR反应体系

组　分	体　积	组　分	体　积
2×PCR Mix	15 μL	DNA 模板	60 ~ 150 ng
正向引物（10 μmol/L）	1 μL	ddH$_2$O	补充至 30 μL
反向引物（10 μmol/L）	1 μL		

4. PCR 反应条件

PCR 反应条件设置详见表 2-47-5。

表2-47-5　PCR反应条件

温　度	时　间	循　环　数
95 ℃	10 min	1
95 ℃	30 s	
60 ℃	30 s	35
72 ℃	60 s	
72 ℃	10 min	1

5. 扩增产物电泳鉴定和测序

采用浓度为 1% 的琼脂糖凝胶进行电泳检测 PCR 扩增产物，若条带单一，产物大小 500 bp 左右为正常，直接送测序；若有非特异扩增条带，使用胶回收试剂盒切胶回收纯化后，送测序。测序为双向测序。

6. 序列分析

使用 Lasergene/Seqman 程序将双向测序序列拼接成单一序列；测得的序列使用 NCBI BLASTn 程序进行在线比对，确定病原菌。

7. 检测结果判定

16S rRNA 基因测序为诺卡菌鉴定的金标准。结合形态学特征（菌落特征、镜下形态和染色特征）和基因（16S rRNA 基因、*secA1*）测序结果可进行检测结果的最终判定。

47.4　耐药检测

（1）无菌接种环取平板表面数个单菌落，浸入无菌的 PBS 中，在管壁研磨棉拭子以释放细菌浸入液体中形成菌悬液。

（2）静置 15 min，避免形成泡沫和气泡，盖上管盖。

（3）用细菌比浊仪测试菌液浓度为 0.5 个麦氏单位（$1 \times 10^8 \sim 4 \times 10^8$ CFU/mL）。

（4）若菌液浓度高，可采用 PBS 进行稀释，菌悬液应在 15 min 内进行使用。

（5）用移液枪取 50 mL 0.5 麦氏单位菌液至 11 mL CAMHB，上下颠倒混匀置于移液槽内，用排枪向药敏板每孔加样 100 μL，封板膜封板后置于 35 ~ 37℃培养箱培养 2 ~ 3 天直至阳性孔生长到"++++"，方可判读结果。

（6）用接种环取接种液在血平板三区划线，用于纯度的检查；取 100 μL 接种液用生理盐水 1∶10 稀释，取 10 μL 于 BHI 平板进行计数，再取稀释液 1∶10 稀释，取 10 μL 于 BHI 平板进行计数，如此这样反复稀释 4 ~ 5 次计数。

◤ 47.5 保藏技术规范

1. 设备和材料

材料脑心浸液固体培养基、脑心浸液液体培养基、甘油、菌种保存管、一次性 L 型涂布棒、1 mL 吸头、移液枪恒温培养箱、–80℃低温冰箱。

2. 培养

37℃、5% CO_2 条件下培养 2 ~ 4 天。

3. 制备保菌液

脑心浸液液体培养基中，加入甘油，甘油占液体培养基20% ~ 25%，高压灭菌。冷却至室温或放置于4℃冰箱备用。

4. 刮取菌落

吸取 2 mL 保菌液于固体培养基表面，用一次性 L 型涂布棒轻轻刮取后，用移液器轻轻吹吸菌悬液，至菌种保存管中，并用马克笔在管壁标明菌株编号及保存日期。每株菌至少应制备 2 支，记录制备支数。将菌种管置于菌种保藏盒中，–80℃保存。

（徐帅　**编写**，侯雪新、刘剑君　**审校**）

第48章

鼠疫耶尔森菌

48.1 简介

鼠疫耶尔森菌（*Yersinia pestis*）属于变形菌门（Proteobacteria）、γ-变形菌纲（γ-Proteobacteria）、肠杆菌目（Enterobacteriales）、肠杆菌科（Enterobacteriaceae）、耶尔森氏菌属（*Yersinia*）。典型的鼠疫耶尔森菌为两端钝圆、两极浓染的短小杆菌革兰氏染色阴性，菌体长 1 ~ 2 μm，宽 0.5 ~ 0.7μm，有荚膜，无鞭毛，无芽胞，鼠疫菌在形态上呈现为多形态的变化。实验室检测包括病原学分离和鉴定、疑似标本的特异抗原血清学方法检测、特异诊断靶标的核酸检测（PCR 方法和 qPCR 方法），以及测序等鼠疫耶尔森菌基因组鉴定方法。另外鼠疫特异抗体血清学方法具有追溯诊断鼠疫耶尔森菌传染性强，病死率高，是一种危害严重的烈性传染病，属于国际检疫传染病，被 WHO 列为生物恐怖战剂菌。鼠疫耶尔森菌在《人间传染的病原微生物名录》危害程度分类为第二类病原微生物，大量细菌活动应在 BSL-3 实验室中操作，样本检测应在 BSL-2 实验室中操作。

48.2 噬菌体裂解试验鉴定技术

48.2.1 分离培养

（1）新鲜材料（包括动物脏器、血液、淋巴液、痰、脓液、菌种）可直接涂布赫氏琼脂平板，按三段法划线。

（2）液体材料及骨髓，用灭菌接种环取标本划线。脏器材料先在平板表面压印，再以接种环划线，棉拭子可直接涂布于培养基表面。

（3）同一来源的不同部位的样本可以分格涂于同一平板表面。

（4）如果材料充足，每份标本应接种一式两个平板，一个做分离培养，另一个做鼠疫噬菌体裂解试验。

（5）置28℃温箱培养，于14～96 h每日观察，发现具有鼠疫菌典型形态的菌落，及时挑取可疑菌落进一步纯分离，或进行鼠疫噬菌体实验。已接种的没有严重污染的平板需连续培养观察7天，确认无疑似鼠疫菌落出现时，可经高压灭菌后弃去。

48.2.2　鉴定

1. 鼠疫噬菌体裂解试验

（1）用无菌接种环挑取待检标本或可疑鼠疫菌菌落，致密划线接种于赫氏琼脂平板上。

（2）在划线区内用微量移液器滴加鼠疫噬菌体20 μL，倾斜平板使其垂直流过划线处。

（3）置28℃温箱，24 h观察有无特异性噬菌现象。

2. 检测结果判定

鼠疫分离培养得到的菌株，24 h观察有无特异性噬菌现象，噬菌带宽于噬菌体流过的痕迹时，可判定为鼠疫噬菌体试验阳性。分离获得鼠疫菌，判定鼠疫噬菌体裂解试验阳性时，可作出鼠疫细菌学判定（图2-48-1）。

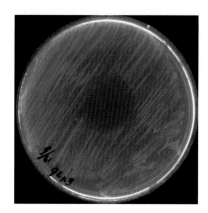

图 2-48-1　鼠疫菌 24h 观察特异性噬菌现象

48.3　形态学鉴定技术

48.3.1　制玻片标本（至少两张）

（1）各种脏器组织直接压印，血液及其他液体材料用接种环取材涂片，自然干燥。

（2）用95%乙醇溶液固定15 min，取出待固定液自然挥发后，1张标本片进行美兰染色，另1张标本片进行革兰氏染色。

（3）亚甲蓝染色方法：将亚甲蓝染液加在已固定的涂片上，染3～5 min，水冲洗，待干。冲洗的弃液放入专用容器，实验完毕后及时高压消毒。

48.3.2　革兰氏染色

操作步骤参考第二部分第41章革兰氏染色内容。

48.3.3　检测结果判定

典型的鼠疫菌为两端钝圆、两极浓染的短小杆菌革兰氏染色阴性（图2-48-2）。菌体长1～2 μm，宽0.5～0.7 μm，有荚膜，无鞭毛，无芽胞。鼠疫菌在形态上呈现为多形态的变化。

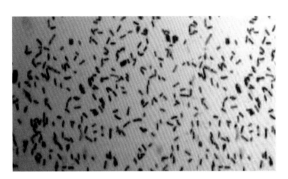

图 2-48-2　鼠疫菌革兰氏染色，100× 油镜

◢ 48.4　分子鉴定技术

48.4.1　简易模板制备

1. 用于 PCR 模板制备的标本类型有动物脏器、昆虫和疑似菌落

（1）动物脏器（心、肝、脾、肺等）标本：用无菌剪刀和镊子约取 1 g 标本，放入研磨器中研磨，再加入 1 mL 的蒸馏水悬浮混匀后，用移液器将匀浆移入 1.5 mL 离心管中，盖严。用过的容器及标本碎块放入可封闭容器中，剪刀、镊子等放入装有消毒液的加盖容器中。

（2）昆虫标本处理：将经过鉴定的蚤用无菌生理盐水或灭菌纯水洗 3 次，研碎，加 0.5 mL 的蒸馏水悬浮，混匀后，用移液器将匀浆移入 1.5 mL 离心管中，盖严。

（3）疑似菌落标本的处理：用一次性接种环钩取少许标本菌，加入 0.5 mL 的蒸馏水悬浮，混匀后，用移液器将匀浆移入 1.5 mL 离心管中，盖严。

（4）将以上放有标本的离心管盖子用胶带封好，放到 100℃ 金属浴中，加热 20 min。

（5）10 000 r/min 离心 5 min，吸取上清用 0.22 μm 滤器过滤，滤液即为模板。

（6）对制备好的模板暂时不用时，要放在 –20℃ 保存。

2. 提取基因组 DNA

操作步骤参见第二部分第 41 章。

3. 普通 PCR 检测

（1）普通 PCR 反应体系的配制。

PCR 反应体系（总量 25 μL），采用其他总量时，表 2-48-1 配方按比例改变。

表2-48-1　PCR反应体系

组　　分	体　　积
无菌去离子水	13.5 μL
10× 反应缓冲液	2.5 μL
dNTP 混合物（每种 2.5 mmol/L）	2 μL
引物（1F、1R、2F、2R）	各 1 μL
内部对照模板（IC）	1 μL
待测标本	1 μL
Taq DNA 聚合酶	1 μL

（2）普通 PCR 扩增条件。

预变性 95℃，5 min，1 个循环；变性 95℃，1 min，退火 55℃，1 min，延伸 72℃，1 min，30 个循环；最后 72℃ 延伸 5 min。

（3）普通 PCR 扩增产物的检测分析。

操作步骤参见前文。

48.4.2　实时荧光定量 PCR 检测

1. 实时荧光定量 PCR 反应体系的配制

一次反应配制 20 μl 体系混合物如下（表 2-48-2），混合，瞬时离心。

表2-48-2　实时荧光定量PCR反应体系

组　分	体　积
模板	1 μL
上游引物（10 μmol/L）	0.5 μL
下游引物（10 μmol/L）	0.5 μL
荧光探针溶液（10 μmol/L）	0.25 μL
酶和缓冲液	10 μL
灭菌蒸馏水	8.75 μL

在将反应板移到核酸处理区域之前，应该首先在试验特定区域（最少被污染的场所），加入阴性对照（1μL 去核酶水）（第 1 列），加入后立即用管盖将阴性对照孔盖上。加入阴性对照模板是用来检验体系 mix 中的污染。加入待检测的样品模板，最后加阳性标准品或 PTC。PTC 应该在所有样品和阴性对照模板之后加入。加完样本的孔要盖住，这将会帮助防止样品的交叉污染，并且能够使操作人员记录其加样的具体进程；为了避免交叉污染，必要时更换手套。

2. 实时荧光定量 PCR 扩增条件

使用两步法进行 PCR 扩增。

步骤 1（预变性）：95℃，30 s，1 个循环；

步骤 2（PCR 反应）：95℃，5 s，60℃，31 s，40 个循环。

3. 检测结果判定

1）普通 PCR 结果判定。

（1）电泳后显示符合 249 bp、456 bp、645 bp 长度的 3 条带型者为阳性；显示 1 条目标条带与对照条带者为鼠疫弱毒菌；只显示 645 bp 1 条带者为阴性；无扩增条带者应改变对标本的处理方法后再行测试。

（2）显示多数、不规则条带，并与上述预计长度均不相符者为阴性。

（3）在疫源地内首次检出阳性结果时扩增产物应测序以核实真伪；获得正确对照结果但目标带长度不符，或在出现目标长度的条带同时出现额外条带时，应以克隆测序的方法核实。

2）荧光定量 PCR 结果判定。

当阴性对照和阳性对照成立时判断结果，Ct 值 < 35 时判断为阳性，$35 \leqslant Ct < 38$ 时需重复检测，Ct 值 > 38 或没有峰值时判断为阴性。当对照不成立时，需重新检测。

48.5 血清学鉴定技术

48.5.1 反向间接血凝及抑制试验

1. F1 抗原诊断（反向血凝法）初筛试验

（1）每份被检液在 V 型孔微量血凝板稀释 5 孔。

（2）用移液器向每孔分别加入 25 μL 稀释液。

（3）在第 1 孔中加入被检液 25 μL，吸排 4 ~ 6 次，充分混匀后，取 25 μL 移至第 2 孔，充分混匀，依次稀释至最后一孔，弃掉 25 μL。

（4）分别在各孔内加入 1% 鼠疫 F1 抗体致敏血球 25 μL，振荡混匀。置 37℃温箱或室温 2 h 后观察结果。

2. 反相血凝的确证试验 (复判)

（1）每份初筛阳性的被检材料在 V 形孔微量血凝板做 2 列复判试验，第 1 列为抑制列，第 2 列为凝集列。

（2）用移液器向抑制列每孔加入 25 μL 抑制剂，向凝集列每孔加 25 μL 稀释液。

（3）分别向每列第 1 孔中加入被检液 25 μL，两列分别进行倍比稀释，方法同，至每列最后一孔弃 25 μL，室温作用 15 min。

（4）各孔内加入 1% 鼠疫 F1 抗体致敏血球 25 μL，振荡混匀，置 37℃温箱或室温 2 h 后观察结果。至此，每列第 1 孔的稀释度为 1：4。

（5）设置对照。

空白对照：稀释液 25 μL +1% 鼠疫 F1 抗体致敏血球 25 μL。

阴性对照：被检液 25 μL+ 1% 单宁酸血球 25 μL。

阳性对照：阳性对照血清 +1% 鼠疫 F1 抗体致敏血球 25 μL。

3. 间接血凝及抑制试验

1）初筛试验。

（1）每份被检血清在 V 形孔微量血凝板稀释 5 孔。

（2）用移液器向每孔分别加入 25 μL 稀释液。

（3）在第 1 孔中加入被检血清 25 μL，吸排 4 ~ 6 次，充分混匀后，取 25 μL 移至第 2 孔，充分混匀，依次稀释至最后一孔，弃掉 25 μL。

（4）分别在各孔内加入 1% 鼠疫 F1 抗原致敏血球 25 μL，振荡混匀。置 37℃温箱或室温 2 h 后观察结果。

2）间接血凝的确证试验（复判）。

（1）每份初筛阳性的血清在 V 形孔微量血凝板做 2 列复判试验，第 1 列为抑制列，第 2 列为凝集列。

（2）用移液器向抑制列每孔加入 25 μL 抑制剂，向凝集列每孔加 25 μL 稀释液。

（3）分别向每列第 1 孔中加入被检血清 25 μL，吸排 4 ~ 6 次，充分混匀后，取 25 μL 移至第 2 孔，充分混匀，依次稀释至最后一孔，弃掉 25 μL，置 37℃温箱作用 10 ~ 15 min。

（4）各孔内加入 1% 鼠疫 F1 抗原致敏血球 25 μL，振荡混匀，置 37℃温箱或室温 2 h 后观察结果。至此，每列第 1 孔的稀释度为 1∶4。

（5）设置对照。

空白对照：稀释液 25 μL +1% 鼠疫 F1 抗原致敏血球 25 μL。

阴性对照：1∶20 被检血清 25 μL + 1% 单宁酸血球 25 μL。

阳性对照：稀释的阳性参考血清 + 1% 鼠疫 F1 抗原致敏血球 25 μL。

3）酶联免疫吸附试验（ELISA）检测鼠疫抗原

（1）洗板程序：自动洗板机上编程，为抗 -HBs 检测洗板程序。主要参数：每孔加洗液 350 μL，洗液在孔内停留 30 ~ 60 s，然后将洗液吸干，重复 5 次。

（2）初筛实验操作。

加样：取出反应板，加样本稀释液 50 μL/ 孔，加待测样本 50 μL/ 份，设空白对照 1 孔（100 μL/ 孔），F1 抗原阳性对照 2 孔（100 μL/ 孔），阴性对照 2 孔（100 μL/ 孔），将反应板封闭置 37℃孵育 60 min。

洗涤：按步骤 1 洗板程序洗板，最后将实验板拍干。

加酶：向反应板中加入酶结合物 100 μL/ 孔（空白对照除外），充分混匀。

温育：将反应板封闭置 37℃孵育 45 min。

洗涤：按步骤 1 洗板程序洗板，最后将实验板拍干。

显色：每孔先后加入底物 A、B 试剂各 50 μL，充分混匀，37℃避光显色 10 min。

终止：每孔加 50 μL 终止液，充分混匀。在 10 min 内完成读数。

读取吸光度：用空白孔调零后测定各孔 OD 值。

打开酶标仪，进行自检；确认酶标仪、计算机均处在良好运行状态。

调出读板程序（波长 450 nm），读板并打印结果。

检查打印结果，编名后存盘。

（3）确证实验操作。

所有试验呈阳性的样本需进一步做确证试验，每份检测阳性样本做 2 列，第 1 列为滴度列，A 至 H 孔加样本稀释液 100μL/ 孔；第 2 列为确证列，A 至 H 孔加确证试验用 F1 抗体 100 μL/ 孔。

两列的 A 孔加入检测阳性样本 100 μL/ 孔，从 A 至 H 孔做 2 倍系列稀释，末孔弃去 100 μL。并将阳性对照同步做确证试验，另设阴性对照 2 孔、空白对照 1 孔。将反应板封闭置 37℃孵育 60 min。

洗涤：按步骤 1 洗板程序洗板，最后将实验板拍干。

加酶：向反应板中加入酶结合物 100 μL/ 孔（空白对照除外），充分混匀。

温育：将反应板封闭置 37℃孵育 45 min。

洗涤：按步骤 1 洗板程序洗板，最后将实验板拍干。

显色：每孔先后加入底物 A、B 试剂各 50 μL，充分混匀，37℃避光显色 10 min。

终止：每孔加 50 μL 终止液，充分混匀。在 10 min 内完成读数。

读取吸光度：用空白孔调零后测定各孔 OD 值。

打开酶标仪，进行自检；确认酶标仪、计算机均处在良好运行状态。

调出读板程序（波长 450 nm），读板并打印结果。

检查打印结果，编名后存盘。

4）酶联免疫吸附试验（ELISA）检测鼠疫抗体。

（1）洗板程序：自动洗板机上编程，为抗 -HBs 检测洗板程序。主要参数：每孔加洗液 350 µL，洗液在孔内停留 30 ~ 60 s，然后将洗液吸干，重复 5 次。

（2）初筛实验操作。

加样：取出反应板，加样本稀释液 50 µL/ 孔，加待测样本 50 µL/ 份，设空白对照 1 孔（100 µL/ 孔），F1 抗体阳性对照 2 孔（100 µL/ 孔），阴性对照 2 孔（100 µL/ 孔）。将反应板封闭置 37℃孵育 60 min。

洗涤：按步骤 1 洗板程序洗板，最后将实验板拍干。

加酶：向反应板中加入酶结合物 100 µL/ 孔（空白对照除外），充分混匀。

温育：将反应板封闭置 37℃孵育 45 min。

洗涤：按步骤 1 洗板程序洗板，最后将实验板拍干。

显色：每孔先后加入底物 A、B 试剂各 50 µL，充分混匀，37℃避光显色 10 min。

终止：每孔加 50 µL 终止液，充分混匀。在 10 min 内完成读数。

读取吸光度：用空白孔调零后测定各孔 OD 值。

打开酶标仪，进行自检；确认酶标仪、计算机均处在良好运行状态。

调出读板程序（波长 450 nm），读板并打印结果。

检查打印结果，编名后存盘。

（3）确证实验操作。

所有试验呈阳性的样本血清需进一步做确证试验，每份检测阳性样本血清做 2 列，第 1 列为滴度列，A 至 H 孔加样本稀释液 100 µL/ 孔；第 2 列为确证列，A 至 H 孔加确证试验用 F1 抗原 100 µL/ 孔。

两列的 A 孔加入检测阳性样本 100 µL/ 孔，从 A 至 H 孔做 2 倍系列稀释，末孔弃去 100 µL。并将阳性对照同步做确证试验，另设阴性对照 2 孔、空白对照 1 孔。将反应板封闭置 37℃孵育 60 min。

洗涤：按步骤 1 洗板程序洗板，最后将实验板拍干。

加酶：向反应板中加入酶结合物 100 µL/ 孔（空白对照除外），充分混匀。

温育：将反应板封闭置 37℃孵育 45 min。

洗涤：按步骤 1 洗板程序洗板，最后将实验板拍干。

显色：每孔先后加入底物 A、B 试剂各 50 µL，充分混匀，37℃避光显色 10 min。

终止：每孔加 50 µL 终止液，充分混匀。在 10 min 内完成读数。

读取吸光度：用空白孔调零后测定各孔 OD 值。

打开酶标仪，进行自检；确认酶标仪、计算机均处在良好运行状态。

调出读板程序（波长 450 nm），读板并打印结果。

检查打印结果，编名后存盘。

5）胶体金纸上色谱方法检测鼠疫抗原。

（1）拆开鼠疫 F1 抗原胶体金检测试剂的包装，在非标本端标记样本号。

（2）将待检样本 100 µL 滴入加样孔内，从滴加样品开始计时，10 min 后观察结果。

6）胶体金纸上色谱方法检测鼠疫抗体。

（1）以生理盐水 1∶10 稀释待检血清。

（2）拆开鼠疫 F1 抗体胶体金检测试剂的包装，在非标本端标记样本号。

（3）将稀释的血清 100 µL 滴入加样孔内，从滴加样品开始计时，10 min 后观察结果。

7）检测结果判定。

（1）鼠疫间接血凝及抑制试验和鼠疫反向间接血凝及抑制试验。

试验结果判定方法。

① "#"：凝集血球铺满孔底，有明显折边，抗体过量时，凝集呈疏松花圈状。

② "+++"：凝集血球铺满孔底，无折边。

③ "++"：血球不完全凝集，在孔底呈整齐的圆圈，但圈内外有非常明显的血球凝集。

④ "+"：在孔底形成较小的圆圈，在圈内外只有很少的血球凝集。

⑤ "−"：血球全部沉积在 V 形孔的底部，呈整齐的小珠状。

初筛试验结果判定。

初筛呈现"++"以上的凝集现象时，进行复判操作。

复判试验结果判定。

空白对照、阴性对照孔不应呈现凝集，阳性对照成立。最终结果，当血凝抑制列呈"++"凝集的孔比血凝试验列少 2 孔以上，判定为特异性凝集。阳性血清最终效价为凝集排呈现"++"的最高稀释度。

（2）酶联免疫吸附试验（ELISA）检测鼠疫抗体和鼠疫抗原试验：酶标仪用空白孔调零，在 450 nm 波长读数。

（3）初筛试验结果判定：如果阴性对照 *OD* 值< 0.10，按照 0.10 计算，阳性对照 *OD* 值> 1.0 则实验成立。检品孔 *OD* 值/阴性对照均值> 2.1 者为阳性标本，否则为阴性；初筛阳性的样本，需进一步做确证试验。

确证试验结果判定：当阳性对照的确证列比滴度列阳性反应低 2 个或 2 个以上滴度时，确证试验对照成立；两列比较，若确证列阳性反应孔数比滴度列低 2 个或 2 个以上滴度为确证试验阳性，记录时需标记样本的 $1:2^n$ 阳性滴度。

（4）胶体金纸上色谱方法检测鼠疫抗体和鼠疫抗原试验：出现两条紫红色条带，即质控线和检测线皆显色为阳性结果；仅质控线显色为阴性结果；无条带出现或仅有检测线出现，说明试剂失效，应重新检测。

48.5.2　耐药检测

1. 纸片法抗生素敏感试验

（1）材料：培养基、抗生素纸片。

（2）操作步骤：将待测鼠疫菌在平板上密集划线，或者将细菌配制成 10^8 cFU/mL 悬液，在平板表面涂布 0.1 mL。将需要测定的各种抗生素纸片间隔一定距离，均匀分布地贴在涂布了鼠疫菌的培养基表面。37℃孵育 24 h 后观察结果。

（3）结果判读：在没有贴抗生素纸片的培养基表面，鼠疫菌应生长成茂盛的分布均匀的菌苔。观察抗生素纸片的周围是否产生没有细菌生长的，透明的区域，即"抑菌环"。无抑菌环出现，表示对该种抗生素耐受；抑菌环宽度不足 2 mm 为可疑，以"±"表示；抑菌环宽度超过 2 mm 为敏感，可以用"+""++""+++"表示不同的敏感程度。

2. 鼠疫菌抗药性测定——最低抑菌浓度（MIC）法

实验菌株：被试菌株鼠疫自然疫源地分离的鼠疫菌，质控菌株为 ATCC25922。

（1）参考方法：按照美国临床和实验室标准化协定（CLSI）推荐，采用琼脂平板稀释法测定抗菌药物对鼠疫菌的最低抑菌浓度（MIC）。

（2）抗菌药物储备液配制：左氧氟沙星、氧氟沙星、莫西沙星、环丙沙星、磺胺甲噁唑 5 种药物先加 1/2 体积无菌蒸馏水，然后逐滴加入 1 mol/L NaOH 至溶解后，再用无菌蒸馏水定容，5 种药物均配制成浓度为 10 mg/mL 的储备液，硫酸卡那霉素、硫酸链霉素、头孢曲松钠、氨苄西林钠、盐酸壮观霉素、头孢呋辛钠 6 种药物直接用无菌蒸馏水为溶剂溶解，均配制成浓度为 10 mg/mL 的储备液，盐酸四环素用无菌蒸馏水为溶剂溶解，配制成浓度为 5 mg/mL 的储备液，氯霉素用 95% 乙醇为溶剂溶解，配制成浓度为 10 mg/mL 的储备液，甲氧苄啶用无菌蒸馏水加 10% 终体积的 0.05 mol/L 盐酸，配制成浓度为 2.5 mg/mL 的储备液储存于 –20℃冰箱中。

（3）培养基：用无菌蒸馏水将 12 种药物的储备液稀释成一定的浓度，加入到已灭菌后降温至 50℃的定量 Mueller-Hinton 琼脂培养基中，制备成抗菌药物终浓度为 0.004 μg/mL、0.008 μg/mL、0.015 μg/mL、0.031 μg/mL、0.062 μg/mL、0.125 μg/mL、0.250 μg/mL、0.500 μg/mL、1.000 μg/mL、2.000 μg/mL、4.000 μg/mL、8.000 μg/mL、16.000 μg/mL、32.000 μg/mL、64.000 μg/mL、128.000 μg/mL、256.000 μg/mL、512.000 μg/mL、1 024.000 μg/mL、2 048.000 μg/mL、4 096.000 μg/mL 的含药平皿。保存于 4 ℃冰箱中，5 天内使用。

（4）细菌接种：将被试菌接种至赫氏平皿，28℃培养 24 h，用无菌盐水制备成 10^7CFU/mL 的菌液，吸取 150 μL 制备好的菌液至灭菌 96 孔板孔内，记录所加菌株编号，每批样本中均接种质控菌株 ATCC25922。使用多点接种仪接种细菌，接种针接种的菌液为 1 μL，接种菌量约为 10^4CFU，接种前先接种不含抗菌药物的质控平皿以检查接种菌的生长性的纯度，随后从抗菌药物浓度最低的平皿开始依次接种不同浓度的抗菌药物，最后再接种一个不含抗菌药物的质控平皿，以检验在接种过程中有无污染。将接种的培养皿置 37℃温箱培养 24 ~ 48 h。

（5）结果观察：判读终点时，M-H 琼脂平皿应置于不反光的表面上，观察被试菌是否生长，如有单个菌落或接种物所致的轻微的不清晰现象可判为未生长。记录完全抑制细菌生长的最低抗菌药物浓度，即为抗菌药物对被试菌的 MIC。

◢ 48.6　毒力检测

48.6.1　毒力基因

鼠疫耶尔森氏菌与其他耶尔森氏菌属的细菌相比，具有独特的毒力因子，这些因子在鼠疫菌与宿主相互作用（黏附侵袭、胞内繁殖、免疫逃避）中发挥着关键作用。大多数鼠疫菌含有 3 个重要质粒 pMT1，pPCP1 和 pCD1。pCD1 为鼠疫耶尔森菌、假结核耶尔森菌和小肠结肠炎耶尔森菌所共有，而另两种质粒为鼠疫菌独有。

pMT1 质粒上的 caf 基因簇激活，大量合成 F1 抗原并运送到菌体表面，形成一层 "封套"，阻止鼠疫菌被吞噬细胞吞噬，同时大量消耗宿主体内的补体。F1 抗原是鼠疫菌荚膜封套中的一种糖蛋白，37℃培养时大量产生，抗原性强、特异性高，是保护性抗原之一。

pCD1 质粒上的外膜蛋白（Yersinia out-membrane proteins, Yops）组成Ⅲ型分泌系统，向靶细胞（主

要是免疫细胞）内注入效应分子，破坏细胞信号传导，诱导细胞凋亡，引发细胞骨架的重排，解除免疫反应相关细胞的防御能力，持续对抗宿主的免疫防御系统。*v-w* 抗原由 pCD1 质粒编码，*v-w* 抗原不是鼠疫菌的特异性抗原，大多数假结核菌也能产生该抗原。

pPCP1 质粒上的 Pla 蛋白具有血浆纤维蛋白酶原激酶活性，能够造成凝固的血块崩解，抑制炎性反应，促使鼠疫菌播散至全身。

鼠疫菌具有两种生活状态。即宿主体外生活状态（主要是在蚤类体内）和宿主体内生活状态。鼠疫菌宿主体外生活状态中，*pMT1* 编码的鼠毒素（murine toxin，Ymt）可以防止鼠疫菌在蚤消化道被消化，实现鼠 – 蚤 – 鼠的跨物种传播。

鼠疫杆菌素（pesticin Ⅰ，Pst1）是一种单体多肽，由 pPCP1 质粒编码，它的主要作用是可以抑制一些在分类学上关系密切的细菌生长，如血清Ⅰ型假结核耶尔森菌等。这种能力被视为有利于鼠疫菌在外环境微生态中的生存。

位于鼠疫菌染色体上的 102 kb 的毒力岛（HPI）上的 *pgm* 基因簇是鼠疫菌在跳蚤前胃形成生物膜的关键基因簇。鼠疫菌在蚤体前胃形成生物膜后引起蚤消化道栓塞，这时蚤处于饥饿状态。

48.6.2 毒力因子扩增引物

鼠疫毒力因子扩增引物详见表 2-48-3。

表2-48-3 鼠疫毒力因子扩增引物

编号	基因名称	质粒	引物名称和普通引物序列（上、下游引物）	T_m	产物长度
1	*pla*	pPCP	Pla-UNGB-F：5′-ACTACGACTGGATGAATGAAAATC-3′ Pla-UNGB-R：5′-GTGACATAATATCCAGCGTTAATT-3′	55℃	456 bp
2	*caf1*	pMT1	F1-UNGB-F：5′-GGAACCACTAGCACATCTGTT-3′ F1-UNGB-R：5′-ACCTGCTGCAAGTTTACCGCC-3′	55℃	249 bp
3	*lcrV*	pCD1	lcrV –UN-F：5′-CCGTAGCAAGTTGCGTGAAG-3′ lcrV –UN-R：5′-TTCAGATTACCCAACGCCCC-3′	60℃	315 bp
4	*Hms*	染色体	hmsH - UN-F：5′-TGGCGGATACGCAGTATGAC-3′ hmsH --UN-R：5′-CGCTATGTCAAAACGCTCGG-3′	60℃	704 bp
5	*Inv*	染色体	inv –UNGB-F：5′-CGGTACGGCTCAAGTTAATCTG-3′ inv –UNGB-R：5′-CCGTTCTCCAATGTA CGTATCC-3′	61℃	
6	*Pst*	pPCP1 质粒	pst –UN-F：5′-TTGAGGGAACGATTGCCGAA-3′ pst –UN-R：5′-ACCCCGGAACCGAATGTAAC-3′	60℃	280 bp
7	*Yop1*	pCD1 质粒	Yop1-UN-F：5′-TTACCTCCACGAGGTCCACA-3′ Yop1-UN-R：5′-GAACGATATCCCCCGACACC-3′	60℃	976 bp
8	*lcrF*	pCD1 质粒	lcrF –UN-F：5′-ACGCAACTGCGTATTGAGGA-3′ lcrF –UN-R：5′-CCGAAGCGACGTCGATAACT-3′	60℃	368 bp
9	*YopM*	pCD1 质粒	yopM –UN-F：5′-CGGAATGGGAACGAAATGCC-3′ yopM –UN-R：5′-TCTAAGCGTGGAGGTAACGC-3′	60℃	889 bp
10	*ymt*	pMT1 质粒	ymt –UN-F：5′-TTCTGCTTATGGCTCCCAGC-3′ ymt –UN-R：5′-TAAGGCATCAGCACGGCTAC-3′	60℃	658 bp

编号	基因名称	质　粒	引物名称和普通引物序列（上、下游引物）	T_m	产物长度
11	pgm	染色体 102kb 毒力岛	pgm –UN-F：5′-AAGCCTGGCAGAGCAATCAT-3′ pgm –UN-R：5′-TGCCGTCGTGTAAACCATCA-3′	60℃	567 bp
12	psaA	染色体	psaA –UN-F：5′-TTGCGCCTAACACAGGAGAG-3′ psaA –UN-R：5′-ATACTCTTCAACACGCCCCG-3′	60℃	317 bp
13	Pim	pPCP1 质粒	Pim –UN-F：5′-ACAACCTTCAAGCAAACCGA-3′ Pim –UN-R：5′-ACAGTGCAACCAGGGATAGAT-3′	58℃	263 bp

48.7　保藏技术规范

1. 设备和材料

4℃冰箱、−80℃低温冰箱、恒温培养箱、固体培养基、蛋白胨水加 10% 无菌甘油、微量移液器、吸管、螺口离心管、一次性接种环、一次性接种针、菌种保存管、半固体培养管。

2. 操作程序

（1）10% 甘油液保存：取经鼠疫噬菌体试验鉴定的 28℃孵育 24 h 的鼠疫菌单个菌落致密划线培养于固体培养基，经 28℃培养 24 ~ 48 h 后，用接种环刮取鼠疫菌，在蛋白胨水加 10% 无菌甘油的保存液中，配制成 10⁹CFU/mL 细菌悬液，分装入 2 mL 螺口菌种管内，每管 1 mL。每株菌至少应制备 2 支，记录制备支数。将菌种管置于菌种保藏盒中，−75℃保存。

（2）半固体保存：从培养 24 ~ 48 h 的固体培养基上用一次性接种针挑取细菌，穿刺半固体培养管，37℃过夜培养，第 2 天取出，在半固体表面滴加一滴灭菌甘油。每株菌至少应制备 2 支，记录制备支数。将菌种管置于菌种保藏盒中，4℃保存。

（3）菌种保存管保存：从培养 24 ~ 48 h 的固体培养基上用接种环挑取细菌，加入菌种保存管中，混匀，做好标记，置于菌种保藏盒中，−80℃保存。每株菌至少应制备 2 支，记录制备支数。

（4）斜面保存：用赫氏消化液的氨基氮含量 50 ~ 70 mg、氯化钠 0.3 g、磷酸二氢钠 0.2 g、琼脂粉 1.2 g、加蒸馏水至 100 mL，分装于大试管，高压灭菌，倾斜为 30° ~ 45° 斜面备用。取经鼠疫噬菌体试验鉴定的 28℃孵育 24 h 的鼠疫菌单个菌落致密划线培养于此培养基，28℃孵育培养 24 ~ 48 h，4℃冰箱保存。

（李伟　**编写**，侯雪新、刘剑君　**审校**）

第二部分　重要细菌性疾病病原体标准化鉴定技术

第49章

炭疽芽胞杆菌

49.1 简介

炭疽芽胞杆菌（*Bacillus anthracis*）属于厚壁菌门（Firmicutes）、芽胞杆菌纲（Bacilli）、芽胞杆菌目（Bacillales）、芽胞杆菌科（Bacillaceae）、芽胞杆菌属（*Bacillus*），炭疽芽胞杆菌属于第 I 群即蜡样芽胞杆菌群。炭疽芽胞杆菌为革兰氏染色阳性杆菌，多个菌体相连呈长链状，培养时间长可形成芽胞，芽胞位于菌体中央或游离，革兰氏染色时不着色或着色很浅。主要有毒素和荚膜两种毒力因子，分别由两个质粒编码，是其致病性所必需的。可通过特异噬菌体裂解、基因（组）分析、免疫学试验等进行菌种（株）鉴定。炭疽芽胞杆菌是人和动物的急性传染性疾病炭疽的病原体，是需氧芽胞杆菌属中唯一对人畜有致病性的细菌。炭疽芽胞杆菌在《人间传染的病原微生物名录》危害程度分类为第二类病原微生物，大量细菌活动应在 BSL-3 实验室中操作，样本检测应在 BSL-2 实验室中操作。

49.2 形态学鉴定技术

49.2.1 培养特性

用接种环挑平板上菌落，划线接种于 LB 或血平板，置于细菌培养箱内，在 37℃培养 12 ~ 24 h，观察并记录菌落生长情况。

菌落形态特征观察：炭疽芽胞杆菌菌落在 LB 或血琼脂平板上的形态为灰白色、不透明、中等大小，常不规则，表面呈毛玻璃样，周围无溶血环（图 2-49-1）。

49.2.2 革兰氏染色

1. 制备涂片

先在载玻片上滴加生理盐水 10 μL 左右，用接种环挑取单菌落，与生理盐水混匀，自然干燥。玻片快速通过酒精灯外焰 3 ~ 5 次，使细菌固定于玻片上。

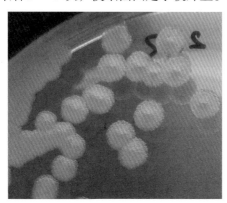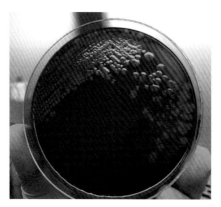

图 2-49-1　炭疽芽胞杆菌平板上形态

2. 染色

操作步骤参考第二部分第 41 章革兰氏染色内容。

3. 观察镜下形态特征

炭疽芽胞杆菌为革兰氏染色阳性杆菌，多个菌体相连呈长链状。培养时间长可形成芽胞，芽胞位于菌体中央或游离，革兰氏染色时不着色或着色很浅（图 2-49-2）。

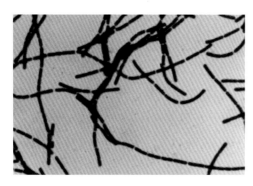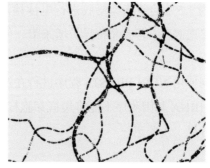

图 2-49-2　炭疽芽胞杆菌显微镜下形态

49.3　分子生物学鉴定

49.3.1　16S rRNA 基因测序鉴定

1. 核酸提取

从固体培养基上用接种环刮取半环菌苔加入 800 μL 纯水或 TE 溶液中，混匀，100℃煮沸 10 min。12 000 r/min 离心 10 min，取上清经 0.22 μm 滤器过滤至一个新的无菌离心管中，冻存备用。如使用商业试剂盒则按说明书操作。

2. PCR 扩增和测序引物序列

使用 16S rRNA 基因通用引物进行 PCR 扩增和测序。

3. PCR 反应体系

总体积为 25 μL，PCR 反应体系如表 2-49-1 所示。

表2-49-1　PCR反应体系

组　分	体　积	组　分	体　积
2 × PCR Mix	12.5 μL	DNA 模板	1 μL
上游引物 27F（10 μmol/L）	1 μL	ddH$_2$O	9.5 μL
下游引物 1492R（10 μmol/L）	1 μL		

4. PCR 反应条件

PCR 反应体系设置详见表 2-49-2。

表2-49-2　PCR反应体系

温　度	时　间	循　环　数
95℃	5 min	1
95℃	30 s	
55℃	30 s	30
72℃	90 s	
72℃	5 min	1

5. 扩增产物电泳鉴定和测序

采用浓度为 1.5% 的琼脂糖凝胶进行电泳检测 PCR 扩增产物，若条带单一，产物大小约 1 500 bp 左右为正常，直接送测序；若有非特异扩增条带，使用胶回收试剂盒切胶回收纯化后，送测序。

6. 序列分析

测得的序列使用 NCBI BLASTn 程序进行在线比对，确定病原菌。

注意：16S rRNA 基因测序不能将炭疽芽胞杆菌与其他近缘芽胞杆菌区分，需要使用其他特异基因（毒力基因等）进行进一步鉴定。

49.3.2　特异性基因鉴定技术

1. 简易模板制备

（1）炭疽芽胞杆菌接种于 LB 平板培养基，37℃培养 18 ~ 24 h。

（2）刮取菌苔 1 菌环（2 ~ 5 μL）融入 800 μL TE。

（3）100℃煮 10 min。

（4）10 000 r/min 离心 10 min。

（5）吸取上清用 0.22 μmol/L 滤器过滤；滤液即为模板，进行无菌试验，吸取 1/10 体积的溶液滴在 LB 平板上，用接种环涂抹均匀。放入 37℃培养箱中培养。24 h 后观察平板，确认无细菌生长后，处理后的基因组 DNA 可拿出 BSL-3 实验室。拿出前，离心管的表面要先用碘伏或碘酒棉球擦拭，注意擦拭前要明确标识号码，记录清楚后再消毒，以免混淆标本。污染物放入加盖容器中，及时高压灭菌。

2. 试剂盒法提取基因组 DNA

试剂盒提取基因 DNA 方法同前。

3. 普通 PCR 检测

（1）普通 PCR 反应体系的配制。

一次总量 25 μL 的反应混合物，PCR 反应体系如表 2-49-3 所示。

表2-49-3　PCR反应体系

组　分	体　积
蒸馏水	9.5 μL
Mix（2×）	12.5 μL
上游引物（10μmol/L）	1 μL
下游引物（10μmol/L）	μL
待测模板	1 μL

反应应该设立质控参数：如阴性对照无菌水；阳性对照已知炭疽芽胞杆菌阳性模板或阳性标准品。加样顺序：首先加入阴性对照管，其次加标本模板，最后加入阳性对照。

（2）普通 PCR 扩增条件。

预变性 95℃，5 min，1 个循环；变性 95℃，1 min，退火 55℃，1 min，延伸 72℃，1 min，30 个循环；最后 72℃ 延伸 5 min。

（3）普通 PCR 扩增产物的检测分析。

操作步骤见本部分第 2 章。

4. 荧光定量 PCR 检测

1）荧光定量 PCR 反应体系的配制。

一次反应配制 20 μL 体系混合物的荧光定量 PCR 反就要体系如表 2-49-4。

表2-49-4　荧光定量PCR反应体系

组　分	体　积
模板	1 μL
上游引物（10 μmol/L）	0.4 μL
下游引物（10 μmol/L）	0.4 μL
荧光探针溶液（10 μmol/L）	0.4 μL
酶和缓冲液	10 μL
灭菌蒸馏水	7.8 μL

反应应该设立质控参数：如阴性对照纯水；阳性对照已知炭疽芽胞杆菌阳性模板或阳性标准品。加样顺序：首先加入阴性对照管，其次加标本模板，最后加入阳性对照。

2）荧光定量 PCR 扩增条件。

使用两步法进行 PCR 扩增。

步骤 1（预变性）：95℃，5 min，1 个循环；

步骤 2（PCR 反应）：95℃，10 s，58℃，45 s，40 个循环。

3）检测结果判定。

（1）普通 PCR 结果判定。

如果 pagA 扩增片段长度为 923 bp，cap 扩增片段长度为 1 242 bp，而且对照成立，则判断检测标本为阳性；如果未扩增出目标片段，则判断检测标本为阴性；若对照不成立，则需重复试验。

（2）荧光定量 PCR 结果判定。

当阴性对照和阳性对照成立时判断结果，Ct 值 < 35 时判断为阳性，$35 \leqslant Ct < 38$ 时，调整反应条件重新检测，Ct 值 $\geqslant$ 38 或没有峰值时判断为阴性。当对照不成立时，需重新检测。

49.4　毒力检测

1. 模板制备

同多位点序列分型的模板制备。

2. 引物

炭疽芽胞杆菌毒力因子检测用引物见表 2-49-5。

表2-49-5　炭疽芽胞杆菌毒力因子检测用引物

目的基因	上游引物序列	下游引物序列	片段长度
CapA	5′-GAAGCAGTAGCACCAGTAA-3′	5′-TTAGCACCATAATCCGTCAT-3′	329 bp
CapB	5′-AGGAGCAACCGATTAAGC-3′	5′-GGACGCATACGAGACATAA-3′	847 bp
CapC	5′-CCTGGTTGTTCTTTCGTTGC-3′	5′-CGGATTGTATATGGAGTGGG-3′	1242 bp
CapD	5′-TGTGGCTGGAATGGAGTA-3′	5′-GGCTTCGCAAGGTCTAAT-3′	138 bp
CapE	5′-AAGCAGACATACCTGATACA-3′	5′-GTTCCTCCTTACATTCTACAG-3′	351 bp
cya	5′-TTGCTATATCCTCCTCACAG-3′	5′-GTCGCTACTATCACTATCATC-3′	560 bp
lef	5′-CTGAAGAAGGAAGAGGACTT-3′	5′-GGTTGCTGTAAGGTTATTGA-3′	491 bp
pagA	5′-ATTTGCGGTAACACTTCACT-3′	5′-AGACCGTGACAATGATGGAA-3′	923 bp

按照加 10 μL/nmol 的量加入纯水，即可配制成 100 μmol/L 储存液，用时取少量稀释 10 倍即为工作浓度（10 μmol/L）。

3. 反应体系和扩增条件

25 μL 反应体系包括：纯水 9.5 μL，Mix（2×）12.5 μL，10 μmol/L 上游、下游引物各 1 μL，待测模板 1 μL。

扩增条件：预变性 95℃，5 min，1 个循环；变性 95℃，1 min，退火 55℃，1 min，延伸 72℃，1 min，30 个循环；最后 72℃延伸 5 min。

4. PCR 扩增产物的检测分析

制备 1% 琼脂糖凝胶，PCR 产物各取 5 μL 凝胶孔，加入 Marker 5 μL，6 V/cm 电泳。

若毒素蛋白基因和荚膜基因检测阳性，可初步认为该菌株为强毒菌。若仅有毒素基因或荚膜基因检测阳性，可初步认为该菌株为弱毒株。

（魏建春　编写，侯雪新、刘剑君　审校）

第50章

肺炎链球菌

50.1 简介

肺炎链球菌（*Streptococcus pneumoniae*），又称为肺炎球菌（pneumococcus），属于链球菌科（Streptococcaceae）链球菌属（*Streptococcus*），是革兰氏阳性球菌，菌体呈矛头状，多成双排列，宽端相对，尖端向外，多数菌体周围有透明环状荚膜。无鞭毛，无芽胞。营养要求较高，在含有血液或血清的培养基中才能生长。兼性厌氧。在血平板上的菌落细小、形成草绿色 α 溶血环。肺炎链球菌能够产生自溶酶使菌体溶解。荚膜是肺炎链球菌的主要毒力因子。根据荚膜多糖抗原的不同，肺炎链球菌可区分为 90 多个血清型，其中 20 多个血清型与常见的肺炎链球菌侵袭性疾病相关。肺炎链球菌主要应与甲型溶血性链球菌鉴别，常用方法包括胆汁溶菌试验、Optochin 敏感试验、荚膜肿胀试验、动物毒力试验。肺炎链球菌常寄居于人体上呼吸道，可引起肺炎、脑膜炎、中耳炎等多种严重疾病。肺炎链球菌仅在感染、营养不良和抵抗力下降等因素致呼吸道异常或受损伤时才引起感染。对于疑似感染者，可以采集痰液、血液和脑脊液进行检测。在《人间传染的病原微生物名录》中，肺炎链球菌的危害程度属于第三类，大量细菌活动和样本检测应在 BSL-2 中操作。

50.2 形态学鉴定

50.2.1 培养特性

在血平板培养基上划线接种肺炎链球菌，于 37℃、5% CO_2 条件下培养 18 ~ 24 h。观察培养后的菌落形态。菌落在血平板上应为灰白色、小圆形、隆起、表面光滑、湿润的菌落，菌落周围形成溶血环（图 2-50-1）。本试验对照用参考菌株建议使用肺炎链球菌 CMCC(B)31001。

50.2.2 革兰氏染色

操作步骤见第二部分第 41 章革兰氏染色内容。本试验对照用参考菌株建议使用肺炎链球菌 CMCC(B)31001。肺炎链球菌在镜下应为紫色的革兰氏阳性球菌，常呈双排列（图 2-50-2）。

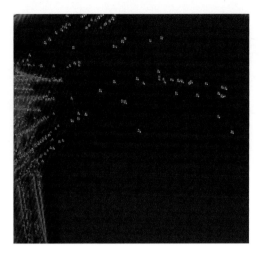

图 2-50-1 肺炎链球菌 CMCC(B)31001 在血平板上的菌落形态

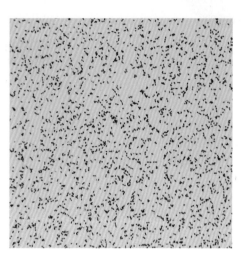

图 2-50-2 肺炎链球菌 CMCC(B)31001 的革兰氏染色形态

50.3 生化鉴定

（1）使用血平板培养肺炎链球菌，于 37℃、5 % CO_2 条件下培养 18 ~ 24 h。

（2）选取第 2 代培养物，进行生化鉴定。可选择商品化的生化鉴定试剂条或全自动细菌生化鉴定系统进行生化鉴定，具体操作见说明书。

（3）对于需要附加试验的菌株，可按照相应的附加试验生化鉴定试剂说明书进行附加试验。

（4）本试验对照用参考菌株建议使用肺炎链球菌 CMCC(B)31001。

50.4 血清学鉴定

（1）使用血平板培养肺炎链球菌，于 37℃、5 % CO_2 条件下培养 18 ~ 24 h。

（2）选取第 2 代培养物，进行血清学鉴定。

（3）在洁净载玻片上，用接种环取少量过夜培养的新鲜菌苔与适量生理盐水混合，制备菌悬液。

（4）参照血清分型试剂盒说明书进行血清凝集，分别与群、型、因子等不同血清混匀，出现明显凝集现象的判定为阳性结果（＋），呈均匀浑浊现象的为阴性结果（－），同时以生理盐水作为对照。

（5）记录血清分型结果。本试验对照用参考菌株建议使用肺炎链球菌 CMCC(B)31001。

50.5 分子生物学鉴定

分子生物学鉴定采用 16S rRNA 基因序列分析方法。

50.5.1　基因组 DNA 提取

采用商品化基因组试剂盒提取基因组 DNA，方法按照说明书操作。

50.5.2　PCR 扩增和测序

（1）引物设计及合成。

使用通用引物 27F 和 1492R 进行 PCR 扩增。

（2）PCR 反应体系。

PCR 反应液配制见表 2-50-1，PCR 反应液配制也可根据需求进行调整。

表2-50-1　PCR反应体系

组　　分	体　　积	组　　分	体　　积
2×Taq DNA 聚合酶混合物	25 μL	下游引物 1492R（10 μmol/L）	1 μL
基因组 DNA	1 μL	ddH$_2$O	22 μL
上游引物 27F（10 μmol/L）	1 μL		

（3）PCR 反应条件。

将 PCR 管放入基因扩增仪，设置扩增条件（表 2-50-2）。PCR 扩增条件也可根据需求进行调整。

表2-50-2　PCR扩增条件

温　　度	时　　间	循　环　数
95℃	5 min	1
95℃	30 s	
55℃	30 s	30
72℃	90 s	
72℃	10 min	1

50.5.3　扩增片段电泳

进行琼脂糖凝胶电泳，使用凝胶成像分析仪进行图像采集。

50.5.4　扩增片段测序

将 PCR 扩增产物进行 Sanger 测序，测序引物为 PCR 扩增通用引物 27F 和 1492R，进行双向测序。

50.5.5　序列拼接及比对分析

使用软件进行序列拼接。将序列拼接结果于公共数据库中进行比对，同时与已发表的相同种属的模式菌株进行同源性分析。

50.5.6 试验结果

（1）记录 16S rRNA 基因序列数据。

（2）记录序列比对结果。

50.5.7 参考菌株

本试验对照用参考菌株建议使用肺炎链球菌 CMCC(B)31001（GenBank Accession No. MW282032）。

◤ 50.6 脉冲场凝胶电泳

50.6.1 试剂配制

1. TE 缓冲液（10 mmol/L Tris-HCL：1 mmol/L EDTA，pH 8.0）

取 10 mL 1 mol/L Tris-HCL，pH 8.0 和 2 mL 0.5 mol/L EDTA, pH 8.0，用无菌纯水稀释到 1 000 mL。

2. 细胞裂解缓冲液（cell lysis buffer，CLB）（50 mmol/L Tris-HCl：50 mmol/L EDTA, pH 8.0+1% 十二烷基肌氨酸钠，0.1 mg/mL 蛋白酶 K）

取 25 mL 1 mol/L Tris-HCl（pH 8.0），50 mL 0.5 mol/L EDTA（pH 8.0）和 50 mL 10% 十二烷基肌氨酸钠溶液，用灭菌的纯水稀释到 500 mL，使用前每 5 mL CLB 加入 25 µL 蛋白酶 K 储存液（20 mg/mL），使其终浓度为 0.1 mg/mL。

3. 0.5×TBE 缓冲液

取 100 mL 10×TBE 缓冲液，用纯水稀释到 2 000 mL。

4. PFGE 琼脂糖

1）1% PFGE 琼脂糖凝胶配制。

（1）称 0.25 g PFGE 琼脂糖于 250 mL 适宜的容器中。

（2）加入 25 mL TE 缓冲液，轻旋转容器以分散 PFGE 琼脂糖。

（3）微波炉加热 30 s，轻轻混合；每隔 10 s 重复一次，直到 PFGE 琼脂糖完全熔化。

（4）加入 20% 十二烷基硫酸钠（sodium dodecylsulfate，SDS）溶液，使 SDS 终浓度为 1%。

（5）盖好瓶口，保温于 56 ℃水浴备用。

2）1% PFGE 琼脂糖电泳凝胶配制。

（1）称 1.5 g PFGE 琼脂糖于 500 mL 适宜的容器中。

（2）加入 150 mL 0.5×TBE 缓冲液，轻旋转容器以分散 PFGE 琼脂糖。

（3）微波炉加热 60 s，轻轻混合；每隔 15 s 重复一次，直到 PFGE 琼脂糖完全熔化。

（4）盖好瓶口，保温于 56 ℃水浴备用。

5. GelRed 凝胶核酸染液

取 150 µL GelRed 核酸染料溶于 500 mL 含有 0.1 mol/L NaCl 的缓冲液中，室温避光保存。

50.6.2 细菌培养

（1）从培养基上挑取一代单菌落培养物，划线接种于血平板培养基上，于 37℃、5% CO_2 条件下培养 18 ～ 24 h。

（2）用同一个接种针穿刺于 2 mL 管中的相应的培养基，以保证必要时重复检测同一个克隆。

（3）同时接种标准菌株 CMCC(B)50983（H9812），划线接种于血平板培养基上，37℃培养 18 h。

50.6.3 制备菌悬液

（1）在试管（12 mm×75 mm，5 mL）或其他相当容量的试管上标记样品名称和空白对照；在 1.5 mL 微量离心管上标记好对应样品的名称。

（2）在试管中分别加入 1 mL TE 缓冲液。

（3）用 TE 缓冲液湿润接种环或无菌棉签，从培养皿上刮取适量细菌，轻旋棉签使菌均匀悬浊于 TE 缓冲液中。操作中注意减少气溶胶的产生。

（4）通过加入 TE 缓冲液稀释或增加菌量提高浓度，使用比浊仪测量，调整细菌悬浊液浓度，使 *OD* 值为 7.0 ～ 7.5。

（5）溶菌酶裂解：取 560 μL 的细菌悬浊液，加 100 mg/mL 的溶菌酶 15 μL。置于 37 ℃水浴中孵育 15 min。

50.6.4 制备样品胶块

（1）在模具上标记好对应样品的名称。

（2）在上述经溶菌酶裂解的 560 μL 细菌悬浊液中加入 28 μL 蛋白酶 K（20 mg/mL），轻轻混匀。

（3）在微量离心管中加入与细胞悬浊液等量的 1 % PFGE 琼脂糖凝胶，用吸液器吸头轻轻地吹吸几次混匀，避免气泡产生。PFGE 琼脂糖凝胶要一直放在 56 ℃水浴箱中。

（4）将混合物加入模具相应加样孔，避免气泡产生，在室温下凝固 10 ～ 15 min。

50.6.5 蛋白酶 K 消化

（1）在 50 mL 的聚丙烯螺帽管上做好标记。

（2）配制 CLB/ 蛋白酶 K 混合液：每 5 mL CLB 加入 25 μL 蛋白酶 K（20 mg/mL），使其终浓度为 0.1 mg/mL，然后颠倒混匀。

（3）每个螺帽管加入 5 mL CLB/ 蛋白酶 K 混合液。

（4）把凝胶块移入相应螺帽管。

注意：切下的胶、模具、胶带、小铲等为污染物，需正确丢弃或消毒。制胶模具两部分、小铲和刀片可用 70% 异丙醇或其他适用的消毒剂浸泡 15 min，然后清洗；丢弃式模具丢弃或用漂白剂消毒 30 ～ 60 min，然后清洗、重复使用。

（5）将螺帽管放在 54 ℃水浴摇床孵育 4 h，转速为 170 r/min。摇床中的水浴液面要高于试管内 CLB/蛋白酶 K 混合液的液面。

（6）将灭菌纯水和 TE 缓冲液放在 50 ℃水浴中预热备用。

50.6.6　清洗胶块

（1）调低水浴摇床的温度至 50 ℃。

（2）从水浴摇床中拿出螺帽管，盖上绿色滤帽，轻轻倒掉 CLB/蛋白酶 K 混合液。在实验台上轻磕管底使胶块落至管底。把管倒置在吸水纸上，使管内液体被尽量排除干净。

（3）每管中加入 15 mL 预热的灭菌纯水，确保胶块在液面下而不在管壁或盖子上，放回 50 ℃水浴摇床中孵育 15 min，转速为 150 r/min。

（4）倒掉管中的灭菌纯水，再次加入 15 mL 预热的灭菌纯水，放回 50 ℃水浴摇床中孵育 15 min，转速为 150 r/min。

（5）倒掉管中的灭菌纯水，加入 20 mL 预热的 TE 缓冲液，放回 50 ℃水浴摇床中孵育 20 min，转速为 150 r/min。

（6）倒掉管中的 TE 缓冲液，再次加入 20 mL 预热的 TE 缓冲液，放回 50 ℃水浴摇床中孵育 20 min，转速为 150 r/min。使用 TE 缓冲液清洗胶块共 3 次。

（7）倒掉管中的 TE 缓冲液，加入 10 mL TE 缓冲液，于 4 ℃冰箱保存过夜。

注意：操作中要确保胶块在液面下而不在管壁或盖子上。

50.6.7　酶切

（1）用限制性内切酶 *Sma* I 消化适当大小的样品胶块。在 1.5 mL 微量离心管上标记好相应的样品名称，在离心管上标记标准菌株 CMCC(B)50983（H9812）。

（2）酶切前的孵育：在每个 1.5 mL 微量离心管中加入 200 μL 酶切缓冲液。

（3）小心地用小铲从 TE 缓冲液中取出胶块，放在干净的培养皿上。

（4）用刀片切下 2 mm 宽的胶块，放入含 200 μL 酶切缓冲液的 1.5 mL 微量离心管中。确保胶块在液面下面，将剩余的胶块放回原来的 TE 缓冲液中。

（5）用类似的方法处理标准菌株 CMCC(B)50983（H9812）的胶块。标准菌株 CMCC(B)50983（H9812）的胶块始终用限制性内切酶 *Xba* I 酶切。

（6）将 1.5 mL 微量离心管置于室温孵育 10 min。

（7）在酶切缓冲液孵育的过程中，配制酶切液，混匀。内切酶的用量应该以限制性内切酶的单位为衡量指标，一个反应（胶块）加入 60 U 的限制性内切酶。

（8）用吸液器吸头吸出酶切缓冲液，避免损伤胶块。

（9）每管加入 200 μL 酶切液，在实验台上轻磕管子的底部，确保胶块在液面以下。

（10）肺炎链球菌在 25 ℃水浴或金属浴中孵育，标准菌株 CMCC(B)50983（H9812）在 37 ℃水浴中孵育，孵育 4 h。

50.6.8　1％PFGE琼脂糖电泳凝胶的灌制

（1）取5 mL已配制的1％PFGE琼脂糖电泳凝胶于5 mL管中，放在56 ℃水浴备用。

（2）调整梳子高度，使梳子齿与胶槽的底面相接触。用水平仪调整胶槽使其水平。

（3）分别从25 ℃水浴（或金属浴）和37 ℃水浴中取出胶块，平衡到室温。

（4）用吸液器吸头吸出酶切液，避免损伤或吸出胶块。

（5）每管加入200 μL 0.5×TBE缓冲液，室温平衡5 min。

（6）把梳子平放在胶槽上，把胶块加在梳子齿上。把标准菌株CMCC(B)50983（H9812）加在第1、5、10、15个齿上（15齿梳子）。可根据待测菌株数量适当调整标准菌株的用量，但最少要保证两侧均有标准菌株。

（7）用吸水纸的边缘吸去胶块附近多余的液体，室温下静置约5 min。

（8）把梳子放入胶槽，确保所有的胶块在一条线上，并且胶块与胶槽的底面相接触。从胶槽的下部中央缓慢地倒入56 ℃平衡的1％PFGE琼脂糖电泳凝胶。避免气泡的生成，如果有，用吸液器吸头消除。室温下凝固30 min。

（9）梳子拔出后用5 mL的1％PFGE琼脂糖电泳凝胶覆盖加样孔。

（10）记录加样顺序。

50.6.9　电泳

（1）确保电泳槽是水平的。如果不水平，调整槽底部的旋钮。不要触碰电极。

（2）加入2～2.2 L新配制的0.5×TBE缓冲液，合上电泳槽盖。

（3）打开主机和泵的开关，确保泵设在70（这时缓冲液的流速约1 L/min），并且缓冲液在管道中正常循环。

（4）打开冷凝机，确保预设温度在14 ℃。

（5）打开胶槽的旋钮，取出凝固好的胶，用吸水纸清除胶四周和底面多余的胶，把胶小心放入电泳槽，合上电泳槽盖。

（6）设置电泳参数，脉冲时间1～20 s，电场角度120°，电压6 V/cm，14 ℃，20 h。

50.6.10　染色脱色

（1）电泳结束后，取出电泳凝胶，放在盛放500 mL GelRed凝胶核酸染液的托盘内，使用染脱色摇床缓慢转动染色20 min。

（2）关闭冷凝机20 min后，放掉电泳槽中的TBE缓冲液，用2 L纯水清洗电泳槽，并倒掉液体。先关闭泵，再关闭主机。如果以后几天不使用电泳设备，用纯水冲洗管道10 min，然后放掉电泳槽和管道中的水，再按顺序关闭泵和主机。

（3）以500 mL纯水脱色30 min。

（4）用凝胶成像仪拍摄图像。如果背景干扰分析，可进一步脱色30 min。

50.6.11 试验结果

将获取的图片导入 BioNumerics 软件进行分析。

50.7 多位点序列分型

50.7.1 基因组 DNA 提取

采用商品化基因组试剂盒提取基因组 DNA，按照说明书进行操作。

50.7.2 PCR 扩增

1. 引物设计及合成

扩增引物与测序引物一致，详见表 2-50-3。

表2-50-3　MLST扩增引物

基因名称	引物名称	序　　列	产物大小
aroE	aroE-up	5′-GCC TTT GAG GCG ACA GC-3′	405 bp
	aroE-dn	5′-TGC AGT TCA（G/A）AA ACA T（A/T）T TCT AA-3′	
gdh	gdh-up	5′-ATG GAC AAA CCA GC（G/A/T/C）AG（C/T）TT-3′	460 bp
	gdh-dn	5′-GCT TGA GGT CCC AT（G/A）CT（G/A/T/C）CC-3′	
gki	gki-up	5′-GGC ATT GGA ATG GGA TCA CC-3′	483 bp
	gki-dn	5′-TCT CCC GCA GCT GAC AC-3′	
recP	recP-up	5′-GCC AAC TCA GGT CAT CCA GG-3′	450 bp
	recP-dn	5′-TGC AAC CGT AGC ATT GTA AC-3′	
spi	spi-up	5′-TTA TTC CTC CTG ATT CTG TC-3′	474 bp
	spi-dn	5′-GTG ATT GGC CAG AAG CGG AA-3′	
xpt	xpt-up	5′-TTA TTA GAA GAG CGC ATC CT-3′	486 bp
	xpt-dn	5′-AGA TCT GCC TCC TTA AAT AC-3′	
ddl	ddl-up	5′-TGC（C/T）CA AGT TCC TTA TGT GG-3′	441 bp
	ddl-dn	5′-CAC TGG GT（G/A）AAA CC（A/T）GGC AT-3′	

2. PCR 反应液配制

PCR 反应体系见表 2-50-4，PCR 反应液配制也可根据需求进行调整。

表2-50-4　PCR反应体系

组　　分	体　　积	组　　分	体　　积
2×Taq DNA 聚合酶混合物	25 μL	下游引物（10 μmol/L）	1 μL
基因组 DNA	1 μL	ddH$_2$O	22 μL
上游引物（10 μmol/L）	1 μL		

3. PCR 扩增反应

将 PCR 管放入基因扩增仪，设置扩增条件（表 2-50-5）。PCR 扩增条件也可根据需求进行调整。

表2-50-5 PCR扩增条件

温 度	时 间	循 环 数
95℃	5 min	1
95℃	30 s	
55℃	30 s	30
72℃	30 s	
72℃	5 min	1

50.7.3 扩增片段电泳

取 PCR 扩增产物 5 μL 于 1% 琼脂糖凝胶进行电泳，并获取图片。

50.7.4 扩增片段测序

对电泳后剩余的 PCR 扩增产物进行 Sanger 测序，测序引物同扩增引物，双向测序。

50.7.5 序列拼接及比对分析

使用软件将序列进行拼接，将序列拼接结果在 MLST 数据库中进行比对，获取基因型和 ST 型。

50.7.6 试验结果

（1）记录 MLST 基因序列数据。
（2）记录基因型和 ST 型。

（李康，徐潇 **编写**，王春娥、刘剑君 **审校**）

第二部分 重要细菌性疾病病原体标准化鉴定技术

第51章

肺炎克雷伯菌

51.1 简介

肺炎克雷伯菌（*Klebsiella pneumoniae*）属于肠杆菌科（Enterobacteriaceae）克雷伯菌属（*Klebsiella*），为革兰氏阴性杆菌，大小为 0.3 ~ 1.5 μm × 0.6 ~ 6.0 μm，单独、成双或短链状排列。无鞭毛，多数菌株有菌毛，有荚膜，荚膜与其毒力相关。在普通培养基上能生长，菌落以接种环挑之易拉成丝。该菌存在于人体上呼吸道和肠道，可引起支气管炎、肺炎和创伤感染，是社区获得性肺炎的常见病原菌之一。耐药株所致的所谓"超级感染"数量在不断增加。肺炎克雷伯菌包括肺炎克雷伯菌肺炎亚种、肺炎克雷伯菌臭鼻亚种和肺炎克雷伯菌鼻硬结亚种等，是重要的条件致病菌和医源性感染菌之一。在《人间传染的病原微生物名录》中，肺炎克雷伯菌的危害程度属于第三类，大量细菌活动和样本检测应在 BSL-2 中操作。

51.2 形态学鉴定

51.2.1 培养特性

在大豆酪蛋白琼脂培养基（tryptose soya agar，TSA）上划线接种肺炎克雷伯菌，于 37 ℃条件下培养 18 ~ 24 h。观察培养后的菌落形态。典型的肺炎克雷伯菌落在 TSA 平板上应为较大的灰白色黏液菌落（图 2-51-1）。本试验对照用参考菌株建议使用肺炎克雷伯菌 CMCC(B)46117。

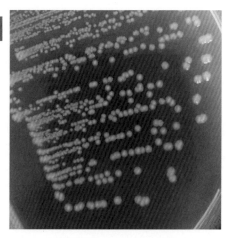

图 2-51-1　肺炎克雷伯菌 CMCC(B)46117 在 TSA 平板上的菌落形态

51.2.2　革兰氏染色

操作步骤参见第二部分第 41 章革兰氏染色内容。本试验对照用参考菌株建议使用肺炎克雷伯菌 CMCC(B)46117。肺炎克雷伯菌在镜下应为红色的革兰氏阴性杆菌，较短粗的杆状，单独、成双或短链状排列（图 2-51-2）。

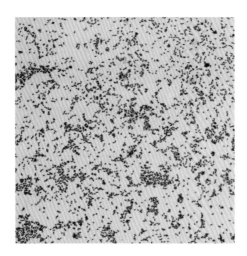

图 2-51-2　肺炎克雷伯菌 CMCC(B)46117 的革兰氏染色形态

51.3　生化鉴定

（1）使用 TSA 平板培养肺炎克雷伯菌，于 37 ℃ 条件下培养 18 ~ 24 h。

（2）选取第 2 代培养物，进行生化鉴定。

（3）可选择商品化的生化鉴定试剂条，或全自动细菌生化鉴定系统进行生化鉴定，具体操作见说明书。

（4）对于需要附加试验的菌株，可按照相应的附加试验生化鉴定试剂说明书进行附加试验。

（5）本试验对照用参考菌株建议使用肺炎克雷伯菌 CMCC(B)46117。

51.4　分子生物学鉴定

分子生物学鉴定采用 16S rRNA 基因序列分析方法。

51.4.1　基因组 DNA 提取

采用商品化基因组试剂盒提取基因组 DNA，方法按照说明书操作。

51.4.2　PCR 扩增和测序

1. 引物设计

使用通用引物 27F 和 1492R 进行 PCR 扩增。

2. PCR 反应液配制

PCR 反应体系见表 2-51-1，PCR 反应液配置也可根据需求进行调整。

表2-51-1　PCR反应体系

组　分	体　积	组　分	体　积
2 × *Taq* DNA 聚合酶混合物	25 μL	下游引物 1492R（10 μmol/L）	1 μL
基因组 DNA	1 μL	ddH$_2$O	22 μL
上游引物 27F（10 μmol/L）	1 μL		

3. PCR 反应

将 PCR 管放入基因扩增仪，设置扩增条件（表 2-51-2）。PCR 扩增条件也可根据需求进行调整。

表2-51-2　PCR扩增条件

温　度	时　间	循　环　数
95℃	5 min	1
95℃	30 s	
55℃	30 s	30
72℃	90 s	
72℃	10 min	1

51.4.3　扩增片段电泳

进行琼脂糖凝胶电泳，使用凝胶成像分析仪进行图像采集。

51.4.4　扩增片段测序

将 PCR 扩增产物进行 Sanger 测序，测序引物为 PCR 扩增通用引物 27F 和 1492R，进行双向测序。

51.4.5　序列拼接及比对分析

使用软件进行序列拼接。将序列拼接结果于公共数据库中进行比对，同时与已发表的相同种属的模式菌株进行同源性分析。

51.4.6　试验结果

（1）记录 16S rRNA 基因序列数据。

（2）记录序列比对结果。

51.4.7　参考菌株

本试验对照用参考菌株建议使用肺炎克雷伯菌 CMCC(B)46117（GenBank Accession No. MK341716）。

51.5　脉冲场凝胶电泳

51.5.1　试剂配制

1. TE 缓冲液（10 mmol/L Tris-HCL：1 mmol/L EDTA，pH 8.0）

取 10 mL 1 mol/L Tris-HCL, pH 8.0 和 2 mL 0.5 mol/L EDTA, pH 8.0，用无菌纯水稀释到 1 000 mL。

2. 细胞裂解缓冲液（50 mmol/L Tris-HCl：50 mmol/L EDTA, pH 8.0 + 1 % 十二烷基肌氨酸钠，0.1 mg/mL 蛋白酶 K）

取 25 mL 1 mol/L Tris-HCl（pH 8.0）、50 mL 0.5 mol/L EDTA（pH 8.0）和 50 mL 10% 十二烷基肌氨酸钠溶液，用灭菌的纯水稀释到 500 mL，使用前每 5 mL CLB 加入 25 μL 蛋白酶 K 储存液（20 mg/mL），使其终浓度为 0.1 mg/mL。

3. 0.5×TBE 缓冲液

取 100 mL 10×TBE 缓冲液，用纯水稀释到 2 000 mL。

4. PFGE 琼脂糖

1）1 % PFGE 琼脂糖凝胶配制。

（1）称 0.25 g PFGE 琼脂糖于 250 mL 适宜的容器中。

（2）加入 25 mL TE 缓冲液，轻旋转容器以分散 PFGE 琼脂糖。

（3）微波炉加热 30 s，轻轻混合；每隔 10 s 重复一次，直到 PFGE 琼脂糖完全熔化。

（4）加入 20 % SDS 溶液，使 SDS 终浓度为 1 %。

（5）盖好瓶口，保温于 56 ℃水浴备用。

2）1 % PFGE 琼脂糖电泳凝胶配制。

（1）称 1.5 g PFGE 琼脂糖于 500 mL 适宜的容器中。

（2）加入 150 mL 0.5×TBE 缓冲液，轻旋转容器以分散 PFGE 琼脂糖。

（3）微波炉加热 60 s，轻轻混合；每隔 15 s 重复一次，直到 PFGE 琼脂糖完全熔化。

（4）盖好瓶口，保温于 56 ℃水浴备用。

5. GelRed 凝胶核酸染液

取 150 μL GelRed 核酸染料溶于 500 mL 含有 0.1 mol/L NaCl 的缓冲液中，室温避光保存。

51.5.2　细菌培养

（1）从培养基上挑取一代单菌落培养物，划线接种于血平板培养基上，于 37 ℃条件下培养 18 h。

（2）用同一个接种针穿刺于 2 mL 管中相应的培养基，以保证必要时重复检测同一个克隆。

（3）同时接种标准菌株 CMCC(B)50983（H9812），划线接种于血平板培养基上，37 ℃培养 18 h。

51.5.3　制备菌悬液

（1）在试管（12 mm×75 mm，5 mL）或其他相当容量的试管上标记样品名称和空白对照；在 1.5 mL 微量离心管上标记好对应样品的名称。

（2）在试管中分别加入 1 mL TE 缓冲液。

（3）用 TE 缓冲液湿润接种环或无菌棉签，从培养皿上刮取适量细菌，轻旋棉签使菌均匀悬浊于 TE 缓冲液中。操作中注意减少气溶胶的产生。

（4）通过加入 TE 缓冲液稀释或增加菌量提高浓度，使用比浊仪测量，调整细菌悬浊液浓度，使 *OD* 值为 4.0 ~ 4.5。

51.5.4　制备样品胶块

（1）在模具上标记好对应样品的名称。

（2）取 400 μL 的细菌悬浊液于相应的 1.5 mL 微量离心管中。

（3）加入 20 μL 蛋白酶 K（20 mg/mL），轻轻混匀。

（4）在微量离心管中加入与细胞悬浊液等量的 1 % PFGE 琼脂糖凝胶，用吸液器吸头轻轻地吹吸几次混匀，避免气泡产生。PFGE 琼脂糖凝胶要一直放在 56 ℃水浴箱中。

（5）将混合物加入模具相应加样孔，避免气泡产生，在室温下凝固 10 ~ 15 min。

51.5.5　蛋白酶 K 消化

（1）在 50 mL 的聚丙烯螺帽管上做好标记。

（2）配制 CLB/ 蛋白酶 K 混合液：每 5 mL CLB 加入 25 μL 蛋白酶 K（20 mg/mL），使其终浓度为 0.1 mg/mL，然后颠倒混匀。

（3）每个螺帽管加入 5 mL CLB/ 蛋白酶 K 混合液。

（4）把凝胶块移入相应螺帽管。

注意：切下的胶、模具、胶带、小铲等为污染物，需正确丢弃或消毒。制胶模具两部分、小铲和刀片可用 70% 异丙醇或其他适用的消毒剂浸泡 15 min，然后清洗；丢弃式模具丢弃或用漂白剂消毒 30 ~ 60 min，然后清洗、重复使用。

（5）将螺帽管放在 54 ℃水浴摇床孵育 4 h，转速为 170 r/min。摇床中的水浴液面要高于试管内 CLB/

蛋白酶 K 混合液的液面。

（6）将灭菌纯水和 TE 缓冲液放在 50 ℃水浴中预热备用。

51.5.6　清洗胶块

（1）调低水浴摇床的温度至 50 ℃。

（2）从水浴摇床中拿出螺帽管，盖上绿色滤帽，轻轻倒掉 CLB/ 蛋白酶 K 混合液。在实验台上轻磕管底使胶块落至管底。把管倒置在吸水纸上，使管内液体被尽量排除干净。

（3）每管中加入 15 mL 预热的灭菌纯水，确保胶块在液面下而不在管壁或盖子上，放回 50 ℃水浴摇床中孵育 15 min，转速为 150 r/min。

（4）倒掉管中的灭菌纯水，再次加入 15 mL 预热的灭菌纯水，放回 50 ℃水浴摇床中孵育 15 min，转速为 150 r/min。

（5）倒掉管中的灭菌纯水，加入 20 mL 预热的 TE 缓冲液，放回 50 ℃水浴摇床中孵育 20 min，转速为 150 r/min。

（6）倒掉管中的 TE 缓冲液，再次加入 20 mL 预热的 TE 缓冲液，放回 50 ℃水浴摇床中孵育 20 min，转速为 150 r/min。使用 TE 缓冲液清洗胶块共 3 次。

（7）倒掉管中的 TE 缓冲液，加入 10 mL TE 缓冲液，于 4 ℃冰箱保存过夜。

注意：操作中要确保胶块在液面下而不在管壁或盖子上。

51.5.7　酶切

（1）用限制性内切酶 *Xba* Ⅰ消化适当大小的样品胶块。在 1.5 mL 微量离心管上标记好相应的样品名称，在离心管上标记标准菌株 CMCC(B)50983（H9812）。

（2）酶切前的孵育：在每个 1.5 mL 微量离心管中加入 200 μL 酶切缓冲液。

（3）小心地用小铲从 TE 缓冲液中取出胶块，放在干净的培养皿上。

（4）用刀片切下 2 mm 宽的胶块，放入含 200 μL 酶切缓冲液的 1.5 mL 微量离心管中。确保胶块在液面下面，将剩余的胶块放回原来的 TE 缓冲液中。

（5）用类似的方法处理标准菌株 CMCC(B)50983（H9812）的胶块。标准菌株 CMCC(B)50983（H9812）的胶块始终用限制性内切酶 *Xba* Ⅰ酶切。

（6）将 1.5 mL 微量离心管置于室温孵育 10 min。

（7）在酶切缓冲液孵育的过程中，配制酶切液，混匀。内切酶的用量应该以限制性内切酶的单位为衡量指标，一个反应（胶块）加入 60 U 的限制性内切酶。

（8）用吸液器吸头吸出酶切缓冲液，避免损伤胶块。

（9）每管加入 200 μL 酶切液，在实验台上轻磕管子的底部，确保胶块在液面以下。

（10）肺炎克雷伯菌和标准菌株均在 37 ℃水浴中孵育，孵育 3 h。

51.5.8 1 % PFGE 琼脂糖电泳凝胶的灌制

（1）取 5 mL 已配制的 1 % PFGE 琼脂糖电泳凝胶于 5 mL 管中，置于 56 ℃水浴备用。

（2）调整梳子高度，使梳子齿与胶槽的底面相接触。用水平仪调整胶槽使其水平。

（3）从 37 ℃水浴中取出胶块，平衡到室温。

（4）用吸液器吸头吸出酶切液，避免损伤或吸出胶块。

（5）每管加入 200 μL 0.5×TBE 缓冲液，室温平衡 5 min。

（6）把梳子平放在胶槽上，把胶块加在梳子齿上。把标准菌株 CMCC(B)50983（H9812）加在第 1、5、10、15 个齿上（15 齿梳子）。可根据待测菌株数量适当调整标准菌株的用量，但最少要保证两侧均有标准菌株。

（7）用吸水纸的边缘吸去胶块附近多余的液体，在室温下静置约 5 min。

（8）把梳子放入胶槽，确保所有的胶块在一条线上，并且胶块与胶槽的底面相接触。从胶槽的下部中央缓慢地倒入 56 ℃平衡的 1 % PFGE 琼脂糖电泳凝胶。避免气泡的生成，如果有气泡需用吸液器吸头消除。在室温下凝固 30 min。

（9）梳子拔出后用 5 mL 的 1 % PFGE 琼脂糖电泳凝胶覆盖加样孔。

（10）记录加样顺序。

51.5.9 电泳

（1）确保电泳槽是水平的。如果不水平，调整槽底部的旋钮。切记不要触碰电极。

（2）加入 2 ~ 2.2 L 新配制的 0.5×TBE 缓冲液，合上电泳槽盖。

（3）打开主机和泵的开关，确保泵设在 70（这时缓冲液的流速约 1 L/min），并且缓冲液在管道中正常循环。

（4）打开冷凝机，确保预设温度为 14 ℃。

（5）打开胶槽的旋钮，取出凝固好的胶，用吸水纸清除胶四周和底面多余的琼脂糖凝胶，把胶小心放入电泳槽，合上电泳槽盖。

（6）设置电泳参数，脉冲时间 6 ~ 36 s，电场角度 120°，电压 6 V/cm，14 ℃，18.5 h。

51.5.10 染色脱色

（1）电泳结束后，取出电泳凝胶，放在盛放 500 mL GelRed 凝胶核酸染液的托盘内，使用染脱色摇床缓慢转动染色 20 min。

（2）关闭冷凝机 20 min 后，放掉电泳槽中的 TBE 缓冲液，用 2 L 纯水清洗电泳槽，并倒掉液体。先关闭泵，再关闭主机。如果以后几天不使用电泳设备，用纯水冲洗管道 10 min，然后放掉电泳槽和管道中的水，再按顺序关闭泵和主机。

（3）以 500 mL 纯水脱色 30 min。

（4）用凝胶成像仪拍摄图像。如果背景干扰分析，可进一步脱色 30 min。

51.5.11 试验结果

将获取的图片导入 BioNumerics 软件进行分析。

◤ 51.6 多位点序列分型

51.6.1 基因组 DNA 提取

采用商品化基因组试剂盒提取基因组 DNA，方法按照说明书操作。

51.6.2 PCR 扩增

1. 引物设计及合成

MLST 扩增引物与测序引物一致，详见表 2-51-3。

表2-51-3　MLST扩增引物

基 因 名 称	引 物 名 称	序　　列	退火温度	产物大小
rpoB	rpoB-VIC3	5′-GGCGAAATGGCWGAGAACCA-3′	50℃	501 bp
	rpoB-VIC2	5′-GAGTCTTCGAAGTTGTAACC-3′		
gapA	gapA173	5′-TGAAATATGACTCCACTCACGG-3′	60℃	450 bp
	gapA181	5′-CTTCAGAAGCGGCTTTGATGGCTT-3′		
mdh	mdh130	5′-CCCAACTCGCTTCAGGTTCAG-3′	50℃	477 bp
	mdh867	5′-CCGTTTTTCCCCAGCAGCAG-3′		
pgi	pgi1F	5′-GAGAAAAACCTGCCTGTACTGCTGGC-3′	50℃	432 bp
	pgi1R	5′-CGCGCCACGCTTTATAGCGGTTAAT-3′		
	pgi2F（seq）	5′-CTGCTGGCGCTGATCGGCAT-3′		
	pgi2R（seq）	5′-TTATAGCGGTTAATCAGGCCGT-3′		
phoE	phoE604.1	5′-ACCTACCGCAACACCGACTTCTTCGG-3′	50℃	420 bp
	phoE604.2	5′-TGATCAGAACTGGTAGGTGAT-3′		
infB	infB1F	5′-CTCGCTGCTGGACTATATTCG-3′	50℃	318 bp
	infB1R	5′-CGCTTTCAGCTCAAGAACTTC-3′		
	infB2F（seq）	5′-ACTAAGGTTGCCTCCGGCGAAGC-3′		
tonB	tonB1F	5′-CTTTATACCTCGGTACATCAGGTT-3′	45℃	414 bp
	tonB2R	5′-ATTCGCCGGCTGRGCRGAGAG-3′		

2. PCR 反应液配制

PCR 反应体系见表 2-51-4，PCR 反应液配制也可根据需求进行调整。

表2-51-4 PCR反应体系

组 分	体 积	组 分	体 积
2 × *Taq* DNA 聚合酶混合物	25 μL	下游引物（10 μmol/L）	1 μL
基因组 DNA	1 μL	ddH$_2$O	22 μL
上游引物（10 μmol/L）	1 μL		

3. PCR 反应

将 PCR 管放入基因扩增仪，设置 PCR 反应条件（表 2-51-5）。PCR 扩增条件也可根据需求进行调整。

表2-51-5 PCR扩增条件

温度（℃）	时 间	循 环 数
94℃	2 min	1
94℃	20 s	
50℃或60℃或45℃	30 s	35
72℃	30 s	
72℃	5 min	1

51.6.3　扩增片段电泳

取 PCR 扩增产物 5 μL 于 1% 琼脂糖凝胶进行电泳，并获取图片。

51.6.4　扩增片段测序

对电泳后剩余的 PCR 扩增产物进行 Sanger 测序，测序引物同扩增引物，双向测序。

51.6.5　序列拼接及比对分析

使用软件将序列进行拼接，将序列拼接结果在 MLST 数据库中进行比对，获取基因型和 ST 型。

51.6.6　试验结果

（1）记录 MLST 基因序列数据。

（2）记录基因型和 ST 型。

（王春娥　**编写**，徐潇、刘剑君　**审校**）

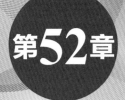

第52章

脑膜炎奈瑟菌

52.1　简介

　　脑膜炎奈瑟菌（*Neisseria meningitidis*），又称脑膜炎球菌（meningococcus），属于奈瑟氏菌科（Neisseriaceae）奈瑟氏菌属（*Neisseria*），是肾形或豆形革兰氏阴性双球菌，两菌的接触面较平坦或略向内陷，直径 0.6 μm ～ 0.8 μm。排列较不规则，单个、成双或 4 个相连等。大多有荚膜和菌毛。营养要求较高，需在含有血清、血液等培养基中方能生长。常用巧克力培养基培养。专性需氧，在 5% CO_2 条件下生长更佳。最适 pH 为 7.4 ～ 7.6。最适生长温度 37℃。在血琼脂平板上不溶血。可产生自溶酶。荚膜是脑膜炎奈瑟菌的主要毒力因子。根据荚膜多糖的不同，脑膜炎奈瑟菌可分成 A、B、C、D、H、I、K、X、Y、Z、29E、W135 和 L 13 个血清群，以 C 群致病力最强。主要流行菌群为 A 群、B 群、C 群、W135 群和 Y 群。脑膜炎奈瑟菌是流行性脑脊髓膜炎（流脑）的病原菌。病菌主要经飞沫传播方式侵入人体的鼻咽部，并在局部繁殖。在《人间传染的病原微生物名录》中，脑膜炎奈瑟菌的危害程度属于第三类，大量细菌活动和样本检测应在 BSL-2 中操作。

52.2　形态学鉴定

52.2.1　培养特性

　　在巧克力平板上划线接种脑膜炎奈瑟菌，于 37℃、5% CO_2 条件下培养 18 ～ 24 h。观察培养后的菌落形态。典型的脑膜炎奈瑟菌落在巧克力平板上应为圆形隆起、表面有光泽、透明或半透明的菌落（图 2-52-1）。本试验对照用参考菌株建议使用脑膜炎奈瑟菌 CMCC(B)29052。

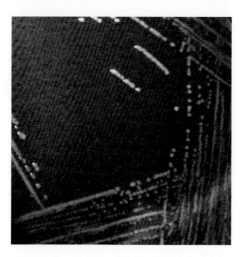

图 2-52-1　脑膜炎奈瑟菌 CMCC(B)29052 在巧克力平板上的菌落形态

52.2.2　革兰氏染色

操作步骤参见第二部分第 41 章革兰氏染色内容。本试验对照用参考菌株建议使用脑膜炎奈瑟菌 CMCC(B)29052。脑膜炎奈瑟菌在镜下应为红色的革兰氏阴性双球菌，常呈双排列（图 2-52-2）。

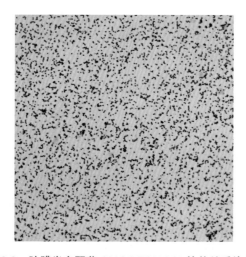

图 2-52-2　脑膜炎奈瑟菌 CMCC(B)29052 的革兰氏染色形态

52.3　生化鉴定

（1）使用巧克力平板培养脑膜炎奈瑟菌，于 37 ℃、5 % CO_2 条件下培养 18 ~ 24 h。

（2）选取第二代培养物，进行生化鉴定。

（3）可选择商品化的生化鉴定试剂条，或全自动细菌生化鉴定系统进行生化鉴定，具体操作见说明书。

（4）对于需要附加试验的菌株，可按照相应的附加试验生化鉴定试剂说明书进行附加试验。

（5）本试验对照用参考菌株建议使用脑膜炎奈瑟菌 CMCC(B)29052。

52.4　血清学鉴定

（1）使用巧克力平板培养脑膜炎奈瑟菌，于 37 ℃、5 % CO₂ 条件下培养 18 ~ 24 h。

（2）选取第 2 代培养物，进行血清学鉴定。

（3）在洁净载玻片上，用接种环取少量过夜培养的新鲜菌苔与适量生理盐水混合，制备菌悬液。

（4）参照血清分型试剂盒说明书进行血清凝集，出现明显凝集现象的判定为阳性结果（＋），呈均匀浑浊现象的为阴性结果（－），同时以生理盐水作为对照。

（5）记录血清分型结果。

（6）本试验对照用参考菌株建议使用脑膜炎奈瑟菌 CMCC(B)29052。

52.5　分子生物学鉴定

分子生物学鉴定采用 16S rRNA 基因序列分析方法。

52.5.1　基因组 DNA 提取

采用商品化基因组试剂盒提取基因组 DNA，按照说明书进行操作。

52.5.2　PCR 扩增

1. 引物设计及合成

使用通用引物 27F 和 1492R 进行 PCR 扩增。

2. PCR 反应液配制

PCR 反应体系见表 2-52-1，PCR 反应液配制也可根据需求进行调整。

表2-52-1　PCR反应体系

组　分	体　积	组　分	体　积
2 × *Taq* DNA 聚合酶混合物	25 μL	通用引物 1492R（10 μmol/L）	1 μL
基因组 DNA	1 μL	ddH₂O	22 μL
通用引物 27F（10 μmol/L）	1 μL		

3. PCR 反应

将 PCR 管放入基因扩增仪，设置 PCR 扩增条件（表 2-52-2）。PCR 扩增条件也可根据需求进行调整。

表2-52-2　PCR扩增条件

温　度	时　间	循　环　数
95℃	5 min	1
95℃	30 s	
55℃	30 s	30
72℃	90 s	
72℃	10 min	1

52.5.3　扩增片段电泳

进行琼脂糖凝胶电泳，使用凝胶成像分析仪进行图像采集。

52.5.4　扩增片段测序

将PCR扩增产物进行Sanger测序，测序引物为PCR扩增通用引物27F和1492R，进行双向测序。

52.5.5　序列拼接及比对分析

使用软件进行序列拼接。将序列拼接结果于公共数据库中进行比对，同时与已发表的相同种属的模式菌株进行同源性分析。

52.5.6　试验结果

（1）记录16S rRNA基因序列数据。
（2）记录序列比对结果。

52.5.7　参考菌株

本试验对照用参考菌株建议使用脑膜炎奈瑟菌CMCC(B)29052（GenBank Accession No. OL966982）。

52.6　脉冲场凝胶电泳

52.6.1　试剂配制

1. TE 缓冲液（10 mmol/L Tris-HCl : 1 mmol/L EDTA，pH 8.0）

取10 mL 1 mol/L Tris-HCL, pH 8.0和2 mL 0.5 mol/L EDTA, pH 8.0，用无菌纯水稀释到1 000 mL。

2. 细胞裂解缓冲液（50 mmol/L Tris-HCl : 50 mmol/L EDTA, pH 8.0 + 1 % 十二烷基肌氨酸钠，0.1 mg/mL 蛋白酶 K）

取25 mL 1 mol/L Tris-HCl（pH 8.0）、50 mL 0.5 mol/L EDTA（pH 8.0）和50 mL 10% 十二烷基肌氨酸钠溶液，用灭菌的纯水稀释到500 mL，使用前每5 mL CLB加入25 μL 蛋白酶K储存液（20 mg/mL），使其

终浓度为 0.1 mg/mL。

3. 0.5×TBE 缓冲液

取 100 mL 10×TBE 缓冲液，用纯水稀释到 2 000 mL。

4. PFGE 琼脂糖

1）1% PFGE 琼脂糖凝胶配制。

（1）称 0.25 g PFGE 琼脂糖于 250 mL 适宜的容器中。

（2）加入 25 mL TE 缓冲液，轻旋转容器以分散 PFGE 琼脂糖。

（3）微波炉加热 30 s，轻轻混合；每隔 10 s 重复一次，直到 PFGE 琼脂糖完全熔化。

（4）加入 20% SDS 溶液，使 SDS 终浓度为 1%。

（5）盖好瓶口，保温于 56 ℃水浴备用。

2）1% PFGE 琼脂糖电泳凝胶配制。

（1）称 1.5 g PFGE 琼脂糖于 500 mL 适宜的容器中。

（2）加入 150 mL 0.5×TBE 缓冲液，轻旋转容器以分散 PFGE 琼脂糖。

（3）微波炉加热 60 s，轻轻混合；每隔 15 s 重复一次，直到 PFGE 琼脂糖完全熔化。

（4）盖好瓶口，保温于 56 ℃水浴备用。

5. GelRed 凝胶核酸染液

取 150 μL GelRed 核酸染料溶于 500 mL 含有 0.1 mol/L NaCl 的缓冲液中，室温避光保存。

52.6.2　细菌培养

（1）从培养基上挑取一代单菌落培养物，划线接种于巧克力平板培养基上，于 37℃、5% CO_2 条件下培养 18 ~ 24 h。

（2）用同一个接种针穿刺于 2 mL 管中的相应的培养基，以保证必要时重复检测同一个克隆。

（3）同时接种标准菌株 CMCC(B)50983（H9812），划线接种于血平板培养基上，37℃培养 18 h。

52.6.3　制备菌悬液

（1）在试管（12 mm×75 mm，5 mL）或其他相当容量的试管上标记样品名称和空白对照；在 1.5 mL 微量离心管上标记好对应样品的名称。

（2）在试管中分别加入约 1 mL TE 缓冲液。

（3）用 TE 缓冲液湿润接种环或无菌棉签，从培养皿上刮取适量细菌，轻旋棉签使菌均匀悬浊于 TE 缓冲液中。操作中注意减少气溶胶的产生。

（4）通过加入 TE 缓冲液稀释或增加菌量提高浓度，使用比浊仪测量，调整细菌悬浊液浓度。使 *OD* 值为 4.0 ~ 4.5。

52.6.4　制备样品胶块

（1）在模具上标记好对应样品的名称。

（2）取 400 μL 的细菌悬浊液于相应的 1.5 mL 微量离心管中。

（3）加入 20 μL 蛋白酶 K（20 mg/mL），轻轻混匀。

（4）在微量离心管中加入与细胞悬浊液等量的 1 % PFGE 琼脂糖凝胶，用吸液器吸头轻轻地吹吸几次混匀，避免气泡产生。PFGE 琼脂糖凝胶要一直放在 56 ℃ 水浴箱中。

（5）将混合物加入模具相应加样孔，避免气泡产生，在室温下凝固 10 ~ 15 min。

52.6.5　蛋白酶 K 消化

（1）在 50 mL 的聚丙烯螺帽管上做好标记。

（2）配制 CLB/ 蛋白酶 K 混合液：每 5 mL CLB 加入 25 μL 蛋白酶 K（20 mg/mL），使其终浓度为 0.1 mg/mL，然后颠倒混匀。

（3）每个螺帽管加入 5 mL CLB/ 蛋白酶 K 混合液。

（4）把凝胶块移入相应螺帽管。

注意：切下的胶、模具、胶带、小铲等为污染物，需正确丢弃或消毒。制胶模具两部分、小铲和刀片可用 70% 异丙醇或其他适用的消毒剂浸泡 15 min，然后清洗；丢弃式模具丢弃或用漂白剂消毒 30 ~ 60 min，然后清洗、重复使用。

（5）将螺帽管放在 54 ℃ 水浴摇床孵育 4 h，转速为 170 r/min。摇床中的水浴液面要高于试管内 CLB/ 蛋白酶 K 混合液的液面。

（6）将灭菌纯水和 TE 缓冲液放在 50 ℃ 水浴中预热备用。

52.6.6　清洗胶块

（1）调低水浴摇床的温度至 50 ℃。

（2）从水浴摇床中拿出螺帽管，盖上绿色滤帽，轻轻倒掉 CLB/ 蛋白酶 K 混合液。在实验台上轻磕管底使胶块落至管底。把管倒置在吸水纸上，使管内液体被尽量排除干净。

（3）每管中加入 15 mL 预热的灭菌纯水，确保胶块在液面下而不在管壁或盖子上，放回 50 ℃ 水浴摇床中孵育 15 min，转速为 150 r/min。

（4）倒掉管中的灭菌纯水，再次加入 15 mL 预热的灭菌纯水，放回 50 ℃ 水浴摇床中孵育 15 min，转速为 150 r/min。

（5）倒掉管中的灭菌纯水，加入 20 mL 预热的 TE 缓冲液，放回 50 ℃ 水浴摇床中孵育 20 min，转速为 150 r/min。

（6）倒掉管中的 TE 缓冲液，再次加入 20 mL 预热的 TE 缓冲液，放回 50 ℃ 水浴摇床中孵育 20 min，转速为 150 r/min。使用 TE 缓冲液清洗胶块共 3 次。

（7）倒掉管中的 TE 缓冲液，加入 10 mL TE 缓冲液，于 4 ℃ 冰箱保存过夜。

注意：操作中要确保胶块在液面下而不在管壁或盖子上。

52.6.7 酶切

（1）用限制性内切酶 *Nhe* Ⅰ消化适当大小的样品胶块。在 1.5 mL 微量离心管上标记好相应的样品名称，在离心管上标记标准菌株 CMCC(B)50983（H9812）。

（2）酶切前的孵育。在每个 1.5 mL 微量离心管中加入 200 μL 酶切缓冲液。

（3）小心地用小铲从 TE 缓冲液中取出胶块，放在干净的培养皿上。

（4）用刀片切下 2 mm 宽的胶块，放入含 200 μL 酶切缓冲液的 1.5 mL 微量离心管中。确保胶块在液面下面，将剩余的胶块放回原来的 TE 缓冲液中。

（5）用类似的方法处理标准菌株 CMCC(B)50983（H9812）的胶块。标准菌株 CMCC(B)50983（H9812）的胶块始终用限制性内切酶 *Xba* Ⅰ酶切。

（6）将 1.5 mL 微量离心管置于室温孵育 10 min。

（7）在酶切缓冲液孵育的过程中，配制酶切液，混匀。内切酶的用量应该以限制性内切酶的单位为衡量指标，一个反应（胶块）加入 60 U 的限制性内切酶。

（8）用吸液器吸头吸出酶切缓冲液，避免损伤胶块。

（9）每管加入 200 μL 酶切液，在实验台上轻磕管子的底部，确保胶块在液面以下。

（10）脑膜炎奈瑟菌和标准菌株均在 37 ℃水浴中孵育，孵育 3 h。

52.6.8 1%PFGE 琼脂糖电泳凝胶的灌制

（1）取 5 mL 已配制的 1% PFGE 琼脂糖电泳凝胶于 5 mL 管中，放在 56 ℃水浴备用。

（2）调整梳子高度，使梳子齿与胶槽的底面相接触。用水平仪调整胶槽使其水平。

（3）从 37 ℃水浴中取出胶块，平衡到室温。

（4）用吸液器吸头吸出酶切液，避免损伤或吸出胶块。

（5）每管加入 200 μL 0.5×TBE 缓冲液，室温平衡 5 min。

（6）把梳子平放在胶槽上，把胶块加在梳子齿上。把标准菌株 CMCC(B)50983（H9812）加在第 1、5、10、15 个齿上（15 齿梳子）。可根据待测菌株数量适当调整标准菌株的用量，但最少要保证两侧均有标准菌株。

（7）用吸水纸的边缘吸去胶块附近多余的液体，室温下静置约 5 min。

（8）把梳子放入胶槽，确保所有的胶块在一条线上，并且胶块与胶槽的底面相接触。从胶槽的下部中央缓慢地倒入 56 ℃平衡的 1% PFGE 琼脂糖电泳凝胶。避免气泡的生成，如果有气泡则用吸液器吸头消除。在室温下凝固 30 min。

（9）梳子拔出后用 5 mL 的 1% PFGE 琼脂糖电泳凝胶覆盖加样孔。

（10）记录加样顺序。

52.6.9 电泳

（1）确保电泳槽是水平的。如果不水平，调整槽底部的旋钮。不要触碰电极。

（2）加入 2 ~ 2.2 L 新配制的 0.5×TBE 缓冲液，合上电泳槽盖。

（3）打开主机和泵的开关，确保泵设在 70（这时缓冲液的流速约 1 L/min），并且缓冲液在管道中正常循环。

（4）打开冷凝机，确保预设温度在 14 ℃。

（5）打开胶槽的旋钮，取出凝固好的胶，用吸水纸清除胶四周和底面多余的胶，把胶小心放入电泳槽，合上电泳槽盖。

（6）设置电泳参数，脉冲时间 1 ~ 25 s，电场角度 120°，电压 6 V/cm，14 ℃，16 h。

52.6.10 染色脱色

（1）电泳结束后，取出电泳凝胶，放在盛放 500 mL GelRed 凝胶核酸染液的托盘内，使用染脱色摇床缓慢转动染色 20 min。

（2）关闭冷凝机 20 min 后，放掉电泳槽中的 TBE 缓冲液，用 2 L 纯水清洗电泳槽，并倒掉液体。先关闭泵，再关闭主机。如果以后几天不使用电泳设备，用纯水冲洗管道 10 min，然后放掉电泳槽和管道中的水，再按顺序关闭泵和主机。

（3）以 500 mL 纯水脱色 30 min。

（4）用凝胶成像仪拍摄图像。如果背景干扰分析，可进一步脱色 30 min。

52.6.11 试验结果

将获取的图片导入 BioNumerics 软件进行分析。

52.7 多位点序列分型

52.7.1 基因组 DNA 提取

采用商品化基因组试剂盒提取基因组 DNA，按照说明书进行操作。

52.7.2 PCR 扩增

1. 引物设计及合成

MLST 扩增引物与测序引物一致，详见表 2-52-3。

表2-52-3 MLST扩增引物

基因名称	引物名称	序　列	产物大小
abcZ	abcZ-P1C	5′-TGTTCCGCTTCGACTGCCAAC-3′	687 bp
	abcZ-P2C	5′-TCCCCGTCGTAAAAAACAATC-3′	
adk	adk-P1B	5′-CCAAGCCGTGTAGAATCGTAAACC-3′	463 bp
	adk-P2B	5′-TGCCCAATGCGCCCAATAC-3′	

续表

基因名称	引物名称	序 列	大小（bp）
aroE	aroE-P1B	5′-TTTGAAACAGGCGGTTGCGG-3′	738 bp
	aroE-P2B	5′-CAGCGGTAATCCAGTGCGAC-3′	
fumC	fumC-P1B	5′-TCCCCGCCGTAAAAGCCCTG-3′	700 bp
	fumC-P2B	5′-GCCCGTCAGCAAGCCCAAC-3′	
gdh	gdh-P1B	5′-CTGCCCCCGGGGTTTTCATCT-3′	708 bp
	gdh-P2B	5′-TGTTGCGCGTTATTTCAAAGAAGG-3′	
pdhC	pdhC-P1B	5′-CCGGCCGTACGACGCTGAAC-3′	713 bp
	pdhC-P2B	5′-GATGTCGGAATGGGGCAAACA-3′	
	6-P1	5′-ATTGCGGCTGCAACCAGCTACG-3′	1027 bp
	6-P2	5′-AGGCGGCATCGGTACGGTTTGTCTG-3′	
	6-New-P1	5′-AACGTATCGGCGACTTGGC-3′	925 bp
	6-New-P2	5′-TGCTCAAACCATTCGGGCATTC-3′	
pgm	pgm-P1	5′-CTTCAAAGCCTACGACATCCG-3′	724 bp
	pgm-P2	5′-CGGATTGCTTTCGATGACGGC-3′	

pdhC 基因扩增时根据不同菌株选择不同引物对，共 3 对引物可以选择。

2. PCR 反应液配制

PCR 反应体系见表 2-52-4，PCR 反应液配制也可根据需求进行调整。

表2-52-4　PCR反应体系

组 分	体 积	组 分	体 积
2 × *Taq* DNA 聚合酶混合物	25 μL	下游引物（10 μmol/L）	1 μL
基因组 DNA	1 μL	ddH$_2$O	22 μL
上游引物（10 μmol/L）	1 μL		

3. PCR 反应

将 PCR 管放入基因扩增仪，设置 PCR 扩增条件（表 2-52-5）。PCR 扩增条件也可根据需求进行调整。

表2-52-5　PCR扩增条件

温 度	时 间	循 环 数
94℃	2 min	1
94℃	1 min	
55℃	1 min	35
72℃	1 min	
72℃	2 min	1

52.7.3　扩增片段电泳

取 PCR 产物 5 μL 于 1％ 琼脂糖凝胶进行电泳，并获取图片。

第二部分　重要细菌性疾病病原体标准化鉴定技术

52.7.4　扩增 DNA 片段测序

对电泳后剩余的 PCR 扩增产物进行 Sanger 测序，测序引物详见表 2-52-6，双向测序。

表2-52-6　测序引物

测序引物	序　列
abcZ-S1A（P1A）	5′-AATCGTTTATGTACCGCAGR-3′
abcZ-S2	5′-GAGAACGAGCCGGGATAGGA-3′
adk-S1A	5′-AGGCWGGCACGCCCTTGG-3′
adk-S2	5′-CAATACTTCGGCTTTCACGG-3′
aroE-S1A	5′-GCGGTCAAYACGCTGRTK-3′
aroE-S2	5′-ATGATGTTGCCGTACACATA-3′
fumC-S1	5′-TCCGGCTTGCCGTTTGTCAG-3′
fumC-S2	5′-TTGTAGGCGGTTTTGGCGAC-3′
gdh-S3	5′-CCTTGGCAAAGAAAGCCTGC-3′
gdh-S4C	5′-RCGCACGGATTCATRYGG-3′
pdhC-S1	5′-TCTACTACATCACCCTGATG-3′
pdhC-S2	5′-ATCGGCTTTGATGCCGTATTT-3′
pgm-S1	5′-CGGCGATGCCGACCGCTTGG-3′
pgm-S2A	5′-GGTGATGATTTCGGTYGCRCC-3′

52.7.5　序列拼接及比对分析

使用软件将序列进行拼接，将序列拼接结果在 MLST 数据库中进行比对，获取基因型和 ST 型。

52.7.6　试验结果

（1）记录 MLST 基因序列数据。
（2）记录基因型和 ST 型。

（李康　编写，王春娥、刘剑君　审校）

第53章

流感嗜血杆菌

53.1 简介

流感嗜血杆菌（*Haemophilus influenzae*）属于巴斯德菌科（Pasteurellaceae）嗜血杆菌属（*Haemophilus*），是革兰阴性小杆菌或球杆菌，大小为宽 0.3 ~ 0.4 μm，长 1.0 ~ 1.5 μm。无鞭毛，无芽胞，多数有菌毛。菌体的形态与菌龄和培养基关系密切。流感嗜血杆菌分为两类，即荚膜菌株及没有荚膜的菌株。需氧或兼性厌氧，培养较困难，最适生长温度为 35 ~ 37℃。生长时需要 X 因子和 V 因子辅助。可以通过流感嗜血杆菌与金黄色葡萄球菌共同培养时的"卫星现象"进行流感嗜血杆菌的鉴定。荚膜是主要毒力因子，荚膜多糖抗原具有型特异性，根据此抗原，可将流感嗜血杆菌分为 a ~ f 6 个血清型，其中 b 型（Hib）致病力最强，是引起儿童感染最常见的菌型。流感嗜血杆菌广泛寄居于人的呼吸道、眼结膜中，所致疾病以化脓性脑膜炎较多见，也可引起肺炎、中耳炎等疾病。主要通过飞沫传播。在《人间传染的病原微生物名录》中，流感嗜血杆菌的危害程度属于第三类，大量细菌活动和样本检测应在 BSL-2 中操作。

53.2 形态学鉴定

53.2.1 培养特性

在巧克力平板上划线接种流感嗜血杆菌，于 37℃、5 % CO_2 条件下培养 18 ~ 24 h。观察培养后的菌落形态。典型的流感嗜血杆菌落在巧克力平板上应为微小、无色透明菌落（图 2-53-1）。本试验对照用参考菌株建议使用流感嗜血杆菌 CMCC(B)58561。

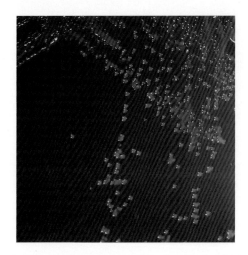

图 2-53-1　流感嗜血杆菌 CMCC(B)58561 在巧克力平板上的菌落形态

53.2.2　革兰氏染色

操作步骤参见第二部分第 41 章革兰氏染色内容。本试验对照用参考菌株建议使用流感嗜血杆菌 CMCC(B)58561。流感嗜血杆菌在镜下应为红色的革兰氏阴性短小杆菌，两端钝圆（图 2-53-2）。

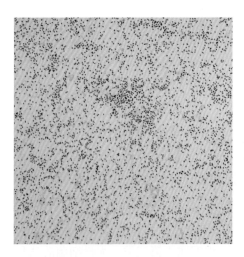

图 2-53-2　流感嗜血杆菌 CMCC(B)58561 的革兰氏染色形态

53.3　生化鉴定

（1）使用巧克力平板培养流感嗜血杆菌，于 37 ℃、5 % CO_2 条件下培养 18 ～ 24 h。

（2）选取第二代培养物，进行生化鉴定。

（3）可选择商品化的生化鉴定试剂条，或全自动细菌生化鉴定系统进行生化鉴定，具体操作见说明书。

（4）对于需要附加试验的菌株，可按照相应的附加试验生化鉴定试剂说明书进行附加试验。

（5）本试验对照用参考菌株建议使用流感嗜血杆菌 CMCC(B)58561。

53.4　血清学鉴定

（1）使用巧克力平板培养流感嗜血杆菌，于 37 ℃、5 % CO_2 条件下培养 18 ~ 24 h。

（2）选取第二代培养物，进行血清学鉴定。

（3）在洁净载玻片上，用接种环取少量过夜培养的新鲜菌苔与适量生理盐水混合，制备菌悬液。

（4）参照血清分型试剂盒说明书进行血清凝集，出现明显凝集现象的判定为阳性结果（＋），呈均匀浑浊现象的为阴性结果（－），同时以生理盐水作为对照。

（5）记录血清分型结果。

（6）本试验对照用参考菌株建议使用流感嗜血杆菌 CMCC(B)58561。

53.5　分子生物学鉴定

分子生物学鉴定采用 16S rRNA 基因序列分析方法。

53.5.1　基因组 DNA 提取

采用商品化基因组试剂盒提取基因组 DNA，按照说明书进行操作。

53.5.2　PCR 扩增

1. 引物设计及合成

使用通用引物 27F 和 1492R 进行 PCR 扩增。

2. PCR 反应液配制

PCR 反应体系见表 2-53-1，PCR 反应液配制也可根据需求进行调整。

表2-53-1　PCR反应体系

组　　分	体　　积	组　　分	体　　积
$2 \times Taq$ DNA 聚合酶混合物	25 μL	下游引物 1492R（10 μmol/L）	1 μL
基因组 DNA	1 μL	ddH_2O	22 μL
上游引物 27F（10 μmol/L）	1 μL		

3. PCR 反应

将 PCR 管放入基因扩增仪，设置 PCR 扩增条件（表 2-53-2）。PCR 扩增条件也可根据需求进行调整。

表2-53-2 PCR扩增条件

温 度	时 间	循 环 数
95℃	5 min	1
95℃	30 s	
55℃	30 s	30
72℃	90 s	
72℃	10 min	1

53.5.3 扩增片段电泳

进行琼脂糖凝胶电泳，使用凝胶成像分析仪进行图像采集。

53.5.4 扩增片段测序

将 PCR 扩增产物进行 Sanger 测序，测序引物为 PCR 扩增通用引物 27F 和 1492R，进行双向测序。

53.5.5 序列拼接及比对分析

使用软件进行序列拼接。将序列拼接结果于公共数据库中进行比对，同时与已发表的相同种属的模式菌株进行同源性分析。

53.5.6 试验结果

（1）记录 16S rRNA 基因序列数据。
（2）记录序列比对结果。

53.5.7 参考菌株

本试验对照用参考菌株建议使用流感嗜血杆菌 CMCC(B)58561（GenBank Accession No. OL966998）。

53.6 脉冲场凝胶电泳

53.6.1 试剂配制

1. TE 缓冲液（10 mmol/L Tris-HCL : 1 mmol/L EDTA , pH 8.0）

取 10 mL 1 mol/L Tris-HCl（pH 8.0）和 2 mL 0.5 mol/L EDTA（pH 8.0），用无菌纯水稀释到 1 000 mL。

2. 细胞裂解缓冲液（50 mmol/L Tris-HCl : 50 mmol/L EDTA, pH 8.0 + 1 % 十二烷基肌氨酸钠，0.1 mg/mL 蛋白酶 K）

取 25 mL 1 mol/L Tris-HCl（pH 8.0）、50 mL 0.5 mol/L EDTA（pH 8.0）和 50 mL 10% 十二烷基肌氨

酸钠溶液，用灭菌的纯水稀释到 500 mL，使用前每 5 mL CLB 加入 25 μL 蛋白酶 K 储存液（20 mg/mL），使其终浓度为 0.1 mg/mL。

3. 0.5×TBE 缓冲液

取 100 mL 10×TBE 缓冲液，用纯水稀释到 2 000 mL。

4. PFGE 琼脂糖

1）1% PFGE 琼脂糖凝胶配制。

（1）称 0.25 g PFGE 琼脂糖于 250 mL 适宜的容器中。

（2）加入 25 mL TE 缓冲液，轻旋转容器以分散 PFGE 琼脂糖。

（3）微波炉加热 30 s，轻轻混合；每隔 10 s 重复一次，直到 PFGE 琼脂糖完全熔化。

（4）加入 20% SDS 溶液，使 SDS 终浓度为 1%。

（5）盖好瓶口，保温于 56 ℃水浴备用。

2）1% PFGE 琼脂糖电泳凝胶配制。

（1）称 1.5 g PFGE 琼脂糖于 500 mL 适宜的容器中。

（2）加入 150 mL 0.5×TBE 缓冲液，轻旋转容器以分散 PFGE 琼脂糖。

（3）微波炉加热 60 s，轻轻混合；每隔 15 s 重复一次，直到 PFGE 琼脂糖完全熔化。

（4）盖好瓶口，保温于 56 ℃水浴备用。

5. GelRed 凝胶核酸染液

取 150 μL GelRed 核酸染料溶于 500 mL 含有 0.1 mol/L NaCl 的缓冲液中，室温避光保存。

53.6.2　细菌培养

（1）从培养基上挑取一代单菌落培养物，划线接种于巧克力平板培养基上，于 37 ℃、5% CO_2 条件下培养 18 ~ 24 h。

（2）用同一个接种针穿刺于 2 mL 管中的相应的培养基，以保证必要时重复检测同一个克隆。

（3）同时接种标准菌株 CMCC(B)50983（H9812），划线接种于血平板培养基上，37 ℃培养 18 h。

53.6.3　制备菌悬液

（1）在试管（12 mm×75 mm，5 mL）或其他相当容量的试管上标记样品名称和空白对照；在 1.5 mL 微量离心管上标记好对应样品的名称。

（2）在试管中分别加入约 1 mL TE 缓冲液。

（3）用 TE 缓冲液湿润接种环或无菌棉签，从培养皿上刮取适量细菌，轻旋棉签使菌均匀悬浊于 TE 缓冲液中。操作中注意减少气溶胶的产生。

（4）通过加入 TE 缓冲液稀释或增加菌量提高浓度，使用比浊仪测量，调整细菌悬浊液浓度，使 *OD* 值为 4.0 ~ 4.5。

53.6.4　制备样品胶块

（1）在模具上标记好对应样品的名称。

（2）取 400 μL 的细菌悬浊液于相应的 1.5 mL 微量离心管中。

（3）加入 20 μL 蛋白酶 K（20 mg/mL），轻轻混匀。

（4）在微量离心管中加入与细胞悬浊液等量的 1% PFGE 琼脂糖凝胶，用吸液器吸头轻轻地吹吸几次混匀，避免气泡产生。PFGE 琼脂糖凝胶要一直放在 56 ℃ 水浴箱中。

（5）将混合物加入模具相应加样孔，避免气泡产生，在室温下凝固 10 ~ 15 min。

53.6.5　蛋白酶 K 消化

（1）在 50 mL 的聚丙烯螺帽管上做好标记。

（2）配制 CLB/蛋白酶 K 混合液：每 5 mL CLB 加入 25 μL 蛋白酶 K（20 mg/mL），使其终浓度为 0.1 mg/mL，然后颠倒混匀。

（3）每个螺帽管加入 5 mL CLB/蛋白酶 K 混合液。

（4）把凝胶块移入相应螺帽管。

　　注意：切下的胶、模具、胶带、小铲等为污染物，需正确丢弃或消毒。制胶模具两部分、小铲和刀片可用 70% 异丙醇或其他适用的消毒剂浸泡 15 min，然后清洗；丢弃式模具丢弃或用漂白剂消毒 30 ~ 60 min，然后清洗、重复使用。

（5）将螺帽管放在 54 ℃ 水浴摇床孵育 4 h，转速为 170 r/min。摇床中的水浴液面要高于试管内 CLB/蛋白酶 K 混合液的液面。

（6）将灭菌纯水和 TE 缓冲液放在 50 ℃ 水浴中预热备用。

53.6.6　清洗胶块

（1）调低水浴摇床的温度至 50 ℃。

（2）从水浴摇床中拿出螺帽管，盖上绿色滤帽，轻轻倒掉 CLB/蛋白酶 K 混合液。在实验台上轻磕管底使胶块落在管底。把管倒置在吸水纸上，使管内液体被尽量排除干净。

（3）每管中加入 15 mL 预热的灭菌纯水，确保胶块在液面下而不在管壁或盖子上，放回 50 ℃ 水浴摇床中孵育 15 min，转速为 150 r/min。

（4）倒掉管中的灭菌纯水，再次加入 15 mL 预热的灭菌纯水，放回 50 ℃ 水浴摇床中孵育 15 min，转速为 150 r/min。

（5）倒掉管中的灭菌纯水，加入 20 mL 预热的 TE 缓冲液，放回 50 ℃ 水浴摇床中孵育 20 min，转速为 150 r/min。

（6）倒掉管中的 TE 缓冲液，再次加入 20 mL 预热的 TE 缓冲液，放回 50 ℃ 水浴摇床中孵育 20 min，转速为 150 r/min。使用 TE 缓冲液清洗胶块共 3 次。

（7）倒掉管中的 TE 缓冲液，加入 10 mL TE 缓冲液，于 4 ℃冰箱保存过夜。

注意：操作中要确保胶块在液面下而不在管壁或盖子上。

53.6.7 酶切

（1）用限制性内切酶 *Sma* Ⅰ消化适当大小的样品胶块。在 1.5 mL 微量离心管上标记好相应的样品名称，在离心管上标记标准菌株 CMCC(B)50983（H9812）。

（2）酶切前的孵育。在每个 1.5 mL 微量离心管中加入 200 μL 酶切缓冲液。

（3）小心地用小铲从 TE 缓冲液中取出胶块，放在干净的培养皿上。

（4）用刀片切下 2 mm 宽的胶块，放入含 200 μL 酶切缓冲液的 1.5 mL 微量离心管中。确保胶块在液面下面，将剩余的胶块放回原来的 TE 缓冲液中。

（5）用类似的方法处理标准菌株 CMCC(B)50983（H9812）的胶块。标准菌株 CMCC(B)50983（H9812）的胶块始终用限制性内切酶 *Xba* Ⅰ酶切。

（6）将 1.5 mL 微量离心管置于室温孵育 10 min。

（7）在酶切缓冲液孵育的过程中，配制酶切液，混匀。内切酶的用量应该以限制性内切酶的单位为衡量指标。一个反应（胶块）加入 60 U 的限制性内切酶。

（8）用吸液器吸头吸出酶切缓冲液，避免损伤胶块。

（9）每管加入 200 μL 酶切液，在实验台上轻磕管子的底部，确保胶块在液面以下。

（10）流感嗜血杆菌在 25 ℃水浴（或金属浴）中孵育，标准菌株在 37 ℃水浴中孵育，分别孵育 3 h。

53.6.8 1% PFGE 琼脂糖电泳凝胶的灌制

（1）取 5 mL 已配制的 1% PFGE 琼脂糖电泳凝胶于 5 mL 管中，置于 56 ℃水浴备用。

（2）调整梳子高度，使梳子齿与胶槽的底面相接触。用水平仪调整胶槽使其水平。

（3）分别从 25 ℃水浴（或金属浴）和 37 ℃水浴中取出胶块，平衡到室温。

（4）用吸液器吸头吸出酶切液，避免损伤或吸出胶块。

（5）每管加入 200 μL 0.5×TBE 缓冲液，室温平衡 5 min。

（6）把梳子平放在胶槽上，把胶块加在梳子齿上。把标准菌株 CMCC(B)50983（H9812）加在第 1、5、10、15 个齿上（15 齿梳子）。可根据待测菌株数量适当调整标准菌株的用量，但最少要保证两侧均有标准菌株。

（7）用吸水纸的边缘吸去胶块附近多余的液体，室温下静置约 5 min。

（8）把梳子放入胶槽，确保所有的胶块在一条线上，并且胶块与胶槽的底面相接触。从胶槽的下部中央缓慢地倒入 56 ℃平衡的 1% PFGE 琼脂糖电泳凝胶。避免气泡的生成，如果有气泡则用吸液器吸头消除。在室温下凝固 30 min。

（9）梳子拔出后用 5 mL 的 1% PFGE 琼脂糖电泳凝胶覆盖加样孔。

（10）记录加样顺序。

第二部分 重要细菌性疾病病原体标准化鉴定技术

53.6.9　电泳

（1）确保电泳槽是水平的。如果不水平，调整槽底部的旋钮。不要触碰电极。

（2）加入 2 ~ 2.2 L 新配制的 0.5×TBE 缓冲液，合上电泳槽盖。

（3）打开主机和泵的开关，确保泵设在 70（这时缓冲液的流速约 1 L/min），并且缓冲液在管道中正常循环。

（4）打开冷凝机，确保预设温度在 14 ℃。

（5）打开胶槽的旋钮，取出凝固好的胶，用吸水纸清除胶四周和底面多余的胶，把胶小心放入电泳槽，合上电泳槽盖。

（6）设置电泳参数，脉冲时间 1 ~ 30 s，电场角度 120°，电压 6V/cm，14 ℃，19 h。

53.6.10　染色脱色

（1）电泳结束后，取出电泳凝胶，放在盛放 500 mL GelRed 凝胶核酸染液的托盘内，使用染脱色摇床缓慢转动染色 20 min。

（2）关闭冷凝机 20 min 后，放掉电泳槽中的 TBE 缓冲液，用 2 L 纯水清洗电泳槽，并倒掉液体。先关闭泵，再关闭主机。如果以后几天不使用电泳设备，用纯水冲洗管道 10 min，然后放掉电泳槽和管道中的水，再按顺序关闭泵和主机。

（3）以 500 mL 纯水脱色 30 min。

（4）用凝胶成像仪拍摄图像。如果背景干扰分析，可进一步脱色 30 min。

53.6.11　试验结果

将获取的图片导入 BioNumerics 软件进行分析。

53.7　多位点序列分型

53.7.1　基因组 DNA 提取

采用商品化基因组试剂盒提取基因组 DNA，按照说明书进行操作。

53.7.2　PCR 扩增

1. 引物设计及合成

MLST 扩增引物与测序引物一致，详见表 2-53-3。

表2-53-3 MLST扩增引物

基因名称	引物名称	序 列	产物大小
adk	adk-up	5′-GGTGCACCGGGTGCAGGTAA-3′	477 bp
	adk-dn	5′-CCTAAGATTTTATCTAACTC-3′	
atpG	atpG-up	5′-ATGGCAGGTGCAAAAGAGAT-3′	447 bp
	atpG-dn	5′-TTGTACAACAGGCTTTTGCG-3′	
frdB	frdB-up	5′-CTTATCGTTGGTCTTGCCGT-3′	489 bp
	frdB-dn	5′-TTGGCACTTTCCACTTTTCC-3′	
fucK	fucK-up	5′-ACCACTTTCGGCGTGGATGG-3′	345 bp
	fucK-dn	5′-AAGATTTCCCAGGTGCCAGA-3′	
mdh	mdh-up	5′-TCATTGTATGATATTGCCCC-3′	405 bp
	mdh-dn	5′-ACTTCTGTACCTGCATTTTG-3′	
pgi	pgi-up	5′-GGTGAAAAAATCAATCGTAC-3′	468 bp
	pgi-dn	5′-ATTGAAAGACCAATAGCTGA-3′	
recA	recA-up	5′-ATGGCAACTCAAGAAGAAAA-3′	426 bp
	recA-dn	5′-TTACCAAACATCACGCCTAT-3′	

2. PCR 反应液配制

PCR 反应体系见表 2-53-4，PCR 反应液配制也可根据需求进行调整。

表2-53-4 PCR反应体系

组 分	体 积	试剂名称	体 积
2 × *Taq* DNA 聚合酶混合物	25 μL	下游引物（10 μmol/L）	1 μL
基因组 DNA	1 μL	ddH₂O	22 μL
上游引物（10 μmol/L）	1 μL		

3. PCR 反应

将 PCR 管放入基因扩增仪，设置 PCR 扩增条件（表 2-53-5）。PCR 扩增条件也可根据需求进行调整。

表2-53-5 PCR扩增条件

温 度	时 间	循 环 数
95℃	4 min	1
95℃	30 s	
55℃	30 s	30
72℃	1 min	
72℃	10 min	1

53.7.3 扩增片段电泳

取 PCR 产物 5 μL 于 1 % 琼脂糖凝胶进行电泳，并获取图片。

53.7.4 扩增 DNA 片段测序

对电泳后剩余的 PCR 扩增产物进行 Sanger 测序，测序引物同扩增引物。

53.7.5 序列拼接及比对分析

使用软件将序列进行拼接。将序列拼接结果在 MLST 数据库进行比对，获取基因型和 ST 型。

53.7.6 试验结果

（1）记录 MLST 基因序列数据。

（2）记录基因型和 ST 型。

（李康　编写，王春娥、刘剑君　审校）

第54章

不 动 杆 菌

54.1 简介

不动杆菌(*Acinetobacter*)属于莫拉氏菌科(Moraxellaceae),是革兰阴性杆菌,多为球杆状、常呈双排列、无芽孢、无鞭毛,大小为(1 ~ 1.5)μm×(1.5 ~ 2.5)μm。为专性需氧菌,营养要求不高,在普通培养基上生长良好,可在麦康凯培养基上生长。不动杆菌广泛分布于外界环境中,为条件致病菌,主要感染抵抗力低的个体,能够引起医院获得性肺炎。近年来由于多重耐药菌株的迅速增加,不动杆菌已经成为最难以治疗和控制的院内获得性感染。其主要的传播途径为空气传播和接触传播。在《人间传染的病原微生物名录》中,鲍氏不动杆菌的危害程度属于第三类,大量细菌活动和样本检测应在 BSL-2 中操作。

54.2 形态学鉴定

54.2.1 培养特性

在 TSA 培养基或血平板上划线接种不动杆菌,于 37 ℃条件下培养 18 ~ 24 h,观察培养后的菌落形态。典型的不动杆菌菌落在 TSA 平板上生长良好,形成不透明、圆形、光滑、边缘整齐的菌落;在血平板上生长良好,形成灰白色、圆形、光滑的菌落(图 2-54-1)。本试验对照用参考菌株建议使用鲍氏不动杆菌 CMCC(B)25006。

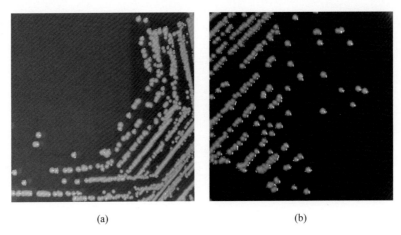

(a)   (b)

图 2-54-1　鲍氏不动杆菌 CMCC(B)25006 的生长菌落形态

注:(a)TSA 平板;(b)血平板

54.2.2　革兰氏染色

操作步骤参见第二部分第 41 章革兰氏染色内容。本试验对照用参考菌株建议使用鲍氏不动杆菌 CMCC(B)25006。不动杆菌在镜下应为红色的革兰氏阴性杆菌,多为球杆状,两端钝圆,散在或成对排列(图 2-54-2)。

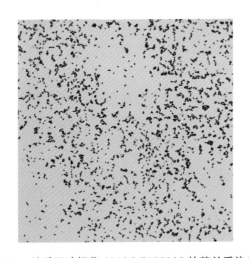

图 2-54-2　鲍氏不动杆菌 CMCC(B)25006 的革兰氏染色形态

◤ 54.3　生化鉴定

(1)使用 TSA 平板培养不动杆菌,于 37℃ 条件下培养 18 ~ 24 h。

(2)选取第二代培养物,进行生化鉴定。

(3)可选择商品化的生化鉴定试剂条,或全自动细菌生化鉴定系统进行生化鉴定,具体操作见说明书。

（4）对于需要附加试验的菌株，可按照相应的附加试验生化鉴定试剂说明书进行附加试验。

（5）本试验对照用参考菌株建议使用鲍氏不动杆菌 CMCC(B)25006。

54.4 分子生物学鉴定

分子生物学鉴定采用 16S rRNA 基因序列分析方法。

54.4.1 基因组 DNA 提取

采用商品化基因组试剂盒提取基因组 DNA，按照说明书进行操作。

54.4.2 PCR 扩增

1. 引物设计

使用通用引物 27F 和 1492R 进行 PCR 扩增。

2. PCR 反应液配制

PCR 反应体系见表 2-54-1，PCR 反应液配制也可根据需求进行调整。

表2-54-1　PCR反应体系

组　分	体　积	组　分	体　积
2 × *Taq* DNA 聚合酶混合物	25 μL	下游引物 1492R（10 μmol/L）	1 μL
基因组 DNA	1 μL	ddH$_2$O	22 μL
上游引物 27F（10 μmol/L）	1 μL		

3. PCR 反应

将 PCR 管放入基因扩增仪，设置 PCR 扩增条件（表 2-54-2）。PCR 扩增条件也可根据需求进行调整。

表2-54-2　PCR扩增条件

温　度	时　间	循　环　数
95℃	4 min	1
95℃	30 s	
55℃	30 s	30
72℃	90 s	
72℃	10 min	1

54.4.3 扩增片段电泳

进行琼脂糖凝胶电泳，使用凝胶成像分析仪进行图像采集。

54.4.4　扩增片段测序

将 PCR 扩增产物进行 Sanger 测序，测序引物为 PCR 扩增通用引物 27F 和 1492R，进行双向测序。

54.4.5　序列拼接及比对分析

使用软件进行序列拼接。将序列拼接结果于公共数据库中进行比对，同时与已发表的相同种属的模式菌株进行同源性分析。

54.4.6　试验结果

（1）记录 16S rRNA 基因序列数据。

（2）记录序列比对结果。

54.4.7　参考菌株

本试验对照用参考菌株建议使用鲍氏不动杆菌 CMCC(B)25006（GenBank Accession No. MW255140）。

◢ 54.5　脉冲场凝胶电泳

54.5.1　试剂配制

1. TE 缓冲液（10 mmol/L Tris-HCL：1 mmol/L EDTA，pH 8.0）

取 10 mL 1 mol/L Tris-HCL, pH 8.0 和 2 mL 0.5 mol/L EDTA, pH 8.0，用无菌纯水稀释到 1 000 mL。

2. 细胞裂解缓冲液（50 mmol/L Tris-HCl：50 mmol/L EDTA, pH 8.0 + 1 % 十二烷基肌氨酸钠，0.1 mg/mL 蛋白酶 K）

取 25 mL 1 mol/L Tris-HCl（pH 8.0）、50 mL 0.5 mol/L EDTA（pH 8.0）和 50 mL 10% 十二烷基肌氨酸钠溶液，用灭菌的纯水稀释到 500 mL，使用前每 5 mL CLB 加入 25 µL 蛋白酶 K 储存液（20 mg/mL），使其终浓度为 0.1 mg/mL。

3. 0.5 × TBE 缓冲液

取 100 mL 10 × TBE 缓冲液，用纯水稀释到 2 000 mL。

4. PFGE 琼脂糖

1）1 % PFGE 琼脂糖凝胶配制。

（1）称 0.25 g PFGE 琼脂糖于 250 mL 适宜的容器中。

（2）加入 25 mL TE 缓冲液，轻旋转容器以分散 PFGE 琼脂糖。

（3）微波炉加热 30 s，轻轻混合；每隔 10 s 重复一次，直到 PFGE 琼脂糖完全熔化。

（4）加入 20 % SDS 溶液，使 SDS 终浓度为 1 %。

（5）盖好瓶口，保温于 56 ℃水浴备用。

2）1 % PFGE 琼脂糖电泳凝胶配制。

（1）称 1.5 g PFGE 琼脂糖于 500 mL 适宜的容器中。

（2）加入 150 mL 0.5 × TBE 缓冲液，轻旋转容器以分散 PFGE 琼脂糖。

（3）微波炉加热 60 s，轻轻混合；每隔 15 s 重复一次，直到 PFGE 琼脂糖完全熔化。

（4）盖好瓶口，保温于 56 ℃水浴备用。

5. GelRed 凝胶核酸染液

取 150 μL GelRed 核酸染料溶于 500 mL 含有 0.1 mol/L NaCl 的缓冲液中，室温避光保存。

54.5.2 细菌培养

（1）从培养基上挑取一代单菌落培养物，划线接种于血平板培养基上，于 37 ℃培养 18 h。

（2）用同一个接种针穿刺于 2 mL 管中的相应的培养基，以保证必要时重复检测同一个克隆。

（3）同时接种标准菌株 CMCC(B)50983（H9812），划线接种于血平板培养基上，37 ℃培养 18 h。

54.5.3 制备菌悬液

（1）在试管（12 mm × 75 mm，5 mL）或其他相当容量的试管上标记样品名称和空白对照；在 1.5 mL 微量离心管上标记好对应样品的名称。

（2）在试管中分别加入约 1 mL TE 缓冲液。

（3）用 TE 缓冲液湿润接种环或无菌棉签，从培养皿上刮取适量细菌，轻旋棉签使菌均匀悬浊于 TE 缓冲液中。操作中注意减少气溶胶的产生。

（4）通过加入 TE 缓冲液稀释或增加菌量提高浓度，使用比浊仪测量，调整细菌悬浊液浓度，使 *OD* 值为 4.0 ~ 4.5。

54.5.4 制备样品胶块

（1）在模具上标记好对应样品的名称。

（2）取 400 μL 的细菌悬浊液于相应的 1.5 mL 微量离心管中。

（3）加入 20 μL 蛋白酶 K（20 mg/mL），轻轻混匀。

（4）在微量离心管中加入与细胞悬浊液等量的 1 % PFGE 琼脂糖凝胶，用吸液器吸头轻轻地吹吸几次混匀，避免气泡产生。PFGE 琼脂糖凝胶要一直放在 56 ℃水浴箱中。

（5）将混合物加入模具相应加样孔，避免气泡产生，在室温下凝固 10 ~ 15 min。

54.5.5 蛋白酶 K 消化

（1）在 50 mL 的聚丙烯螺帽管上做好标记。

（2）配制 CLB/ 蛋白酶 K 混合液。每 5 mL CLB 加入 25 μL 蛋白酶 K（20 mg/mL），使其终浓度为 0.1 mg/mL，然后颠倒混匀。

（3）每个螺帽管加入 5 mL CLB/ 蛋白酶 K 混合液。

（4）把凝胶块移入相应螺帽管。

注意：切下的胶、模具、胶带、小铲等为污染物，需正确丢弃或消毒。制胶模具两部分、小铲和刀片可用 70% 异丙醇或其他适用的消毒剂浸泡 15 min，然后清洗；丢弃式模具丢弃或用漂白剂消毒 30 ~ 60 min，然后清洗、重复使用。

（5）将螺帽管放在 54 ℃水浴摇床孵育 4 h，转速为 170 r/min。摇床中的水浴液面要高于试管内 CLB/ 蛋白酶 K 混合液的液面。

（6）将灭菌纯水和 TE 缓冲液放在 50 ℃水浴中预热备用。

54.5.6 清洗胶块

（1）调低水浴摇床的温度至 50 ℃。

（2）从水浴摇床中拿出螺帽管，盖上绿色滤帽，轻轻倒掉 CLB/ 蛋白酶 K 混合液。在实验台上轻磕管底使胶块落至管底。把管倒置在吸水纸上，使管内液体被尽量排除干净。

（3）每管中加入 15 mL 预热的灭菌纯水，确保胶块在液面下而不在管壁或盖子上，放回 50 ℃水浴摇床中孵育 15 min，转速为 150 r/min。

（4）倒掉管中的灭菌纯水，再次加入 15 mL 预热的灭菌纯水，放回 50 ℃水浴摇床中孵育 15 min，转速为 150 r/min。

（5）倒掉管中的灭菌纯水，加入 20 mL 预热的 TE 缓冲液，放回 50 ℃水浴摇床中孵育 20 min，转速为 150 r/min。

（6）倒掉管中的 TE 缓冲液，再次加入 20 mL 预热的 TE 缓冲液，放回 50 ℃水浴摇床中孵育 20 min，转速为 150 r/min。使用 TE 缓冲液清洗胶块共 3 次。

（7）倒掉管中的 TE 缓冲液，加入 10 mL TE 缓冲液，于 4 ℃冰箱保存过夜。

注意：操作中要确保胶块在液面下而不在管壁或盖子上。

54.5.7 酶切

（1）用限制性内切酶 Apa I 消化适当大小的样品胶块。在 1.5 mL 微量离心管上标记好相应的样品名称，在离心管上标记标准菌株 CMCC(B)50983（H9812）。

（2）酶切前的孵育。在每个 1.5 mL 微量离心管中加入 200 μL 酶切缓冲液。

（3）小心地用小铲从 TE 缓冲液中取出胶块，放在干净的培养皿上。

（4）用刀片切下 2 mm 宽的胶块，放入含 200 μL 酶切缓冲液的 1.5 mL 微量离心管中。确保胶块在液面下面，将剩余的胶块放回原来的 TE 缓冲液中。

（5）用类似的方法处理标准菌株 CMCC(B)50983（H9812）的胶块。标准菌株 CMCC(B)50983（H9812）的胶块始终用限制性内切酶 Xba I 酶切。

（6）将 1.5 mL 微量离心管置于室温孵育 10 min。

（7）在酶切缓冲液孵育的过程中，配制酶切液，混匀。内切酶的用量应该以限制性内切酶的单位为衡量指标。一个反应（胶块）加入 60 U 的限制性内切酶。

（8）用吸液器吸头吸出酶切缓冲液，避免损伤胶块。

（9）每管加入 200 μL 酶切液，在实验台上轻磕管子的底部，确保胶块在液面以下。

（10）不动杆菌在 25 ℃水浴（或金属浴）中孵育，标准菌株在 37 ℃水浴中孵育，分别孵育 3 h。

54.5.8　1％PFGE 琼脂糖电泳凝胶的灌制

（1）取 5 mL 已配制的 1％PFGE 琼脂糖电泳凝胶于 5 mL 管中，置于 56 ℃水浴备用。

（2）调整梳子高度，使梳子齿与胶槽的底面相接触。用水平仪调整胶槽使其水平。

（3）分别从 25 ℃水浴（或金属浴）和 37 ℃水浴中取出胶块，平衡至室温。

（4）用吸液器吸头吸出酶切液，避免损伤或吸出胶块。

（5）每管加入 200 μL 0.5×TBE 缓冲液，室温平衡 5 min。

（6）把梳子平放在胶槽上，把胶块加在梳子齿上。把标准菌株 CMCC(B)50983（H9812）加在第 1、5、10、15 个齿上（15 齿梳子）。可根据待测菌株数量适当调整标准菌株的用量，但最少要保证两侧均有标准菌株。

（7）用吸水纸的边缘吸去胶块附近多余的液体，室温下静置约 5 min。

（8）把梳子放入胶槽，确保所有的胶块在一条线上，并且胶块与胶槽的底面相接触。从胶槽的下部中央缓慢地倒入 56 ℃平衡的 1％PFGE 琼脂糖电泳凝胶。避免气泡的生成，如果有气泡则用吸液器吸头消除。在室温下凝固 30 min。

（9）梳子拔出后用 5 mL 的 1％PFGE 琼脂糖电泳凝胶覆盖加样孔。

（10）记录加样顺序。

54.5.9　电泳

（1）确保电泳槽是水平的。如果不水平，调整槽底部的旋钮。不要触碰电极。

（2）加入 2 ～ 2.2 L 新配制的 0.5×TBE 缓冲液，合上电泳槽盖。

（3）打开主机和泵的开关，确保泵设在 70（这时缓冲液的流速约 1 L/min），并且缓冲液在管道中正常循环。

（4）打开冷凝机，确保预设温度在 14 ℃。

（5）打开胶槽的旋钮，取出凝固好的胶，用吸水纸清除胶四周和底面多余的胶，把胶小心放入电泳槽，合上电泳槽盖。

（6）设置电泳参数，脉冲时间 5 ～ 20 s，电场角度 120°，电压 6 V/cm，14 ℃，18 h。

54.5.10　染色脱色

（1）电泳结束后，取出电泳凝胶，放在盛放 500 mL GelRed 凝胶核酸染液的托盘内，使用染脱色摇床缓慢转动染色 20 min。

（2）关闭冷凝机 20 min 后，放掉电泳槽中的 TBE 缓冲液，用 2 L 纯水清洗电泳槽，并倒掉液体。先关闭泵，再关闭主机。如果以后几天不使用电泳设备，用纯水冲洗管道 10 min，然后放掉电泳槽和管道中的水，再按顺序关闭泵和主机。

（3）以 500 mL 纯水脱色 30 min。

（4）用凝胶成像仪拍摄图像。如果背景干扰分析，可进一步脱色 30 min。

54.5.11　试验结果

将获取的图片导入 BioNumerics 软件进行分析。

54.6　多位点序列分型

54.6.1　基因组 DNA 提取

采用商品化基因组试剂盒提取基因组 DNA，按照说明书进行操作。

54.6.2　PCR 扩增

1. 引物设计及合成

MLST 扩增引物与测序引物一致，详见表 2-54-3。

表2-54-3　MLST扩增引物

基因名称	引物名称	序　列	产物大小
cpn60	cpn60F	5′-ACTGTACTTGCTCAAGC-3′	405 bp
	cpn60R	5′-TTCAGCGATGATAAGAAGTGG-3′	
fusA	fusA7	5′-ATCGGTATTTCTGCKCACATYGAT-3′	633 bp
	fusA8	5′-CCAACATACKYTGWACACCTTTGTT-3′	
gltA	gltAF	5′-AATTTACAGTGGCACATTAGGTCCC-3′	483 bp
	gltAR	5′-GCAGAGATACCAGCAGAGATACACG-3′	
pyrG	pyrG7	5′-GGTGTTGTTTCATCACTAGGWAAAGG-3′	297 bp
	pyrG8	5′-ATAAATGGTAAAGAYTCGATRTCACCMA-3′	
recA	recA:F:RA1	5′-CCTGAATCTTCYGGTAAAAC-3′	372 bp
	recA:R:RA2	5′-GTTTCTGGGCTGCCAAACATTAC-3′	
rplB	rplB7	5′-GTAGAGCGTATTGAATACGATCCTAACC-3′	330 bp
	rplB8	5′-CACCACCACCRTGYGGGTGATC-3′	
rpoB	rpoB:F:Vic4	5′-GGCGAAATGGCDGARAACCAC-3′	456 bp
	rpoB:R:Vic6	5′-GARTCYTCGAAGTTGTAACC-3′	

2. PCR 反应液配制

PCR 反应液配制见表 2-54-4，PCR 反应液配制也可根据需求进行调整。

表2-54-4 **PCR反应体系**

组 分	体 积	组 分	体 积
2 × *Taq* DNA 聚合酶混合物	25 μL	下游引物（10 μmol/L）	1 μL
基因组 DNA	1 μL	ddH$_2$O	22 μL
上游引物（10 μmol/L）	1 μL		

3. PCR 反应

将 PCR 管放入基因扩增仪，设置 PCR 扩增条件（表 2-54-5）。PCR 扩增条件也可根据需求进行调整。

表2-54-5 **PCR扩增条件**

温 度	时 间	循 环 数
95℃	3 min	1
95℃	30 s	
50℃	1 min	35
72℃	1 min	
72℃	10 min	1

54.6.3 扩增片段电泳

取 PCR 产物 5 μL 于 1% 琼脂糖凝胶进行电泳，并获取图片。

54.6.4 扩增 DNA 片段测序

将 PCR 扩增产物进行 Sanger 测序，测序引物同 PCR 扩增引物，进行双向测序。

54.6.5 序列拼接及比对分析

使用软件将序列进行拼接。将序列拼接结果在 MLST 数据库进行比对，获取基因型和 ST 型。

54.6.6 试验结果

（1）记录 MLST 基因序列数据。
（2）记录基因型和 ST 型。

（徐潇 **编写**，李康、刘剑君 **审校**）

第55章

铜绿假单胞菌

55.1 简介

铜绿假单胞菌（*Pseudomonas aeruginosa*）属于假单胞菌科（Pseudomonadaceae）假单胞菌属（*Pseudomonas*），为革兰氏阴性菌，大小为（0.5 ~ 1.0）μm×（1.5 ~ 3.0）μm，直或微弯杆菌。无芽胞，无荚膜，单端有 1 ~ 3 根鞭毛，运动活泼。需氧菌，在普通培养基上生长良好。其抗原主要有菌体抗原（O 抗原）和鞭毛抗原（H 抗原）。主要致病物质为内毒素，尚有菌毛、荚膜、胞外酶和外毒素等多种致病因子。铜绿假单胞菌广泛存在于自然界，是人体正常菌群之一，大多为条件致病菌，是院内感染的主要病原菌之一，是院内呼吸道感染的首要病因，在重症监护病房进行气管插管的患者尤为严重。在《人间传染的病原微生物名录》中，铜绿假单胞菌的危害程度属于第三类，大量细菌活动和样本检测应在 BSL-2 中操作。

55.2 形态学鉴定

55.2.1 培养特性

在 TSA 培养基上划线接种铜绿假单胞菌，于 37℃条件下培养 18 ~ 24 h。观察培养后的菌落形态。典型的铜绿假单胞菌菌落在 TSA 平板上生长良好，形成光滑、微隆起、边缘整齐波状的中等大菌落，并使培养基变为黄绿色（图 2-55-1）。本试验对照用参考菌株建议使用铜绿假单胞菌 CMCC(B)10104。

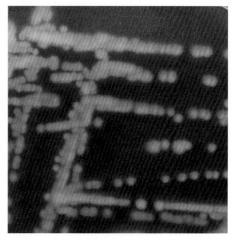

图 2-55-1　铜绿假单胞菌 CMCC(B)10104
在 TSA 平板上的菌落形态

55.2.2 革兰氏染色

　　操作步骤参见第二部分第 41 章革兰氏染色内容。本试验对照用参考菌株建议使用铜绿假单胞菌 CMCC(B)10104。铜绿假单胞菌在镜下应为红色的革兰氏阴性杆菌，菌体呈杆状或略弯曲，单个、成对或偶尔成短链（图 2-55-2）。

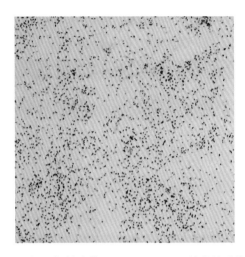

图 2-55-2　铜绿假单胞菌 CMCC(B)10104 的革兰氏染色形态

55.3　生化鉴定

　　（1）使用 TSA 平板培养铜绿假单胞菌，于 37 ℃ 条件下培养 18 ~ 24 h。

　　（2）选取第二代培养物，进行生化鉴定。

　　（3）可选择商品化的生化鉴定试剂条，或全自动细菌生化鉴定系统进行生化鉴定，具体操作见说明书。

　　（4）对于需要附加试验的菌株，可按照相应的附加试验生化鉴定试剂说明书进行附加试验。

　　（5）本试验对照用参考菌株建议使用铜绿假单胞菌 CMCC(B)10104。

55.4　分子生物学鉴定

　　分子生物学鉴定采用 16S rRNA 基因序列分析方法。

55.4.1　基因组 DNA 提取

　　采用商品化基因组试剂盒提取基因组 DNA，按照说明书进行操作。

55.4.2　PCR 扩增

1. 引物设计

使用通用引物 27F 和 1492R 进行 PCR 扩增。

2. PCR 反应液配制

PCR 反应体系见表 2-55-1，PCR 反应液配制也可根据需求进行调整。

表2-55-1　PCR反应体系

组　分	体　积	组　分	体　积
2 × *Taq* DNA 聚合酶混合物	25 μL	下游引物 1492R（10 μmol/L）	1 μL
基因组 DNA	1 μL	ddH$_2$O	22 μL
上游引物 27F（10 μmol/L）	1 μL		

3. PCR 反应

将 PCR 管放入基因扩增仪，设置 PCR 扩增条件（表 2-55-2）。PCR 扩增条件也可根据需求进行调整。

表2-55-2　PCR扩增条件

温　度	时　间	循　环　数
95℃	5 min	1
95℃	30 s	
55℃	30 s	30
72℃	90 s	
72℃	10 min	1

55.4.3　扩增片段电泳

进行琼脂糖凝胶电泳，使用凝胶成像分析仪进行图像采集。

55.4.4　扩增片段测序

将 PCR 扩增产物进行 Sanger 测序，测序引物为 PCR 扩增通用引物 27F 和 1492R，进行双向测序。

55.4.5　序列拼接及比对分析

使用软件进行序列拼接。将序列拼接结果于公共数据库中进行比对，同时与已发表的相同种属的模式菌株进行同源性分析。

55.4.6　试验结果

（1）记录 16S rRNA 基因序列数据。

（2）记录序列比对结果。

55.4.7 参考菌株

本试验对照用参考菌株建议使用铜绿假单胞菌 CMCC(B)10104（GenBank Accession No. MK341714）。

55.5 脉冲场凝胶电泳

55.5.1 试剂配制

1. TE 缓冲液（10 mmol/L Tris-HCL：1 mmol/L EDTA，pH 8.0）

取 10 mL 1 mol/L Tris-HCL，pH 8.0 和 2 mL 0.5 mol/L EDTA，pH 8.0，用无菌纯水稀释到 1 000 mL。

2. 细胞裂解缓冲液（50 mmol/L Tris-HCl：50 mmol/L EDTA，pH 8.0 + 1 % 十二烷基肌氨酸钠，0.1 mg/mL 蛋白酶 K）

取 25 mL 1 mol/L Tris-HCl（pH 8.0）、50 mL 0.5 mol/L EDTA（pH 8.0）和 50 mL 10% 十二烷基肌氨酸钠溶液，用灭菌的纯水稀释到 500 mL，使用前每 5 mL CLB 加入 25 μL 蛋白酶 K 储存液（20 mg/mL），使其终浓度为 0.1 mg/mL。

3. 0.5×TBE 缓冲液

取 100 mL 10×TBE 缓冲液，用纯水稀释到 2 000 mL。

4. PFGE 琼脂糖

1）1 % PFGE 琼脂糖凝胶配制。

（1）称 0.25 g PFGE 琼脂糖于 250 mL 适宜的容器中。

（2）加入 25 mL TE 缓冲液，轻旋转容器以分散 PFGE 琼脂糖。

（3）微波炉加热 30 s，轻轻混合；每隔 10 s 重复一次，直到 PFGE 琼脂糖完全熔化。

（4）加入 20 % SDS 溶液，使 SDS 终浓度为 1 %。

（5）盖好瓶口，保温于 56 ℃水浴备用。

2）1 % PFGE 琼脂糖电泳凝胶配制。

（1）称 1.5 g PFGE 琼脂糖于 500mL 适宜的容器中。

（2）加入 150 mL 0.5×TBE 缓冲液，轻旋转容器以分散 PFGE 琼脂糖。

（3）微波炉加热 60 s，轻轻混合；每隔 15 s 重复一次，直到 PFGE 琼脂糖完全熔化。

（4）盖好瓶口，保温于 56 ℃水浴备用。

5. GelRed 凝胶核酸染液

取 150 μL 核酸染料溶于 500 mL 含有 0.1 mol/L NaCl 的缓冲液中，室温避光保存。

55.5.2 细菌培养

（1）从培养基上挑取一代单菌落培养物，划线接种于血平板培养基上，于 37 ℃培养 18 h。

（2）用同一个接种针穿刺于 2 mL 管中的相应的培养基，以保证必要时重复检测同一个克隆。

（3）同时接种标准菌株 CMCC(B)50983（H9812），划线接种于血平板培养基上，37 ℃培养 18 h。

55.5.3　制备菌悬液

（1）在试管（12 mm×75 mm，5 mL）或其他相当容量的试管上标记样品名称和空白对照；在 1.5 mL 微量离心管上标记好对应样品的名称。

（2）在试管中分别加入约 1 mL TE 缓冲液。

（3）用 TE 缓冲液湿润接种环或无菌棉签，从培养皿上刮取适量细菌，轻旋棉签使菌均匀悬浊于 TE 缓冲液中。操作中注意减少气溶胶的产生。

（4）通过加入 TE 缓冲液稀释或增加菌量提高浓度，使用比浊仪测量，调整细菌悬浊液浓度，使 OD 值为 4.0 ~ 4.5。

55.5.4　制备样品胶块

（1）在模具上标记好对应样品的名称。

（2）取 400 μL 的细菌悬浊液于相应的 1.5 mL 微量离心管中。

（3）加入 20 μL 蛋白酶 K（20 mg/mL），轻轻混匀。

（4）在微量离心管中加入与细胞悬浊液等量的 1 % PFGE 琼脂糖凝胶，用吸液器吸头轻轻地吹吸几次混匀，避免气泡产生。PFGE 琼脂糖凝胶要一直放在 56 ℃水浴箱中。

（5）将混合物加入模具相应加样孔，避免气泡产生，在室温下凝固 10 ~ 15 min。

55.5.5　蛋白酶 K 消化

（1）在 50 mL 的聚丙烯螺帽管上做好标记。

（2）配制 CLB/ 蛋白酶 K 混合液：每 5 mL CLB 加入 25 μL 蛋白酶 K（20 mg/mL），使其终浓度为 0.1 mg/mL，然后颠倒混匀。

（3）每个螺帽管加入 5 mL CLB/ 蛋白酶 K 混合液。

（4）把凝胶块移入相应螺帽管。

注意：切下的胶、模具、胶带、小铲等为污染物，需正确丢弃或消毒。制胶模具两部分、小铲和刀片可用70% 异丙醇或其他适用的消毒剂浸泡 15 min,然后清洗；丢弃式模具丢弃或用漂白剂消毒 30 ~ 60 min，然后清洗、重复使用。

（5）将螺帽管放在 54 ℃水浴摇床孵育 4 h，转速为 170 r/min。摇床中的水浴液面要高于试管内 CLB/ 蛋白酶 K 混合液的液面。

（6）将灭菌纯水和 TE 缓冲液放在 50 ℃水浴中预热备用。

55.5.6 清洗胶块

（1）调低水浴摇床的温度至 50 ℃。

（2）从水浴摇床中拿出螺帽管，盖上绿色滤帽，轻轻倒掉 CLB/ 蛋白酶 K 混合液。在实验台上轻磕管底使胶块落在管底。把管倒置在吸水纸上，使管内液体被尽量排除干净。

（3）每管中加入 15 mL 预热的灭菌纯水，确保胶块在液面下而不在管壁或盖子上，放回 50 ℃水浴摇床中孵育 15 min，转速为 150 r/min。

（4）倒掉管中的灭菌纯水，再次加入 15 mL 预热的灭菌纯水，放回 50 ℃水浴摇床中孵育 15 min，转速为 150 r/min。

（5）倒掉管中的灭菌纯水，加入 20 mL 预热的 TE 缓冲液，放回 50 ℃水浴摇床中孵育 20 min，转速为 150 r/min。

（6）倒掉管中的 TE 缓冲液，再次加入 20 mL 预热的 TE 缓冲液，放回 50 ℃水浴摇床中孵育 20 min，转速为 150 r/min。使用 TE 缓冲液清洗胶块共 3 次。

（7）倒掉管中的 TE 缓冲液，加入 10 mL TE 缓冲液，于 4 ℃冰箱保存过夜。

注意：操作中要确保胶块在液面下而不在管壁或盖子上。

55.5.7 酶切

（1）用限制性内切酶 *Spe* Ⅰ消化适当大小的样品胶块。在 1.5 mL 微量离心管上标记好相应的样品名称，在离心管上标记标准菌株 CMCC(B)50983（H9812）。

（2）酶切前的孵育。在每个 1.5 mL 微量离心管中加入 200 μL 酶切缓冲液。

（3）小心地用小铲从 TE 缓冲液中取出胶块，放在干净的培养皿上。

（4）用刀片切下 2 mm 宽的胶块，放入含 200 μL 酶切缓冲液的 1.5 mL 微量离心管中。确保胶块在液面下面，将剩余的胶块放回原来的 TE 缓冲液中。

（5）用类似的方法处理标准菌株 CMCC(B)50983（H9812）的胶块。标准菌株 CMCC(B)50983（H9812）的胶块始终用限制性内切酶 *Xba* Ⅰ酶切。

（6）将 1.5 mL 微量离心管置于室温孵育 10 min。

（7）在酶切缓冲液孵育的过程中，配制酶切液，混匀。内切酶的用量应该以限制性内切酶的单位为衡量指标。一个反应（胶块）加入 60 U 的限制性内切酶。

（8）用吸液器吸头吸出酶切缓冲液，避免损伤胶块。

（9）每管加入 200 μL 酶切液，在实验台上轻磕管子的底部，确保胶块在液面以下。

（10）铜绿假单胞菌和标准菌株均在 37 ℃水浴中孵育 3 h。

55.5.8 1％ PFGE 琼脂糖电泳凝胶的灌制

（1）取 5 mL 已配制的 1％ PFGE 琼脂糖电泳凝胶于 5 mL 管中，置于 56 ℃水浴中备用。

（2）调整梳子高度，使梳子齿与胶槽的底面相接触。用水平仪调整胶槽使其水平。

第二部分 重要细菌性疾病病原体标准化鉴定技术

（3）从 37 ℃水浴中取出胶块，平衡至室温。

（4）用吸液器吸头吸出酶切液，避免损伤或吸出胶块。

（5）每管加入 200 μL 0.5 × TBE 缓冲液，室温平衡 5 min。

（6）把梳子平放在胶槽上，把胶块加在梳子齿上。把标准菌株 CMCC(B)50983（H9812）加在第 1、5、10、15 个齿上（15 齿梳子）。可根据待测菌株数量适当调整标准菌株的用量，但最少要保证两侧均有标准菌株。

（7）用吸水纸的边缘吸去胶块附近多余的液体，在室温下静置约 5 min。

（8）把梳子放入胶槽，确保所有的胶块在一条线上，并且胶块与胶槽的底面相接触。从胶槽的下部中央缓慢地倒入 56 ℃平衡的 1 % PFGE 琼脂糖电泳凝胶。避免气泡的生成，如果有气泡则用吸液器吸头消除。在室温下凝固 30 min。

（9）梳子拔出后用 5 mL 的 1 % PFGE 琼脂糖电泳凝胶覆盖加样孔。

（10）记录加样顺序。

55.5.9　电泳

（1）确保电泳槽是水平的。如果不水平，调整槽底部的旋钮。不要触碰电极。

（2）加入 2 ~ 2.2 L 新配制的 0.5 × TBE 缓冲液，合上电泳槽盖。

（3）打开主机和泵的开关，确保泵设在 70（这时缓冲液的流速约 1 L/min），并且缓冲液在管道中正常循环。

（4）打开冷凝机，确保预设温度在 14 ℃。

（5）打开胶槽的旋钮，取出凝固好的胶，用吸水纸清除胶四周和底面多余的胶，把胶小心放入电泳槽，合上电泳槽盖。

（6）设置电泳参数，脉冲时间 5 ~ 15 s，9 h；电场角度 120°，电压 6 V/cm，14 ℃。

55.5.10　染色脱色

（1）电泳结束后，取出电泳凝胶，放在盛放 500 mL GelRed 凝胶核酸染液的托盘内，使用染脱色摇床缓慢转动染色 20 min。

（2）关闭冷凝机 20 min 后，放掉电泳槽中的 TBE 缓冲液，用 2 L 纯水清洗电泳槽，并倒掉液体。先关闭泵，再关闭主机。如果以后几天不使用电泳设备，用纯水冲洗管道 10 min，然后放掉电泳槽和管道中的水。再按顺序关闭泵和主机。

（3）以 500 mL 纯水脱色 30 min。

（4）用凝胶成像仪拍摄图像。如果背景干扰分析，可进一步脱色 30 min。

55.5.11　试验结果

将获取的图片导入 BioNumerics 软件进行分析。

55.6 多位点序列分型

55.6.1 基因组 DNA 提取

采用商品化基因组试剂盒提取基因组 DNA，按照说明书进行操作。

55.6.2 PCR 扩增

1. 引物设计及合成

PCR 扩增引物与测序引物一致，详见表 2-55-3。

表2-55-3　PCR扩增引物

基因名称	引物名称	序　列	产物大小
acsA	acsA-F	5′-ACCTGGTGTACGCCTCGCTGAC-3′	842 bp
	acsA-R	5′-GACATAGATGCCCTGCCCCTTGAT-3′	
aroE	aroE-F	5′-TGGGGCTATGACTGGAAACC-3′	825 bp
	aroE-R	5′-TAACCCGGTTTTGTGATTCCTACA-3′	
guaA	guaA-F	5′-CGGCCTCGACGTGTGGATGA-3′	940 bp
	guaA-R	5′-GAACGCCTGGCTGGTCTTGTGGTA-3′	
mutL	mutL-F	5′-CCAGATCGCCGCCGGTGAGGTG-3′	940 bp
	mutL-R	5′-CAGGGTGCCATAGAGGAAGTC-3′	
nuoD	nuoD-F	5′-ACCGCCACCCGTACTG-3′	1042 bp
	nuoD-R	5′-TCTCGCCCATCTTGACCA-3′	
ppsA	ppsA-F	5′-GGTCGCTCGGTCAAGGTAGTGG-3′	989 bp
	ppsA-R	5′-GGGTTCTCTTCTTCCGGCTCGTAG-3′	
trpE	trpE-F	5′-GCGGCCCAGGGTCGTGAG-3′	811 bp
	trpE-R	5′-CCCGGCGCTTGTTGATGGTT-3′	

2. PCR 反应液配制

PCR 反应体系见表 2-55-4，PCR 反应液配制也可根据需求进行调整。

表2-55-4　PCR反应体系

组　分	体　积	组　分	体　积
2×*Taq* DNA 聚合酶混合物	25 μL	下游引物（10 μmol/L）	1 μL
基因组 DNA	1 μL	ddH₂O	22 μL
上游引物（10 μmol/L）	1 μL		

3. PCR 反应

将 PCR 管放入基因扩增仪,设置 PCR 扩增条件(表 2-55-5)。PCR 扩增条件也可根据需求进行调整。

表2-55-5 PCR扩增条件

温　度	时　间	循　环　数
96℃	1 min	1
96℃	1 min	
55℃	1 min	30
72℃	1 min	
72℃	10 min	1

55.6.3　扩增片段电泳

取 PCR 产物 5 μL 于 1% 琼脂糖凝胶进行电泳,并获取图片。

55.6.4　扩增 DNA 片段测序

将 PCR 扩增产物进行 Sanger 测序,测序引物同 PCR 扩增引物,进行双向测序。

55.6.5　序列拼接及比对分析

使用软件将序列进行拼接。将序列拼接结果在 MLST 数据库进行比对,获取基因型和 ST 型。

55.6.6　试验结果

(1)记录 MLST 基因序列数据。
(2)记录基因型和 ST 型。

(王春娥　**编写**,徐潇、刘剑君　**审校**)

第56章

金黄色葡萄球菌

56.1 简介

金黄色葡萄球菌（*Staphylococcus aureus*）属于葡萄球菌科（Staphylococcaceae）葡萄球菌属（*Staphylococcus*），为革兰氏阳性球菌，菌体呈球形，直径为 0.5 ~ 1.0 μm，单个、成对和葡萄串状排列。无芽胞，无鞭毛。需氧或兼性厌氧，营养要求不高，在普通培养基上生长良好。金黄色葡萄球菌具有多种抗原，主要有葡萄球菌A蛋白、磷壁酸、肽聚糖等，在宿主体内可产生荚膜。主要的致病物质有凝固酶、葡萄球菌溶血素、杀白细胞素、肠毒素等。是一种重要的医院和社区感染相关的病原菌，可以引起化脓性炎症，如肺炎、中耳炎、脑膜炎等，是重要的院内感染病原菌之一。在《人间传染的病原微生物名录》中，金黄色葡萄球菌的危害程度属于第三类，大量细菌活动和样本检测应在 BSL-2 中操作。

56.2 形态学鉴定

56.2.1 培养特性

在 TSA 培养基上划线接种金黄色葡萄球菌，于 37 ℃条件下培养 18 ~ 24 h。观察培养后的菌落形态。典型的金黄色葡萄球菌菌落在 TSA 平板上生长良好，形成圆形、表面光滑、颜色为无色或者金黄色的菌落，无扩展生长特点（图 2-56-1）。本试验对照用参考菌株建议使用金黄色葡萄球菌 CMCC(B)26003。

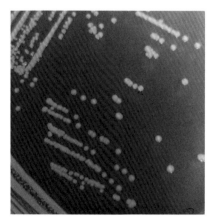

图 2-56-1　金黄色葡萄球菌 CMCC(B)26003 在 TSA 平板上的菌落形态

56.2.2 革兰氏染色

操作步骤参见第二部分第 41 章革兰氏染色内容。本试验对照用参考菌株建议使用金黄色葡萄球菌 CMCC(B)26003。金黄色葡萄球菌在镜下应为紫色的革兰氏阳性球菌，菌体呈球形，单个、成对和葡萄串状排列（图 2-56-2）。

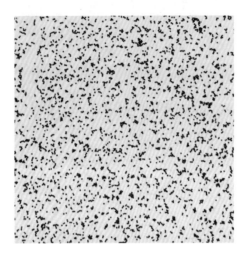

图 2-56-2 　金黄色葡萄球菌 CMCC(B)26003 的革兰氏染色形态

56.3 生化鉴定

（1）使用 TSA 平板培养金黄色葡萄球菌，于 37 ℃条件下培养 18 ~ 24 h。

（2）选取第二代培养物，进行生化鉴定。

（3）可选择商品化的生化鉴定试剂条，或全自动细菌生化鉴定系统进行生化鉴定，具体操作见说明书。

（4）对于需要附加试验的菌株，可按照相应的附加试验生化鉴定试剂说明书进行附加试验。

（5）本试验对照用参考菌株建议使用金黄色葡萄球菌 CMCC(B)26003。

56.4 分子生物学鉴定

分子生物学鉴定采用 16S rRNA 基因序列分析方法。

56.4.1 基因组 DNA 提取

采用商品化基因组试剂盒提取基因组 DNA，按照说明书进行操作。

56.4.2 PCR 扩增

1. 引物设计

使用通用引物 27F 和 1492R 进行 PCR 扩增。

2. PCR 反应液配制

PCR 反应体系见表 2-56-1，PCR 反应液配制也可根据需求进行调整。

表2-56-1 PCR反应体系

组 分	体 积	组 分	体 积
2 × *Taq* DNA 聚合酶混合物	25 μL	下游引物 1492R（10 μmol/L）	1 μL
基因组 DNA	1 μL	ddH$_2$O	22 μL
上游引物 27F（10 μmol/L）	1 μL		

3. PCR 反应

将 PCR 管放入基因扩增仪，设置 PCR 扩增条件（表 2-56-2）。PCR 扩增条件也可根据需求进行调整。

表2-56-2 PCR扩增条件

温 度	时 间	循 环 数
95℃	5 min	1
95℃	30 s	
55℃	30 s	30
72℃	90 s	
72℃	10 min	1

56.4.3 扩增片段电泳

进行琼脂糖凝胶电泳，使用凝胶成像分析仪进行图像采集。

56.4.4 扩增片段测序

将 PCR 扩增产物进行 Sanger 测序，测序引物为 PCR 扩增通用引物 27F 和 1492R，进行双向测序。

56.4.5 序列拼接及比对分析

使用软件进行序列拼接。将序列拼接结果于公共数据库中进行比对，同时与已发表的相同种属的模式菌株进行同源性分析。

56.4.6 试验结果

（1）记录 16S rRNA 基因序列数据。

（2）记录序列比对结果。

56.4.7　参考菌株

本试验对照用参考菌株建议使用金黄色葡萄球菌 CMCC(B)26003（GenBank Accession No. MK341721）。

56.5　脉冲场凝胶电泳

56.5.1　试剂配制

1. TE 缓冲液（10 mmol/L Tris-HCL∶1 mmol/L EDTA，pH 8.0）

取 10 mL 1 mol/L Tris-HCL, pH 8.0 和 2 mL 0.5 mol/L EDTA, pH 8.0，用无菌纯水稀释到 1 000 mL。

2. 细胞裂解缓冲液（50 mmol/L Tris-HCl∶50 mmol/L EDTA, pH 8.0 + 1 % 十二烷基肌氨酸钠，0.1 mg/mL 蛋白酶 K）

取 25 mL 1 mol/L Tris-HCl（pH 8.0）、50 mL 0.5 mol/L EDTA（pH 8.0）和 50 mL 10% 十二烷基肌氨酸钠溶液，用灭菌的纯水稀释到 500 mL，使用前每 5 mL CLB 加入 25 μL 蛋白酶 K 储存液（20 mg/mL），使其终浓度为 0.1 mg/mL。

3. 0.5×TBE 缓冲液

取 100 mL 10×TBE 缓冲液，用纯水稀释到 2 000 mL。

4. PFGE 琼脂糖

1）1 % PFGE 琼脂糖凝胶配制。

（1）称 0.25 g PFGE 琼脂糖于 250 mL 适宜的容器中。

（2）加入 25 mL TE 缓冲液，轻旋转容器以分散 PFGE 琼脂糖。

（3）微波炉加热 30 s，轻轻混合；每隔 10 s 重复一次，直到 PFGE 琼脂糖完全熔化。

（4）加入 20 % SDS 溶液，使 SDS 终浓度为 1 %。

（5）盖好瓶口，保温于 56 ℃水浴备用。

2）1 % PFGE 琼脂糖电泳凝胶配制。

（1）称 1.5 g PFGE 琼脂糖于 500 mL 适宜的容器中。

（2）加入 150 mL 0.5×TBE 缓冲液，轻旋转容器以分散 PFGE 琼脂糖。

（3）微波炉加热 60 s，轻轻混合；每隔 15 s 重复一次，直到 PFGE 琼脂糖完全熔化。

（4）盖好瓶口，保温于 56 ℃水浴备用。

5. GelRed 凝胶核酸染液

取 150 μL GelRed 核酸染料溶于 500 mL 含有 0.1 mol/L NaCl 的缓冲液中，室温避光保存。

56.5.2　细菌培养

（1）从培养基上挑取一代单菌落培养物，划线接种于血平板培养基上，于 37 ℃培养 18 h。

（2）用同一个接种针穿刺于 2 mL 管中的相应的培养基，以保证必要时重复检测同一个克隆。

（3）同时接种标准菌株 CMCC(B)50983（H9812），划线接种于血平板培养基上，37 ℃培养 18 h。

56.5.3　制备菌悬液

（1）在试管（12 mm×75 mm，5 mL）或其他相当容量的试管上标记样品名称和空白对照；在 1.5 mL 微量离心管上标记好对应样品的名称。

（2）在试管中分别加入 1 mL TE 缓冲液。

（3）用 TE 缓冲液湿润接种环或无菌棉签，从培养皿上刮取适量细菌，轻旋棉签使菌均匀悬浊于 TE 缓冲液中。操作中注意减少气溶胶的产生。

（4）通过加入 TE 缓冲液稀释或增加菌量提高浓度，使用比浊仪测量，调整细菌悬浊液浓度，使 OD 值为 5.5 ~ 6.5。

（5）溶葡萄球菌酶裂解：取 500 μL 的细菌悬浊液，加 1 mg/mL 的溶葡萄球菌酶 6 μL。置于 37 ℃水浴中孵育 15 min。

56.5.4　制备样品胶块

（1）在模具上标记好对应样品的名称。

（2）取 400 μL 的上述经溶葡萄球菌酶裂解的细菌悬浊液于相应的 1.5mL 微量离心管中。

（3）在微量离心管中每管加入 20 μL 蛋白酶 K（20 mg/mL），轻轻混匀，使其终浓度为 0.5 mg/mL。

（4）在微量离心管中加入与细胞悬浊液等量的 1 % PFGE 琼脂糖凝胶，用吸液器吸头轻轻地吸吹几次混匀，避免气泡产生。PFGE 琼脂糖凝胶要一直放在 56 ℃水浴箱中。

（5）将混合物加入模具相应加样孔，避免气泡产生，在室温下凝固 10 ~ 15 min。

56.5.5　蛋白酶 K 消化

（1）在 50 mL 的聚丙烯螺帽管上做好标记。

（2）配制 CLB/ 蛋白酶 K 混合液：每 5 mL CLB 加入 25 μL 蛋白酶 K（20 mg/mL），使其终浓度为 0.1 mg/mL，然后颠倒混匀。

（3）每个螺帽管加入 5 mL CLB/ 蛋白酶 K 混合液。

（4）把凝胶块移入相应螺帽管。

注意：切下的胶、模具、胶带、小铲等为污染物，需正确丢弃或消毒。制胶模具两部分、小铲和刀片可用 70 % 异丙醇或其他适用的消毒剂浸泡 15 min, 然后清洗；丢弃式模具丢弃或用漂白剂消毒 30 ~ 60 min,

然后清洗、重复使用。

（5）将螺帽管放在 54 ℃水浴摇床孵育 4 h，转速为 170 r/min。摇床中的水浴液面要高于试管内 CLB/蛋白酶 K 混合液的液面。

（6）将灭菌纯水和 TE 缓冲液放在 50 ℃水浴中预热备用。

56.5.6　清洗胶块

（1）调低水浴摇床的温度至 50 ℃。

（2）从水浴摇床中拿出螺帽管，盖上绿色滤帽，轻轻倒掉 CLB/ 蛋白酶 K 混合液。在实验台上轻磕管底使胶块落至管底。把管倒置在吸水纸上，使管内液体被尽量排除干净。

（3）每管中加入 15 mL 预热的灭菌纯水，确保胶块在液面下而不在管壁或盖子上，放回 50 ℃水浴摇床中孵育 15 min，转速为 150 r/min。

（4）倒掉管中的灭菌纯水，再次加入 15 mL 预热的灭菌纯水，放回 50 ℃水浴摇床中孵育 15 min，转速为 150 r/min。

（5）倒掉管中的灭菌纯水，加入 20 mL 预热的 TE 缓冲液，放回 50 ℃水浴摇床中孵育 20 min，转速为 150 r/min。

（6）倒掉管中的 TE 缓冲液，再次加入 20 mL 预热的 TE 缓冲液，放回 50 ℃水浴摇床中孵育 20 min，转速为 150 r/min。使用 TE 缓冲液清洗胶块共 3 次。

（7）倒掉管中的 TE 缓冲液，加入 10 mL TE 缓冲液，于 4 ℃冰箱保存过夜。

注意：操作中要确保胶块在液面下而不在管壁或盖子上。

56.5.7　酶切

（1）用限制性内切酶 *Sma* Ⅰ消化适当大小的样品胶块。在 1.5 mL 微量离心管上标记好相应的样品名称，在离心管上标记标准菌株 CMCC(B)50983（H9812）。

（2）酶切前的孵育：在每个 1.5 mL 微量离心管中加入 200 μL 酶切缓冲液。

（3）小心地用小铲从 TE 缓冲液中取出胶块，放在干净的培养皿上。

（4）用刀片切下 2 mm 宽的胶块，放入含 200 μL 酶切缓冲液的 1.5 mL 微量离心管中。确保胶块在液面下面，将剩余的胶块放回原来的 TE 缓冲液中。

（5）用类似的方法处理标准菌株 CMCC(B)50983（H9812）的胶块。标准菌株 CMCC(B)50983（H9812）的胶块始终用限制性内切酶 *Xba* Ⅰ酶切。

（6）将 1.5 mL 微量离心管置于室温孵育 10 min。

（7）在酶切缓冲液孵育的过程中，配制酶切液，混匀。内切酶的用量应该以限制性内切酶的单位为衡量指标。一个反应（胶块）加入 60 U 的限制性内切酶。

（8）用吸液器吸头吸出酶切缓冲液，避免损伤胶块。

（9）每管加入 200 μL 酶切液，在实验台上轻磕管子的底部，确保胶块在液面以下。

（10）金黄色葡萄球菌在 25 ℃水浴或金属浴中孵育，标准菌株 CMCC(B)50983（H9812）在 37 ℃水浴中孵育，孵育 4 h。

56.5.8　1 % PFGE 琼脂糖电泳凝胶的灌制

（1）取 5 mL 已配制的 1 % PFGE 琼脂糖电泳凝胶于 5 mL 管中，置于 56 ℃水浴中备用。

（2）调整梳子高度，使梳子齿与胶槽的底面相接触。用水平仪调整胶槽使其水平。

（3）分别从 25 ℃水浴（或金属浴）和 37 ℃水浴中取出胶块，平衡到室温。

（4）用吸液器吸头吸出酶切液，避免损伤或吸出胶块。

（5）每管加入 200 μL 0.5 × TBE 缓冲液，室温平衡 5 min。

（6）把梳子平放在胶槽上，把胶块加在梳子齿上。把标准菌株 CMCC(B)50983（H9812）加在第 1、5、10、15 个齿上（15 齿梳子）。可根据待测菌株数量适当调整标准菌株的用量，但最少要保证两侧均有标准菌株。

（7）用吸水纸的边缘吸去胶块附近多余的液体，室温下静置约 5 min。

（8）把梳子放入胶槽，确保所有的胶块在一条线上，并且胶块与胶槽的底面相接触。从胶槽的下部中央缓慢地倒入 56 ℃平衡的 1 % PFGE 琼脂糖电泳凝胶。避免气泡的生成，如果有气泡则用吸液器吸头消除。在室温下凝固 30 min。

（9）梳子拔出后用 5 mL 的 1 % PFGE 琼脂糖电泳凝胶覆盖加样孔。

（10）记录加样顺序。

56.5.9　电泳

（1）确保电泳槽是水平的。如果不水平，调整槽底部的旋钮。不要触碰电极。

（2）加入 2 ~ 2.2 L 新配制的 0.5 × TBE 缓冲液，合上电泳槽盖。

（3）打开主机和泵的开关，确保泵设在 70（这时缓冲液的流速约 1 L/min），并且缓冲液在管道中正常循环。

（4）打开冷凝机，确保预设温度在 14 ℃。

（5）打开胶槽的旋钮，取出凝固好的胶，用吸水纸清除胶四周和底面多余的胶，把胶小心放入电泳槽，合上电泳槽盖。

（6）设置电泳参数，脉冲时间 1 ~ 30 s，电场角度 120°，电压 6 V/cm，14 ℃，22 h。

56.5.10　染色脱色

（1）电泳结束后，取出电泳凝胶，放在盛放 500 mL GelRed 凝胶核酸染液的托盘内，使用染脱色摇床缓慢转动染色 20 min。

（2）关闭冷凝机 20 min 后，放掉电泳槽中的 TBE 缓冲液，用 2 L 纯水清洗电泳槽，并倒掉液体。先关闭泵，再关闭主机。如果以后几天不使用电泳设备，用纯水冲洗管道 10 min，然后放掉电泳槽和管道中的水，再按顺序关闭泵和主机。

（3）以 500 mL 纯水脱色 30 min。

（4）用凝胶成像仪拍摄图像。如果背景干扰分析，可进一步脱色 30 min。

56.5.11　试验结果

将获取的图片导入 BioNumerics 软件进行分析。

56.6　多位点序列分型

56.6.1　基因组 DNA 提取

采用商品化基因组试剂盒提取基因组 DNA，按照说明书进行操作。

56.6.2　PCR 扩增

1. 引物设计及合成
MLST 扩增引物与测序引物一致，详见表 2-56-3。

表2-56-3　MLST扩增引物

基因名称	引物名称	序　　　列
arcC	arcC-Up	5′-TTGATTCACCAGCGCGTATTGTC-3′
	arcC-Dn	5′-AGGTATCTGCTTCAATCAGCG-3′
aroE	aroE-Up	5′-ATCGGAAATCCTATTTCACATTC-3′
	aroE-Dn	5′-GGTGTTGTATTAATAACGATATC-3′
glpF	glpF-Up	5′-CTAGGAACTGCAATCTTAATCC-3′
	glpF-Dn	5′-TGGTAAAATCGCATGTCCAATTC-3′
gmk	gmk-Up	5′-ATCGTTTTATCGGGACCATC-3′
	gmk-Dn	5′-TCATTAACTACAACGTAATCGTA-3′
pta	pta-Up	5′-GTTAAAATCGTATTACCTGAAGG-3′
	pta-Dn	5′-GACCCTTTTGTTGAAAAGCTTAA-3′
tpi	tpi-Up	5′-TCGTTCATTCTGAACGTCGTGAA-3′
	tpi-Dn	5′-TTTGCACCTTCTAACAATTGTAC-3′
yqi	yqiL-Up	5′-CAGCATACAGGACACCTATTGGC-3′
	yqiL-Dn	5′-CGTTGAGGAATCGATACTGGAAC-3′

2. PCR 反应液配制
PCR 反应体系见表 2-56-4，PCR 反应液配制也可根据需求进行调整。

表2-56-4　PCR反应体系

组　分	体　积	组　分	体　积
2 × *Taq* DNA 聚合酶混合物	25 μL	下游引物（10 μmol/L）	1 μL
基因组 DNA	1 μL	ddH$_2$O	22 μL
上游引物（10 μmol/L）	1 μL		

3. PCR 反应

将 PCR 管放入基因扩增仪，设置 PCR 扩增条件（表2-56-5）。PCR 扩增条件也可根据需求进行调整。

表2-56-5　PCR扩增条件

温　度	时　间	循　环　数
95℃	5 min	1
95℃	60 s	
55℃	30 s	30
72℃	1 min	
72℃	5 min	1

56.6.3　扩增片段电泳

取 PCR 产物 5 μL 于 1% 琼脂糖凝胶进行电泳，并获取图片。

56.6.4　扩增 DNA 片段测序

将电泳后剩余的 PCR 产物进行 Sanger 测序，测序引物同扩增引物，双向测序。

56.6.5　序列拼接及比对分析

使用软件将序列进行拼接。将序列拼接结果在 MLST 数据库进行比对，获取基因型和 ST 型。

56.6.6　试验结果

（1）记录 MLST 基因序列数据。
（2）记录基因型和 ST 型。

（王春娥　**编写**，徐潇、刘剑君　**审校**）

第57章

酿脓链球菌

57.1 简介

　　酿脓链球菌（*Streptococcus pyogenes*）又称为 A 族链球菌，属于链球菌科（Streptococcaceae）链球菌属（*Streptococcus*），为革兰氏阳性球菌，菌体呈球形或卵圆形，直径为 0.6 ~ 1.0 μm，无芽胞，无鞭毛，培养早期可形成透明质酸荚膜。需氧或兼性厌氧，营养要求较高，在普通培养基上生长不良。抗原主要有核蛋白抗原（P 抗原）、多糖抗原（C 抗原）、蛋白质抗原（表面抗原）。其致病物质包括某些菌体成分、外毒素和侵袭性酶类，如脂磷壁酸、F 蛋白、M 蛋白、致热外毒素和透明质酸酶等。人类是其唯一自然宿主，在健康人群中，该菌的携带率为 5% ~ 15%，但只有当人体免疫功能低下或外伤感染时才会致病。该菌致病感染广泛，包括非侵袭性疾病如咽炎、猩红热和脓疱病以及侵袭性疾病如风湿热、肾小球肾炎等。在《人间传染的病原微生物名录》中，酿脓链球菌的危害程度属于第三类，大量细菌活动和样本检测应在 BSL-2 中操作。

57.2 形态学鉴定

57.2.1 培养特性

　　在血平板上划线接种酿脓链球菌，于 37 ℃条件下培养 18 ~ 24 h。观察培养后的菌落形态。典型的酿脓链球菌菌落在血平板上生长良好，形成灰白色、表面光滑、圆形、凸起、边缘整齐的菌落，菌落周围形成透明的溶血环（图 2-57-1）。本试验对照用参考菌株建议使用酿脓链球菌 CMCC(B)32210。

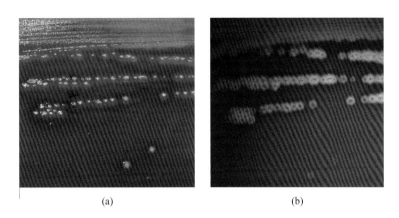

(a)　　　　　　　　　　　(b)

图 2-57-1　酿脓链球菌 CMCC(B)32210 在血平板上的菌落形态

57.2.2　革兰氏染色

操作步骤参见第二部分第 41 章革兰氏染色内容。本试验对照用参考菌株建议使用酿脓链球菌 CMCC(B)32210。酿脓链球菌在镜下应为紫色的革兰氏阳性球菌，菌体呈球形或卵圆形，常排成链状，链的长短不一（图 2-57-2）。

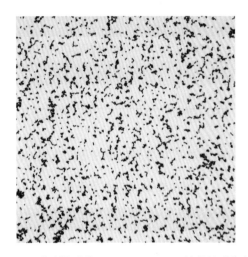

图 2-57-2　酿脓链球菌 CMCC(B)32210 的革兰氏染色形态

◢ 57.3　生化鉴定

（1）使用血平板培养酿脓链球菌，于 37 ℃ 条件下培养 18 ~ 24 h。

（2）选取第二代培养物，进行生化鉴定。

（3）可选择商品化的生化鉴定试剂条，或全自动细菌生化鉴定系统进行生化鉴定，具体操作见说明书。

（4）对于需要附加试验的菌株，可按照相应的附加试验生化鉴定试剂说明书进行附加试验。

（5）本试验对照用参考菌株建议使用酿脓链球菌 CMCC(B)32210。

第二部分　重要细菌性疾病病原体标准化鉴定技术

57.4 分子生物学鉴定

分子生物学鉴定采用 16S rRNA 基因序列分析方法。

57.4.1 基因组 DNA 提取

采用商品化基因组试剂盒提取基因组 DNA，按照说明书进行操作。

57.4.2 PCR 扩增

1. 引物设计

使用通用引物 27F 和 1492R 进行 PCR 扩增。

2. PCR 反应液配制

PCR 反应体系见表 2-57-1，PCR 反应液配制也可根据需求进行调整。

表2-57-1　PCR反应体系

组　分	体　积	组　分	体　积
2 × *Taq* DNA 聚合酶混合物	25 μL	下游引物 1492R（10 μmol/L）	1 μL
基因组 DNA	1 μL	ddH$_2$O	22 μL
上游引物 27F（10 μmol/L）	1 μL		

3. PCR 反应

将 PCR 管放入基因扩增仪，设置 PCR 扩增条件（表 2-57-2）。PCR 扩增条件也可根据需求进行调整。

表2-57-2　PCR扩增条件

温　度	时　间	循　环　数
95℃	5 min	1
95℃	30 s	
55℃	30 s	30
72℃	90 s	
72℃	10 min	1

57.4.3 扩增片段电泳

进行琼脂糖凝胶电泳，使用凝胶成像分析仪进行图像采集。

57.4.4 扩增片段测序

将 PCR 扩增产物进行 Sanger 测序，测序引物为 PCR 扩增通用引物 27F 和 1492R，进行双向测序。

57.4.5 序列拼接及比对分析

使用软件进行序列拼接。将序列拼接结果于公共数据库中进行比对，同时与已发表的相同种属的模式菌株进行同源性分析。

57.4.6 试验结果

（1）记录 16S rRNA 基因序列数据。

（2）记录序列比对结果。

57.4.7 参考菌株

本试验对照用参考菌株建议使用酿脓链球菌 CMCC(B)32210（GenBank Accession No. MK341735）。

◢ 57.5 脉冲场凝胶电泳

57.5.1 试剂配制

1. TE 缓冲液（10 mmol/L Tris-HCL：1 mmol/L EDTA，pH 8.0）

取 10 mL 1 mol/L Tris-HCl, pH 8.0 和 2 mL 0.5 mol/L EDTA, pH 8.0，用无菌纯水稀释到 1 000 mL。

2. 细胞裂解缓冲液（50 mmol/L Tris-HCl：50 mmol/L EDTA, pH 8.0 + 1 % 十二烷基肌氨酸钠，0.1 mg/mL 蛋白酶 K）

取 25 mL 1 mol/L Tris-HCl（pH 8.0）、50 mL 0.5 mol/L EDTA（pH 8.0）和 50 mL 10% 十二烷基肌氨酸钠溶液，用灭菌的纯水稀释到 500 mL，使用前每 5 mL CLB 加入 25 μL 蛋白酶 K 储存液（20 mg/mL），使其终浓度为 0.1 mg/mL。

3. 0.5 × TBE 缓冲液

取 100 mL 10 × TBE 缓冲液，用纯水稀释到 2 000 mL。

4. PFGE 琼脂糖

1）1 % PFGE 琼脂糖凝胶配制。

（1）称 0.25 g PFGE 琼脂糖于 250 mL 适宜的容器中。

（2）加入 25 mL TE 缓冲液，轻旋转容器以分散 PFGE 琼脂糖。

（3）微波炉加热 30 s，轻轻混合；每隔 10 s 重复一次，直到 PFGE 琼脂糖完全熔化。

（4）加入 20 % SDS 溶液，使 SDS 终浓度为 1 %。

（5）盖好瓶口，保温于 56 ℃水浴备用。

2）1 % PFGE 琼脂糖电泳凝胶配制。

（1）称 1.5 g PFGE 琼脂糖于 500mL 适宜的容器中。

（2）加入 150 mL 0.5 × TBE 缓冲液，轻旋转容器以分散 PFGE 琼脂糖。

（3）微波炉加热 60 s，轻轻混合；每隔 15 s 重复一次，直到 PFGE 琼脂糖完全熔化。

（4）盖好瓶口，保温于 56 ℃水浴备用。

5. GelRed 凝胶核酸染液

取 150 μL GelRed 核酸染料溶于 500 mL 含有 0.1 mol/L NaCl 的缓冲液中，室温避光保存。

57.5.2 细菌培养

（1）从培养基上挑取一代单菌落培养物，划线接种于血平板培养基上，于 37 ℃培养 18 h。

（2）用同一个接种针穿刺于 2 mL 管中的相应的培养基，以保证必要时重复检测同一个克隆。

（3）同时接种标准菌株 CMCC(B)50983（H9812），划线接种于血平板培养基上，37 ℃培养 18 h。

57.5.3 制备菌悬液

（1）在试管（12 mm × 75 mm，5 mL）或其他相当容量的试管上标记样品名称和空白对照；在 1.5 mL 微量离心管上标记好对应样品的名称。

（2）在试管中分别加入 1 mL TE 缓冲液。

（3）用 TE 缓冲液湿润接种环或无菌棉签，从培养皿上刮取适量细菌，轻旋棉签使菌均匀悬浊于 TE 缓冲液中。操作中注意减少气溶胶的产生。

（4）通过加入 TE 缓冲液稀释或增加菌量提高浓度，使用比浊仪测量，调整细菌悬浊液浓度，使 *OD* 值为 6.7 ~ 7.5。

（5）溶菌酶裂解：取 480 μL 的细菌悬浊液，加入 100 mg/mL 的溶菌酶 12 μL。置于 37 ℃水浴中孵育 15 min。

57.5.4 制备样品胶块

（1）在模具上标记好对应样品的名称。

（2）取 400 μL 上述经溶菌酶裂解的细菌悬浊液于相应的 1.5mL 微量离心管中。

（3）在微量离心管中每管加入 20 μL 蛋白酶 K（20 mg/mL），轻轻混匀，使其终浓度为 0.5 mg/mL。

（4）在微量离心管中加入与细胞悬浊液等量的 1 % PFGE 琼脂糖凝胶，用吸液器吸头轻轻地吸吹几次混匀，避免气泡产生。PFGE 琼脂糖凝胶要一直放在 56 ℃水浴箱中。

（5）将混合物加入模具相应加样孔，避免气泡产生，在室温下凝固 10 ~ 15 min。

57.5.5 蛋白酶 K 消化

（1）在 50 mL 的聚丙烯螺帽管上做好标记。

（2）配制 CLB/ 蛋白酶 K 混合液：每 5 mL CLB 加入 25 μL 蛋白酶 K（20 mg/mL），使其终浓度为 0.1 mg/mL，然后颠倒混匀。

（3）每个螺帽管加入 5 mL CLB/ 蛋白酶 K 混合液。

（4）把凝胶块移入相应螺帽管。

注意：切下的胶、模具、胶带、小铲等为污染物，需正确丢弃或消毒。制胶模具两部分、小铲和刀片可用 70% 异丙醇或其他适用的消毒剂浸泡 15 min，然后清洗；丢弃式模具丢弃或用漂白剂消毒 30 ~ 60 min，然后清洗、重复使用。

（5）将螺帽管放在 54 ℃水浴摇床孵育 4 h，转速为 170 r/min。摇床中的水浴液面要高于试管内 CLB/ 蛋白酶 K 混合液的液面。

（6）将灭菌纯水和 TE 缓冲液放在 50 ℃水浴中预热备用。

57.5.6　清洗胶块

（1）调低水浴摇床的温度至 50 ℃。

（2）从水浴摇床中拿出螺帽管，盖上绿色滤帽，轻轻倒掉 CLB/ 蛋白酶 K 混合液。在实验台上轻磕管底使胶块落至管底。把管倒置在吸水纸上，使管内液体被尽量排除干净。

（3）每管中加入 15 mL 预热的灭菌纯水，确保胶块在液面下而不在管壁或盖子上，放回 50 ℃水浴摇床中孵育 15 min，转速为 150 r/min。

（4）倒掉管中的灭菌纯水，再次加入 15 mL 预热的灭菌纯水，放回 50 ℃水浴摇床中孵育 15 min，转速为 150 r/min。

（5）倒掉管中的灭菌纯水，加入 20 mL 预热的 TE 缓冲液，放回 50 ℃水浴摇床中孵育 20 min，转速为 150 r/min。

（6）倒掉管中的 TE 缓冲液，再次加入 20 mL 预热的 TE 缓冲液，放回 50 ℃水浴摇床中孵育 20 min，转速为 150 r/min。使用 TE 缓冲液清洗胶块共 3 次。

（7）倒掉管中的 TE 缓冲液，加入 10 mL TE 缓冲液，于 4 ℃冰箱保存过夜。

注意：操作中要确保胶块在液面下而不在管壁或盖子上。

57.5.7　酶切

（1）用限制性内切酶 *Apa* I 消化适当大小的样品胶块。在 1.5 mL 微量离心管上标记好相应的样品名称，在离心管上标记标准菌株 CMCC(B)50983（H9812）。

（2）酶切前的孵育：在每个 1.5 mL 微量离心管中加入 200 μL 酶切缓冲液。

（3）小心地用小铲从 TE 缓冲液中取出胶块，放在干净的培养皿上。

（4）用刀片切下 2 mm 宽的胶块，放入含 200 μL 酶切缓冲液的 1.5 mL 微量离心管中。确保胶块在液面下面，将剩余的胶块放回原来的 TE 缓冲液中。

（5）用类似的方法处理标准菌株 CMCC(B)50983（H9812）的胶块。标准菌株 CMCC(B)50983（H9812）的胶块始终用限制性内切酶 *Xba* I 酶切。

（6）将 1.5 mL 微量离心管置于室温孵育 10 min。

（7）在酶切缓冲液孵育的过程中，配制酶切液，混匀。内切酶的用量应该以限制性内切酶的单位为衡量指标。一个反应（胶块）加入 60 U 的限制性内切酶。

（8）用吸液器吸头吸出酶切缓冲液，避免损伤胶块。

（9）每管加入 200 μL 酶切液，在实验台上轻磕管子的底部，确保胶块在液面以下。

（10）酿脓链球菌在 25 ℃水浴（或金属浴）中孵育，标准菌株在 37 ℃水浴中孵育，均孵育 3 h。

57.5.8　1％PFGE 琼脂糖电泳凝胶的灌制

（1）取 5 mL 已配制的 1％PFGE 琼脂糖电泳凝胶于 5 mL 管中，放在 56 ℃水浴备用。

（2）调整梳子高度，使梳子齿与胶槽的底面相接触。用水平仪调整胶槽使其水平。

（3）分别从 25 ℃水浴（或金属浴）和 37 ℃水浴中取出胶块，平衡至室温。

（4）用吸液器吸头吸出酶切液，避免损伤或吸出胶块。

（5）每管加入 200 μL 0.5×TBE 缓冲液，室温平衡 5 min。

（6）把梳子平放在胶槽上，把胶块加在梳子齿上。把标准菌株 CMCC(B)50983（H9812）加在第 1、5、10、15 个齿上（15 齿梳子）。可根据待测菌株数量适当调整标准菌株的用量，但最少要保证两侧均有标准菌株。

（7）用吸水纸的边缘吸去胶块附近多余的液体，室温下静置约 5 min。

（8）把梳子放入胶槽，确保所有的胶块在一条线上，并且胶块与胶槽的底面相接触。从胶槽的下部中央缓慢地倒入 56 ℃平衡的 1％PFGE 琼脂糖电泳凝胶。避免气泡的生成，如果有气泡则用吸液器吸头消除。在室温下凝固 30 min。

（9）梳子拔出后用 5 mL 的 1％PFGE 琼脂糖电泳凝胶覆盖加样孔。

（10）记录加样顺序。

57.5.9　电泳

（1）确保电泳槽是水平的。如果不水平，调整槽底部的旋钮。不要触碰电极。

（2）加入 2～2.2 L 新配制的 0.5×TBE 缓冲液，合上电泳槽盖。

（3）打开主机和泵的开关，确保泵设在 70（这时缓冲液的流速约 1 L/min），并且缓冲液在管道中正常循环。

（4）打开冷凝机，确保预设温度在 14 ℃。

（5）打开胶槽的旋钮，取出凝固好的胶，用吸水纸清除胶四周和底面多余的胶，把胶小心放入电泳槽，合上电泳槽盖。

（6）设置电泳参数，脉冲时间 1～20 s，电场角度 120°，电压 6 V/cm，14 ℃，20 h。

57.5.10　染色脱色

（1）电泳结束后，取出电泳凝胶，放在盛放 500 mL GelRed 凝胶核酸染液的托盘内，使用染脱色摇床缓慢转动染色 20 min。

（2）关闭冷凝机 20 min 后，放掉电泳槽中的 TBE 缓冲液，用 2 L 纯水清洗电泳槽，并倒掉液体。先关闭泵，再关闭主机。如果以后几天不使用电泳设备，用纯水冲洗管道 10 min，然后放掉电泳槽和管道中的水，再按顺序关闭泵和主机。

（3）以 500 mL 纯水脱色 30 min。

（4）用凝胶成像仪拍摄图像。如果背景干扰分析，可进一步脱色 30 min。

57.5.11 试验结果

将获取的图片导入 BioNumerics 软件进行分析。

57.6 多位点序列分型

57.6.1 基因组 DNA 提取

采用商品化基因组试剂盒提取基因组 DNA，按照说明书进行操作。

57.6.2 PCR 扩增

1. 引物设计及合成

多位点序列分型扩增引物与测序引物一致，详见表 2-57-3。

表2-57-3　多位点序列分型扩增引物

基 因 名 称	序 列	产物大小
gki	5′-GGCATTGGAATGGGATCACC-3′ 5′-TCTCCTGCTGCTGACAC-3′	498 bp
gtr	5′-GAGGTTGTGGTGATTATTGG-3′ 5′-GCAAAGCCCATTTCATGAGTC-3′	450 bp
murI	5′-TGCTGACTCAAAATGTTAAAATGATTG-3′ 5′-GATGATAATTCACCGTTAATGTCAAAATAG-3′	438 bp
mutS	5′-GAAGAGTCATCTAGTTTAGAATACGAT-3′ 5′-AGAGAGTTGTCACTTGCGCGTTTGATTGCT-3′	405 bp
recP	5′-GCAAATTCTGGACACCCAGG-3′ 5′-CTTTCACAAGGATATGTTGCC-3′	459 bp
xpt	5′-TTACTTGAAGAACGCATCTTA-3′ 5′-ATGAGGTCACTTCAATGCCC-3′	450 bp
yqiL	5′-TGCAACAGTATGGACTGACCAGAGAACAAGATGC-3′ 5′-CAAGGTCTCGTGAAACCGCTAAAGCCTGAG-3′	434 bp

第二部分　重要细菌性疾病病原体标准化鉴定技术

2. PCR 反应液配制

PCR 反应体系见表 2-57-4，PCR 反应液配制也可根据需求进行调整。

表2-57-4　PCR反应体系

组　分	体　积	组　分	体　积
2 × *Taq* DNA 聚合酶混合物	25 μL	下游引物（10 μmol/L）	1 μL
基因组 DNA	1 μL	ddH₂O	22 μL
上游引物（10 μmol/L）	1 μL		

3. PCR 反应

将 PCR 管放入基因扩增仪，设置 PCR 扩增条件（表 2-57-5）。PCR 扩增条件也可根据需求进行调整。

表2-57-5　PCR扩增条件

温　度	时　间	循　环　数
95℃	5 min	1
95℃	1 min	
55℃	1 min	28
72℃	1 min	
72℃	5 min	1

57.6.3　扩增片段电泳

取 PCR 产物 5 μL 于 1% 琼脂糖凝胶进行电泳，并获取图片。

57.6.4　扩增 DNA 片段测序

将电泳后剩余的 PCR 产物进行 Sanger 测序，测序引物同扩增引物，双向测序。

57.6.5　序列拼接及比对分析

使用软件将序列进行拼接。将序列拼接结果在多位点序列分型数据库进行比对，获取基因型和 ST 型。

57.6.6　试验结果

（1）记录多位点序列分型基因序列数据。
（2）记录基因型和 ST 型。

（王春娥　编写，徐潇、刘剑君　审校）

第58章

大肠埃希菌

58.1 简介

大肠埃希菌（*Escherichia coli*）属于肠杆菌科（Enterobacteriaceae）埃希菌属（*Escherichia*），为革兰氏阴性杆菌，大小为（0.4 ~ 0.7）μm ×（1 ~ 3）μm，无芽孢，多数菌株有周身鞭毛，有普通菌毛和性菌毛。兼性厌氧，营养要求不高，在普通营养琼脂平板上生长良好。其抗原主要有菌体抗原（O 抗原）、鞭毛抗原（H 抗原）和荚膜抗原（K 抗原）3 种，是血清学分型的基础。主要致病物质是黏附素和外毒素，外毒素包括肠毒素、志贺毒素等不同类型。大肠埃希菌除能引起肠道感染外，也是主要的院内感染病原菌之一。同时，耐药株所致的"超级感染"数量在不断增加。在《人间传染的病原微生物名录》中，大肠埃希菌的危害程度属于第三类，大量细菌活动和样本检测应在 BSL-2 中操作。

58.2 形态学鉴定

58.2.1 培养特性

在 TSA 培养基上划线接种大肠埃希菌，于 37 ℃条件下培养 18 ~ 24 h。观察培养后的菌落形态。典型的大肠埃希菌在 TSA 平板上应为圆形、稍凸起、边缘整齐、不透明的菌落；在血平板上生长良好，形成灰白色、圆形、光滑的菌落（图 2-58-1）。本试验对照用参考菌株建议使用大肠埃希菌 CMCC(B)44113。

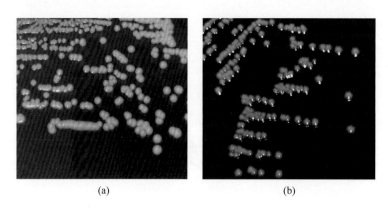

(a)　　　　　　　　　　　　(b)

图 2-58-1　大肠埃希菌 CMCC(B)44113 的生长菌落形态

注:(a) TSA 平板;(b) 血平板

58.2.2　革兰氏染色

操作步骤参考第二部分第 41 章革兰氏染色内容。本试验对照用参考菌株建议使用大肠埃希菌 CMCC(B)44113。大肠埃希菌在镜下应为红色的革兰氏阴性杆菌,较短的杆状(图 2-58-2)。

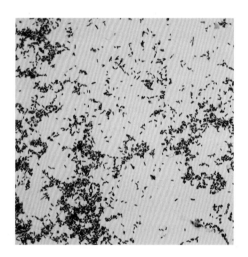

图 2-58-2　大肠埃希菌 CMCC(B)44113 的革兰氏染色形态

58.3　生化鉴定

(1)使用 TSA 平板培养大肠埃希菌,于 37 ℃ 条件下培养 18 ~ 24 h。

(2)选取第二代培养物,进行生化鉴定。

(3)可选择商品化的生化鉴定试剂条,或全自动细菌生化鉴定系统进行生化鉴定,具体操作见说明书。

(4)对于需要附加试验的菌株,可按照相应的附加试验生化鉴定试剂说明书进行附加试验。

(5)本试验对照用参考菌株建议使用大肠埃希菌 CMCC(B)44113。

58.4 血清学鉴定

（1）使用 TSA 平板培养大肠埃希菌，于 37 ℃条件下培养 18 ~ 24 h。

（2）选取第二代培养物，进行血清学鉴定。

（3）在洁净载玻片上，用接种环取少量过夜培养的新鲜菌苔与适量生理盐水混合，制备菌悬液。

（4）参照血清分型试剂盒说明书进行血清凝集，分别与群、型、因子等不同血清混匀，出现明显凝集现象的判定为阳性结果（+），呈均匀浑浊现象的为阴性结果（−），同时以生理盐水作为对照。

（5）记录血清分型结果。

（6）本试验对照用参考菌株建议使用国家指定的保藏机构保藏的标准菌株。

58.5 分子生物学鉴定

分子生物学鉴定采用 16S rRNA 基因序列分析方法。

58.5.1 基因组 DNA 提取

采用商品化基因组试剂盒提取基因组 DNA，按照说明书进行操作。

58.5.2 PCR 扩增

1. 引物设计

使用通用引物 27F 和 1492R 进行 PCR 扩增。

2. PCR 反应液配制

PCR 反应体系见表 2-58-1，PCR 反应液配制也可根据需求进行调整。

表2-58-1　PCR反应体系

组　分	体　积	组　分	体　积
2 × *Taq* DNA 聚合酶混合物	25 μL	下游引物 1492R（10 μmol/L）	1 μL
基因组 DNA	1 μL	双蒸水	22 μL
上游引物 27F（10 μmol/L）	1 μL		

3. PCR 反应

将 PCR 管放入基因扩增仪，设置 PCR 扩增条件（表 2-58-2）。PCR 扩增条件也可根据需求进行调整。

表2-58-2　PCR扩增条件

温　度	时　间	循　环　数
95℃	5 min	1
95℃	30 s	
55℃	30 s	30
72℃	90 s	
72℃	10 min	1

58.5.3　扩增片段电泳

进行琼脂糖凝胶电泳，使用凝胶成像分析仪进行图像采集。

58.5.4　扩增片段测序

将 PCR 扩增产物进行 Sanger 测序，测序引物为 PCR 扩增通用引物 27F 和 1492R，进行双向测序。

58.5.5　序列拼接及比对分析

使用软件进行序列拼接。将序列拼接结果于公共数据库中进行比对，同时与已发表的相同种属的模式菌株进行同源性分析。

58.5.6　试验结果

（1）记录 16S rRNA 基因序列数据。
（2）记录序列比对结果。

58.5.7　参考菌株

本试验对照用参考菌株建议使用大肠埃希菌 CMCC(B)44113（GenBank Accession No. MK341701）。

58.6　脉冲场凝胶电泳

58.6.1　试剂配制

1. TE 缓冲液（10 mmol/L Tris-HCL：1 mmol/L EDTA，pH 8.0）

取 10 mL 1 mol/L Tris-HCL, pH 8.0 和 2 mL 0.5 mol/L EDTA, pH 8.0，用无菌纯水稀释到 1 000 mL。

2. 细胞裂解缓冲液（50 mmol/L Tris-Hcl：50 mmol/L EDTA, pH 8.0 + 1 % 十二烷基肌氨酸钠，0.1 mg/mL 蛋白酶 K）

取 25 mL 1 mol/L Tris-Hcl（pH 8.0）、50 mL 0.5 mol/L EDTA（pH 8.0）和 50 mL 10% 十二烷基肌氨酸钠溶

液,用灭菌的纯水稀释到 500 mL,使用前每 5 mL CLB 加入 25 μL 蛋白酶 K 储存液(20 mg/mL),使其终浓度为 0.1 mg/mL。

3. 0.5 × TBE 缓冲液

取 100 mL 10 × TBE 缓冲液,用纯水稀释到 2 000 mL。

4. PFGE 琼脂糖

1)1 % PFGE 琼脂糖凝胶配制。

(1)称 0.25 g PFGE 琼脂糖于 250 mL 适宜的容器中。

(2)加入 25 mL TE 缓冲液,轻旋转容器以分散 PFGE 琼脂糖。

(3)微波炉加热 30 s,轻轻混合;每隔 10 s 重复一次,直到 PFGE 琼脂糖完全熔化。

(4)加入 20 % SDS 溶液,使 SDS 终浓度为 1 %。

(5)盖好瓶口,保温于 56 ℃水浴备用。

2)1 % PFGE 琼脂糖电泳凝胶配制。

(1)称 1.5 g PFGE 琼脂糖于 500 mL 适宜的容器中。

(2)加入 150 mL 0.5 × TBE 缓冲液,轻旋转容器以分散 PFGE 琼脂糖。

(3)微波炉加热 60 s,轻轻混合;每隔 15 s 重复一次,直到 PFGE 琼脂糖完全熔化。

(4)盖好瓶口,保温于 56 ℃水浴备用。

5. GelRed 凝胶核酸染液

取 150 μL GelRed 核酸染料溶于 500 mL 含有 0.1 mol/L NaCl 的缓冲液中,室温避光保存。

58.6.2　细菌培养

(1)从培养基上挑取一代单菌落培养物,划线接种于血平板培养基上,于 37 ℃培养 18 h。

(2)用同一个接种针穿刺于 2 mL 管中相应的培养基,以保证必要时重复检测同一个克隆。

(3)同时接种标准菌株 CMCC(B)50983(H9812),划线接种于血平板培养基上,37 ℃培养 18 h。

58.6.3　制备菌悬液

(1)在试管(12 mm × 75 mm,5 mL)或其他相当容量的试管上标记样品名称和空白对照;在 1.5 mL 微量离心管上标记好对应样品的名称。

(2)在试管中分别加入约 1 mL TE 缓冲液。

(3)用 TE 缓冲液湿润接种环或无菌棉签,从培养皿上刮取适量细菌,轻旋棉签使菌均匀悬浊于 TE 缓冲液中。操作中注意减少气溶胶的产生。

(4)通过加入 TE 缓冲液稀释或增加菌量提高浓度,使用比浊仪测量,调整细菌悬浊液浓度,使 OD 值为 4.0 ~ 4.5。

58.6.4　制备样品胶块

(1)在模具上标记好对应样品的名称。

（2）取 400 µL 的细菌悬浊液于相应的 1.5 mL 微量离心管中。

（3）加入 20 µL 蛋白酶 K（20 mg/mL），轻轻混匀。

（4）在微量离心管中加入与细胞悬浮液等量的 1% PFGE 琼脂糖凝胶，用吸液器吸头轻轻地吹吸几次混匀，避免气泡产生。PFGE 琼脂糖凝胶要一直放在 56 ℃水浴箱中。

（5）将混合物加入模具相应加样孔，避免气泡产生，在室温下凝固 10 ~ 15 min。

58.6.5　蛋白酶 K 消化

（1）在 50 mL 的聚丙烯螺帽管上做好标记。

（2）配制 CLB/ 蛋白酶 K 混合液：每 5 mL CLB 加入 25 µL 蛋白酶 K（20 mg/mL），使其终浓度为 0.1 mg/mL，然后颠倒混匀。

（3）每个螺帽管加入 5 mL CLB/ 蛋白酶 K 混合液。

（4）把凝胶块移入相应螺帽管。

注意：切下的胶、模具、胶带、小铲等为污染物，需正确丢弃或消毒。制胶模具两部分、小铲和刀片可用 70% 异丙醇或其他适用的消毒剂浸泡 15 min，然后清洗；丢弃式模具丢弃或用漂白剂消毒 30 ~ 60 min，然后清洗，重复使用。

（5）将螺帽管放在 54 ℃水浴摇床孵育 4 h，转速为 170 r/min。摇床中的水浴液面要高于试管内 CLB/ 蛋白酶 K 混合液的液面。

（6）将灭菌纯水和 TE 缓冲液放在 50 ℃水浴中预热备用。

58.6.6　清洗胶块

（1）调低水浴摇床的温度至 50 ℃。

（2）从水浴摇床中拿出螺帽管，盖上绿色滤帽，轻轻倒掉 CLB/ 蛋白酶 K 混合液。在实验台上轻磕管底使胶块落在管底。把管倒置在吸水纸上，使管内液体被尽量排除干净。

（3）每管中加入 15 mL 预热的灭菌纯水，确保胶块在液面下而不在管壁或盖子上，放回 50 ℃水浴摇床中孵育 15 min，转速为 150 r/min。

（4）倒掉管中的灭菌纯水，再次加入 15 mL 预热的灭菌纯水，放回 50 ℃水浴摇床中孵育 15 min，转速为 150 r/min。

（5）倒掉管中的灭菌纯水，加入 20 mL 预热的 TE 缓冲液，放回 50 ℃水浴摇床中孵育 20 min，转速为 150 r/min。

（6）倒掉管中的 TE 缓冲液，再次加入 20 mL 预热的 TE 缓冲液，放回 50 ℃水浴摇床中孵育 20 min，转速为 150 r/min。使用 TE 缓冲液清洗胶块共 3 次。

（7）倒掉管中的 TE 缓冲液，加入 10 mL TE 缓冲液，于 4 ℃冰箱保存过夜。

注意：操作中要确保胶块在液面下而不在管壁或盖子上。

58.6.7 酶切

（1）用限制性内切酶 *Xba* Ⅰ消化适当大小的样品胶块。在1.5 mL 微量离心管上标记好相应的样品名称，在离心管上标记标准菌株 CMCC(B)50983（H9812）。

（2）酶切前的孵育：在每个1.5 mL 微量离心管中加入200 μL 酶切缓冲液。

（3）小心地用小铲从 TE 缓冲液中取出胶块，放在干净的培养皿上。

（4）用刀片切下2 mm 宽的胶块，放入含200 μL 酶切缓冲液的1.5 mL 微量离心管中。确保胶块在液面下面，将剩余的胶块放回原来的 TE 缓冲液中。

（5）用类似的方法处理标准菌株 CMCC(B)50983（H9812）的胶块。标准菌株 CMCC(B)50983（H9812）的胶块始终用限制性内切酶 *Xba* Ⅰ酶切。

（6）将1.5 mL 微量离心管置于室温孵育10 min。

（7）在酶切缓冲液孵育的过程中，配制酶切液，混匀。内切酶的用量应该以限制性内切酶的单位为衡量指标。一个反应（胶块）加入60 U 的限制性内切酶。

（8）用吸液器吸头吸出酶切缓冲液，避免损伤胶块。

（9）每管加入200 μL 酶切液，在实验台上轻磕管子的底部，确保胶块在液面以下。

（10）大肠埃希菌和标准菌株均在37 ℃水浴中孵育3 h。

58.6.8 1% PFGE 琼脂糖电泳凝胶的灌制

（1）取5 mL 已配制的1% PFGE 琼脂糖电泳凝胶于5 mL 管中，置于56 ℃水浴中备用。

（2）调整梳子高度，使梳子齿与胶槽的底面相接触。用水平仪调整胶槽使其水平。

（3）从37 ℃水浴中取出胶块，平衡到室温。

（4）用吸液器吸头吸出酶切液，避免损伤或吸出胶块。

（5）每管加入200 μL 0.5×TBE 缓冲液，室温平衡5 min。

（6）把梳子平放在胶槽上，把胶块加在梳子齿上。把标准菌株 CMCC(B)50983（H9812）加在第1、5、10、15个齿上（15齿梳子）。可根据待测菌株数量适当调整标准菌株的用量，但最少要保证两侧均有标准菌株。

（7）用吸水纸的边缘吸去胶块附近多余的液体，室温下静置约5 min。

（8）把梳子放入胶槽，确保所有的胶块在一条线上，并且胶块与胶槽的底面相接触。从胶槽的下部中央缓慢地倒入56 ℃平衡的1% PFGE 琼脂糖电泳凝胶。避免气泡的生成，如果有气泡则用吸液器吸头消除。在室温下凝固30 min。

（9）梳子拔出后用5 mL 的1% PFGE 琼脂糖电泳凝胶覆盖加样孔。

（10）记录加样顺序。

58.6.9 电泳

（1）确保电泳槽是水平的。如果不水平，调整槽底部的旋钮。不要触碰电极。

（2）加入 2 ~ 2.2 L 新配制的 0.5×TBE 缓冲液，合上电泳槽盖。

（3）打开主机和泵的开关，确保泵设在 70（这时缓冲液的流速约 1 L/min），并且缓冲液在管道中正常循环。

（4）打开冷凝机，确保预设温度在 14 ℃。

（5）打开胶槽的旋钮，取出凝固好的胶，用吸水纸清除胶四周和底面多余的胶，把胶小心放入电泳槽，合上电泳槽盖。

（6）设置电泳参数，脉冲时间 6.8 ~ 35.4 s，电场角度 120°，电压 6 V/cm，14 ℃，19h。

58.6.10 染色脱色

（1）电泳结束后，取出电泳凝胶，放在盛放 500 mL GelRed 凝胶核酸染液的托盘内，使用染脱色摇床缓慢转动染色 20 min。

（2）关闭冷凝机 20 min 后，放掉电泳槽中的 TBE 缓冲液，用 2 L 纯水清洗电泳槽，并倒掉液体。先关闭泵，再关闭主机。如果以后几天不使用电泳设备，用纯水冲洗管道 10 min，然后放掉电泳槽和管道中的水，再按顺序关闭泵和主机。

（3）以 500 mL 纯水脱色 30 min。

（4）用凝胶成像仪拍摄图像。如果背景干扰分析，可进一步脱色 30 min。

58.6.11 试验结果

将获取的图片导入 BioNumerics 软件进行分析。

58.7 多位点序列分型

58.7.1 基因组 DNA 提取

采用商品化基因组试剂盒提取基因组 DNA，按照说明书操作。

58.7.2 PCR 扩增

1. 引物设计及合成

多位点序列分型扩增引物与测序引物一致，详见表 2-58-3。

表2-58-3　多位点序列分型扩增引物

基因名称	引物名称	序　　列	产物大小	退火温度
adk	Adk-F	5′-ATTCTGCTTGGCGCTCCGGG-3′	583 bp	54℃
	Adk-R	5′-CCGTCAACTTTCGCGTATTT-3′		

续表

基因名称	引物名称	序　　列	产物大小	退火温度
fumC	fumC-F	5′-TCACAGGTCGCCAGCGCTTC-3′	806 bp	54℃
	fumC-R1	5′-TCCCGGCAGATAAGCTGTGG-3′		
gyrB	gyrB-F	5′-TCGGCGACACGGATGACGGC-3′	911 bp	60℃
	gyrB-R1	5′-GTCCATGTAGGCGTTCAGGG-3′		
icd	Icd-F	5′-ATGGAAAGTAAAGTAGTTGTTCCGGCACA-3′	878 bp	54℃
	Icd-R	5′-GGACGCAGCAGGATCTGTT-3′		
mdh	Mdh-F	5′-ATGAAAGTCGCAGTCCTCGGCGCTGCTGGCGG-3′	932 bp	60℃
	Mdh-R	5′-TTAACGAACTCCTGCCCCAGAGCGATATCTTTCTT-3′		
purA	purA-F1	5′-TCGGTAACGGTGTTGTGCTG-3′	816 bp	54℃
	purA-R	5′-CATACGGTAAGCCACGCAGA-3′		
recA	recA-F	5′-CGCATTCGCTTTACCCTGACC-3′	780 bp	58℃
	recA-R1	5′-AGCGTGAAGGTAAAACCTGTG-3′		

2. PCR 反应液配制

PCR 反应体系见表 2-58-4，PCR 反应液配制也可根据需求进行调整。

表2-58-4　PCR反应体系

组　　分	体　　积	组　　分	体　　积
2×*Taq* DNA 聚合酶混合物	25 μL	下游引物（10 μmol/L）	1 μL
基因组 DNA	1 μL	ddH$_2$O	22 μL
上游引物（10 μmol/L）	1 μL		

3. PCR 反应

将 PCR 管放入基因扩增仪，设置 PCR 扩增条件（表 2-58-5）。PCR 扩增条件也可根据需求进行调整。

表2-58-5　PCR扩增条件

温　　度	时　　间	循　环　数
95℃	2 min	1
95℃	1 min	30
54℃或58℃或60℃	1 min	
72℃	1 min	
72℃	5 min	1

58.7.3　扩增片段电泳

取 PCR 产物 5 μL 于 1% 琼脂糖凝胶进行电泳，并获取图片。

58.7.4　扩增 DNA 片段测序

将 PCR 扩增产物进行 Sanger 测序，测序引物同 PCR 扩增引物，进行双向测序。

58.7.5　序列拼接及比对分析

使用软件将序列进行拼接。将序列拼接结果在多位点序列分型数据库进行比对，获取基因型和 ST 型。

58.7.6　试验结果

（1）记录多位点序列分型基因序列数据。
（2）记录基因型和 ST 型。

（徐潇　编写，李康、刘剑君　审校）

第59章

黏质沙雷菌

59.1 简介

黏质沙雷菌（*Serratia marcescens*）属耶尔森菌科（Yersiniaceae）沙雷菌属（*Serratia*），为革兰氏阴性菌，近球形短杆菌，形态多样，周身鞭毛，能运动，无荚膜，无芽胞，0.5×（0.5～1.0）μm。该菌是兼性厌氧菌，约半数菌株能产生红色的灵菌素，在室温条件下易促进色素的生成。黏质沙雷菌在机体免疫功能低下时可引起肺部感染、脑膜炎等，且由其所致的院内感染有上升趋势，应引起临床医务人员的高度重视。在《人间传染的病原微生物名录》中，黏质沙雷菌的危害程度属于第三类，大量细菌活动和样本检测应在 BSL-2 中操作。

59.2 形态学鉴定

59.2.1 培养特性

在 TSA 培养基或血平板上划线接种黏质沙雷菌，于 26 ℃条件下培养 18～24 h。观察培养后的菌落形态。典型的黏质沙雷菌菌落在 TSA 平板上应为黏性、圆形、光滑、边缘整齐的菌落，产生鲜红色素（图 2-59-1）。本试验对照用参考菌株建议使用黏质沙雷菌 CMCC(B)41002。

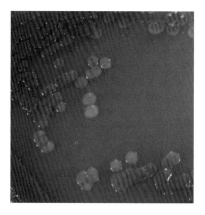

图 2-59-1　黏质沙雷菌 CMCC(B)41002 在 TSA 上的菌落形态

59.2.2 革兰氏染色

操作步骤详见第二部分第 41 章革兰氏染色内容。本试验对照用参考菌株建议使用黏质沙雷菌 CMCC(B)41002。黏质沙雷菌在镜下应为红色的革兰氏阴性杆菌，近球形、短杆状（图 2-59-2）。

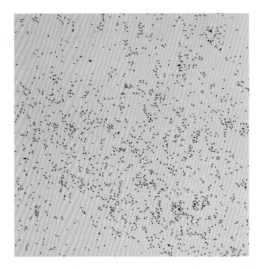

图 2-59-2　黏质沙雷菌 CMCC(B)41002 的革兰氏染色形态

59.3　生化鉴定

（1）使用 TSA 平板培养黏质沙雷菌，于 26 ℃ 条件下培养 18 ~ 24 h。

（2）选取第 2 代培养物，进行生化鉴定。

（3）可选择商品化的生化鉴定试剂条，或全自动细菌生化鉴定系统进行生化鉴定，具体操作见说明书。

（4）对于需要附加试验的菌株，可按照相应的附加试验生化鉴定试剂说明书进行附加试验。

（5）本试验对照用参考菌株建议使用黏质沙雷菌 CMCC(B)41002。

59.4　分子生物学鉴定

分子生物学鉴定采用 16S rRNA 基因序列分析方法。

59.4.1　基因组 DNA 提取

采用商品化基因组试剂盒提取基因组 DNA，按照说明书进行操作。

59.4.2 PCR扩增

1. 引物设计

使用通用引物 27F 和 1492R 进行 PCR 扩增。

2. PCR 反应液配制

PCR 反应体系见表 2-59-1，PCR 反应液配制也可根据需求进行调整。

表2-59-1 PCR反应体系

组 分	体 积	组 分	体 积
2 × *Taq* DNA 聚合酶混合物	25 μL	下游引物 1492R（10 μmol/L）	1 μL
基因组 DNA	1 μL	双蒸水	22 μL
上游引物 27F（10 μmol/L）	1 μL		

3. PCR 反应

将 PCR 管放入基因扩增仪，设置 PCR 扩增条件（表 2-59-2）。PCR 扩增条件也可根据需求进行调整。

表2-59-2 PCR扩增条件

温 度	时 间	循 环 数
95℃	5 min	1
95℃	30 s	
55℃	30 s	30
72℃	90 s	
72℃	10 min	1

59.4.3 扩增片段电泳

进行琼脂糖凝胶电泳，使用凝胶成像分析仪进行图像采集。

59.4.4 扩增片段测序

将 PCR 扩增产物进行 Sanger 测序，测序引物为 PCR 扩增通用引物 27F 和 1492R，进行双向测序。

59.4.5 序列拼接及比对分析

使用软件进行序列拼接。将序列拼接结果于公共数据库中进行比对，同时与已发表的相同种属的模式菌株进行同源性分析。

59.4.6 试验结果

（1）记录 16S rRNA 基因序列数据。

（2）记录序列比对结果。

59.4.7 参考菌株

本试验对照用参考菌株建议使用黏质沙雷菌 CMCC(B)41002（GenBank Accession No. MK341732）。

59.5 脉冲场凝胶电泳

59.5.1 试剂配制

1. TE 缓冲液（10 mmol/L Tris-HCL：1 mmol/L EDTA，pH 8.0）

取 10 mL 1 mol/L Tris-HCl, pH 8.0 和 2 mL 0.5 mol/L EDTA, pH 8.0，用无菌纯水稀释到 1 000 mL。

2. 细胞裂解缓冲液（50 mmol/L Tris-HCl：50 mmol/L EDTA, pH 8.0 + 1 % 十二烷基肌氨酸钠，0.1 mg/mL 蛋白酶 K）

取 25 mL 1 mol/L Tris-HCl（pH 8.0）、50 mL 0.5 mol/L EDTA（pH 8.0）和 50 mL 10% 十二烷基肌氨酸钠溶液，用灭菌的纯水稀释到 500 mL，使用前每 5 mL CLB 加入 25 μL 蛋白酶 K 储存液（20 mg/mL），使其终浓度为 0.1 mg/mL。

3. 0.5 × TBE 缓冲液

取 100 mL 10 × TBE 缓冲液，用纯水稀释到 2 000 mL。

4. PFGE 琼脂糖

1）1 % PFGE 琼脂糖凝胶配制。

（1）称 0.25 g PFGE 琼脂糖于 250 mL 适宜的容器中。

（2）加入 25 mL TE 缓冲液，轻旋转容器以分散 PFGE 琼脂糖。

（3）微波炉加热 30 s，轻轻混合；每隔 10 s 重复一次，直到 PFGE 琼脂糖完全熔化。

（4）加入 20 % SDS 溶液，使 SDS 终浓度为 1 %。

（5）盖好瓶口，保温于 56 ℃水浴备用。

2）1 % PFGE 琼脂糖电泳凝胶配制。

（1）称 1.5 g PFGE 琼脂糖于 500mL 适宜的容器中。

（2）加入 150 mL 0.5 × TBE 缓冲液，轻旋转容器以分散 PFGE 琼脂糖。

（3）微波炉加热 60 s，轻轻混合；每隔 15 s 重复一次，直到 PFGE 琼脂糖完全熔化。

（4）盖好瓶口，保温于 56 ℃水浴备用。

5. GelRed 凝胶核酸染液

取 150 μL GelRed 核酸染料溶于 500 mL 含有 0.1 mol/L NaCl 的缓冲液中，室温避光保存。

59.5.2　细菌培养

（1）从培养基上挑取一代单菌落培养物，划线接种于血平板培养基上，于 26 ℃培养 18 h。

（2）用同一个接种针穿刺于 2 mL 管中的相应的培养基，以保证必要时重复检测同一个克隆。

（3）同时接种标准菌株 CMCC(B)50983（H9812），划线接种于血平板培养基上，37 ℃培养 18 h。

59.5.3　制备菌悬液

（1）在试管（12 mm × 75 mm，5 mL）或其他相当容量的试管上标记样品名称和空白对照；在 1.5 mL 微量离心管上标记好对应样品的名称。

（2）在试管中分别加入约 1 mL TE 缓冲液。

（3）用 TE 缓冲液湿润接种环或无菌棉签，从培养皿上刮取适量细菌，轻旋棉签使菌均匀悬浊于 TE 缓冲液中。操作中注意减少气溶胶的产生。

（4）通过加入 TE 缓冲液稀释或增加菌量提高浓度，使用比浊仪测量，调整细菌悬浊液浓度，使 OD 值为 4.0 ~ 4.5。

59.5.4　制备样品胶块

（1）在模具上标记好对应样品的名称。

（2）取 400 μL 的细菌悬浊液于相应的 1.5 mL 微量离心管中。

（3）加入 20 μL 蛋白酶 K（20 mg/mL），轻轻混匀。

（4）在微量离心管中加入与细胞悬浊液等量的 1 % PFGE 琼脂糖凝胶，用吸液器吸头轻轻地吹吸几次混匀，避免气泡产生。PFGE 琼脂糖凝胶要一直放在 56 ℃水浴箱中。

（5）将混合物加入模具相应加样孔，避免气泡产生，在室温下凝固 10 ~ 15 min。

59.5.5　蛋白酶 K 消化

（1）在 50 mL 的聚丙烯螺帽管上做好标记。

（2）配制 CLB/ 蛋白酶 K 混合液：每 5 mL CLB 加入 25 μL 蛋白酶 K（20 mg/mL），使其终浓度为 0.1 mg/mL，然后颠倒混匀。

（3）每个螺帽管加入 5 mL CLB/ 蛋白酶 K 混合液。

（4）把凝胶块移入相应螺帽管。

注意：切下的胶、模具、胶带、小铲等为污染物，需正确丢弃或消毒。制胶模具两部分、小铲和刀片可用 70% 异丙醇或其他适用的消毒剂浸泡 15 min，然后清洗；丢弃式模具丢弃或用漂白剂消毒 30 ~ 60 min，然后清洗，重复使用。

（5）将螺帽管放在 54 ℃水浴摇床孵育 4 h，转速为 170 r/min。摇床中的水浴液面要高于试管内 CLB/ 蛋白酶 K 混合液的液面。

（6）将灭菌纯水和 TE 缓冲液放在 50 ℃水浴中预热备用。

59.5.6 清洗胶块

（1）调低水浴摇床的温度至 50 ℃。

（2）从水浴摇床中拿出螺帽管，盖上绿色滤帽，轻轻倒掉 CLB/ 蛋白酶 K 混合液。在实验台上轻磕管底使胶块落至管底。把管倒置在吸水纸上，使管内液体被尽量排除干净。

（3）每管中加入 15 mL 预热的灭菌纯水，确保胶块在液面下而不在管壁或盖子上，放回 50 ℃水浴摇床中孵育 15 min，转速为 150 r/min。

（4）倒掉管中的灭菌纯水，再次加入 15 mL 预热的灭菌纯水，放回 50 ℃水浴摇床中孵育 15 min，转速为 150 r/min。

（5）倒掉管中的灭菌纯水，加入 20 mL 预热的 TE 缓冲液，放回 50 ℃水浴摇床中孵育 20 min，转速为 150 r/min。

（6）倒掉管中的 TE 缓冲液，再次加入 20 mL 预热的 TE 缓冲液，放回 50 ℃水浴摇床中孵育 20 min，转速为 150 r/min。使用 TE 缓冲液清洗胶块共 3 次。

（7）倒掉管中的 TE 缓冲液，加入 10 mL TE 缓冲液，于 4 ℃冰箱保存过夜。

注意：操作中要确保胶块在液面下而不在管壁或盖子上。

59.5.7 酶切

（1）用限制性内切酶 *Spe* Ⅰ消化适当大小的样品胶块。在 1.5 mL 微量离心管上标记好相应的样品名称，在离心管上标记标准菌株 CMCC(B)50983（H9812）。

（2）酶切前的孵育：在每个 1.5 mL 微量离心管中加入 200 μL 酶切缓冲液。

（3）小心地用小铲从 TE 缓冲液中取出胶块，放在干净的培养皿上。

（4）用刀片切下 2 mm 宽的胶块，放入含 200 μL 酶切缓冲液的 1.5 mL 微量离心管中。确保胶块在液面下面，将剩余的胶块放回原来的 TE 缓冲液中。

（5）用类似的方法处理标准菌株 CMCC(B)50983（H9812）的胶块。标准菌株 CMCC(B)50983（H9812）的胶块始终用限制性内切酶 *Xba* Ⅰ酶切。

（6）将 1.5 mL 微量离心管置于室温孵育 10 min。

（7）在酶切缓冲液孵育的过程中，配制酶切液，混匀。内切酶的用量应该以限制性内切酶的单位为衡量指标。一个反应（胶块）加入 60 U 的限制性内切酶。

（8）用吸液器吸头吸出酶切缓冲液，避免损伤胶块。

（9）每管加入 200 μL 酶切液，在实验台上轻磕管子的底部，确保胶块在液面以下。

（10）黏质沙雷菌和标准菌株均在 37 ℃水浴中孵育 3 h。

59.5.8 1% PFGE 琼脂糖电泳凝胶的灌制

（1）取 5 mL 已配制的 1% PFGE 琼脂糖电泳凝胶于 5 mL 管中，置于 56 ℃水浴中备用。

（2）调整梳子高度，使梳子齿与胶槽的底面相接触。用水平仪调整胶槽使其水平。

（3）分别从 25 ℃水浴（或金属浴）和 37 ℃水浴中取出胶块，平衡到室温。

（4）用吸液器吸头吸出酶切液，避免损伤或吸出胶块。

（5）每管加入 200 μL 0.5×TBE 缓冲液，室温平衡 5 min。

（6）把梳子平放在胶槽上，把胶块加在梳子齿上。把标准菌株 CMCC(B)50983（H9812）加在第 1、5、10、15 个齿上（15 齿梳子）。可根据待测菌株数量适当调整标准菌株的用量，但最少要保证两侧均有标准菌株。

（7）用吸水纸的边缘吸去胶块附近多余的液体，在室温下静置约 5 min。

（8）把梳子放入胶槽，确保所有的胶块在一条线上，并且胶块与胶槽的底面相接触。从胶槽的下部中央缓慢地倒入 56 ℃平衡的 1 % PFGE 琼脂糖电泳凝胶。避免气泡的生成，如果有，用吸液器吸头消除。在室温下凝固 30 min。

（9）梳子拔出后用 5 mL 的 1 % PFGE 琼脂糖电泳凝胶覆盖加样孔。

（10）记录加样顺序。

59.5.9 电泳

（1）确保电泳槽是水平的。如果不水平，调整槽底部的旋钮。不要触碰电极。

（2）加入 2 ~ 2.2 L 新配制的 0.5×TBE 缓冲液，合上电泳槽盖。

（3）打开主机和泵的开关，确保泵设在 70（这时缓冲液的流速约 1 L/min），并且缓冲液在管道中正常循环。

（4）打开冷凝机，确保预设温度在 14 ℃。

（5）打开胶槽的旋钮，取出凝固好的胶，用吸水纸清除胶四周和底面多余的胶，把胶小心放入电泳槽，合上电泳槽盖。

（6）设置电泳参数，脉冲时间 5 ~ 60 s，电场角度 120°，电压 6 V/cm，14 ℃，22h。

59.5.10 染色脱色

（1）电泳结束后，取出电泳凝胶，放在盛放 500 mL GelRed 凝胶核酸染液的托盘内，使用染脱色摇床缓慢转动染色 20 min。

（2）关闭冷凝机 20 min 后，放掉电泳槽中的 TBE 缓冲液，用 2 L 纯水清洗电泳槽，并倒掉液体。先关闭泵，再关闭主机。如果以后几天不使用电泳设备，用纯水冲洗管道 10 min，然后放掉电泳槽和管道中的水，再按顺序关闭泵和主机。

（3）以 500 mL 纯水脱色 30 min。

（4）用凝胶成像仪拍摄图像。如果背景干扰分析，可进一步脱色 30 min。

59.5.11 试验结果

将获取的图片导入 BioNumerics 软件进行分析。

（徐潇 **编写**，李康、刘剑君 **审校**）

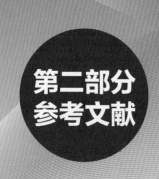

**第二部分
参考文献**

［1］中华预防医学会, 中华预防医学会疫苗与免疫分会. 肺炎球菌性疾病免疫预防专家共识 (2020 版)[J]. 中国疫苗和免疫 , 2021, 27(1): 1-47.

［2］李康 , 黄洋 , 石继春 , 等 . 13 株肺炎链球菌标准菌株分子生物学特征分析 [J]. 临床检验杂志 , 2021, 39(8): 573-576.

［3］LANE D J. 16S/23S rRNA sequencing[J]. Nucleic acid techniques in bacterial systematics, 1991.

［4］MCDOUGAL L K, RASHEED J K, BIDDLE J W, et al. Identification of multiple clones of extended-spectrum cephalosporin-resistant *Streptococcus pneumoniae* isolates in the United States[J]. Antimicrob Agents Chemother, 1995, 39 (10): 2282-2288.

［5］李康 , 黄洋 , 徐潇 , 等 . 19 群肺炎链球菌国家标准菌株分子特征分析及在菌株质量控制中的应用 [J]. 微生物学免疫学进展 , 2019, 47(6): 20-27.

［6］CLEMENT Y E, TONGWEN S, SHAOHUA L, et al. *Klebsiella pneumoniae*: an increasing threat to public health[J]. Ann Clin Microbiol Antimicrob, 2020. 19(1): 1.

［7］刘茹凤 , 石继春 , 王春娥 , 等 . 20 株中国医学细菌保藏管理中心标准肺炎克雷伯菌分子生物学特征分析 [J]. 临床检验杂志 , 2020, 38(6): 4.

［8］中国预防医学会 . 中国脑膜炎球菌疫苗预防接种专家共识 [J]. 中国疫苗和免疫 , 2019, 25(1): 96-101.

［9］XU Y, LI Y, WANG S, et al. *Meningococcal vaccines* in China[J]. Human Vaccines & Immunotherapeutics, 2021, 17(7): 1-8.

［10］POPOVIC T, SCHMINK S, ROSENSTEIN N A, et al. Evaluation of pulsed-field gel electrophoresis in epidemiological investigations of meningococcal disease outbreaks caused by *Neisseria meningitidis* Serogroup C[J]. Journal of Clinical Microbiology, 2001, 39(1): 75-85.

［11］MAIDEN M, BYGRAVES J A, FEIL E, et al. Multilocus sequence typing: a portable approach to the identification of clones within populations of pathogenic microorganisms[J]. Proc Natl Acad Sci USA, 1998, 95(6): 3140-3145.

［12］黄洋 , 李康 , 徐潇 , 等 . 流感嗜血杆菌核酸检测试剂盒国家参考品的建立 [J]. 分子诊断与治疗杂志 , 2021, 13 (11): 1740-1743, 1747.

［13］MUKUNDAN D, ECEVIT Z, PATEL M, et al. Pharyngeal colonization dynamics of *Haemophilus influenzae* and *Haemophilus haemolyticus* in healthy adult carriers[J]. Journal of Clinical Microbiology, 2007, 45(10): 3207-3217.

［14］MUNOZ-PRICE L S, WEINSTEIN R A. Acinetobacter Infection[J]. New England Journal of Medicine, 2008, 358(12): 1271-1281.

［15］RAFEI R, DABBOUSSI F, HAMZE M, et al. Molecular analysis of *Acinetobacter baumannii* strains isolated in lebanon using four different typing methods[J]. PLoS ONE, 2014, 9(12): 115969.

［16］徐潇 , 石继春 , 王春娥 , 等 . 食品检验用标准菌株分子水平质控方法的建立与应用 [J]. 疾病监测 , 2018, 33(9): 9.

［17］DIANCOURT L, PASSET V, NEMEC A, et al. The population structure of *Acinetobacter baumannii*: expanding multiresistant clones from an ancestral susceptible genetic pool[J]. PLoS ONE, 2010, 5(4): 10034.

［18］MOORE M P, LAMONT I L, WILLIAMS D, et al. Transmission, adaptation and geographical spread of the *Pseudomonas aeruginosa*

Liverpool epidemic strain[J]. Microbial genomics, 7(3): 511.

［19］JEFFREY B L, CAROLYN L C, GERALD B P. Establishment of *Pseudomonas aeruginosa* infection: lessons from a versatile opportunist[J]. Microbes Infect, 2000. 2(9): 1051-1060.

［20］徐潇, 石继春, 王春娥, 等.《中国药典》中标准菌种质控新方法的研究 [J]. 微生物学免疫学进展 , 2019, 47(3): 15.

［21］HAJIKHANI B, GOUDARZI M, KAKAVANDI S, et al. The global prevalence of fusidic acid resistance in clinical isolates of *Staphylococcus aureus*: a systematic review and meta-analysis[J]. Antimicrob Resist Infect Control, 2021. 10(1): 75.

［22］MUNAZZA I, FUAD A, YASEEN A A, et al. Dissecting *Streptococcus pyogenes* interaction with human[J]. Arch Microbiol, 2020. 202(8): 2023-2032.

［23］ABDISSA A, ASRAT D, KRONVALL G, et al. Throat carriage rate and antimicrobial susceptibility pattern of group A *Streptococci* (GAS) in healthy Ethiopian school children[J]. Ethiop Med J, 2011, 49(2): 125-130.

［24］LANNES-COSTA P S, DE OLIVEIRA J S S, DA SILVA S G, et al. A current review of pathogenicity determinants of *Streptococcus* sp.[J]. J Appl Microbiol, 2021. 131(4): 1600-1620.

［25］NRIGHT M C, SPRATT B G, KALIA A, et al. Multilocus sequence typing of *Streptococcus pyogenes* and the relationships between emm type and clone[J]. Infection and Immunity, 2001, 69(4): 2416-2427.

［26］RIBOT E M, FAIR M A, GAUTOM R, et al. Standardization of pulsed-field gel electrophoresis protocols for the subtyping of *Escherichia coli* O157: H7, Salmonella, and Shigella for PulseNet[J]. Foodborne Pathogens & Disease, 2006, 3(1): 59-67.

［27］THIERRY W, DANIEL F, RUITING L, et al. Sex and virulence in *Escherichia coli*: an evolutionary perspective[J]. Mol Microbiol, 2006. 60(5): 1136-1151.

［29］LIN-HUI S, JONATHAN T O, HSIEH-SHONG L, et al. Extended epidemic of nosocomial urinary tract infections caused by *Serratia marcescens*. J Clin Microbiol, 2003. 41(10): 4726-4732.

［30］LIGOZZI M, FONTANA R, ALDEGHERI M, et al. Comparative evaluation of an automated repetitive-sequence-based PCR instrument versus pulsed-field gel electrophoresis in the setting of a serratia marcescens nosocomial infection outbreak[J]. Journal of clinical microbiology, 2010, 48(5): 1690-1695.

第二部分　重要细菌性疾病病原体标准化鉴定技术

重要真菌性疾病病原体标准化鉴定技术

真菌病泛指病原性真菌或机会感染性真菌感染动物或人类导致的疾病。到目前为止，已知能引起人类感染的常见病原真菌菌种有100余种，可引起人类体表、组织甚至全身播散性感染。总结我国近年来临床上常见、多发及致死致残的真菌病发病情况，本书列出10种重要的病原真菌，包括酵母类真菌：念珠菌、新生隐球菌、阿萨希毛孢子菌，丝状真菌：烟曲霉、毛霉、甄氏外瓶霉、裴氏着色霉、班替枝孢瓶霉，以及双相真菌孢子丝菌和马尔尼菲篮状菌，梳理了各菌种的背景情况和形态学介绍，优化了分子生物学鉴定技术并建立了部分种属的质谱鉴定技术，规范了这10种重要病原真菌的药敏检测技术，将为真菌病防控、治疗、研究，以及相关菌种资源保藏起到支撑作用。

第**60**章

烟 曲 霉

60.1 简介

烟曲霉是曲霉属中最为常见的致病菌，在自然界中分布极广，存在于土壤、空气、植物、腐败有机物等多种基质上。烟曲霉为条件致病菌，正常人对烟曲霉有一定的抵抗力，但当机体免疫力低下或患有慢性疾病时，烟曲霉就会侵犯人体；同时，由于是空气污染菌，因此也可引起器官移植或大剂量免疫抑制剂患者的感染。主要侵犯肺、脑、消化道等部位，也可感染皮肤、耳道、眼等器官，形成肺曲霉病、鼻旁窦曲霉病、曲霉败血症及皮肤曲霉病等。近年来，有研究显示一些曲霉毒素可引起急性中毒或致癌，或人体吸入孢子可引起反应（过敏反应）变态。曲霉引起的感染在近些年发病率不断攀升，已成为仅次于念珠菌感染的深部真菌病，其中又以烟曲霉的致病性最强，90%以上的侵袭性曲霉病是由烟曲霉引起的。

烟曲霉属于子囊菌门（Ascomycota）、盘菌亚门（Pezizomycotina）、散囊菌目（Eurotiales）、曲霉科（Aspergillaceae）、曲霉属（*Aspergillus*）、烟曲霉复合群。该菌生长速度快，3天内生长成熟，且适应温度广泛，从室温至50℃均能良好生长。

60.2 形态学鉴定

烟曲霉在葡萄糖蛋白胨琼脂（SDA）培养基上，27℃培养1天生长出白色绒毛样菌落，3～4天变为烟绿色至深绿色细粉状菌落。在马铃薯葡萄糖琼脂培养基（PDA）上生长类似于SDA培养，3天内菌落变为烟绿色或蓝绿色，颜色较深，颗粒粗大，菌落反面为灰绿色；在燕麦（OA）培养基上菌落稀疏，气生菌丝丰富，生长速度快，菌落烟灰绿色至绿色，反面无色（图3-60-1、图3-60-2）。

镜下分生孢子梗顶囊烧瓶状，直径20～30 μm，小梗单层，紧密，布满顶囊2/3；分生孢子球形，表面有刺粗糙，直径 2.5 ～ 3 μm；分生孢子梗常带绿色，300 ～ 500 μm，直径 5 ～ 8μm（图 3-60-3）。

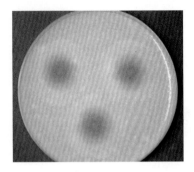

图 3-60-1   OA, 27℃, 4 天

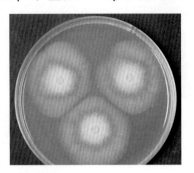

图 3-60-2   PDA, 27℃, 4 天

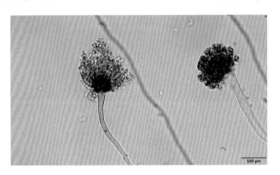

图 3-60-3   棉蓝染色 PDA, 27℃, 4 天, ×100

60.3   分子鉴定技术

60.3.1   烟曲霉的 DNA 提取

一般采用丝状真菌 DNA 提取试剂盒提取烟曲霉基因组 DNA。实验操作严格按照试剂盒内的操作流程开展，详见附录一   丝状真菌基因组 DNA 提取流程。

60.3.2   靶基因区域的 PCR 扩增及测序分析

1. 靶基因区域的 PCR 扩增

（1）以提取后的基因组 DNA 为模板对烟曲霉靶基因区域进行有效扩增，获得序列，对菌株进行比对鉴定。目前，烟曲霉鉴定推荐的靶基因区域为 CAL 区和 BenA 区，其对应引物及序列见表 3-60-1。

表3-60-1   PCR扩增引物序列

靶基因区域		引 物 序 列
CAL 区	上游引物	CMD5: 5′-CCGAGTACAAGGARGCCTTC-3′
	下游引物	CMD6: 5′-CCGATRGAGGTCATRACGTGG-3′
BenA 区	上游引物	bt2a: 5′-GGTAACCAAATCGGTGCTGCTTTC-3′
	下游引物	bt2b: 5′-ACCCTCAGTGTAGTGACCCTTGGC-3′

（2）PCR 反应液配制及反应程序见附表一和附表三。

2. 测序分析

（1）将电泳条带明晰的 PCR 产物送至测序公司测序。将公司反馈的拼接完整的序列在 GENEBANK、MYCOBANK、ISHAM DATABASE 等基因库进行比对分析。基因库网址见附录二。

（2）参考不同靶基因序列比对相似性，或结合进化树分析结果，对分子鉴定数据进行判读。

（3）保存测序数据和比对结果，同时留存基因组 DNA。

◣ 60.4 质谱鉴定技术

60.4.1 菌株培养

使用接种钩，用点种法将烟曲霉接种到马铃薯葡萄糖琼脂培养基（PDA）或葡萄糖蛋白胨琼脂培养基（SDA）上，27℃平板培养 1~2 天即可上样。

60.4.2 前处理

烟曲霉的蛋白质谱检测前处理参照丝状真菌蛋白质谱前处理操作规程，详细操作手册详见附录三 丝状真菌蛋白质谱前处理操作规程。

60.4.3 点样

详见附录三 蛋白质谱点样操作规程。

60.4.4 结果判读

详见附录三 蛋白质谱结果判读方法。

◣ 60.5 药敏检测技术

烟曲霉的药敏试验方法参照美国临床和实验室标准化协会（Clinical and Laboratory Standards Institute, US, CLSI）颁布的丝状真菌 M-38A3 的标准方法进行实验。

60.5.1 实验流程

1. 培养基准备

以不含任何抗生素的 RPMI-1640 液体培养基作为基础培养基。

2. 药基药物浓度

可选择药物及药物浓度范围如下：两性霉素 B、伊曲康唑、酮康唑、泊沙康唑、伏立康唑、艾莎康唑起始浓度为 0.0313 ～ 16 μg/mL；氟胞嘧啶和氟康唑起始浓度为 0.125 ～ 64 μg/mL；棘白菌素类（阿尼芬净、卡泊芬净和米卡芬净）起始浓度为 0.015 ～ 8 μg/mL。

3. 实验菌活化与接种

烟曲霉在 PDA 上，27 ～ 35℃培养 2 天；用无菌生理盐水配成菌悬液，用血球计数板计数，按丝状菌接种菌量 0.4×10^4 ～ 5×10^4 CFU/mL 加到 RPMI-1640 培养基中，再加入到室温包被药物的培养板中。药液和菌液充分混匀后，放置培养箱中孵育。

烟曲霉接种菌量：0.4×10^4 ～ 5×10^4 CFU/mL。

烟曲霉培养条件：35℃ 46 ～ 50 h（非棘白菌素药物）。

　　　　　　　　35℃ 21 ～ 26 h（棘白菌素药物）。

60.5.2　结果判读

1. 两性霉素 B、伊曲康唑、泊沙康唑、伏立康唑、艾莎康唑最低抑菌浓度

与阳性对照孔相比生长量抑制 100% 的最低药物浓度。

2. 氟康唑、酮康唑和氟胞嘧啶最低抑菌浓度

与阳性对照孔相比生长量抑制 50% 的最低药物浓度。

3. 棘白菌素（阿尼芬净、卡泊芬净和米卡芬净）最低有效浓度

与阳性对照孔相比生长明显受限、皱缩的最低药物浓度。

（梅嬛、郑海林　**编写**，刘维达、李筱芳　**审校**）

第**61**章

新生隐球菌

61.1 简介

新生隐球菌属于担子菌门（Basidiomycota）、伞菌亚门（Agaricomycotina）、银耳目（Tremellales）、银耳科（Tremellaceae）、隐球菌属（*Cryptococcus*），是该属中的代表菌种。新生隐球菌分为两个变种分别为格鲁比变种（*C. Neoformans* var. *Grubii*, 血清型 A）和新生变种（*C. neoformans* var. *neoformans*, 血清型 D），其有性期为担子菌的新生线黑粉菌（*Filobasidiella neoformans*）。

这种广泛存在于自然界的致病真菌可引起正常个体发病，但更容易导致免疫低下患者感染。吸入该菌可以引起肺部感染，从而引起肺隐球菌病，但脑膜炎是其最常见的临床表现，新生隐球菌主要侵犯人体的中枢神经系统，也可引起广泛的播散性感染，预后严重，免疫抑制患者的病死率很高。

鸽粪被认为是最重要的传染源，但鸽子并不是自然感染者，更多的场所及动植物，如农场、牲畜、水果、植物等都可以分离出本菌。在适宜环境条件下，新生隐球菌还可以产生具有较强传染能力的担孢子。

61.2 形态学鉴定

新生隐球菌在酵母浸膏葡萄糖（YPD）培养基、SDA 培养基或血平板上均可培养，生长温度范围是 25 ~ 37℃，2 ~ 3 天即可形成菌落。在 YPD 培养基上菌落直径约 5 mm，光滑，湿润至黏液状，有光泽，呈奶油色，有完整边缘（图 3-61-1）。芽殖细胞近球形，4 ~ 6 μm，单侧出芽，偶有两个芽。用印度墨水染色时可见厚荚膜。缺乏菌丝或假菌丝（图 3-61-2、图 3-61-3）。有性期交配后，会形成双核菌丝的锁状联合，顶端细胞膨大成为担子。

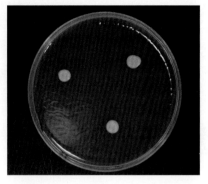

图 3-61-1　YPD，35℃，2 天

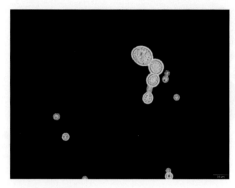

图 3-61-2　墨汁染色 YPD，35℃，2 天，×1 000

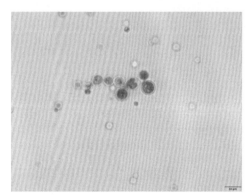

图 3-61-3　棉蓝染色 YPD，35℃，2 天，×1 000

61.3　生理生化鉴定

在 CBG 培养基（刀豆氨酸 – 甘氨酸 – 溴麝香草酚蓝培养基）上，新生隐球菌不能生长，培养基保持黄色，在鉴别培养基上显色为阴性，而格特隐球菌可耐受刀豆氨酸，并利用甘氨酸生长使 pH 升高，溴麝香草酚蓝由黄色变成蓝色，显色反应为阳性。有关新生隐球菌具体的生理生化鉴别特征可见表 3-61-1。

表3-61-1　新生隐球菌生理生化鉴别特征

	DL- 乳酸	1,2- 丙二醇	苹果酸	乙胺	D- 脯氨酸	肌酸	C1 酯酶	蜜二糖
新生隐球菌	+	+	+/–	–	–	–	+	–

61.4　分子鉴定技术

61.4.1　新生隐球菌的 DNA 提取

一般采用酵母菌 DNA 提取试剂盒提取新生隐球菌基因组 DNA。实验操作严格按照试剂盒内的操作流程开展，详见附录一　酵母菌基因组 DNA 提取流程。

61.4.2 靶基因区域的 PCR 扩增及测序分析

1. 靶基因区域的 PCR 扩增

（1）以提取后的基因组 DNA 为模板对隐球菌靶基因区域进行有效扩增，获得序列，对菌株进行比对鉴定。目前，隐球菌属的公认的鉴定靶基因区域有 ITS 区和 IGS 区等。其对应引物见表 3-61-2。

表3-61-2 PCR扩增引物序列

靶基因区域		引 物 序 列
ITS 区	上游引物	ITS1：5′-TCCGTAGGTGAACCTGCGG-3′
	下游引物	ITS4：5′-TCCTCCGCTTATTGATATGC-3′
IGS 区	上游引物	IGS-F：5′-ATCCTTTGCAGACGACTTGA-3′
	下游引物	IGS-R：5′-GTGATCAGTGCATTGCATGA-3′

（2）PCR 反应液配制及反应程序见附表二和附表三。

2. 测序分析

详见第三部分第 60 章 60.3.2 测序分析内容。

61.5 质谱鉴定技术

61.5.1 菌株培养

使用一次性接种环，用三区 / 四区平板划线法将新生隐球菌接种到 YPD 或 SDA 上，35℃平板培养 1～2 天即可上样。

61.5.2 前处理

新生隐球菌的蛋白质谱检测前处理参照酵母菌蛋白质谱前处理操作规程，详见附录三 酵母菌蛋白质谱前处理操作规程。

61.5.3 点样

详见附录三 蛋白质谱点样操作规程。

61.5.4 结果判读

详见附录三 蛋白质谱结果判读方法。

第三部分 重要真菌性疾病病原体标准化鉴定技术

61.6 药敏检测技术

新生隐球菌的药敏试验方法参照美国临床和实验室标准化协会颁布的酵母菌 M-27A4 的标准方法进行实验。

61.6.1 实验流程

1. 培养基准备

以不含任何抗生素的 RMPI-1640 液体培养基作为基础培养基。

2. 药基药物浓度

可选择药物及药物浓度范围如下。

两性霉素 B、伊曲康唑、酮康唑、泊沙康唑、伏立康唑、艾莎康唑、雷夫康唑起始浓度为 0.0313 ~ 16 µg/mL；氟胞嘧啶和氟康唑起始浓度为 0.125 ~ 64 µg/mL；棘白菌素（阿尼芬净、卡泊芬净和米卡芬净）起始浓度为 0.015 ~ 8 µg/mL。

3. 实验菌活化与接种

新生隐球菌在 SDA 上，35℃培养 2 天；用无菌生理盐水配成菌悬液，用血球计数板计数，按酵母菌接种菌量 0.5×10^3 ~ 2.5×10^3 CFU/mL 加到 RPMI-1640 培养基中，再加入到室温包被药物的培养板中。药液和菌液充分混匀后，放置培养箱中孵育。

新生隐球菌接种菌量：0.5×10^3 ~ 2.5×10^3 CFU/mL。

新生隐球菌培养条件：35℃，72 h。

61.6.2 结果判读

1. 两性霉素 B 最低抑菌浓度（MIC）

与阳性对照孔相比生长量抑制 100% 的最低药物浓度。

2. 伊曲康唑、泊沙康唑、伏立康唑、艾莎康唑、氟康唑、酮康唑和氟胞嘧啶最低抑菌浓度（MIC）

与阳性对照孔相比生长量抑制 50% 的最低药物浓度。

3. 棘白菌素（阿尼芬净、卡泊芬净和米卡芬净）最低有效浓度（MIC）

与阳性对照孔相比生长量抑制 50% 的最低药物浓度。

（梅嬛、郑海林 **编写**，刘维达、李筱芳 **审校**）

第62章

念 珠 菌 属

62.1　简介

　　念珠菌属于最常见的条件致病真菌之一，通常可从自然界中的土壤、水、水果等环境及食品上分离得到，同时，在正常人体的口腔、阴道、皮肤表面及肠道等部位也可定植生存。近年来由于广谱抗生素、免疫抑制剂及糖皮质激素等的广泛应用，以及器官移植、癌症化疗、长期导管植入等，均导致念珠菌病特别是深部念珠菌病的发病率日渐上升。常见的深部感染有：肺念珠菌病、消化道念珠菌病、念珠菌血症等，但大多数深部念珠菌感染病患都是由内源获得性感染引起的；一般正常人群多见的是浅部念珠菌病，常见于皮肤黏膜、口腔、指甲等部位的感染。

　　浅表的黏膜念珠菌病的常见多发，以及深部的侵袭性念珠菌病已成为 ICU 危重患者发病及死亡的首要原因。念珠菌属（*Candida* sp.）的无性阶段属于子囊菌门（*Ascomycota*）–酵母亚门（*Saccharomycotina*）–酵母菌目（Saccharomycetales）–德巴利酵母科（Debaryomycetaceae）。目前大约有 150 多种，临床上常见的致病念珠菌有：白念珠菌（*C.albicans*），热带念珠菌（*C.tropicalis*），近平滑念珠菌（*C.parapsilosis*），光滑念珠菌（*C.glabrata*），都柏林念珠菌（*C.dubliniensis*）等。一些临床上曾归属于念珠菌属的常见致病真菌，由于分类学调整，其名称有所变更，如季也蒙念珠菌（*C.guilliermendii*）现调整为 *Meyerozyma guilliermendii*，克柔念珠菌（*C.krusei*）调整为克鲁维毕赤酵母（*Pichia kudriavzeveii*）。同时近年来，该属内的耳念珠菌（*C.auris*）因其多重耐药和致死率较高等的特征，也引起了国内外的广泛关注。

62.2　形态学鉴定

　　在 SDA 培养基上，30 ～ 37℃生长 72 h 内可见酵母样菌落生长，菌落呈奶油样、光滑或扁平干燥、可有皱褶、陈旧有膜状（图 3-62-1 ～图 3-62-4）；在血平板或巧克力平板上生长良好，菌落常不规则；在科马嘉显色培养基上，不同种的念珠菌菌落呈不同的颜色，如绿色、紫色、粉色、白色等（图3-62-5 ~ 图3-62-19）。显微镜下，芽生孢子呈圆形或卵圆形（3 ~ 6 μm），革兰氏染色阳性。出芽生殖，芽生孢子单个或成簇，圆形、卵圆形或长形，多形成假菌丝，少数可形成厚壁孢子及真菌丝（图3-62-20 ~ 图3-62-23）。

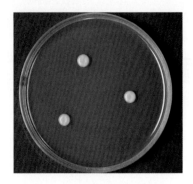

图 3-62-1　白念珠菌 SDA，35℃，2 天

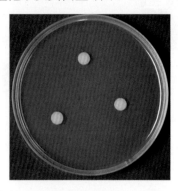

图 3-62-2　热带念珠菌 SDA，35℃，2 天

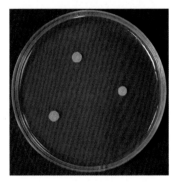

图 3-62-3　链状念珠菌 SDA，35℃，2 天

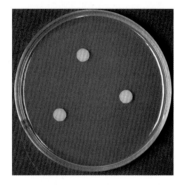

图 3-62-4　皱褶念珠菌 SDA，35℃，2 天

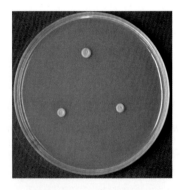

图 3-62-5　白念珠菌，科马嘉培养基，35℃，2 天

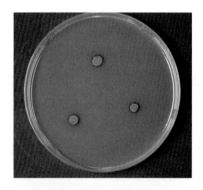

图 3-62-6　热带念珠菌，科马嘉培养基，35℃，2 天

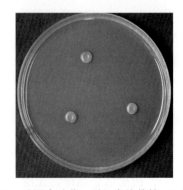

图 3-62-7　乳酒念珠菌，科马嘉培养基，35℃，2 天

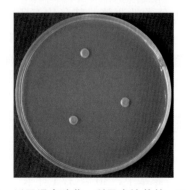

图 3-62-8　近平滑念珠菌，科马嘉培养基，35℃，2 天

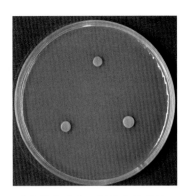

图 3-62-9　季也蒙念珠菌，科马嘉培养基，35℃，2 天

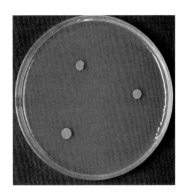

图 3-62-10　克柔念珠菌，科马嘉培养基，35℃，2 天

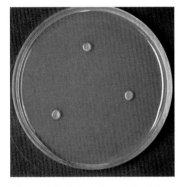

图 3-62-11　都柏林念珠菌，科马嘉培养基，35℃，2 天

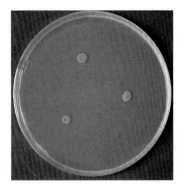

图 3-62-12　链状念珠菌，科马嘉培养基，35℃，2 天

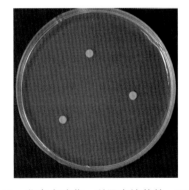

图 3-62-13　曲廊念珠菌，科马嘉培养基，35℃，2 天

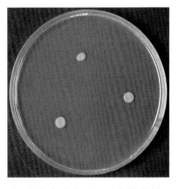

图 3-62-14　希木龙念珠菌，科马嘉培养基，35℃，2 天

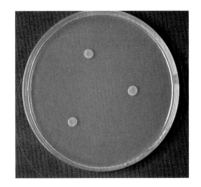

图 3-62-15　皱褶念珠菌，科马嘉培养基，35℃，2 天

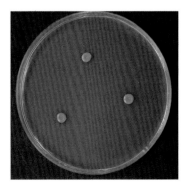

图 3-62-16　维斯旺念珠菌，科马嘉培养基，35℃，2 天

第三部分　重要真菌性疾病病原体标准化鉴定技术

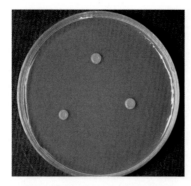

图 3-62-17 葡萄牙念珠菌，科马嘉培养基，35℃，2 天

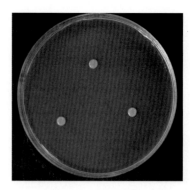

图 3-62-18 耳念珠菌，科马嘉培养基，35℃，2 天

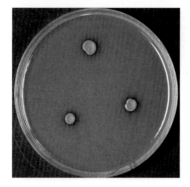

图 3-62-19 光滑念珠菌，科马嘉培养基，35℃，2 天

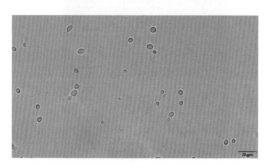

图 3-62-20 未染色 白念珠菌 SDA，35℃，2 天，×400

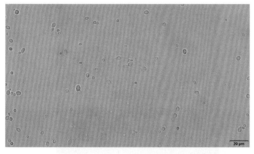

图 3-62-21 未染色 近平滑念珠菌 SDA，35℃，
2 天，×400

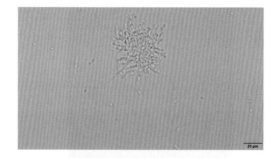

图 3-62-22 未染色 克柔念珠菌 SDA，35℃，2 天，×400

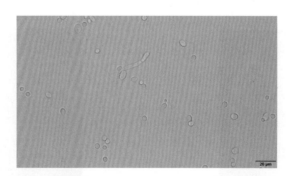

图 3-62-23 未染色 热带念珠菌 SDA，35℃，2 天，×400

62.3　生理生化鉴定

念珠菌属的属内生化鉴别见表 3-62-1。

表3-62-1　念珠菌属的属内生化鉴别

	白色念珠菌	链状念珠菌	都柏林念珠菌	光滑念珠菌	季也蒙念珠菌	希木龙念珠菌	乳酒念珠菌	克柔念珠菌	葡萄牙念珠菌	近平滑念珠菌	皱落念珠菌	热带念珠菌	维斯念珠菌	涎沫念珠菌
葡萄糖	+	V	+	+	+	+	+	+	+	+	–	+	+	S,–
半乳糖	V	S,–	V	–	V	–	S	–	V	V	–	+	S	
蔗糖	S,–	–	–	–	+	+	+	–	V	S,–	–	V	V	–
麦芽糖	+	S,–	+						V	S,–		+	+	
蜜三糖	–	–	–	–	+	–	+	–	–	–	–	–	–	–
海藻糖	V	–	V	V	+	S,+	–		V	S,–	–	S,+	S,–	S,–
半乳糖	+	+	+	–	+	S	S	–	+	+	+	+	+	S,–
叶酸	V	–	–	–	V	–	V	–	+	S,+	V	V	V	S,+
蔗糖	V	–	+	–	+	–	+	–	+	–	–	V	+	
麦芽糖	+	V	+	–	+	+	–	–	+	+	–	+	+	
纤维二糖	–	–	–	+	–	V	–	+	–	–	–	S,+	+	S,–
海藻糖	S,+	S,+	+	–	+	+	W,–	+	+	+	+	+	+	+
乳糖	–	–	V	–	–	V	–	–	–	–	–	–	–	–
蜜二糖	–	–	V	–	–	–	–	–	–	–	–	–	–	–
蜜三糖	–	–	–	–	+	S,+	+	–	–	–	–	–	–	–
松三糖	V	–	–	–	V	S,+	–	–	–	–	–	V	+	–
菊粉	–	–	–	+	–	+	–	–	–	–	–	–	–	–
可溶性淀粉	+	V	+	–	V	–	–	–	–	–	–	+	+	
D- 木糖	+	V	V	–	+	S,–	S	–	+	+	V	+	+	
L- 阿拉伯糖	V	–	–	–	+	S,–	–	V	–	V	+	–	S,–	
D- 阿拉伯糖	V	–	–	–	+	S,–	–	–	–	–	–	–	–	
D- 核糖	S,–	S,–	–	–	+	S,–	V	–	–	V	S,–	S,–	S,–	
L- 鼠李糖	–	–	–	V	S,+	–	–	–	V	–	–	–	–	
D- 氨基葡萄糖	V	S,–	S,–	–	+	S,+	–	+	–	–	–	V	S,–	S,–
乙醇	+	+	+	V	+	S	–	+	+	+	+	+	+	V
甘油	V	+	S,+	S,+	+	S,+	S	+	+	+	+	V	+	+
丁四醇	–	–	–	–	–	–	–	–	–	–	–	–	–	–
核糖醇	V	S,+	S,+	–	+	S	S	–	S	S,+	S,–	S,+	+	V
半乳糖醇	–	–	–	V	S,–	–	–	–	–	–	–	–	–	
D- 甘露醇	+	+	+	–	+	+	V	–	+	–	S,+	+	+	
D- 山梨醇	S,+	S,+	+	–	+	+	V	–	+	+	S,+	+	+	+

	白色念珠菌	链状念珠菌	都柏林念珠菌	光滑念珠菌	季也蒙念珠菌	希木龙念珠菌	乳酒念珠菌	克柔念珠菌	葡萄牙念珠菌	近平滑念珠菌	皱落念珠菌	热带念珠菌	维斯念珠菌	涎沫念珠菌
α-甲基葡萄糖甙	V	-	S,+	-	+	-	-	-	V	+	-	V	+	-
水杨酸	-	-	-	+	-	V	-	-	+	-	-	V	S	V
D-葡萄糖酸盐	S,-	S,-	S,-	+	V	+	-	-	S	S,+	V	V	S	S,+
DL-乳酸	+	+	+	V	V	-	+	+	W,+	-	S,+	V	-	-
琥珀酸	+	+	+	-	+	+	+	+	+	+	V	+	+	+
枸橼酸盐	+	+	+	V	S,+	V	W,+	V	+	V	S,+	+	+
肌醇	-	-	-	-	-	-	-	-	-	-	-	-	-	-
不含维生素	S,-	-	S,-	-	-	-	-	+	-	-	-	V	-	V
2-酮基-D-葡萄糖酸	+	V	+	V	+	+	-	-	+	+	-	+	+	+
硝酸盐	-	+	-	-	-	-	-	-	-	-	-	-	-	-
0.01%环己酰亚胺	+	+	+	-	+	+	+	-	S	V	-	+	+	+
0.1%环己酰亚胺	+	+	+	-	+	+	-	-	-	V	-	+	+	+
37℃生长	+	V	+	+	+	+	+	+	+	+	+	+	+	W,-

V：结果可变；W：弱反应；S：慢反应。

62.4　分子鉴定技术

62.4.1　念珠菌的 DNA 提取

一般采用酵母菌 DNA 提取试剂盒提取念珠菌基因组 DNA。实验操作严格按照试剂盒内的操作流程展开，详见附录一　酵母菌基因组 DNA 提取流程。

62.4.2　靶基因区域的 PCR 扩增及测序分析

1. 靶基因区域的 PCR 扩增

（1）以提取后的基因组 DNA 为模板对念珠菌靶基因区域进行有效扩增，获得序列，对菌株进行比对鉴定。目前，念珠菌鉴定推荐的靶基因区域为 ITS 区和 D1/D2 区，其对应引物见表 3-62-2。

表3-62-2　PCR引物序列

靶基因区域		引 物 序 列
ITS 区	上游	ITS1：5'-TCCGTAGGTGAACCTGCGG-3'
	下游	ITS4：5'-TCCTCCGCTTATTGATATGC-3'
D1/D2 区	上游	NL1：5'-GCATATCAATAAGCGGAGGAAAA-3'
	下游	NL4：5'-GGTCCGTGTTTCAAGACGG-3'

（2）PCR 反应液配制及反应程序见附表二和附表三。

2. 测序分析

详见第三部分第 60 章 60.3.2 测序分析内容。

62.5 质谱鉴定技术

62.5.1 菌株培养

使用一次性接种环，用三区/四区平板划线法将念珠菌纯培养物接种到 YPD 或 SDA 培养基上，35℃平板培养 1～2 天即可上样。

62.5.2 前处理

念珠菌的蛋白质谱检测前处理参照酵母菌蛋白质谱前处理操作规程，详细操作手册详见附录三 酵母菌蛋白质谱前处理操作规程。

62.5.3 点样

详见附录三 蛋白质谱点样操作规程。

62.5.4 结果判读

详见附录三 蛋白质谱结果判读方法。

62.6 药敏检测技术

念珠菌的药敏试验方法参照美国临床和实验室标准化协会颁布的酵母菌 M-27A4 的标准方法进行实验。

62.6.1 实验流程

1. 培养基准备

以不含任何抗生素的 RPMI-1640 液体培养基作为基础培养基。

2. 药基药物浓度

可选择药物及药物浓度范围如下：两性霉素 B、伊曲康唑、酮康唑、泊沙康唑、伏立康唑、艾莎康唑、雷夫康唑起始浓度为 0.0313 ~ 16 μg/mL；氟胞嘧啶和氟康唑起始浓度为 0.125 ~ 64 μg/mL；棘白菌素（阿尼芬净、卡泊芬净和米卡芬净）起始浓度为 0.015 ~ 8 μg/mL。

3. 实验菌活化与接种

念珠菌在 SDA 培养基上，35℃ 培养 2 天；用无菌生理盐水配成菌悬液，用血球计数板计数，按酵母菌接种菌量 0.5×10^3 ~ 2.5×10^3 CFU/mL 加到 RPMI-1640 培养基中，再加入到室温包被药物的培养板中。药液和菌液充分混匀后，放置培养箱中孵育。

念珠菌接种菌量：0.5×10^3 ~ 2.5×10^3 CFU/mL。

念珠菌接种菌量：35℃ 24 h。

62.6.2 结果判读

1. 两性霉素 B 最低抑菌浓度（MIC）

与阳性对照孔相比生长量抑制 100% 的最低药物浓度。

2. 伊曲康唑、泊沙康唑、伏立康唑、艾莎康唑、氟康唑、酮康唑和氟胞嘧啶最低抑菌浓度（MIC）

与阳性对照孔相比生长量抑制 50% 的最低药物浓度。

3. 棘白菌素（阿尼芬净、卡泊芬净和米卡芬净）最低有效浓度（MIC）

与阳性对照孔相比生长量抑制 50% 的最低药物浓度。

（梅嬛、郑海林 **编写**，刘维达、李筱芳 **审校**）

第 63 章

孢子丝菌属

63.1 简介

孢子丝菌是最常见的一类的双相真菌，广泛分布于世界各地，主要存在于热带及温带地区，是土壤、木材及植物上的腐生菌，马为该菌的自然宿主，在环境中以菌丝相存在，感染人体后以酵母相存在。

孢子丝菌病分为固定型、淋巴管型、皮肤播散型和皮肤外型4种，一般及时治疗，可在 $1 \sim 3$ 个月内痊愈，但播散性和内脏性孢子丝菌若未及时诊治，可引起死亡。该菌的传播途径主要是通过接触受损部位，引起皮肤或皮下组织感染，为人、畜共患的感染性疾病，也偶发人传人或动物传人的现象，多由于人与人或人与动物之间长期密切接触导致感染。孢子丝菌病在我国各地均有散发报道，临床上常引起皮肤、皮下组织及其附近淋巴系统感染，其中又以东北地区和两广地区报道较为多见。

孢子丝菌隶属于子囊菌门（Ascomycota）、盘菌亚门（Pezizomycotina）、长喙壳目（Ophiostomatales）、长喙壳科（Ophiostomataceae）、孢子丝菌属（*Sporothrix*）。属内现有申克孢子丝菌（*S.schenckii*）、球形孢子丝菌（*S.globosa*）、墨西哥孢子丝菌（*S.mexicana*）和巴西孢子丝菌（*S.brasiliensis*）等，我国以球形孢子丝菌为主要病原菌，申克孢子丝菌也有散发报道。

63.2 形态学鉴定

孢子丝菌菌落生长较快，在27℃ PDA 培养基上，早期菌落呈白色，酵母样无毛，不久变为褐色或黑色的菌落，有皱褶或沟纹，可有灰白色短绒毛状菌丝（图3-63-1～图3-63-5）；转为37℃ YPD培养基，菌落可呈菜花样，酵母样皱缩隆起或平展，白色至乳酪色（图3-63-6～图3-63-8）；镜下可见分枝、分隔的细小菌丝。分生孢子梗分布于菌丝两侧呈直角长出，顶端有 $3 \sim 5$ 个梨形小分生孢子，壁薄或壁厚，透

第三部分　重要真菌性疾病病原体标准化鉴定技术

明或棕色分生孢子呈梅花状典型排列（图 3-63-9 ~ 图 3-63-11）。

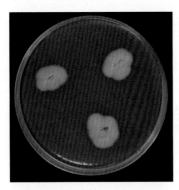

图 3-63-1　球形孢子丝菌 PDA，27℃，7 天

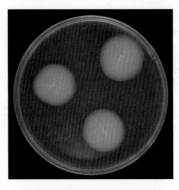

图 3-63-2　墨西哥孢子丝菌 PDA，27℃，7 天

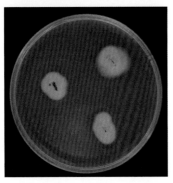

图 3-63-3　申克孢子丝菌 PDA，27℃，7 天

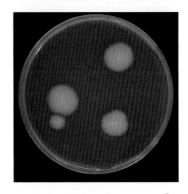

图 3-63-4　巴西孢子丝菌 PDA，27℃，7 天

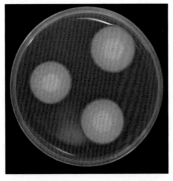

图 3-63-5　浅白孢子丝菌 PDA，27℃，7 天

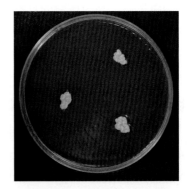

图 3-63-6　申克孢子丝菌 YPD，37℃，3 天

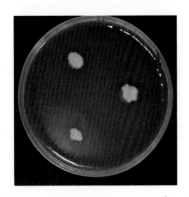

图 3-63-7　巴西孢子丝菌 YPD，37℃，3 天

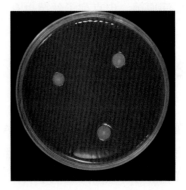

图 3-63-8　浅白孢子丝菌 YPD，37℃，3 天

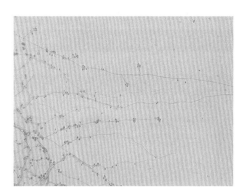

图 3-63-9　棉蓝染色　球形孢子丝菌 PDA，27℃，
7 天，×400

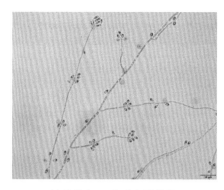

图 3-63-10　棉蓝染色　球形孢子丝菌 PDA，27℃，
7 天，×1 000

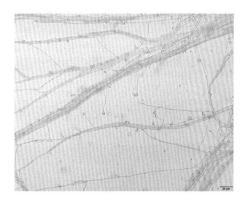

图 3-63-11　棉蓝染色　墨西哥孢子丝菌 PDA，27℃，7 天，×400

63.3　生理生化鉴定

临床常见的 4 种孢子丝菌种间生化鉴别特征见表 3-63-1。

表3-63-1　孢子丝菌种间生化鉴别特征

孢子丝菌属	申克氏孢子丝菌	巴西孢子丝菌	球形孢子丝菌	卢里孢子丝菌
葡萄糖	+	+	+	+
半乳糖	+	+	+	+
氨基葡萄糖	+	+	+	nt
核糖	+	v	+	nt
木糖	+	+	+	nt
阿拉伯糖	+	+	+	nt
鼠里糖	+	+	+	nt
蔗糖	+	−	+	−
麦芽糖	+	+	+	nt
海藻糖	+	+	+	nt
纤维二糖	+	+	+	nt
水杨苷	v	v	v	nt

续表

孢子丝菌属	申克氏孢子丝菌	巴西孢子丝菌	球形孢子丝菌	卢里孢子丝菌
蜜二糖	−	−	−	nt
乳糖	+	v	v	nt
棉子糖	+	−	−	−
甘油	+	+	+	nt
核糖醇	v	−	+	−
木糖醇	+	+	+	nt
山梨糖	+	+	+	nt
甘露醇	+	+	+	nt
肌糖	v	+	+	nt
枸橼酸盐	v	v	v	nt
甲醇	v	+	+	nt
乙醇	+	+	+	nt
乳酸	−	−	−	nt
单宁酸	−	−	−	nt
苹果酸	−	−	−	nt
果糖	+	+	+	nt
甘露糖	+	+	+	nt
松三糖	+	+	+	nt
山梨醇	+	+	+	nt
糊精	+	+	+	nt
硝酸盐	+	+	+	nt
L- 赖氨酸	+	+	+	nt
尸胺	−	−	−	nt
肌氨酸	+	+	+	nt
2% NaCl	+	v	+	+
5% NaCl	v	v	v	+
10% NaCl	v	−	v	+
2% MgCl$_2$	+	+	+	nt
5% MgCl$_2$	+	v	+	nt
10% MgCl$_2$	v	v	v	nt
脲酶	+	+	+	nt
淀粉生成	+	+	+	nt
0.1% 放线菌酮	+	+	+	nt
0.25% 放线菌酮	+	+	+	nt
1% 放线菌酮	v	v	v	nt
35℃	+	+	+	+
37℃	+	+	−	+
40℃	−	−	−	−

注：+ ：＞ 90% 为阳性结果；− ：＞ 90% 为阴性结果；v ：结果易变；nt ：未检测。

63.4 分子鉴定技术

63.4.1 孢子丝菌的 DNA 提取

一般采用丝状真菌 DNA 提取试剂盒提取孢子丝菌基因组 DNA。实验操作严格按照试剂盒内的操作流程展开，详见附录一 丝状真菌基因组 DNA 提取流程。

63.4.2 靶基因区域的 PCR 扩增及测序分析

1. 靶基因区域的 PCR 扩增

以提取后的基因组 DNA 为模板对孢子丝菌靶基因区域进行有效扩增，获得序列，对菌株进行比对鉴定。目前，孢子丝菌鉴定推荐的靶基因区域为 ITS 区和 Cal 区，其对应引物见表 3-63-2。

表3-63-2 PCR扩增引物序列

靶基因区域		引 物 序 列
ITS 区	上游引物	ITS1：5′-TCCGTAGGTGAACCTGCGG-3′
	下游引物	ITS4；5′-TCCTCCGCTTATTGATATGC-3′
Cal 区	上游引物	CL2A：5′-TTTTTGCATCATGAGTTGGAC-3′
	下游引物	CL1-2：5′-GATCAAGGAGGCCTTCTC-3′

PCR 反应液配制及反应程序见附表一和附表三。

2. 测序分析

详见第三部分第 60 章 60.3.2 测序分析内容。

63.5 质谱鉴定技术

63.5.1 菌株培养

使用接种钩，用点种法将孢子丝菌接种到 PDA 或 SDA 培养基上，27℃平板培养 5 ~ 7 天即可上样。

63.5.2 前处理

孢子丝菌的蛋白质谱检测前处理参照丝状真菌蛋白质谱前处理操作规程，详细操作手册详见附录三丝状真菌蛋白质谱前处理操作规程。

63.5.3 点样

详见附录三 蛋白质谱点样操作规程。

63.5.4　结果判读

详见附录三　蛋白质谱结果判读方法。

◤ 63.6　药敏检测技术

孢子丝菌的药敏试验方法参照美国临床和实验室标准化协会颁布的丝状真菌 M-38A3 的标准方法进行实验。

63.6.1　实验流程

1. 培养基准备

以不含任何抗生素的 RMPI-1640 液体培养基作为基础培养基。

2. 药基药物浓度

可选择药物及药物浓度范围如下：

两性霉素 B、伊曲康唑、酮康唑、泊沙康唑、伏立康唑、艾莎康唑起始浓度为 0.0313 ～ 16 μg/mL；氟胞嘧啶和氟康唑起始浓度为 0.125 ～ 64 μg/mL；棘白菌素（阿尼芬净、卡泊芬净和米卡芬净）起始浓度为 0.015 ～ 8 μg/mL。

3. 实验菌活化与接种

孢子丝菌在 PDA 上，27 ～ 35℃培养 7 天；用无菌生理盐水配成菌悬液，用血球计数板计数，按丝状真菌接种菌量 0.4×10^4 ～ 5×10^4 CFU/mL 加到 RPMI-1640 培养基中，再加入室温包被药物的培养板中。药液和菌液充分混匀后，放置培养箱中孵育。

孢子丝菌接种菌量：0.4×10^4 ～ 5×10^4 CFU/mL。

孢子丝菌培养条件：35℃ 46 ～ 50 h。

63.6.2　结果判读

1. 两性霉素 B、伊曲康唑、泊沙康唑、伏立康唑、艾莎康唑最低抑菌浓度（MIC）

与阳性对照孔相比生长量抑制 100% 的最低药物浓度。

2. 氟康唑、酮康唑和氟胞嘧啶最低抑菌浓度（MIC）

与阳性对照孔相比生长量抑制 50% 的最低药物浓度。

3. 棘白菌素（阿尼芬净、卡泊芬净和米卡芬净）最低有效浓度（MIC）

与阳性对照孔相比生长受限，皱缩的最低药物浓度。

（梅嬛、郑海林、龚杰　**编写**，刘维达、李筱芳　**审校**）

第64章

阿萨希毛孢子菌

64.1 简介

阿萨希毛孢子菌作为毛孢子菌属内最常见也是最重要的致病菌，广泛存在于自然界和人体表面、呼吸道、胃肠道等部位。毛孢子菌的感染多见于白血病患者，也可引起免疫功能底下人群及器官移植患者的感染，最终可导致宿主致命性系统感染。该菌也可引起毛发、甲及皮肤的浅部感染。由于近年来临床上由毛孢子菌引起的深部感染出现的越来越多，多表现为真菌血症及皮肤、脏器的播散性感染且病死率高。

阿萨希毛孢子菌隶属于担子菌门（Basidiomycota）、伞菌亚门（Agaricomycotina）、银耳纲（Tremellomycetes）、毛孢子菌目（Trichosporonales）、毛孢子菌科（Trichosporonaceae）、毛孢子菌属（*Trichosporon*）。曾被称为阿萨希丝孢酵母。

64.2 形态学鉴定

在 SDA 培养基上，其菌落为白色酵母样，不规则隆起，后期粉末状，边缘下陷深裂（图 3-64-1）。镜下缺乏芽生孢子和侧生的分生孢子，关节孢子筒状、丰富（图 3-64-2、图 3-64-3）。37℃可生长。

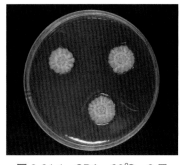

图 3-64-1　SDA，30℃，3 天

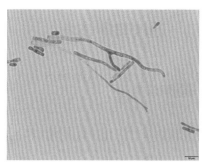

图 3-64-2　SDA，30℃，3 天，×1000

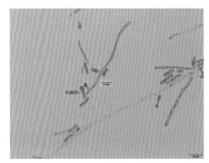

图 3-64-3   SDA, 30℃, 3 天, ×1000

64.3   分子鉴定技术

64.3.1   阿萨希毛孢子菌的 DNA 提取

一般采用酵母 DNA 提取试剂盒提取阿萨希毛孢子菌基因组 DNA。实验操作严格按照试剂盒内的操作流程展开，详见附录一。

64.3.2   靶基因区域的 PCR 扩增及测序分析

1. 靶基因区域的 PCR 扩增

以提取后的基因组 DNA 为模板对阿萨希毛孢子菌靶基因区域进行有效扩增，获得序列，对菌株进行比对鉴定。目前，阿萨希毛孢子菌公认的鉴定靶基因区域为 ITS 区。其对应引物见表 3-64-1。

表3-64-1   PCR扩增物序列

靶基因区域		引物序列
ITS 区	上游引物	ITS1: 5′-TCCGTAGGTGAACCTGCGG-3′
	下游引物	ITS4: 5′-TCCTCCGCTTATTGATATGC-3′

PCR 反应液配制及反应程序见附表二和附表三。

2. 测序分析

详见第三部分第 60 章 60.3.2 测序分析内容。

64.4   质谱鉴定技术

64.4.1   菌株培养

使用一次性接种环，用三区 / 四区平板划线法将阿萨希毛孢子菌接种到 YPD 或 SDA 培养基上，30℃平板培养 2 ~ 3 天即可上样。

64.4.2　前处理

阿萨希毛孢子菌的蛋白质谱检测前处理参照酵母菌蛋白质谱前处理操作规程，详细操作手册详见附录三　酵母菌蛋白质谱前处理操作规程。

64.4.3　点样

详见附录三　蛋白质谱点样操作规程。

64.4.4　结果判读

详见附录三　蛋白质谱结果判读方法。

64.5　药敏检测技术

阿萨希毛孢子菌的药敏试验方法参照美国临床和实验室标准化协会颁布的酵母菌 M-27A4 的标准方法进行实验。

64.5.1　实验流程

1. 培养基准备

以不含任何抗生素的 RMPI-1640 液体培养基作为基础培养基。

2. 药基药物浓度

可选择药物及药物浓度范围如下：两性霉素 B、伊曲康唑、酮康唑、泊沙康唑、伏立康唑、艾莎康唑、雷夫康唑起始浓度为 0.0313 ~ 16 μg/mL；氟胞嘧啶和氟康唑起始浓度为 0.125 ~ 64 μg/mL；棘白菌素（阿尼芬净、卡泊芬净和米卡芬净）起始浓度为 0.015 ~ 8 μg/mL。

3. 实验菌活化与接种

阿萨希毛孢子菌在 SDA 上，35℃培养 3 天；用无菌生理盐水配成菌悬液，用血球计数板计数，按阿萨希毛孢子菌接种菌量 0.5×10^3 ~ 2.5×10^3 CFU/mL 加到 RPMI-1640 培养基中，再加入室温包被药物的培养板中。药液和菌液充分混匀后，放置培养箱中孵育。

阿萨希毛孢子菌接种菌量：0.5×10^3 ~ 2.5×10^3 CFU/mL。

阿萨希毛孢子菌培养条件：35℃ 72 h。

64.5.2 结果判读

1. 两性霉素 B 最低抑菌浓度（MIC）

与阳性对照孔相比生长量抑制 100% 的最低药物浓度。

2. 伊曲康唑、泊沙康唑、伏立康唑、艾莎康唑、氟康唑、酮康唑和氟胞嘧啶最低抑菌浓度（MIC）

与阳性对照孔相比生长量抑制 50% 的最低药物浓度。

3. 棘白菌素（阿尼芬净、卡泊芬净和米卡芬净）最低有效浓度（MIC）

与阳性对照孔相比生长量抑制 50% 的最低药物浓度。

（梅嬛、郑海林　**编写**，刘维达、李筱芳　**审校**）

第65章

马尔尼菲篮状菌

65.1 简介

马尔尼菲篮状菌早前被称为马尔尼菲青霉，2011 年根据其分子生物学特性分类将其改称为马尔尼菲篮状菌，归属于篮状菌属，也是该属内唯一的温度依赖型双相真菌。隶属于子囊菌门（Ascomycota）、盘菌亚门（Pezizomycotina）、散囊菌目（Eurotiales）、丝裂孢科（Trichocomaceae）、篮状菌属（*Talaromyces*）。

马尔尼菲篮状菌是一种致病性真菌，部分国家将其生物安全级别为 BSL-3 的病原真菌。其孢子会随风飘散引起吸入式感染，但皮损接触及消化道感染也是致病的可能途径，获得性免疫缺陷综合征（acquired immune deficiency syndrome，AIDS）患者及其他免疫抑制患者是本病的主要感染人群，但免疫正常人群感染病例也有报道。该菌呈明显的地域性分布，主要集中在东南亚及我国的南方部分省（自治区），如广西壮族自治区、广东省、云南省等。竹鼠可能是该菌的天然携带宿主之一。

由于该菌在 AIDS 患者机会感染率很高，WHO 已将马尔尼菲篮状菌病作为 AIDS 的指征性疾病之一。该菌在我国具有典型的区域性分布，华南地区马尔尼菲篮状菌病发病率较高。

65.2 形态学鉴定

该菌在 PDA 或麦芽浸膏琼脂培养基（MEA）上 37℃培养时，呈白色酵母样菌落，而在 27℃培养时，形成平坦、紧密的丝状菌落，会产生红色、橘色等色素（见图 3-65-1 ~ 图 3-65-4）。镜下部分菌丝螺旋状，分生孢子梗匍匐或呈束状，（70 ~ 150）μm×（2.5 ~ 3.0）μm；帚状枝双轮生，分生孢子椭球形，壁光滑，（2.5 ~ 4.0）μm×（2 ~ 3）μm，单细胞，呈短链排列（图 3-65-5）。37℃酵母态时形成关节孢子形态。

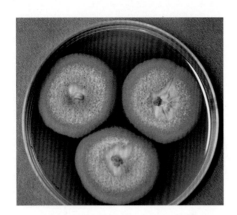

图 3-65-1　MEA，27℃，7 天

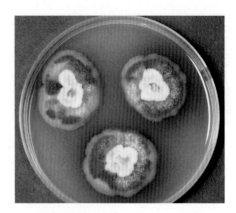

图 3-65-2　PDA，27℃，7 天

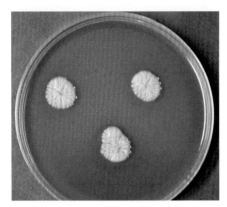

图 3-65-3　MEA，37℃，7 天

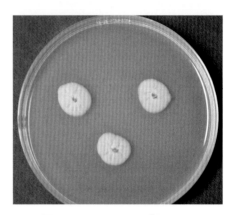

图 3-65-4　PDA，37℃，7 天

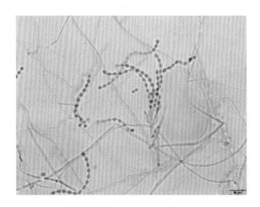

图 3-65-5　棉蓝染色　PDA，27℃，7 天，×400

65.3　分子鉴定技术

65.3.1　马尔尼菲篮状菌的 DNA 提取

一般采用丝状真菌 DNA 提取试剂盒提取马尔尼菲篮状菌基因组 DNA。实验操作严格按照试剂盒内的操作流程开展，详见附录一　丝状真菌基因组 DNA 提取流程。

65.3.2　靶基因区域的 PCR 扩增及测序分析

1. 靶基因区域的 PCR 扩增

以提取后的基因组 DNA 为模板对马尔尼菲篮状菌靶基因区域进行有效扩增，获得序列，对菌株进行比对鉴定。目前，马尔尼菲篮状菌鉴定推荐的靶基因区域为 ITS 区和 BenA 区，其对应引物见表 3-65-1。

表3-65-1　PCR扩增引物序列

靶基因区域		引 物 序 列
ITS 区	上游引物	ITS1：5′-TCCGTAGGTGAACCTGCGG-3′
	下游引物	ITS4：5′-TCCTCCGCTTATTGATATGC-3′
BenA 区	上游引物	bt2a：5′-GGTAACCAAATCGGTGCTGCTTTC-3′
	下游引物	bt2b：5′-ACCCTCAGTGTAGTGACCCTTGGC-3′

PCR 反应液配制及反应程序见附表一和附表三。

2. 测序分析

详见第三部分第 60 章 60.3.2 测序分析内容。

◢ 65.4　质谱鉴定技术

65.4.1　菌株培养

使用接种钩，用点种法将马尔尼菲篮状菌接种到 PDA 或 SDA 培养基上，27℃平板培养 5 天即可上样。

65.4.2　前处理

马尔尼菲篮状菌的蛋白质谱检测前处理参照丝状真菌蛋白质谱前处理操作规程，详细操作手册详见附录三　丝状真菌蛋白质谱前处理操作规程。

65.4.3　点样

详见附录三　蛋白质谱点样操作规程。

65.4.4　结果判读

详见附录三　蛋白质谱结果判读方法。

◤ 65.5 药敏检测技术

马尔尼菲篮状菌的药敏试验方法参照美国临床和实验室标准化协会颁布的丝状真菌 M-38A3 的标准方法进行实验。

65.5.1 实验流程

1. 培养基准备

以不含任何抗生素的 RMPI-1640 液体培养基作为基础培养基。

2. 药基药物浓度

可选择药物及药物浓度范围如下：两性霉素 B、伊曲康唑、酮康唑、泊沙康唑、伏立康唑、艾莎康唑起始浓度为 0.0313 ~ 16 μg/mL；氟胞嘧啶和氟康唑起始浓度为 0.125 ~ 64 μg/mL；棘白菌素（阿尼芬净、卡泊芬净和米卡芬净）起始浓度为 0.015 ~ 8 μg/mL。

3. 实验菌活化与接种

马尔尼菲篮状菌在 PDA 上，27 ~ 35℃培养 7 天；用无菌生理盐水配成菌悬液，用血球计数板计数，按丝状真菌接种菌量 0.4×10^4 ~ 5×10^4 CFU/mL 加到 RPMI-1640 培养基中，再加入室温包被药物的培养板中。药液和菌液充分混匀后，放置培养箱中孵育。

马尔尼菲篮状菌接种菌量：0.4×10^4 ~ 5×10^4 CFU/mL。

马尔尼菲篮状菌培养条件：35℃ 46 ~ 50 h。

65.5.2 结果判读

1. 两性霉素 B、伊曲康唑、泊沙康唑、伏立康唑、艾莎康唑最低抑菌浓度（MIC）

与阳性对照孔相比生长量抑制 100% 的最低药物浓度。

2. 氟康唑、酮康唑和氟胞嘧啶最低抑菌浓度（MIC）

与阳性对照孔相比生长量抑制 50% 的最低药物浓度。

3. 棘白菌素（阿尼芬净、卡泊芬净和米卡芬净）最低有效浓度（MEC）

与阳性对照孔相比生长受限，皱缩的最低药物浓度。

（梅嬛、郑海林 **编写**，刘维达、李筱芳 **审校**）

第66章

毛 霉 属

66.1 简介

　　毛霉属（*Mucor*）真菌常见于土壤、粪便及其他有机腐败物质中，生长迅速，常有气生孢子。为人类的条件致病菌，免疫功能低下者易感染，尤其以是重症糖尿病、长期糖皮质激素治疗患者、烧伤及器官移植等患者多见。多通过吸入途径或接触方式传染。

　　毛霉属隶属于毛霉门（Mucoromycota）、毛霉亚门（Mucoromycotina）、毛霉纲（Mucoromycetes）、毛霉目（Mucorales）、毛霉科（Mucoraceae）。无性阶段产生孢子囊和孢子囊孢子，有性阶段配囊柄对生，形成接合孢子。种内常见的致病真菌有总状毛霉（*M.racemosus*）、卷枝毛霉（*M.circinelloides*）和不规则毛霉（*M.irregularis*）等。葡萄糖蛋白胨琼脂培养基（SDA）上，25 ~ 30℃生长良好，多数菌种37℃不生长。生长速度快，4天就可以生长完全成熟。

　　毛霉病的发病有多种易感因素，如高血糖、代谢性酸中毒、大剂量糖皮质激素等，一般呈急性快速发展，少数为慢性发展。可累及的部位常为鼻、脑、肺、胃肠道、皮肤等器官。由于近年来医源性免疫受损人群的上升，毛霉病发病率逐年攀升，且该病的进展迅速，致残性和致死性强，在新冠肺炎疫情期间，由毛霉合并新冠病毒感染的病例在全球局部地区激增，大幅提升了患者的死亡率，引起了国际社会的广泛关注。

66.2 形态学鉴定

　　毛霉菌落生长速度快，多数37℃条件下生长不良，少数耐热种考虑具有临床意义。菌丝白色到灰白色，棉絮状，继续培养可见间或有灰黑色孢子囊颗粒生长达几厘米，大量的孢子囊梗易形成厚的菌丝垫，在 PDA 或 MEA 培养基上的形态见图 3-66-1、图 3-66-2；镜下菌丝不规则分枝，无分隔或极少分隔；多数无匍匐菌丝或假根；孢子囊顶生，球形，内含大量孢子，囊壁成熟时易破裂，常附有草酸钙晶体；孢子囊孢子球形、椭圆形或不规则；无囊托（图 3-66-3 ～图 3-66-6）。根据镜下菌丝及孢子囊的形态，可对毛霉属内不同种之间进行进一步区分，具体见表 3-66-1。

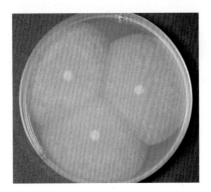

图 3-66-1　不规则毛霉 PDA，27℃，2 天

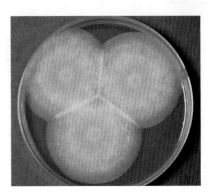

图 3-66-2　不规则毛霉 MEA，27℃，2 天

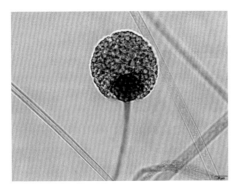

图 3-66-3　棉蓝染色　不规则毛霉 PDA，27℃，2 天，×400

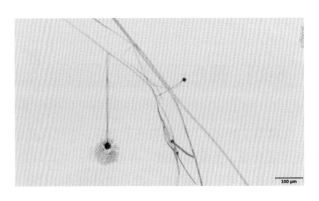

图 3-66-4　棉蓝染色　总状毛霉 PDA，27℃，2 天，×100

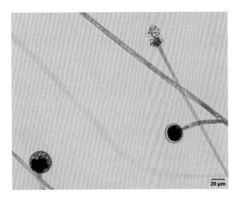

图 3-66-5　棉蓝染色　总状毛霉 PDA，27℃，2 天，×400

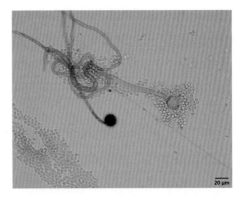

图 3-66-6　棉蓝染色　卷枝毛霉 PDA，27℃，2 天，×400

表3-66-1　毛霉属内鉴定

属 内 鉴 定	
1a.假根较丰富	不规则毛霉
1b.假根缺乏	→2
2a.孢子囊梗不分枝或少合轴分枝	→3

续表

属内鉴定	
2b. 孢子囊梗反复分枝	→4
3a. 孢子囊孢子球形，直径3.5～5.5μm	*M. amphibiorum*
3b. 孢子囊孢子椭球形，（5.7～8.7）μm×（2.7～5.4）μm	*M. hiemalis*
4a. 40℃生长	*M. indicus*
4b. 37℃不生长或弱生长	→5
5a. 孢子囊孢子大多为直径3.5～6.0μm；菌丝中缺乏厚壁孢子	→6
5b. 孢子囊孢子直径可达8～10μm；菌丝中大量的厚壁孢子	总状毛霉
6a. 菌落限制性生长；无乙醇同化作用	*M. ramosissimus*
6b. 菌落扩展生长；同化的乙醇	卷枝毛霉

◢ 66.3　分子鉴定技术

66.3.1　毛霉的DNA提取

一般采用丝状真菌DNA提取试剂盒提取毛霉属基因组DNA。实验操作严格按照试剂盒内的操作流程开展，详见附录一　丝状真菌基因组DNA提取流程。

66.3.2　靶基因区域的PCR扩增及测序分析

1. 靶基因区域的PCR扩增

（1）以提取后的基因组DNA为模板对毛霉属靶基因区域进行有效扩增，获得序列，对菌株进行比对鉴定。目前，毛霉属鉴定推荐的靶基因区域为ITS区，其对应引物见表3-66-2。

表3-66-2　PCR扩增引物序列

靶基因区域		引物序列
ITS区	上游引物	ITS1: 5′-TCCGTAGGTGAACCTGCGG-3′
	下游引物	ITS4: 5′-TCCTCCGCTTATTGATATGC-3′

（2）PCR反应液配制及反应程序见附表二和附表三。

2. 测序分析

详见第三部分第60章60.3.2测序分析内容。

◢ 66.4　药敏检测技术

毛霉的药敏试验方法参照美国临床和实验室标准化协会颁布的丝状真菌M-38A3的标准方法进行。

66.4.1 实验流程

1. 培养基准备

以不含任何抗生素的 RPMI-1640 液体培养基作为基础培养基。

2. 药基药物浓度

可选择药物及药物浓度范围如下：两性霉素 B、伊曲康唑、酮康唑、泊沙康唑、伏立康唑、艾莎康唑起始浓度为 0.0313 ~ 16 μg/mL；氟胞嘧啶和氟康唑起始浓度为 0.125 ~ 64 μg/mL；棘白菌素（阿尼芬净、卡泊芬净和米卡芬净）起始浓度为 0.015 ~ 8 μg/mL。

3. 实验菌活化与接种

毛霉菌在 PDA 上，27 ~ 35℃培养 7 天；用无菌生理盐水配成菌悬液，用血球计数板计数，按丝状真菌接种菌量 0.4×10^4 ~ 5×10^4 CFU/mL 加到 RPMI-1640 培养基中，再加入室温包被药物的培养板中。药液和菌液充分混匀后，放置培养箱中孵育。

毛霉菌接种菌量：0.4×10^4 ~ 5×10^4 CFU/mL。

毛霉菌培养条件：35℃ 21 ~ 26 h。

66.4.2 结果判读

1. 两性霉素 B、伊曲康唑、泊沙康唑、伏立康唑、艾莎康唑最低抑菌浓度（MIC）

与阳性对照孔相比生长量抑制 100% 的最低药物浓度。

2. 氟康唑、酮康唑和氟胞嘧啶最低抑菌浓度（MIC）

与阳性对照孔相比生长量抑制 50% 的最低药物浓度。

3. 棘白菌素（阿尼芬净、卡泊芬净和米卡芬净）最低有效浓度（MEC）

与阳性对照孔相比生长受限，皱缩的最低药物浓度。

（梅嬛、郑海林　**编写**，刘维达、李筱芳　**审校**）

第**67**章

班替枝孢瓶霉

67.1　简介

斑替枝孢瓶霉（*C.bantiana*）隶属于子囊菌门（Ascomycota）、散囊菌纲（Eurotiomycetes）、刺盾炱目（Chaetothyriales）、Herpotrichiellaceae 科、枝孢霉瓶霉属（*Cladophialophora*），该属内常见的其他致病种类有卡氏枝孢瓶霉（*C.carrionii*）、伊蒙希枝孢瓶霉（*C.emmonsii*）、波氏枝孢瓶霉（*C.boppii*）等。

斑替枝孢瓶霉广泛分布于自然界中，易从环境腐败物或土壤中传播，常引起患者的脑部暗色丝孢霉病。由于其具有嗜神经性，可引起原发性脑脓肿，也可因外伤后接触本菌引起皮肤病变；同时，由于斑替枝孢瓶霉可以通过孢子吸入感染，因此免疫受损人群和健康人群均可发生感染，尤其对于免疫缺陷患者往往是致命的。

该菌由于传播性较强，且 40℃ 仍然可以保持生长，易侵犯脑部嗜神经生长，引起原发性脑感染，可累及脑膜，致死性较强，国际上已将该菌升级为生物安全级别为 BSL-3 的病原菌，推荐在三级生物安全实验室进行大规模活菌实验操作。

67.2　形态学鉴定

该菌菌落生长有局限性，在 PDA、MEA 或 OA 培养基上，菌落呈绒毛状至粉末状，深橄榄绿色，反面橄榄色至黑色（图 3-67-1 ～ 图 3-67-3）。镜下分生孢子在未分化菌丝上形成长的、紧密相连的、无柄的分生孢子链，顶生或侧生，分生孢子椭圆形至梭形，大小为（6 ～ 11）μm ×（2.5 ～ 5.0）μm（图 3-67-4、图 3-67-5）；偶尔存在大的厚壁孢子。

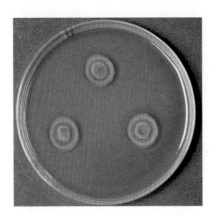

图 3-67-1　MEA，27℃，10 天

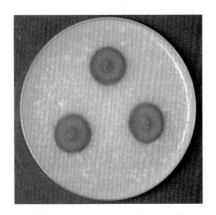

图 3-67-2　OA，27℃，10 天

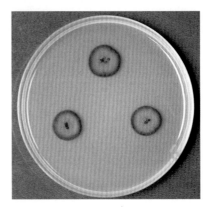

图 3-67-3　PDA，27℃，10 天

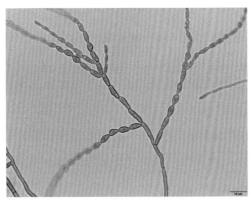

图 3-67-4　PDA，27℃，10 天，×1 000

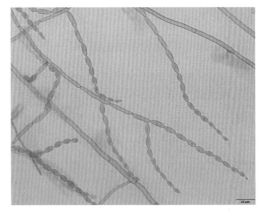

图 3-67-5　PDA，27℃，10 天，×1 000

67.3　分子鉴定技术

67.3.1　班替枝孢瓶霉 DNA 提取

一般采用丝状真菌 DNA 提取试剂盒提取班替枝孢瓶霉基因组 DNA。实验操作严格按照试剂盒内的

操作流程开展，详见附录一　丝状真菌基因组 DNA 提取流程。

67.3.2　靶基因区域的 PCR 扩增及测序分析

1. 靶基因区域的 PCR 扩增

以提取后的基因组 DNA 为模板对烟曲霉靶基因区域进行有效扩增，获得序列，对菌株进行比对鉴定。目前，班替枝孢瓶霉鉴定推荐的靶基因区域为 ITS 区，其对应引物见表 3-67-1。

表3-67-1　PCR扩增引物序列

靶基因区域		引物序列
ITS 区	上游引物	ITS1：5′-TCCGTAGGTGAACCTGCGG-3′
	下游引物	ITS4：5′-TCCTCCGCTTATTGATATGC-3′

PCR 反应液配制及反应程序见附表二和附表三。

2. 测序分析

详见第三部分第 60 章 60.3.2 测序分析内容。

◢ 67.4　药敏检测技术

班替枝孢瓶霉的药敏试验方法参照美国临床和实验室标准化研究所颁布的丝状真菌 M-38A3 的标准方法进行。

67.4.1　实验流程

1. 培养基准备

以不含任何抗生素的 RPMI-1640 液体培养基作为基础培养基。

2. 药基药物浓度

可选择药物及药物浓度范围如下：

两性霉素 B、伊曲康唑、酮康唑、泊沙康唑、伏立康唑、艾莎康唑起始浓度为 0.0313 ~ 16 μg/mL；氟胞嘧啶和氟康唑起始浓度为 0.125 ~ 64 μg/mL；棘白菌素类（阿尼芬净、卡泊芬净和米卡芬净）起始浓度为 0.015 ~ 8 μg/mL。

3. 实验菌活化与接种

班替枝孢瓶霉在 PDA 上，27 ~ 35℃培养 7 ~ 10 天；用无菌生理盐水配成菌悬液，用血球计数板计数，按丝状真菌接种菌量 0.4×10^4 ~ 5×10^4 CFU/mL 加到 RPMI-1640 培养基中，再加入室温包被药物的培养板中。药液和菌液充分混匀后，放置培养箱中孵育。

班替枝孢瓶霉接种菌量：0.4×10^4 ~ 5×10^4 CFU/mL。

班替枝孢瓶霉培养条件：35℃ 46 ~ 50 h。

67.4.2 结果判读

1. 两性霉素 B、伊曲康唑、泊沙康唑、伏立康唑、艾莎康唑最低抑菌浓度（MIC）

与阳性对照孔相比生长量抑制 100% 的最低药物浓度。

2. 氟康唑、酮康唑和氟胞嘧啶最低抑菌浓度（MIC）

与阳性对照孔相比生长量抑制 50% 的最低药物浓度。

3. 棘白菌素（阿尼芬净、卡泊芬净和米卡芬净）最低有效浓度（MEC）

与阳性对照孔相比生长受限，皱缩的最低药物浓度。

（梅嬛、郑海林 **编写**，刘维达、李筱芳 **审校**）

第68章

甄氏外瓶霉

68.1 简介

甄氏外瓶霉隶属于子囊菌门（Ascomycota），盘菌亚门（Pezizomycotina），刺盾炱目（Chaetothyriales），Herpotrichiellaceae 科，外瓶霉属（*Exophiala*）。由于其复杂的形态学特征，临床上被归为黑酵母（俗称）。主要是由于生长开始为酵母样细胞，后形成分枝分隔菌丝，环痕产孢。

该菌在世界范围内均有分布，但亚洲地区感染情况更为显著。主要引起感染人群的足菌肿和暗色丝孢霉病。该菌由于其传染性及临床治疗的困难性，需要长期治疗且部分抗真菌药物疗效不明显。

68.2 形态学鉴定

菌落具有限制性，在 PDA、MEA 或 OA 培养基上，最初为湿润酵母样菌落，后形成绒毛状菌落，隆起，橄榄灰至黑色气生菌丝（图 3-68-1 ~ 图 3-68-3）。镜下酵母样时有近球形芽生细胞。每个细胞有一个环状小柄产生分生孢子。菌丝上的分生孢子梗呈火箭状，棕色，环痕梗不明显，产生（2.6 ~ 5.9）μm×（1.2 ~ 2.5）μm 窄椭球形分生孢子（图 3-68-4）。37℃生长，42℃不生长。

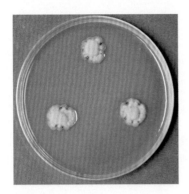

图 3-68-1　MEA, 27℃, 10 天

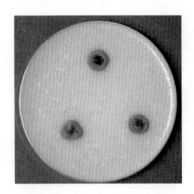

图 3-68-2　OA, 27℃, 10 天

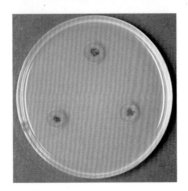

图 3-68-3　PDA, 27℃, 10 天

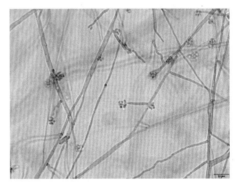

图 3-68-4　棉蓝染色　PDA, 27℃, 10 天, ×400

◢ 68.3　分子鉴定技术

68.3.1　甄氏外瓶霉 DNA 提取

一般采用丝状真菌 DNA 提取试剂盒提取甄氏外瓶霉基因组 DNA。实验操作严格按照试剂盒内的操作流程开展，详见附录一　丝状真菌基因组 DNA 提取流程。

68.3.2　靶基因区域的 PCR 扩增及测序分析

1. 靶基因区域的 PCR 扩增

以提取后的基因组 DNA 为模板对甄氏外瓶霉靶基因区域进行有效扩增，获得序列，对菌株进行比对鉴定。目前，甄氏外瓶霉鉴定推荐的靶基因区域为 ITS 区，其对应引物见表 3-68-1。

表3-68-1　PCR扩增引物序列

靶基因区域		引 物 序 列
ITS 区	上游引物	ITS1: 5′-TCCGTAGGTGAACCTGCGG-3′
	下游引物	ITS4: 5′-TCCTCCGCTTATTGATATGC-3′

PCR 反应液配制及反应程序见附表二和附表三。

2. 测序分析

详见第三部分第 60 章 60.3.2 测序分析内容。

68.4　药敏检测技术

甄氏外瓶霉的药敏试验方法参照美国临床和实验室标准化协会颁布的丝状真菌 M-38A3 的标准方法进行实验。

68.4.1　实验流程

1. 培养基准备

以不含任何抗生素的 RPMI-1640 液体培养基作为基础培养基。

2. 药基药物浓度

可选择药物及药物浓度范围如下：两性霉素 B、伊曲康唑、酮康唑、泊沙康唑、伏立康唑、艾莎康唑起始浓度为 0.0313 ～ 16 μg/mL；氟胞嘧啶和氟康唑起始浓度为 0.125 ～ 64 μg/mL；棘白菌素（阿尼芬净、卡泊芬净和米卡芬净）起始浓度为 0.015 ～ 8 μg/mL。

3. 实验菌活化与接种

甄氏外瓶霉在 PDA 上，27 ～ 35℃培养 7 ～ 10 天；用无菌生理盐水配成菌悬液，用血球计数板计数，按丝状真菌接种菌量 0.4×10^4 ～ 5×10^4 CFU/mL 加到 RPMI-1640 培养基中，再加入室温包被药物的培养板中。药液和菌液充分混匀后，放置培养箱中孵育。

甄氏外瓶霉接种菌量：0.4×10^4 ～ 5×10^4 CFU/mL。

甄氏外瓶霉培养条件：35℃ 46 ～ 50 h。

68.4.2　结果判读

1. 两性霉素 B、伊曲康唑、泊沙康唑、伏立康唑、艾莎康唑最低抑菌浓度（MIC）

与阳性对照孔相比生长量抑制 100% 的最低药物浓度。

2. 氟康唑、酮康唑和氟胞嘧啶最低抑菌浓度（MIC）

与阳性对照孔相比生长量抑制 50% 的最低药物浓度。

3. 棘白菌素（阿尼芬净、卡泊芬净和米卡芬净）最低有效浓度（MEC）

与阳性对照孔相比生长受限，皱缩的最低药物浓度。

（梅嬛、郑海林 **编写**，刘维达、李筱芳 **审校**）

第69章

裴氏着色霉

69.1 简介

裴氏着色霉隶属于子囊菌门（Ascomycota）、盘菌亚门（Pezizomycotina）、刺盾炱目（Chaetothyriales）、Herpotrichiellaceae 科、着色真菌属（*Fonsecaea*）。

裴氏着色霉（*F.pedrosoi*）为暗色真菌，呈世界性分布，我国为南方地区多见，喜生活在热带及亚热带地区，尤其是潮湿温暖的地域，常在朽木和土壤中腐生。该菌是着色芽生菌病的主要病原菌之一，通常因外伤进入人体，引起皮肤的假性上皮瘤、畸形生长及肉芽肿等病变，病情顽固治疗疗程长，用药困难，易致残或引起癌变。

69.2 形态学鉴定

裴氏着色霉的最适生长温度为 27℃，在 PDA、MEA 或 OA 培养基上，菌落绒毛状到天鹅绒状，MEA 上呈灰白色，PDA 和 OA 上呈浅至深橄榄绿色，菌落适度扩展（图 3-69-1 ~ 图 3-69-3）。镜下菌丝棕色松散的分枝分隔，合轴产孢。喙枝孢型分生孢子梗的顶端有齿状凸起，分生孢子顶生，淡橄榄色，椭圆至棒状，大小（3.5 ~ 5.0）μm×（1.5 ~ 2.0）μm（图 3-69-4）。

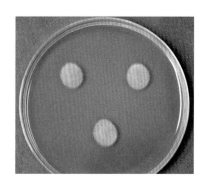

图 3-69-1 MEA，27℃，7 天

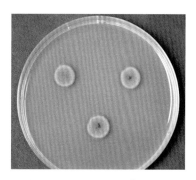

图 3-69-2 PDA，27℃，7 天

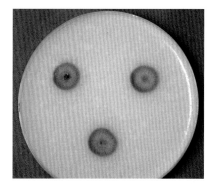

图 3-69-3 OA，27℃，7 天

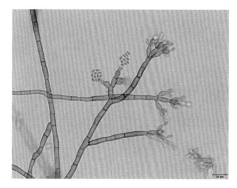

图 3-69-2 棉蓝染色 PDA，27℃，7 天，×1 000

69.3 分子鉴定技术

69.3.1 裴氏着色霉 DNA 提取

一般采用丝状真菌 DNA 提取试剂盒提取裴氏着色霉基因组 DNA。实验操作严格按照试剂盒内的操作流程展开，详见附录一 丝状真菌基因组 DNA 提取流程。

69.3.2 靶基因区域的 PCR 扩增及测序分析

1. 靶基因区域的 PCR 扩增

以提取后的基因组 DNA 为模板对裴氏着色霉靶基因区域进行有效扩增，获得序列，对菌株进行比对鉴定。目前，裴氏着色霉鉴定推荐的靶基因区域为 ITS 区，其对应引物见表 3-69-1。

表3-69-1 引物序列

靶基因区域		引物序列
ITS 区	上游引物	ITS1: 5′-TCCGTAGGTGAACCTGCGG-3′
	下游引物	ITS4: 5′-TCCTCCGCTTATTGATATGC-3′

PCR 反应液配制及反应程序见附表一和附表三。

2. 测序分析

详见第三部分第 60 章 60.3.2 测序分析内容。

◢ 69.4　药敏检测技术

裴氏着色霉的药敏检测：参照美国临床和实验室标准化协会颁布的丝状真菌 M-38A3 的标准方法进行。

69.4.1　实验流程

1. 培养基

以不含任何抗生素的 RPMI-1640 液体培养基作为基础培养基。

2. 药基药物浓度

可选择药物及药物浓度范围如下：两性霉素 B、伊曲康唑、酮康唑、泊沙康唑、伏立康唑、艾莎康唑起始浓度为 0.0313 ~ 16 μg/mL；氟胞嘧啶和氟康唑起始浓度为 0.125 ~ 64 μg/mL；棘白菌素（阿尼芬净、卡泊芬净和米卡芬净）起始浓度为 0.015 ~ 8 μg/mL。

3. 实验菌活化与接种

裴氏着色霉在 PDA 培养基上，27 ~ 35℃培养 7-10 天；用无菌生理盐水配成菌悬液，用血球计数板计数，按丝状真菌接种菌量 0.4×10^4 ~ 5×10^4 CFU/mL 加到 RPMI-1640 培养基中，再加入室温包被药物的培养板中。药液和菌液充分混匀后，放置培养箱中孵育。

接种菌量：裴氏着色霉：0.4×10^4 ~ 5×10^4 CFU/mL。

培养条件：裴氏着色霉：35℃ 72 ~ 96 h。

69.4.2　结果判读

1. 两性霉素 B、伊曲康唑、泊沙康唑、伏立康唑、艾莎康唑最低抑菌浓度（MIC）

与阳性对照孔相比生长量抑制 100% 的最低药物浓度。

2. 氟康唑、酮康唑和氟胞嘧啶最低抑菌浓度（MIC）

与阳性对照孔相比生长量抑制 50% 的最低药物浓度。

3. 棘白菌素（阿尼芬净、卡泊芬净和米卡芬净）最低有效浓度（MEC）

与阳性对照孔相比生长受限，皱缩的最低药物浓度。

（梅嬛、郑海林　**编写**，刘维达、李筱芳　**审校**）

第三部分
附录

 附录一

丝状真菌基因组 DNA 提取流程

1.1 检测样本应为新鲜纯培养的菌株，用接种钩勾取适量菌丝或菌块于含有研磨珠的研磨管内，尽量避免勾取到培养基。

1.2 向上述研磨管内加入 600 μL 裂解液中，置于 MP 高效破碎仪上剧烈研磨震荡 30 s 后，将混悬液放入 65℃水浴加热 10 min，在化学处理和物理研磨的双重处理下，确保 DNA 释放充分。

1.3 将饱和酚加入上述液体中，混匀后 10 000 r/min 离心 10 min，使蛋白变性沉淀分离。

1.4 取上清液转移至新的 1.5 mL 离心管内，并加入 400 μL 的异丙醇，10 000 r/min 离心 2 min，沉淀析出 DNA。

1.5 弃上清，倒置 1.5 mL 离心管数分钟后，加入 300 μL 加热至 65℃的双蒸水，对沉淀进行吹吸混匀，加入 150 μL 3mol/L 醋酸钠溶液和 300 μL 无水乙醇，并加入 5 μL 去 RNA 酶，充分混匀。

1.6 将混悬液转移至收集管内，10 000 r/min 离心 1 min 后，弃废液，然后用 600 μL 清洗液对收集管内的 DNA 离心清洗 2 次，空离心 1 次。

1.7 最终用 50 ~ 100 μL 的加温 TE 缓冲液滴入收集管内的膜上方，静置 5 min 以上后，将其转移至新的 1.5 mL 离心管内，10 000 r/min 离心 1 min 收集洗脱的 DNA 溶液。

1.8 DNA 溶液可立即用于下游的 PCR 扩增测序，或置于 −20℃进行冷冻保存备用。

酵母菌基因组 DNA 提取流程

1.1 检测样本应为新鲜纯培养的菌株，取 1 ~ 2 接种环菌量于无菌 1.5 mL 离心管内待用。

1.2 将菌体溶解于 600 μL 裂解液中充分震荡混匀，并 65℃水浴加热 10 min，确保破壁充分。

1.3 将饱和酚加入上述液体中，混匀后 10 000 r/min 离心 10 min，使蛋白变性沉淀分离。

1.4 取上清液转移至新的 1.5 mL 离心管内，并加入 400 μL 异丙醇，10 000 r/min 离心 2 min，沉淀析出 DNA。

1.5 弃上清，倒置 1.5 mL 离心管数分钟后，加入 300 μL 加热至 65℃的双蒸水，对沉淀进行吹吸混匀，加入 150 μL 3 mol/L 醋酸钠溶液和 300 μL 无水乙醇，并加入 5 μL 去 RNA 酶，充分混匀。

1.6 将混悬液转移至收集管内，10 000 r/min 离心 1 min 后，弃废液，然后用 600 μL 清洗液对收集管内的 DNA 离心清洗 2 次，空离心 1 次。

1.7 最终用 50 ~ 100 μL 的加温 TE 缓冲液滴入收集管内的膜上方，静置 5 min 以上，将其转移至新的 1.5 mL 离心管内，10 000 r/min 离心 1 min 收集洗脱的 DNA 溶液。

1.8 DNA 溶液可立即用于下游的 PCR 扩增测序，或置于 –20℃进行冷冻保存备用。

◢ 附录二

基因数据库网址

NCBI: blast.ncbi.nlm.nih.gov/Blast.cgi

MYCOBANK：www.mycobank.org

ISHAM DATABASE：its.mycologylab.org

◢ 附录三

丝状真菌蛋白质谱前处理操作规程

材料：2 mL 离心管、移液器、吸头、超纯水、乙醇、70% 甲酸、乙腈、一次性女性拭子、微型离心管专用研磨杵。生物安全柜、离心机。

1.1 取 400 μL 无菌水加入 2 mL 离心管。

1.2 用一次性女性拭子从培养基上刮取孢子和菌丝约 5 mg，加入离心管中混匀，用微型离心管专用研磨杵研磨菌体直至溶液浑浊。

1.3 取 900 μL 无水乙醇加入离心管。

1.4 将离心管放置于涡旋震荡仪震荡 20 s，随后离心，12 000 r/min，2 min，去除上清液。

1.5 再次离心，12 000 r/min，2 min，去除残余上清液，室温干燥 5 min。

1.6 加入 80 μL 70% 甲酸至离心管中，用吸头戳打混匀，然后涡旋振荡 20 s，室温放置 10 min。

1.7 加入 80 μL 乙腈，用吸头戳打混匀，然后涡旋振荡 20 s。

1.8 12 000 r/min，离心 2 min，上清液转移至洁净的 1.5 mL 离心管内，即为样品提取液。

酵母菌蛋白质谱前处理操作规程

材料：2 mL 离心管、移液器、吸头、超纯水、乙醇、70% 甲酸、乙腈、一次性接种环。生物安全柜、离心机。

1.1　取 300 μL 无菌水加入 2 mL 离心管。

1.2　用一次性接种环从培养基上刮取约 5 mg 菌体加入离心管中混匀（注意不要刮取到培养基），直至溶液浑浊。

1.3　取 900 μL 无水乙醇加入离心管。

1.4　将离心管放置于涡旋震荡仪震荡 20 s，随后离心，12 000 r/min，2 min，去除上清液。

1.5　再次离心，12 000 r/min，2 min，去除残余上清液，室温干燥 5 min。

1.6　加入 80 μL 70% 甲酸至离心管中，用吸头戳打混匀，然后涡旋振荡 20 s，室温放置 5 min。

1.7　加入 80 μL 乙腈，用吸头戳打混匀，然后涡旋振荡 20 s。

1.8　离心，12 000 r/min, 2 min，上清液转移至洁净的 1.5 mL 离心管内，即为样品提取液。

蛋白质谱点样操作规程

材料：样品提取液、10 μL 移液器、1 μL 吸头、CHCA 基质溶液、乙醇。

1.1　吸取 1 μL 样品制剂滴到靶板的靶点上，每个样品在靶板上点样 4 个点，晾干。

1.2　吸取 1 μL CHCA 基质溶液滴到 4 个点过样品的靶点上，晾干。

1.3　记录每个靶点对应的样品信息。

1.4　放入将靶板放入质谱仪中，开始分析。

1.5　采谱完成后用纯乙醇浸泡靶板，置于超声清洗仪中清洗靶板。

蛋白质谱结果判读方法

对于每株菌，当 4 个靶点中有 2 个及以上的软件得分在 2 分以上时，认为正确鉴定到种水平；当 4 个靶点中有 2 个及以上的软件得分在 1.7 分以上时，认为正确鉴定到属水平；否则视为未得到鉴定结果。

附表一　25 μL PCR反应体系

组　分	体　积
Buffer NH	2.5 μL
$MgCl_2$	0.75 μL
dNTP	1.95 μL
DMSO	1.25 μL
Taq 酶	0.1 μL
基因组 DNA	2 μL
引物一（10 μmol/L）	0.5 μL
引物二（10 μmol/L）	0.5 μL
双蒸水	15.45 μL

附表二　25 μL PCR反应体系

组　　分	体　　积
2 × Master Mix	12.5 μL
基因组 DNA	2 μL
引物一 (10 μmol/L)	0.5 μL
引物二 (10 μmol/L)	0.5 μL
双蒸水	9.5 μL

附表三　PCR反应条件

温　　度	时　　间	循　环　数
95℃	5 min	1
95℃	30 s	
55℃	40 s	30
72℃	60 s	
72℃	10 min	1

PCR 反应条件可根据需求进行调整。

第三部分
参考文献

［1］ 卢洪洲，钱雪琴，徐和平．医学真菌检验与图解 [M]. 上海：上海科学技术出版社, 2018.

［2］ 廖万清，吴绍熙．现代真菌病学 [M]. 上海：复旦大学出版社，2017.

［3］ HOOG G S D, GUARRO J, GENÉ J, et al. Atlas of clinical fungi[M]. 4th ed. Universitet Rovire, 2020.

［4］ 胡继红，马筱玲，王辉，等．MALDI-TOF MS 在临床微生物鉴定中的标准化操作专家共识 [J]. 中华检验医学杂志，2019, 42(4): 241-249.

［5］ CLINICAL AND LABORATORY STANDARDS INSTITUTE. Reference method for broth dilution antifungal susceptibility testing of filamentous fungi[M]. 3rd ed. CLSI document M38-A3. Clinical and Laboratory Standards Institute, Wayne, PA. 2017.

［6］ COELHO C, BACCA A L, CASADEVALL A. *Cryptococcus neoformans*: history curiosity to modern pathogen[J]. Adv Appl Microbiol. 2014, 87: 1-41.

［7］ CLINICAL AND LABORATORY STANDARDS INSTITUTE. Reference method for broth dilution antifungal susceptibility testing of Yeasts[M]. 3rd ed. CLSI document M27-A4. Clinical and Laboratory Standards Institute, Wayne, PA. 2017.

［8］ 王端礼．医学真菌学实验室检验指南 [M]. 北京：人民卫生出版社, 2005.

［9］ WORLD HEALTH ORGANIZATION ANTIMICROBIAL RESISTANCE DIVISION. WHO fungal priority pathogens list to guide research, development and public health action[M]. Geneva: World Health Organization Antimicrobial Resistance Division, 2022.

［10］ ODDS F C. Epidemiological shifts in opportunistic and nosocomial *Candida* infections: mycological aspects[J]. Int J Antimicrob Agents, 1996: 141-144.

［11］ 吴绍熙．现代医学真菌检验手册 [M]. 2 版．北京：中国协和医科大学出版社, 2005.

［12］ KYUNG J, KWON C. Taxonomy of fungi causing *Mucormycosis* and *Entomophthoramycosis* (*Zygomycosis*) and nonmenclature of the disease: molecular mycologic perspectives[J]. Clin Infect Dis. 2012, 54: 8-15.

［13］ JAFFAR A, AL-TAWFIQ, SAAD A, et al. COVID-19 and *Mucormycosis* superinfection: the perfect storm[J]. Infection. 2021, 49(5): 833-853.

［14］ GARG N, DEVI I B, VAJRAMANI, et al. Central nervous system *cladosporiosis*: an account of ten culture-proven cases[J]. Neurol. 2007: 282-288.

［15］ BADALI H, NAJAFZADEH M J, ESBROECK V, et al. The clinical spectrum of *Exophiala jeanselmei*, with a case report and in vitro antifungal susceptibility of the species[J]. Med Mycol. 2010: 318-327.

重要寄生虫性疾病病原体标准化鉴定技术

寄生虫病是影响我国居民健康和社会和谐稳定的重要公共卫生问题，根据我国寄生虫病流行及国家生物安全保障需要，本部分对我国人兽共患寄生虫病、食源性寄生虫病及重要虫媒传染病的病原华支睾吸虫、蓝氏贾第鞭毛虫、溶组织内阿米巴、隐孢子虫、棘球绦虫、血吸虫、疟原虫、并殖吸虫、片形吸虫及利什曼原虫，从形态、病原和分子层面等鉴定关键技术出发，建立标准化鉴定技术指标，评价和优化现有鉴定技术的适用性，形成规范化的重要寄生虫病病原生物标准化鉴定关键技术体系。

第70章

华支睾吸虫

70.1 简介

华支睾吸虫［Clonorchis sinensis（Cobbold, 1875）Looss, 1907］，因其成虫主要寄生在终宿主的肝胆管内，俗称肝吸虫（liver fluke）。华支睾吸虫病多因生食淡水鱼（虾）而感染，可引起急慢性胆囊炎、胆管梗阻性黄疸和胆结石等，严重者可导致肝硬化、肝内胆管癌。该病主要流行于东亚，包括中国，韩国，俄罗斯和越南。根据第三次全国寄生虫病调查报告显示，我国目前主要的流行区为广东、广西壮族自治区和黑龙江、吉林等省（自治区）；江西、贵州等地发现局部较高感染人群，其他省呈散发状态。

70.2 宿主粪样华支睾吸虫虫卵 PCR 鉴定方法

70.2.1 样品采集及准备

1. 样本

对于宿主粪便样本的接收，必须标签完整、编号清晰可认，无污损。

2. 信息核对

1）粪样编号与宿主信息编号要一致。

2）采集的粪样信息需齐全，粪样信息应包括以下各项。

（1）粪样来源宿主、来源地、采集日期。

（2）宿主一般信息：若宿主为人，包括姓名、性别、年龄、职业、家庭地址、联系电话、病史、临床症状、治疗史等；若宿主为其他动物，包括宿主名称、来源地、服药史等。

（3）粪样的采集量。

70.2.2 操作方法与步骤

1. 核酸提取

取 200 mg 待检粪便样品置于 2 mL 预先放有裂解介质（1.4 mm 陶瓷珠，0.1 mm 硅珠，4 mm 玻璃珠）的 2 mL 螺旋盖离心管中，用微量移液器加入 600 μL DNAzol 溶液，用高速便携式匀浆仪研磨，4 000 CPM 研磨 5 ~ 15 s。

将离心管置于高速离心机中 15 000×g 离心 2 min，取上清液，转置另一新离心管中，加入 3 倍体积的 ULtra-Sep® 结合缓冲液，再加入 10 μL 玻璃奶，置于旋涡混合器中混匀，室温放置 10 min，每隔 2 ~ 3 min 振荡一次。

10 000×g 离心 1 min，弃上清液。

加入 300 μL ULtra-Sep® 结合缓冲液，涡旋混匀，10 000×g 离心 1 min，弃上清液。

加入 750 μL DNA 洗涤缓冲液，涡旋混匀，10 000×g 离心 1 min。

弃尽离心管中上清液，室温放置 10 ~ 15 min 晾干沉淀。

加入 20 μL 灭菌双蒸水，涡旋混匀，50℃水浴锅中水浴 5 min，然后 10 000×g 离心 1 min。

小心吸取上清液，即可用作 PCR 模板。

2. PCR 扩增

（1）引物

引物引用自行业标准《鱼华支睾吸虫囊蚴鉴定方法》（SN/T 2975—2011），引物序列见表 4-70-1。

表4-70-1　引物名称及序列

引物名称	序　列
正向引物 Cs1	5′ -CGA GGG TCG GCT TAT AAA C-3′
反向引物 Cs2	5′ -GGA AAG TTA AGC ACC GAC C-3′

PCR 产物大小为 315 bp，序列为：

GGAAAGTTAA GCACCGACCG GTGCAAAACA GATTTGCATC GAATGCATTG CCAATACTGA
AGCCTCAACC AAAGACAAAG GACCAACAAC GGAGCGCGC ACATTCACAAC AATAACAACA
ATTGAGCCAC GACTCCGCCG CCACCCCCTC ATCTAGGCAG TCAGCCCAGA CATGGTTGCG
TCCGGCACAT TGGGGAAAAG CCATAGATCC GGCACCCCAC ACACATACAC ACAATTGTGT
GGGGAAATCA TGCCAGCTGG CAAGACCCAA GCCACGACTT TTTGGGCGTC GTGATAGTTT
ATAAGCCGAC CCTCG。

（2）PCR 反应体系

反应体系见表 4-70-2。

（3）PCR 反应程序

将 PCR 管置于 PCR 仪中，反应程序为：94℃ 预变性 1 min；94℃ 变性 40 s；62℃ 退火 30 s；72℃ 延伸 30 s，35 个循环；72℃ 延伸 6 min，4℃保存。

表4-70-2　PCR反应体系

组　　分	体　　积
DNA 聚合酶（Taq，5 U/μL）	0.2 μL
10×PCR 缓冲液	2.5 μL
dNTPs（10 mmol/L each）	0.5 μL
氯化镁（$MgCl_2$，25 mmol/L）	1.5 μL
上游引物（10 μmol/L）	1 μL
下游引物（10 μmol/L）	1 μL
DNA 模板	3 μL
灭菌双蒸水	15.3 μL
总计	25 μL

3. 电泳

琼脂糖凝胶放置于含 0.5× TBE 缓冲液的电泳仪中，将 5 μL 样品和 1 μL 加样缓冲液混合后加入样品孔，分子质量指示物作对照。在 4 V/cm 电压条件下电泳约 40 min，当溴酚蓝移动到距凝胶前沿 1 ~ 2 cm 时停止电泳，用凝胶成像系统或紫外分析仪进行分析。

70.2.3　结果判定

1.PCR 结果判定

当阳性对照在 315 bp 位置出现一条单一的核酸条带，阴性对照没有该核酸带，实验结果成立；待测样品在 315 bp 位置出现核酸条带者为阳性；无带或带的大小不是 315 bp 的样品为阴性。

2. 综合判定

PCR 方法鉴定为阳性，阳性样品可进行测序进一步确证，序列见第 70 章 70.2.2。经测序确证后，可确认检测样品为华支睾吸虫虫卵阳性；PCR 结果为阴性的可判定为华支睾吸虫虫卵阴性。

◤ 70.3　鱼华支睾吸虫囊蚴 PCR 鉴定技术

本方法对行业标准《鱼华支睾吸虫囊蚴鉴定方法》（SN/T 2975—2011）核酸提取步骤进行了优化，精简了实验步骤，极大缩短了提取时间。提取时间从原来的 4 ~ 5 h 缩短至 1 h 左右。

70.3.1　样品采集及准备

（1）对于鱼样本的接收，必须标签完整、编号清晰可认，无污损。

（2）信息核对，包括鱼的品种、重量、采集地、采集日期。

（3）用于核酸提取的鱼肉组织通常取前背部、中背部、尾部或腹部等囊蚴分布较多的肌肉组织，需记录具体采集部位及重量。

70.3.2 操作方法与步骤

1. 核酸提取

（1）取 50 mg 鱼肉组织置于预先放有裂解介质（石榴石和 6.35 mm 陶瓷珠）的 2 mL 螺旋盖离心管中，加入 350 μL DNAzol 溶液，用高速便携式匀浆仪研磨，4 000 CPM 研磨 5 ~ 15 s。

（2）15 000×g 离心 2 min，取上清液，转置于一新离心管，加入 3 倍体积的 ULtra-Sep® 结合缓冲液，加入 10 μL 玻璃奶，混匀，室温放置 10 min，每隔 2 ~ 3 min 振荡一次。

（3）10 000×g 离心 1 min，弃上清液。

（4）加入 300 μL ULtra-Sep® 结合缓冲液，涡旋混匀，10 000×g 离心 1 min，弃上清液。

（5）加入 750 μL DNA 洗涤缓冲液，涡旋混匀，10 000×g 离心 1 min。

（6）弃尽离心管中上清液，室温放置 10 ~ 15 min 晾干沉淀。

（7）加入 20 μL 灭菌双蒸水，涡旋混匀，50℃水浴 5 min，然后 10 000×g 离心 1 min。

（8）小心吸取上清液，即可用作 PCR 模板。

2. PCR 扩增

（1）引物。

引物序列同表 4-70-1。产物大小为 315 bp，序列见 70.2.2 PCR 反应内容。

（2）PCR 反应体系。反应体系见表 4-70-3。

表4-70-3　PCR反应体系

组　　分	体　　积
DNA 聚合酶（Taq，5 U/μL）	0.2 μL
10×PCR 缓冲液	2.5 μL
dNTPs（10 mmol/L each）	0.5 μL
氯化镁（MgCl$_2$，25 mmol/L）	1.5 μL
上游引物（10 μmol/L）	1 μL
下游引物（10 μmol/L）	1 μL
DNA 模板	3 μL
灭菌双蒸水	15.3 μL
总计	25 μL

（3）PCR 反应程序

反应程序为：94℃预变性 1 min，然后：94℃ 变性 40 s；62℃ 退火 30 s；72℃延伸 30 s，35 个循环，最后 72℃延伸 6 min，4℃保存。

3. 电泳

琼脂糖凝胶放置于含 0.5× TBE 缓冲液的电泳仪中，将 5 μL 样品和 1 μL 加样缓冲液混合后加入样品孔，分子质量指示物作对照。在 4 V/cm 电压条件下电泳约 40 min，当溴酚蓝移动到距凝胶前沿 1 ~ 2 cm 时停止电泳，用凝胶成像系统或紫外分析仪进行分析。

70.3.3 结果判定

1. PCR 结果判定

当阳性对照在 315 bp 位置出现一条单一的核酸条带，阴性对照没有该核酸带，实验结果成立；待测样品在 315 bp 位置出现核酸条带者为阳性；无带或带的大小不是 315 bp 的样品为阴性。

2. 综合判定

PCR 方法鉴定为阳性，且经测序确证（阳性样品可进行测序以进一步确证，序列见第 70 章 70.2.2）后，可确认该检测样品为华支睾吸虫囊蚴阳性；PCR 结果为阴性的，可判定为华支睾吸虫囊蚴阴性。

70.4 结果分析

70.4.1 宿主粪样 PCR 鉴定方法的检测限评价

制备模拟粪样，即在华支睾吸虫阴性粪样中分别加入 1 个、5 个华支睾吸虫虫卵，然后在相同条件下提取基因组 DNA 进行 PCR，对该方法进行检测限评价。实验结果（图 4-70-1）表明，样品中只要含有 1 个华支睾吸虫虫卵，该 PCR 检测体系就能检出。

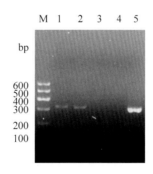

图 4-70-1 PCR 鉴定方法的检测限评价

注：M：DNA 标志物；1：模拟粪样 DNA（华支睾吸虫阴性粪样 +1 个华支睾吸虫虫卵）；2：模拟粪样 DNA（华支睾吸虫阴性粪样 +5 个华支睾吸虫虫卵）；3：阴性对照；4：空白对照；5：阳性对照，华支睾吸虫成虫 DNA。

［图片来源：中国疾病预防控制中心寄生虫病预防控制所（国家热带病研究中心）］

70.4.2 宿主粪样 PCR 鉴定方法的特异性评价

分别收集东方次睾吸虫（*Metorchis orientalis*）、日本血吸虫（*Schistosoma japonicum*）、卫氏并殖吸虫（*Paragonimus westermani*）、巨片形吸虫（*Fasciola gigantica*）、杂合型片形吸虫（*Fasciola* spp., ITS 基因杂合型）等作为对照，对该 PCR 方法的特异性进行评价。

结果表明，该 PCR 方法能够从华支睾吸虫成虫基因组 DNA 模板中扩增出 315 bp 的特异性条带（图 4-70-2 中第 7 泳道），而其他 5 种非华支睾吸虫均未扩增出该条带（图 4-70-2 中第 1～5 泳道）。所以本研究建立的 PCR 鉴定方法对华支睾吸虫 DNA 具有高度的特异性。

第四部分 重要寄生虫性疾病病原体标准化鉴定技术

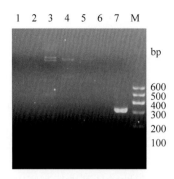

图 4-70-2　PCR 鉴定方法的特异性评价

注：1：东方次睾吸虫 DNA 10 ng；2：日本血吸虫 DNA 10 ng；3：卫氏并殖吸虫 DNA 10 ng；4：巨片形吸虫 DNA 10 ng；5：片形吸虫杂合型 DNA 10 ng；6：空白对照；7：阳性对照，华支睾吸虫 DNA 10 ng，M：DNA 标志物。

［图片来源：中国疾病预防控制中心寄生虫病预防控制所（国家热带病研究中心）］

70.4.3　鱼华支睾吸虫囊蚴 PCR 鉴定方法的检测限评价

制备模拟鱼肉样品，即在未感染华支睾吸虫鱼肉组织中分别加入华支睾吸虫囊蚴 1 个、5 个，然后在相同条件下提取核酸进行 PCR，对该方法进行检测限评价。实验结果（图 4-70-3）表明，样品中只要含有 1 个华支睾吸虫囊蚴，该 PCR 检测体系就能检出。

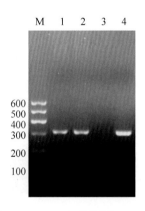

图 4-70-3　优化的 PCR 鉴定方法的检测限评价

注：M：DNA 标志物；1：模拟鱼肉样品 DNA（50 mg 未感染鱼肉组织 +1 个华支睾吸虫囊蚴）；2：模拟鱼肉样品 DNA（50 mg 未感染鱼肉组织 +5 个华支睾吸虫囊蚴）；3：阴性对照：未感染鱼肉组织 DNA；4：阳性对照，华支睾吸虫成虫 DNA。

［图片来源：中国疾病预防控制中心寄生虫病预防控制所（国家热带病研究中心）］

70.4.4　鱼华支睾吸虫囊蚴 PCR 鉴定方法的特异性评价

分别收集东方次睾吸虫（*Metorchis orientalis*）、日本血吸虫（*Schistosoma japonicum*）、卫氏并殖吸虫（*Paragonimus westermani*）、巨片形吸虫（*Fasciola gigantica*）、杂合型片形吸虫（*Fasciola* spp., ITS 基因杂合型）等作为对照，对该 PCR 方法的特异性进行评价。

结果表明，该 PCR 方法能够从华支睾吸虫成虫基因组 DNA 模板中扩增出 315 bp 的特异性条带（图 4-70-4 中第 7 泳道），而其他 5 种非华支睾吸虫均未扩增出该条带（图 4-70-4 中第 1-5 泳道）。所以本研究建立的 PCR 鉴定方法对华支睾吸虫 DNA 具有高度的特异性。

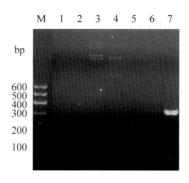

图 4-70-4　优化的 PCR 鉴定方法的特异性评价

注：M：DNA 标志物；1：东方次睾吸虫 DNA 10 ng；2：日本血吸虫 DNA 10 ng；3：卫氏并殖吸虫 DNA 10 ng；4：巨片形吸虫 DNA 10 ng,；5：片形吸虫杂合型 DNA 10 ng；6：空白对照；7：阳性对照，华支睾吸虫成虫 DNA 10 ng。

［图片来源：中国疾病预防控制中心寄生虫病预防控制所（国家热带病研究中心）］

（程娜　**编写，**许学年、熊彦红　**审校**）

第71章

蓝氏贾第鞭毛虫

71.1 简介

　　蓝氏贾第鞭毛虫简称贾第虫，主要寄生在人和哺乳动物的肠道而引起以腹泻为主要症状的寄生虫病。20 世纪 70 年代以前，贾第虫曾被视为一种共生性的肠道原虫。随着世界各地贾第虫病例数增多及暴发事件的发生，人们开始逐渐认识到其致病性和公共卫生的重要性。迄今为止，贾第虫病被列为全球危害人类健康的 10 种主要寄生虫病之一。

　　贾第虫生活史包括滋养体和包囊 2 个阶段。滋养体为营养繁殖阶段，以二分裂法进行增殖。当滋养体落入肠腔，到达回肠下段或结肠，受环境改变的影响，虫体分泌囊壁形成包囊。鞭毛缩短，胞质浓缩，并分泌一层透明的囊壁。包囊的囊壁可抵御外界环境不良的因素。包囊随宿主粪便排出体外，成熟 4 核包囊为感染阶段，包囊污染的水源或食物被宿主吞食后，在十二指肠碱性消化液的作用下脱囊形成滋养体。

　　2004 年世界卫生组织（WHO）将其归为一种被忽视的疾病（neglected diseases，ND）。我国首例贾第虫病病例由 Kessel 等（1924 年）报道，人体贾第虫感染率总体呈下降趋势，从 2.52%（1988—1992 年，第 1 次全国人体寄生虫分布调查）降至 0.60%（2014—2015 年，第 3 次全国人体重点寄生虫病调查）。

71.2 蓝氏贾第鞭毛虫核酸检测鉴定技术

71.2.1 样品采集及准备

1. 样品采集

　　采集新鲜粪便 3 ~ 5 g，装入粪便采集管（杯）中，于 24 h 内冷链运输至实验室。冷冻（−20℃）保存，或 4℃保存（不超过 48 h），或加入等体积 5% 重铬酸钾溶液 4℃保存。

2. 样品预处理

样品如贮存在 2.5% 重铬酸钾溶液中，DNA 提取之前用去离子水洗涤除去残留的重铬酸钾，3 000 × g 离心 10 min，弃上清并用去离子水重悬沉淀物，重复 3 次。

71.2.2　操作方法与步骤

1. 样品核酸提取

采用商品化的粪便 DNA 提取试剂盒提取粪便基因组 DNA。

2. 样品巢式 PCR 扩增

（1）贾第虫鉴定引物见表 4-71-1。

表4-71-1　贾第虫鉴定引物

引　　物	引物名称	引物序列	片段大小
TPI 第一轮 PCR 引物	TPI F1	5′- AAATIATGCCTGCTCGTCG-3′	
	TPI R1	5′- CAAACCTTITCCGCAAACC-3′	
TPI 第二轮 PCR 引物	TPI F2	5′- CCCTTCATCGGIGGTAACTT-3′	530 bp
	TPI R2	5′- GTGGCCACCACICCCGTGCC-3′	

（2）引物配制。

引物用去离子灭菌水配制成 100 μmol/L 储备液。使用时，吸取 10 μL，加入 90 μL 去离子灭菌水稀释成 10 μmol/L 的工作液备用。

（3）PCR 第一轮反应体系。

按表 4-71-2 配制 25 μL PCR 反应体系。

表4-71-2　PCR反应体系

组　　分	体　　积
Taq 酶（5 U/μmol/L）	0.1 μL
10 × PCR 缓冲液（含 2 mmol/L Mg^{2+}）	2.5 μL
dNTPs（各 2.5 mmol/L）	2 μL
TPI -F1（10 μmol/L）	1 μL
TPI -R1（10 μmol/L）	1 μL
基因组 DNA	1 μL
灭菌去离子水	17.4 μL
总计	25 μL

PCR 反应条件：95℃ 5 min；94℃ 45 s，57.5℃ 45 s，72℃ 1 min，共 35 个循环；72℃ 10 min；4℃终止。PCR 反应需设立阳性对照、阴性对照和空白对照。

（4）PCR 第二轮反应体系。

按表 4-71-3 配制 25 μL PCR 反应体系。

表4-71-3　PCR反应体系

组　分	体　积
Taq 酶（5 U/μmol/L）	0.1 μL
10 × PCR 缓冲液（含 2 mmol/L Mg²⁺）	2.5 μL
dNTPs（各 2.5 mmol/L）	2 μL
TPI -F2（10 μmol/L）	1 μL
TPI -R2（10 μmol/L）	1 μL
第一轮 PCR 扩增产物	1 μL
灭菌去离子水	17.4 μL
总计	25 μL

PCR 反应参数：95℃ 5 min；94℃ 45 s，57.5℃ 45 s，72℃ 1 min，共 35 个循环；72℃ 10 min；4℃终止。PCR反应需设立阳性对照、阴性对照和空白对照。实验过程中防止交叉污染的措施应符合WS/T 230的规定。

3. 电泳

取第二轮 PCR 产物 5 μL 与 1 μL 6× 加样缓冲液混合，加样于含溴化乙锭或溴化乙锭替代物的 1.5% 琼脂糖凝胶中，在 1×TAE 缓冲液中，5 V/cm 电泳约 40 min，当溴酚蓝到达底部时停止电泳，用凝胶成像仪或紫外分析仪进行分析。

71.2.3　结果判定

（1）PCR 结果阳性：待检测样品和阳性对照 PCR 产物凝胶电泳产生 530 bp 左右的条带，而阴性对照和空白对照均无目的条带。

（2）PCR 结果阴性：待检测样品、阴性对照和空白对照凝胶电泳均未见 530 bp 左右的条带，而阳性对照有目的条带。

（胡媛　**编写**，曹建平、郑彬　**审校**）

第**72**章

溶组织内阿米巴

◢ 72.1　简介

溶组织内阿米巴是隶属于肉足鞭毛门、叶足纲、阿米巴目、内阿米巴科、内阿米巴属（*Entamoeba*）的一种原虫，寄生于回肠末端或结肠，引起阿米巴性结肠炎（也称阿米巴痢疾）和肠外脓肿。溶组织内阿米巴可分包囊和滋养体两个不同时期，成熟的 4 核包囊是感染期。虫体在肠腔中下移，并随着肠内容物的脱水或环境变化等因素的刺激而形成圆形的包囊前期，继而分泌出较厚的囊壁，形成 1 核包囊，进行二分裂增殖，形成 2 核包囊，继续分裂形成 4 核包囊，随粪便排出。滋养体在外界环境中只能短时间存活，即使被宿主吞食也会被消化液杀灭。而包囊抵抗力强，在外界能够存活并保持感染性数日至 1 个月，但在干燥环境中易死亡。

◢ 72.2　溶组织内阿米巴核酸检测鉴定技术

72.2.1　样品采集及准备

1. 样品采集

采集新鲜粪便 3 ~ 5 g，装入粪便采集管（杯）中，于 24 h 内冷链运输至实验室。冷冻（-20℃）保存，或 4℃保存（不超过 48 h），或加入等体积 5% 重铬酸钾溶液 4℃保存。

2. 样品预处理

样品如贮存在 2.5% 重铬酸钾溶液中，DNA 提取之前用去离子水洗涤除去残留的重铬酸钾，3 000 × g 离心 10 min，弃上清并用去离子水重悬沉淀物，重复 3 次。

第四部分　重要寄生虫性疾病病原体标准化鉴定技术

72.2.2　操作方法与步骤

1. 样品核酸提取

采用商品化的粪便 DNA 提取试剂盒提取粪便基因组 DNA。

2. 样品巢式 PCR 扩增

（1）溶组织内阿米巴鉴定引物见表 4-72-1。

表4-72-1　溶组织内阿米巴鉴定引物

引　物	引物名称	引物序列	片段大小
SSU rRNA 第一轮 PCR 引物	Amoeba-F1	5′-ATCTGGTTGATCCTGCCAGT-3′	
	Amoeba-R1	5′-TGACCATACTCCCCCTGAAG-3′	
SSU rRNA 第二轮 PCR 引物	Amoeba-F2	5′-AAGATGCACGAGAGCGAAAG-3′	246 bp
	Amoeba-R2	5′-TGACCATACTCCCCCTGAAG-3′	

（2）引物配制。

引物用去离子灭菌水配制成 100 μmol/L 储备液。使用时，吸取 10μL，加入 90μL 去离子灭菌水稀释成 10 μmol/L 的工作液备用。

（3）PCR 第一轮反应体系。

按表 4-72-2 配制 25 μL PCR 反应体系。

表4-72-2　PCR反应体系

组　分	体　积
Taq 酶（5 U/μmol/L）	0.1 μL
10 × PCR 缓冲液（含 2 mmol Mg^{2+}）	2.5 μL
dNTPs（各 2.5 mmol）	2 μL
Amoeba -F1（10 μmol/L）	1 μL
Amoeba -R1（10 μmol/L）	1 μL
基因组 DNA	1 μL
灭菌去离子水	17.4 μL
总计	25 μL

PCR 反应条件：预变性 95℃ 5 min；94℃ 30 s，56℃ 30 s，72℃ 90 s，共 35 个循环；延伸 72℃ 10 min，4℃终止。PCR 反应需设立阳性对照、阴性对照和空白对照。

（4）PCR 第二轮反应体系。

按表 4-72-3 配制 25 μL PCR 反应体系。

表4-72-3　PCR反应体系

组　分	体　积
Taq 酶（5 U/μmol/L）	0.1 μL
10 × PCR 缓冲液（含 2mmol Mg^{2+}）	2.5 μL
dNTPs（各 2.5 mmol）	2 μL
Amoeba -F2（10 μmol/L）	1 μL
Amoeba -R2（10 μmol/L）	1 μL
第一轮 PCR 扩增产物	1 μL

续表

组　　分	体　　积
灭菌去离子水	17.4 μL
总计	25 μL

PCR 反应条件：预变性 95℃ 5 min；94℃ 30 s，56℃ 30 s，72℃ 50 s，共 35 个循环；延伸 72℃ 10 min，4℃终止。PCR 反应需设立阳性对照、阴性对照和空白对照。实验过程中防止交叉污染的措施应符合 WS/T 230 的规定。

3. 电泳

取第二轮 PCR 产物 5 μL 与 1 μL 6× 加样缓冲液混合，加样于含溴化乙锭或溴化乙锭替代物的 1.5% 琼脂糖凝胶中，在 1×TAE 缓冲液中，5 V/cm 电泳约 40 min，当溴酚蓝到达底部时停止电泳，用凝胶成像仪或紫外分析仪进行分析。

72.2.3　结果判定

1. PCR 结果阳性：待检测样品和阳性对照 PCR 产物凝胶电泳产生 246 bp 左右的条带，而阴性对照和空白对照均无目的条带。

2. PCR 结果阴性：待检测样品、阴性对照和空白对照凝胶电泳均未见 246 bp 左右的条带，而阳性对照有目的条带。

（刘华　**编写**，沈玉娟、郑彬　**审校**）

第四部分　重要寄生虫性疾病病原体标准化鉴定技术

第73章

隐 孢 子 虫

73.1 简介

隐孢子虫（*Cryptosporidium* spp.）感染引起的隐孢子虫病，是一种以腹泻为主要临床表现的人兽共患原虫病，属新发传染病，被世界卫生组织（WHO）列为世界六大腹泻病之一。卵囊随宿主粪便排出体外具感染性，人体因摄入被隐孢子虫卵囊污染的水源、食物，或与隐孢子虫感染的动物接触而感染。从宿主感染到排出卵囊，整个生活史因感染隐孢子虫虫种、感染数量、宿主及宿主免疫状态等而各异，一般为 5 ~ 11 天。

自 1976 年在美国首次发现人体感染隐孢子虫病例以来，目前该病已遍及除南极洲外的 90 多个国家，300 多个地区。发达国家隐孢子虫阳性率为 0.6% ~ 20%，发展中国家为 4% ~ 32%，AIDS 患者和儿童感染率为 3% ~ 50%。中国于 1987 年在南京首次报道 2 例人体感染病例，此后陆续在江苏、安徽、山东、湖南、云南、黑龙江、河南和上海等 29 个省（直辖市、自治区）均有隐孢子虫感染的报道，平均感染率为 2.97%。

73.2 隐孢子虫核酸检测鉴定技术

73.2.1 样品采集及准备

1. 样品采集

采集新鲜粪便 3 ~ 5 g，装入粪便采集管（杯）中，于 24 h 内冷链运输至实验室。冷冻（-20℃）保存，或 4℃保存（不超过 48 h），或加入等体积 5% 重铬酸钾溶液 4℃保存。

2. 样品预处理

样品如贮存在 2.5% 重铬酸钾溶液中，DNA 提取之前用去离子水洗涤除去残留的重铬酸钾，$3\,000 \times g$ 离心 10 min，弃上清并用去离子水重悬沉淀物，重复 3 次。

73.2.2 操作方法与步骤

1. 样品核酸提取

采用商品化的粪便 DNA 提取试剂盒提取粪便基因组 DNA。

2. 样品巢式 PCR 扩增

（1）隐孢子虫鉴定引物见表 4-73-1。

表4-73-1 鉴定引物

引 物	引物名称	引 物 序 列	片 段 大 小
SSU rRNA	Cry-F1	5′-TTCTAGAGCTAATACATGCG-3′	
第一轮 PCR 引物	Cry-R1	5′-CCCATTTCCTTCGAAACAGGA-3′	
SSU rRNA	Cry-F2	5′-GGAAGGGTTGTATTTATTAGATAAAG-3′	约 830 bp
第二轮 PCR 引物	Cry-R2	5′-CTCATAAGGTGCTGAAGGAGTA-3′	

（2）引物配制。

引物用去离子灭菌水配制成 100 µmol/L 储备液。使用时，吸取 10µL，加入 90µL 去离子灭菌水稀释成 10 µmol/L 的工作液备用。

（3）PCR 第一轮反应体系。

按表 4-73-2 配制 25 µL PCR 反应体系。

表4-73-2 PCR反应体系

组 分	体 积
Taq 酶［5 U/（µmol·L）］	0.1 µL
10 × PCR 缓冲液（含 2 mmol/L Mg²⁺）	2.5 µL
dNTPs（各 2.5 mmol/L）	2 µL
Cry -F1（10 µmol/L）	1 µL
Cry -R1（10 µmol/L）	1 µL
基因组 DNA	1 µL
灭菌去离子水	17.4 µL
总计	25 µL

PCR 反应条件：预变性 94 ℃ 1 min；94 ℃ 10 s，55 ℃ 30 s，72 ℃ 1 min，共 35 个循环；72 ℃ 10 min，4℃终止。PCR 反应需设立阳性对照、阴性对照和空白对照。

（4）PCR 第二轮反应体系。

按表 4-73-3 配制 25 µL PCR 反应体系。

PCR 反应条件：预变性 94 ℃ 1 min；94 ℃ 10 s，55 ℃ 30 s，72 ℃ 1 min，共 35 个循环；72 ℃ 10 min，4℃终止。PCR 反应需设立阳性对照、阴性对照和空白对照。实验过程中防止交叉污染的措施应符合 WS/T 230 的规定。

第四部分 重要寄生虫性疾病病原体标准化鉴定技术

表4-73-3　PCR反应体系

组　　分	体　　积
Taq 酶（5 U/μmol/L）	0.1 μL
10 × PCR 缓冲液（含 2 mmol Mg^{2+}）	2.5 μL
dNTPs（各 2.5 mmol）	2 μL
Cry -F2（10 μmol/L）	1 μL
Cry -R2（10 μmol/L）	1 μL
第一轮 PCR 扩增产物	1 μL
灭菌去离子水	17.4 μL
总计	25 μL

3. 电泳

取第二轮 PCR 产物 5 μL 与 1 μL 6× 加样缓冲液混合，加样于含溴化乙锭或溴化乙锭替代物的 1.5% 琼脂糖凝胶中，在 1×TAE 缓冲液中，5 V/cm 电泳约 40 min，当溴酚蓝到达底部时停止电泳，用凝胶成像仪或紫外分析仪进行分析。

73.2.3　结果判定

（1）PCR 结果阳性：待检测样品和阳性对照 PCR 产物凝胶电泳产生约 830 bp 左右的条带，而阴性对照和空白对照均无目的条带。

（2）PCR 结果阴性：待检测样品、阴性对照和空白对照凝胶电泳均未见约 830 bp 左右的条带，而阳性对照有目的条带。

（姜岩岩　**编写**，沈玉娟、熊彦红　**审校**）

第74章

棘 球 绦 虫

74.1 简介

棘球蚴病（echinococcosis）亦称包虫病，是由棘球绦虫的幼虫寄生于人兽体内引起的危害严重的人兽共患寄生虫病。棘球绦虫隶属于扁形动物门绦虫纲圆叶目带科棘球属，目前公认的 9 个独立种中以细粒棘球绦虫和多房棘球绦虫的幼虫对人体引起的危害最为严重，分别会引发细粒棘球蚴病（cystic echino-coccosis，CE）和多房棘球蚴病（alveolar echinococcosis，AE）。棘球绦虫的基本生活史需要通过两个哺乳动物宿主才能完成其循环，包括终宿主和中间宿主。成虫或链体期在终宿主（多是食肉动物）小肠内发育成熟，虫卵随终宿主的粪便排出体外，污染周围的环境。中间宿主误吞虫卵发生感染，幼虫或续绦期在中间宿主脏器内逐渐发育形成包虫病变。中间宿主病变脏器被终宿主吞食后原头节又逐渐发育成成虫。常用的实验室检测方法包括免疫学和分子核酸检测等。免疫学检测方法常用于临床辅助诊断，是进行人群筛检、早期发现患者的重要手段，同时也对流行病学调查、防治规划的制定及防治效果的考核具有较强实用价值。分子生物学方法可用于进行虫种鉴定、基因分型等，对了解某一国家或地区所具有的虫种类型及其目前的流行现状具有重要的参考价值。

74.2 棘球绦虫鉴定技术

74.2.1 样本采集及准备

被感染的犬科类动物是棘球绦虫的自然宿主。在其体内，棘球绦虫发育成成虫，并散播孕节和虫卵。棘球绦虫的中间宿主主要包括牛、羊和啮齿类动物。在放牧地区，被感染的犬科动物活动排出的粪便污染牧场，很容易造成病原在放牧养殖的羊群和牛群中传播流行，在牛羊肝、肺等脏器处发育形成包囊。

野生的啮齿类动物，如田鼠，因觅食终宿主粪便而受感染，棘球绦虫在其肝脏处会发育成囊泡状团块。

样本采集主要包括细粒棘球蚴原头节的接收处理、多房棘球蚴原头节的接收处理和棘球绦虫成虫的接收处理。

1. 样本接收原则

（1）样品必须在具有处理感染性材料能力的实验室内、由经过培训的工作人员在生物安全柜中打开，用后的包裹应及时进行消毒。

（2）核对样品与送检单，检查样品管有无破损和溢漏。如发现溢漏应立即将尚存留的样品移出，对样品管和盛器消毒，同时报告实验室负责人。

（3）检查样品的状况，记录有无微生物污染。如果污染过重或者认为样品不能被接受，应将样品安全废弃。并将样品情况立即通知送样人。

（4）接受样本编号登记。

2. 细粒棘球蚴原头节接收处理

采集自然感染的细粒棘球蚴包囊组织，完整的棘球蚴组织表面清洗干净消毒后，无菌抽取囊液（宜使用无化脓和无钙化的可育囊），5 000 r/min 离心 20 min，上清液于 −80℃冷冻保存。沉淀经蛋白酶处理后过滤，再用 0.15 mol/L 的 PBS，pH 7.24，充分洗涤 3 ~ 5 次后冷冻保存。

3. 多房棘球蚴原头节接收处理

（1）异氟醚麻醉自然感染田鼠或者实验室感染小鼠，断颈处理，采集包囊组织，剪刀尽量去除包囊周围组织和血管。

（2）包囊块置于 50 mL 离心管，加灭菌生理盐水或 PBS 洗 3 ~ 5 次。

（3）洗净的包块用灭菌的剪刀尽可能剪碎，将 100 目的网筛置于玻璃培养皿中，加一定量生理盐水或 PBS 用药勺轻轻搅拌研磨，至大多数碎物透过网筛到培养皿中。

（4）收集培养皿中的材料（原头节和组织碎片混合物）到 50 mL 离心管，加生理盐水或 PBS 混匀，沉淀。反复数次。

（5）离心管中再次加入生理盐水或 PBS，摇匀，平均分到 3 ~ 5 个培养皿中（提前加入 20 ~ 30 mL 生理盐水或 PBS）。

（6）匀速水平摇动培养皿，使混合物均匀散布于平皿，将平皿 30° 倾斜，用吸管吸取液体和培养皿交界处的小颗粒（原头节），小颗粒再置于事先加有生理盐水或 PBS 的培养皿中。反复此操作，直到交界处没有小颗粒为止。

（7）收集的小颗粒再次同步骤（6）中的方法纯化 2 ~ 3 次。

（8）原头节可直接用来接种小鼠，或者冷冻、乙醇固定，以备不同的试验使用。

4. 棘球绦虫成虫接收处理

采集的成虫可以冷冻保存或者乙醇和甲醛固定保存。

74.2.2 操作方法与步骤

1. 病原学鉴定

（1）成虫鉴定：将细粒（或多房）棘球绦虫成虫用生理盐水洗涤数遍，待虫体充分伸展后用 10% 甲醛固定，再经明矾卡红染液染色制片，在高倍镜下镜检观察虫体形态。病原学鉴定结果可以作为分子生物学检测和免疫学检测的重要参考依据。

（2）原头节鉴定：在无菌条件下，释放棘球蚴原头节，用 PBS 缓冲液或生理盐水重悬洗涤 5 ~ 6 遍，直至上清澄清，取少量原头节置于倒置显微镜下观察，必要时可用 0.4% 台盼蓝染色观察其活力。

2. 免疫学检测

免疫学检测主要包括间接酶联免疫法和胶体金免疫层析法，检测样本为血浆、血清或全血。

1）间接 ELISA 法具体步骤。

（1）抗原包被：于酶标反应板凹孔中，加入 100 μL 以包被缓冲液稀释的囊液抗原（10.0 μg/mL），置恒温水浴箱内 37℃孵育 2 h。倾去抗原，用样品洗涤液洗涤 3 次，每次 5 min，甩干。为减少非特异性反应，小孔中可再加 100 μL 封闭液，置恒温水浴箱内 37℃封闭 1 h，洗涤甩干。

（2）加受检和对照血清：用样品稀释液 1∶100 比例稀释受检者、阴性对照和阳性对照血清，各取 100 μL 稀释血清加入酶标反应板的小孔中，每板同时设置阴性对照血清、阳性对照血清和样品稀释液空白对照各两孔，置恒温水浴箱内 37 ℃孵育 1 h。如 1）洗涤甩干。

（3）加酶标志物：用样品缓冲液 1∶2 000 稀释酶标志物，取 100 μL 加入酶标反应板的小孔中，置恒温水浴箱内 37 ℃孵育 1 h。如 1）洗涤甩干。

（4）加底物：每孔加入显色液 100 μL，室温避光显色 3 ~ 5 min。

（5）终止反应：每孔加入 50 μL 终止液终止反应。

2）胶体金免疫层析法检测步骤（图 4-74-1）。

（1）将检测铝箔袋打开，取出包虫病（Echi IgG）检测卡。平放桌面上。

（2）加 5 μL 血清（血浆）样本，或 10 μL 全血样品于试纸卡"S"加样孔内。

（3）由试剂盒中取出样品缓冲液，滴 2 滴样品缓冲液于试纸卡"S"孔内。

（4）此时可以看见样品缓冲液已经渐渐往上移动。血清或血浆将与样品缓冲液一并缓慢的虹吸移动至检测膜的上方。

（5）静置并等待 25 min，判读结果。

（6）请勿超过 30 min 后判读。

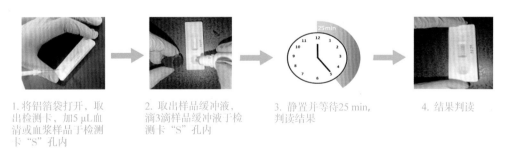

1. 将铝箔袋打开，取出检测卡，加5 μL血清或血浆样品于检测卡"S"孔内 　　2. 取出样品缓冲液，滴3滴样品缓冲液于检测卡"S"孔内 　　3. 静置并等待25 min，判读结果 　　4. 结果判读

图 4-74-1 胶体金免疫层析法检测步骤

[图片来源：中国疾病预防控制中心寄生虫病预防控制所（国家热带病研究中心）]

3. 核酸检测

选择 3 个棘球绦虫线粒体 DNA，即细胞色素 C 氧化酶（cytochrome C oxidase，*cox 1*），烟酰胺腺嘌呤二核苷酸（NADH dehydrogenase subunit 1，*nad 1*）和 ATP 合酶（ATP synthase subunit 6，*atp 6*）作为检

测标志物，以棘球绦虫基因组 DNA 为模板进行 PCR 扩增。

3 个基因扩增的引物序列见表 4-74-1。

表4-74-1　PCR扩增引物序列

基 因 名 称	引 物 序 列
atp 6	上游引物：5′-AAACTGTAGGGTTCATGTC-3′
	下游引物：5′-CAAAACCCGAATAATCTATC-3′
cox 1	上游引物：5′-TTTTTTGGCCATCCTGAGGTTTAT-3′
	下游引物：5′-TAACGACATAACATAATGAAAATG-3′
nad 1	上游引物：5′-AGTCTCGTAAGGGCCCTAACA-3′
	下游引物：5′-CCCGCTGACCAACTCTCTTTC-3′

反应体系：2 × Taq master mix 12.5 μL，引物（10 μmol/L）各 1 μL，DNA 模板（100 ng/μL）1 μL，双蒸水 9.5 μL。

cox 1 反应条件：94℃ 5 min；95℃ 30 s，50℃ 30 s，72℃ 30 s，共 40 个循环；72℃ 10 min。

nad 1 反应条件：94℃ 5 min；94℃ 30 s，56℃ 30 s，72℃ 30 s，共 40 个循环；72℃ 10 min。

atp 6 反应条件：94℃ 5 min；95℃ 60 s，50℃ 60 s，72℃ 60 s，共 34 个循环；72℃ 10 min。

74.2.3　结果判定

1. 病原学检查结果判断

病原学检查包括细粒棘球绦虫以及多房棘球绦虫的成虫和原头节检查。

（1）细粒棘球绦虫病原学检查：成虫长 2 ~ 7 mm，一般有 3 ~ 4 个节片，很少有 6 个节片的，倒数第二个节片是成熟节片，生殖孔位于成熟节片和孕卵节片的中后方。最后一个节片（孕卵节片）的长度通常比整个成虫的一半还要长。顶突上有二排小钩，钩的大小不同，第一排长为 22 ~ 45 μm，第二排长为 18 ~ 38 μm。含卵子宫发育良好，呈囊状。

（2）多房棘球绦虫病原学检查：成虫长 1.2 ~ 3.7 mm，通常有 4 ~ 5 个节片，倒数第二个节片是特征性成熟节片。生殖孔位于成熟节片和孕卵节片中前方开口。含卵子宫呈囊状。在顶突上有钩，大的为 27.6 ~ 34.3 μm，小的为 22.7 ~ 31.0 μm。

（3）原头蚴病原学检查：原头节呈卵圆形白色的颗粒状，大小为 170 μm × 122 μm，一种是卵圆形，顶突凹入体内；另一种是鸭梨形，顶突已由体内翻出而突出，可见 4 个吸盘及顶突。此外，还可观察到石灰小体和钙颗粒。

2. 免疫学检测结果判断

1）间接 ELISA 法结果判断：以空白对照调零，读取酶标仪（BioRad）上各孔 450 nm 波长的 OD 值。以受检样本孔 OD 值 / 阴性对照孔 OD 值（P/N）≥ 2.1 倍判为阳性。当阴性对照 OD 值低于 0.05 时，按 0.05 计算。

2）胶体金免疫层析法结果判断（图 4-74-2）。

（1）阴性反应：检测卡质控线（C）出现红色条带，检测线（T）不出现条带或者仅一条显色，判为阴性，提示样品中不含有棘球绦虫 IgG 抗体。

（2）阳性反应：检测卡质控线出现红色条带，检测线任意 2 条或以上出现条带，判为阳性，提示样品中含有棘球绦虫 IgG 抗体。

（3）无效：若检测卡无任何条带出现，或者只出现检测线（T）。表示不正确操作，或者试纸条已变损破坏，检测无效。

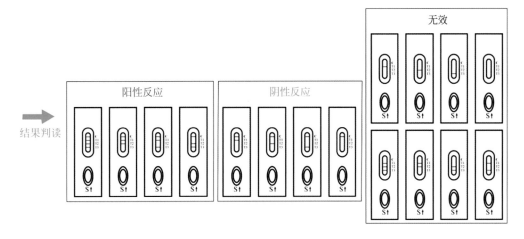

图 4-74-2　胶体金免疫层析法检测卡结果判读

［图片来源：中国疾病预防控制中心寄生虫病预防控制所（国家热带病研究中心）］

3. 核酸检测结果判断

PCR 产物用 1.5% 琼脂糖凝胶电泳跑胶（见图 4-74-3），并用 QIAquick Gel Extraction Kit 回收 PCR 产物送测序。核酸检测测序结果递交基因库（GenBank）进行在线比对。

cox 1 基因序列信息参考登录号：MT072979.1。

nad 1 基因序列信息参考登录号：MN231834.1。

atp 6 基因序列信息参考登录号：MK806395.1。

74.2.4　注意事项

虽然棘球蚴对人不会造成直接感染，但是含有包囊或原头节的组织块被犬科动物吞食后有扩散病原的潜在危险。因此，实验操作中应严格遵守生物安全规程。实验结束后所有用具和废液等均须高压灭菌处理。解剖后小鼠的残余部分冷冻处理后再进行一般的动物尸体进行处理。

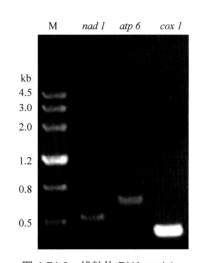

图 4-74-3　线粒体 DNA *nad 1*、*atp 6*、*cox 1* 的 PCR 产物电泳图

棘球绦虫成虫接收处理中，成虫排出的虫卵对人有感染性，因此需要在 BSL-3 级别的实验室操作活体解剖和虫体收集。野外采集的成虫可以直接用乙醇或者甲醛固定后带回；动物尸体需要在当地 –70℃冷冻灭活棘球绦虫虫卵后方可带回实验室进行样品采集的操作。

（莫筱瑾　**编写**，张颋、熊彦红　**审校**）

第75章

血 吸 虫

75.1 简介

血吸虫也称为裂体吸虫或血吸虫，隶属于吸虫纲、复殖目、裂体科、裂体属。寄生于人体的血吸虫主要有6种。在世界范围内流行于感染人群的血吸虫有3种，即曼氏血吸虫（*Schistosoma mansoni*）、日本血吸虫（*Schistosoma japonicum*）和埃及血吸虫（*Schistosoma haematobium*）。在我国仅有日本血吸虫病的流行，它是我国5种主要的寄生虫病之一。

血吸虫的生活史复杂，具有有性世代和无性世代交替，有性世代在人或其他多种哺乳动物中寄生，无性生殖在淡水螺类中寄生，共历虫卵、毛蚴、母胞蚴、子胞蚴、尾蚴、童虫和成虫7个发育阶段。

75.2 日本血吸虫胶体金 IgG 抗体检测技术

75.2.1 样本采集及准备

血清样本，采集人体的外周全血2 mL，3 000 r/min 离心，分离出血清或血浆，备用。

75.2.2 操作方法与步骤

（1）将检测铝箔袋打开，取出血吸虫（Schi IgG）检测卡，平放桌面上。

（2）取出试剂盒中滴瓶，打开瓶盖。小心地滴2滴样品缓冲液在检测卡的"R"孔洞中。

（3）用加样器取5 μL 的血清或血浆小心地加到检测卡硝酸纤维膜的检测窗口的最下方膜上。

（4）此时可以看见样品缓冲液已经渐渐出现虹吸现象，液体不断往上移动。血清或血浆与样品缓冲液一并缓慢地虹吸移动至检测膜的上方。

（5）静置并等待15 min，判读结果。

（6）勿超过30 min后判读。

75.2.3 结果判定（图4-75-1）

1. 阴性反应
检测卡质控线出现红色条带，检测线不出线条带，判为阴性，提示患者样品中不含有血吸虫 IgG 抗体。

2. 阳性反应
检测卡质控线出现红色条带，检测线出线条带，判为阳性。提示患者样品中含有血吸虫 IgG 抗体。

3. 检测无效
若检测卡中不含任何条带出线，或者只出现检测线（T），表示不正确操作，或者试纸条已受变损破坏，则需重新测试。

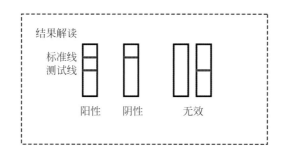
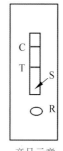

图 4-75-1　检测卡结果判读

［图片来源：中国疾病预防控制中心寄生虫病预防控制所（国家热带病研究中心）］

（徐斌　**编写**，胡薇、郑彬　**审校**）

第76章

疟 原 虫

76.1 简介

疟原虫属于真球虫目（Eucoccidiida）、疟原虫科（Plasmodidae）、疟原虫属（*Plasmodium*），是疟疾的病原体。疟原虫种类繁多，虫种宿主特异性强，在两栖类、爬行类、鸟类、哺乳动物体内寄生的疟原虫，其生物学特性方面存在显著差异。寄生于人类的疟原虫有 5 种，即间日疟原虫、恶性疟原虫、三日疟原虫、卵形疟原虫和诺氏疟原虫。

76.2 恶性疟原虫鉴定技术

76.2.1 样本采集及准备

1. 血液外观检查

对于患者全血、滤纸血的接收，必须标签完整、编号清晰可认，无污损。

2. 信息核对

1）血管、滤纸血编号要与供血者信息编号要一致。

2）采集的血液信息需齐全，血液信息应包括如下信息。

（1）血液来源地、采集日期。

（2）患者一般信息：姓名、性别、年龄、职业、家庭地址、联系电话、病史、临床症状、临床类型、治疗史等。

（3）检查结果：病原检测（检查方法、虫种、带虫率）、免疫学检测（技术方法、试剂盒、滴度或

OD 值或阴阳性）等。

（4）血液的采集量。

76.2.2 操作方法与步骤

1.病原学检查

制作厚、薄血涂片镜检法进行显微镜镜检。

2.免疫学检测

按照试剂盒说明书开展疟疾快速试纸条（RDT）检测。采用金标免疫层析法的双抗夹心检测样本中疟原虫乳酸脱氢酶（PLDH），即硝酸纤维素膜（NC）上包被疟原虫乳酸脱氢酶单克隆抗体作为检测线，包被抗鼠 IgG 多克隆抗体作为质控线，胶体金标记疟疾单克隆抗体的金标结合物以及其他辅助材料共同组成层析试纸条。通过观察试纸条上的检测区和质控区来判断该样本是否感染恶性疟原虫。

3.核酸检测

1）恶性疟原虫溯源技术。

（1）样本 DNA 抽提：按照血样 DNA 提取试剂盒说明书提取待检样本的 DNA 模板。阴、阳性标准参照样品作同样处理。

（2）SNPs 位点的选取：选取 5 个 SNPs 位点，保证任意相邻的 SNP 的距离 ≥ 1 Mb，SNPs 间相互独立，不存在连锁现象；任意 SNP 位点与其他分子标记不存在任何关联；SNPs 侧翼序列不存在任何变异。

（3）恶性疟原虫溯源基因的扩增、延伸：根据选取的 SNPs 分子上下游序列信息，设计 5 对特异性引物，并合成。引物序列见表4-76-1。

表4-76-1　引物序列

SNP 编号	上 游 引 物	下 游 引 物
SNP1	5'- ACGTTGGATGGAAGTCAAATTGTGGTCAA -3'	5'- ACGTTGGATGGTTACTCATGTAAGTACCTG -3'
SNP2	5'- ACGTTGGATGTGATGAGAACCAGTTTGATG -3'	5'- ACGTTGGATGCTCAACATGTCATCATCACC -3'
SNP3	5'- ACGTTGGATGTGGTGGGAAAATGGAAGACG -3'	5'- ACGTTGGATGTCCCAGTTATCACCGTAACA -3'
SNP4	5'- ACGTTGGATGATAGTAGACCACTAAGAAG -3'	5'- ACGTTGGATGGAATAATTTGGGCTCACACG -3'
SNP5	5'- ACGTTGGATGGCAGCTGCTTATATTGGTCC -3'	5'- ACGTTGGATGCCGACTTTTACACCATGAGC -3'

以恶性疟原虫基因组 DNA 作为模板，进行基因扩增。反应条件为：第一步 95℃预变性 2 min；第二步 95℃变性 30 s；第三步 56℃退火 30 s；第四步 72℃延伸 1 min，步骤二至步骤四，45 个循环；72 ℃延伸 5 min，最后保存于 4℃。反应体系为 5 μL，具体为 10 × PCR 缓冲液 0.5 μL；MgCl$_2$ 0.4 μL；dNTPs（2.5 mmol/L）0.1 μL；0.5 μmol/L 上、下游引物 1 μL；DNA 模板 2 μL；PCR 酶（5 U/μL）0.2 μL；液相色谱级别水 0.8 μL。

对上述 PCR 产物进行纯化。反应条件为：第一步 37℃ 40 min；第二步 85℃ 5 min；最后保存于 4℃。反应体系为 7 μL，具体为 SAP 缓冲液 0.17 μL；SAP 酶（1.7 U/μL）0.3 μL；PCR 产物 5 μL；超纯水 1.53 μL。

根据选取的 SNPs 分子上下游序列信息，设计特异性探针，序列见表4-76-2。

以纯化后的 PCR 产物作为模板，进行延伸反应。反应条件为：第一步 95℃预变性 30 s；第二步 95℃变性 5 s；第三步 52℃退火 5 s；第四步 80℃延伸 5 s，步骤三至步骤四，5 个循环；步骤二至步骤四，40

个循环；第五步 72℃延伸 3 min，最后保存于 4℃。反应体系为 9 μL，具体为 iPLEX 缓冲液 0.2 μL；iPLEX 反应终止液 0.2 μL；探针 0.94 μL；iPLEX 酶 0.04 μL；纯化后 PCR 产物 7 μL；超纯水 0.62 μL。

表4-76-2 探针引物序列

SNP 编号	探 针 引 物
SNP1	5′- ACCTGGAATATACATACCATCTA -3′
SNP2	5′- TGATTTAAGAGGAAAAGAAGATC -3′
SNP3	5′- GAAGACGTTTAAGTAAAAATTTTAA -3′
SNP4	5′- CTATTAGACCACTAAGAAGAAAAGAG -3′
SNP5	5′- GACCCCATGAGCCATAAATAAATAAAT -3′

用刮板把清洁树脂均匀分布在树脂板中的 96 个小孔内。向延伸产物中加入 41 μL 水，盖上封板膜，低速离心混匀。将放有延伸产物的 96 孔 PCR 板翻转，放置于已加入清洁树脂的板上，再翻转 PCR 板，并盖上封板膜，放在旋转器上颠倒摇匀 15 min，使树脂与延伸产物充分混合。再将 PCR 板 4 000 r/min，离心 1 min。

（4）基因型检测及统计学分析：将 PCR 板内脱盐后的延伸产物分别点样至基因芯片，然后将基因芯片放置于 Agena 的 MassArray 质谱仪进行基因型检测，使用 Agena 公司的基因分型软件对质谱结果进行统计学分析，统计各恶性疟原虫样本的基因型，追溯样本来源。

2）恶性疟原虫 Pfmspdbl2 基因分型技术。

（1）样本 DNA 抽提：按照血样 DNA 提取试剂盒说明书提取待检样本的 DNA 模板。阴、阳性标准参照样品作同样处理。

（2）恶性疟原虫 Pfmspdbl2 基因的扩增：根据恶性疟原虫标准株 3D7 株 Pfmspdbl2 基因为目的扩增片段，利用引物设计软件设计一对特异性引物，并合成。引物序列如下：

上游引物：5′- GCATTCGATATATGTAATAATTATTAT -3′

下游引物：5′- GCTTTATAAGAAACACATATCTAA -3′

以恶性疟原虫基因组 DNA 作为模板，进行 PCR 扩增。反应条件为 98℃预变性 3 min；98℃变性 10 s；55℃退火 15 s；68℃延伸 3 min，35 个循环；68℃延伸 10 min，最后保存于 4℃。反应体系为 25 μL，具体为 5×Prime STAR GXL 缓冲液 5 μL；dNTP Mixture（2.5 mmol/L）2 μL；上游引物（10 μmol/L）1 μL；下游引物（10 μmol/L）1 μL；DNA 模板 3 μL；Prime STAR GXL DNA 聚合酶 0.5 μL；超纯水 12.5 μL。

将 PCR 产物在 TBE 电泳缓冲液配制的 2% 琼脂糖凝胶（含 0.5 μg/mL 的 EB）中、5 V/cm 电泳 0.5 h。在紫外灯下观察核酸条带并判断 PCR 扩增是否成功。

76.2.3 结果判定

1. 病原学检查

通过显微镜在制作的血涂片上观察到恶性疟原虫即为阳性。

2. 免疫学检测

当检测样本中含有恶性疟原虫时，在 RDT 试纸条的检测区和质控区都出现一条红线为阳性结果。如果只在质控区有一条红线为阴性结果。如果检测区和质控区都没有红线则为无效结果。

3. 核酸检测

（1）恶性疟原虫溯源技术（新建）：使用 MassARRAY Typer Analyzer 软件对质谱结果进行统计学分析，统计各恶性疟原虫样本的基因型，追溯样本来源。

（2）恶性疟原虫 Pfmspdbl2 基因分型技术：将 PCR 扩增成功的产物进行测序，选用标准株 3D7 作为参照。利用 Bio Edit 软件对所获得的基因序列进行排序分析，利用 MEGA 6.0 软件评估序列多态性。最终获得测序分型结果、π 和 dn/ds 比值、Tajima D 值等分析结果。

（陈绅波　**编写**，陈军虎、郑彬　**审校**）

第77章

并殖吸虫

77.1 简介

并殖吸虫（*Paragonimus*）是可引起人兽共患并殖吸虫病（paragonimiasis）的重要吸虫，在亚洲、非洲及美洲均有分布。并殖吸虫病在我国广泛分布，危害较为严重，是一种危害人体健康的重要的食源性寄生虫病，主要由并殖吸虫童虫、成虫在组织器官中移行、窜扰或定居而致。19世纪末叶，医学界、生物学界认为肺吸虫只有一种，即卫氏并殖吸虫。此后，全世界各地包括亚洲、非洲和美洲的25个国家陆续报道的并殖吸虫达50多种，由于分类标准不够统一，其中包括同物异名。其中亚洲报道的种类最多，有33种，分布十分广泛，南起印度尼西亚北至俄罗斯，包括菲律宾、马来西亚、斯里兰卡、印度、尼泊尔、老挝、泰国、中国、朝鲜、韩国和日本。我国27个省有并殖吸虫病流行史，寄生人体的虫种主要为卫氏并殖吸虫（*P.westermani*）、斯氏并殖吸虫（*P.skrjabini*）。

77.2 三种并殖吸虫囊蚴的快速鉴定方法

77.2.1 样本采集及准备

采集的样品为溪蟹、蝲蛄和沼虾等甲壳类动物性水产品。采样按照 SN/T 甲壳类水产品中并殖吸虫囊蚴检疫技术规范执行。

77.2.2 操作方法与步骤

1. 病原学检查

（1）捣碎法：为保证囊蚴的完整性，推荐使用竹筒和竹棒（或其他类似替代品）捣碎样品，用生理盐水清洗，用10目网筛过滤，除去粗蟹壳。滤液再用40目网筛过滤，滤液置于锥形量筒内，加水至量筒的最大刻度处，沉淀洗涤至水清，全部沉渣吸入玻璃平皿，在体视显微镜下，收集囊蚴，用生物显微镜进行形态鉴定。

（2）消化法：样品量多时，可使用消化法。将样品用竹筒和竹棒捣碎，移入烧杯中，按照样品与人工消化液1∶5的比例加入消化液，于37℃消化至无可见的肉组织。消化后的悬液用10目网筛过滤，除去粗蟹壳。滤液再用40目网筛过滤，滤液置于锥形量筒内，加水至量筒的最大刻度处，沉淀洗涤全水清。全部沉渣吸入玻璃平皿，在体视显微镜下，收集囊蚴，用生物显微镜进行形态鉴定。

2. 核酸检测

PW、PS、EC囊蚴的快速荧光定量PCR检测方法：根据PW、PS、EC三种并殖吸虫的*cox1*基因序列设计3对特异引物（表4-77-1）和探针，采用荧光定量PCR技术，建立了一种同时快速鉴定PW、PS、EC囊蚴的快速荧光定量PCR检测方法。

表4-77-1 并殖吸虫引物参考

引物名称		序 列	反应条件	产物大小	出处
ITS-2	3S	5′-GGTACCGGTGGATCACTCGGCTCGT G-3′	95℃预变性1 min；94℃变性50 s，68℃退火1 min，68℃延伸1 min，35个循环；72℃延伸7 min	520 bp	Blair（1995、1997），Sugiyama H等（2002）
	A28	5′-GGGATCCTGGTTAGTTTCTTTTCCTCCGC-3′			
cox1	JB3	5′-TTTTTTGGGCATCCTGAGGTTTAT-3′	94℃变性5 min；94℃变性30 s；55℃退火30 s；72℃延伸30 s；40个循环；72℃延伸5 min	450 bp	洪加林等（2003）
	JB4.5	5′-TAAAGAAAGAACATAATGAAAATG-3′			
nad1	nad1–F	5′-TTCTTATGAGATTGCTTTT-3′	94℃变性5 min；94℃变性30 s；55℃退火30 s；72℃延伸45 s；35个循环；72℃延伸5 min	500 bp	Biswal等（2014）
	nad1–R	5′-TATCATAACGAAAACGAGG-3′			

（1）DNA提取：取符合并殖吸虫囊蚴形态特征的单个或多个疑似囊蚴用生理盐水洗净，放入1.5 mL离心管中，加DNA裂解液500 μL，再加入少量玻璃珠振荡5～10 min，匀浆使囊蚴充分裂解。

加入蛋白酶K 10 μL，混匀，55℃振荡消化2 h。

加入苯酚/三氯甲烷/异戊醇（25∶24∶1）240 μL，混匀，4℃ 12 000 r/min离心10 min。

吸取上清（约500 μL）加入新的1.5 mL离心管，加入2倍体积 –20℃预冷的无水乙醇，充分混匀，4℃ 12 000 r/min离心15 min。

沉淀用75%乙醇700 μL离心洗涤1～2次，每次4℃ 12 000 r/min离心3 min。

倒干乙醇，37℃干燥后加入1×TE溶液（pH 8.0）100 μL溶解DNA，立即用于检测或 –20℃保存备用。也可根据实验室实际情况，可使用经验证的商品化组织 DNA 提取试剂盒。

（2）应用软件 Mega5.05 对 Genbank 中 3 种并殖吸虫（Pw/Ps/Ec）的基因序列进行比对分析，再应用软件 Primer Express 3.0 设计三对荧光定量引物及相应的探针。通过对单重荧光定量反应体系中的引物浓度、探针浓度和退火温度的优化，建立卫氏并殖吸虫、斯氏并殖吸虫、三平正并殖吸虫的单重荧光定量方法；其次，在已建立的三种并殖吸虫单重荧光定量方法的基础上，将三对引物及相对应的探针加入单管荧光定量反应管中，通过对引物浓度、探针浓度和退火温度进行优化，建立了单管能够同时对三种并殖吸虫鉴别多重荧光定量方法。

77.2.3　结果判定

1. 病原学检查

形态学鉴定：并殖吸虫虫种多，但生活史中各阶段的虫体基本形态有共同的特征。

（1）成虫：卫氏并殖吸虫成虫（图 4-77-1）虫体肥厚，背侧略隆起，腹面扁平，似半粒花生米。活体呈红褐色略透明，但因活动伸缩而体形多变。固定标本体长 7.5 ~ 12.0 mm，宽 4 ~ 6 mm，厚 3.5 ~ 5.0 mm，宽长比约 1 : 2。呈椭圆形，灰白色。除口吸盘、腹吸盘、生殖孔、排泄孔及其附近的体壁外，全身满布细小的体棘。口、腹吸盘大小略同，口吸盘位于虫体的顶端，腹吸盘位于体中横线之前。消化器官开始于口吸盘中央的口，有短小的前咽和球状的咽，食道短，其后分为两支单管型的肠管，沿虫体两侧形成 3 ~ 4 个弯曲而达虫体后端，以盲端终。卵巢与子宫并列于腹吸盘之后，卵巢分 5 ~ 6 叶，形如指状，子宫内含大量虫卵。睾丸一对，左右并列，具有简单的指状分支，位于虫体后端 1/3 处。生殖孔位于腹吸盘右下方。卵黄腺为许多密集的卵黄滤泡所组成，分布于虫体两侧，自口吸盘起一直到虫体末端。排泄孔位于虫体后端腹面。

斯氏并殖吸虫成虫（图 4-77-1）基本结构与卫氏并殖吸虫略同。但虫体狭长，略呈梭状，长为 11.0 ~ 18.5 mm，宽 3.5 ~ 6.0 mm，宽长比为 1 : 2.4 ~ 1 : 3.2。

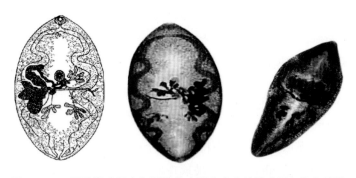

图 4-77-1　卫氏并殖吸虫和斯氏并殖吸虫成虫的模式图与染色照片

［图片来源：中国疾病预防控制中心寄生虫病预防控制所（国家热带病研究中心）］

（2）虫卵：呈金黄色，椭圆形，大小为（80 ~ 118）μm×（48 ~ 60）μm，最宽处多近卵盖一端。卵盖大，常略倾斜，但也有缺盖者，卵壳表面光滑，厚薄不均，一般近盖端壳略薄而无盖端壳增厚。卵内含 10 多个卵黄细胞，卵细胞常位于中央（图 4-77-2），因卵的切面为不等边三面体，观察时可因卵所处的位置不同而出现卵的左右两侧对称或不对称现象，偶尔还可见到圆形和四方形。

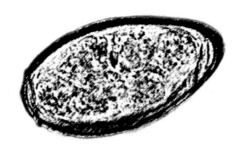

图 4-77-2　卫氏并殖吸虫虫卵

［图片来源：中国疾病预防控制中心寄生虫病预防控制所（国家热带病研究中心）］

（3）囊蚴：呈球形或近球形，直径为 300 ～ 400 μm，乳白色，具两层囊壁，但因虫种不同，可有三层囊壁或仅一层囊壁。外层囊壁薄而易破，内层囊壁略厚。后尾蚴折叠卷曲在囊内，能看见充满黑色颗粒的排泄囊和两侧弯曲的肠管。口吸盘有时可见到，而腹吸盘则常被排泄囊所遮盖，后尾蚴与囊壁间有明显的空隙（图 4-77-3）。

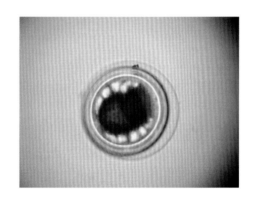

图 4-77-3　卫氏并殖吸虫囊蚴

［图片来源：中国疾病预防控制中心寄生虫病预防控制所（国家热带病研究中心）］

2. 核酸检测

扩增片段约为 450 bp，空白对照未出现扩增条带，阳性对照出现预期大小的特征条带，满足条件者，可进行样品判定。待测样品出现 450 bp 左右扩增条带，判为阳性。将阳性样品的 PCR 产物进行测序，序列与 GenBank 上的并殖吸虫 *cox1* 序列进行比对。

根据囊蚴的形态进行初步鉴定，对疑似并殖吸虫的囊蚴需进一步分子生物学鉴定。结合形态学结果和序列分析结果，最终判定并殖吸虫虫种。

（卢艳　**编写**，陈韶红、郑彬　**审校**）

第78章

片 形 吸 虫

78.1 简介

片形吸虫分为片形属的肝片形吸虫（*Fasciola hepatica*）和巨片形吸虫（*F. gigantic*），能够寄生于人或牛羊等反刍动物的肝脏、胆管引起片形吸虫病（fascioliasis）。温带地区以肝片形吸虫为主，热带和亚热带地区则以巨片形吸虫为主。片形吸虫的终宿主主要为牛羊等动物，中间宿主主要为椎实螺。

78.2 片形吸虫鉴定技术

传统意义上，片形吸虫分为肝片吸虫和巨片吸虫，对片形吸虫的分类鉴定主要根据成虫的形态并结合流行病学和生活史来进行，但是两种片形吸虫种内个体差异较大，同一虫种又因宿主的种类不同而造成的病理反应不同而产生一定差异，导致虫体的形态不规则，给分类鉴定带来了很大困难；同时，国内外均有关于"中间型"片形吸虫的报道，这种片形吸虫从形态上很难区分属于哪一种片形吸虫。鉴于以上原因，传统的形态学分类方法在片形吸虫的分类方面有着明显的局限性。随着PCR技术的发展，寄生虫的分子鉴定已成为目前研究的热点。在国内外的一些研究中，核糖体DNA（rDNA），尤其是内转录间隔区（ITS）在生物进化中表现出明显的种的特征，可以作为区分寄生虫虫种的有效分子标记。因此，以核糖体DNA内转录间隔区2（ITS-2）为遗传标记，根据肝片吸虫和巨片吸虫在此区间上基因的差异，设计了两对特异引物，并对引物和反应条件进行优化，可以有效地用来区分两种片形吸虫。

78.2.1 样本采集及准备

片形吸虫成虫样本的采集：在片形吸虫病流行区的屠宰场收集新鲜宰杀的牛羊肝脏，进行剖检，从肝胆管取出成虫，用0.9%氯化钠溶液冲洗干净。

78.2.2 操作方法与步骤

1. 病原学检查

将采集到的成虫样本用生理盐水冲洗干净，将虫体展平，测量虫体的长度和宽度，记录体长、体宽的数值。观察其体形和肩峰的形状，体形较狭长，有明显的肩部，末端较尖呈"V"形的为肝片吸虫；体形狭长，肩部不明显，两侧平，末端钝圆呈"U"形的为巨片吸虫。

2. 核酸检测

1）样品材料的处理和DNA提取。

（1）成虫样本的处理：从70%乙醇保存液中取出单个的虫体，将单个虫体分别用双蒸水、超纯水冲洗2~3次后，取1/6的虫体置于一高压灭菌的1.5 mL的离心管中，剪碎。

（2）成虫的DNA提取：取0.2 g虫体样品，用商品化的组织样品DNA提取试剂盒提取基因组DNA，操作步骤按试剂盒说明书进行。

2）特异PCR引物的设计。

根据肝片吸虫和巨片吸虫的ITS-2序列设计特异引物。在ITS-2序列中，两种虫种的变异位点一共有6个，下游引物的设计选择了ITS-2序列第270~290 bp的序列，这段序列包括两个变异位点，在引物设计时将271 bp处的碱基A错配成G。引物序列详见表4-78-1。

表4-78-1 片形吸虫虫种鉴定引物

引 物	引物名称	引物序列	反应条件	片段大小
肝片吸虫ITS-2特异性引物	DSJf	5'-ATATTGCGGCCATGGGTTAG-3'	94℃预变性5 min；94℃变性30 s，50℃退火30 s，72℃延伸1 min，35个循环；72℃延伸5 min	289 bp
	DSJ3	5'-CCAA TGACAA AGTGACAGCG-3'		
巨片吸虫ITS-2特异性引物	DSJf	5'-ATATTGCGGCCATGGGTTAG-3'		289 bp
	DSJ4	5'-CCAATGACAAAGTAACAGCA-3'		

3）实验条件的优化及目的片段的PCR扩增。

主要从MgCl$_2$的浓度和退火温度两方面进行调整来优化PCR扩增条件，MgCl$_2$的浓度梯度分别为1.5 mmol/L、2.0 mmol/L、2.5 mmol/L、3.0 mmol/L；退火温度梯度分别为50℃、54.4℃、55.6℃、56.8℃、58℃、60℃，然后根据优化结果用两对特异性引物分别对片形吸虫成虫和虫卵样本以及以宿主为牛或羊的前后盘吸虫、胰阔盘吸虫、日本血吸虫、牛弓首蛔虫作为对照样品进行扩增。反应体系和反应条件详见表4-78-1。

4）序列测定。

将经PCR鉴定为阳性的样本进行测序分析，测序采用毛细管电泳法，并进行双向测序，然后进行序列比较和分析。

78.2.3 结果判定

1. 病原学检查

肝片形吸虫和巨片形吸虫的形态极为相似。成虫背腹扁平，呈叶片状，红褐色，雌雄同体，被覆皮棘。

虫体前端有一突出的圆锥状头锥，头锥后方变宽，或形成肩部。口吸盘位于头锥前端的亚腹面，腹吸盘位于头锥基部稍后方。在口、腹吸盘之间有生殖孔。消化系统由咽、食道和两肠支组成，两侧的肠支一直延伸至虫体后端，并向内外两侧发出分支。生殖系统中，睾丸两个，呈高度分支，前后排列于虫体的中部。卵巢一个，较小，呈鹿角状，位于腹吸盘右后方，前睾丸的前方。子宫较短，盘曲在卵巢与腹吸盘之间，其内充满虫卵，开口于生殖孔。卵黄腺分布在虫体两侧，自头锥基部直达虫体后端。肝片形吸虫与巨片形吸虫的成虫形态主要鉴别要点见表4-78-2。

表4-78-2 肝片形吸虫和巨片形吸虫的形态区别

区 别 点	肝片形吸虫	巨片形吸虫
体形	树叶状，肩明显，最大体宽在中部，以后变窄	竹叶状，肩不明显，虫体两侧较平行，后部钝圆
体长	20 ~ 50 mm	33 ~ 76 mm
体长与体宽之比	约2∶1	3∶1以上
皮棘	小而细长，游离端尖	细长而壮，基部宽
腹吸盘	与口吸盘同等大或稍大	较口吸盘大（约1.5倍）
食道与咽之比	同等长，或食道稍短	食道比咽短
肠管	有侧支，内侧支的分支数较少	内侧分支复杂，有再分支
睾丸	分支区域约占全体2/3	分支复杂，再分支多，其区域约占全体1/2
卵巢	分支较少	分支多
虫卵	（130 ~ 150）μm×（65 ~ 90）μm	（160 ~ 190）μm×（70 ~ 90）μm
染色体数	2n=20	3n=30

虫卵呈长椭圆形，淡黄褐色，卵的一端有一小盖。卵壳薄，分两层。卵内充满多个卵黄细胞，和一个不易被查见的卵细胞。肝片形吸虫的虫卵大小为（130 ~ 150）μm×（63 ~ 90）μm，平均为143 μm×86 μm；巨片形吸虫为（144 ~ 208）μm×（70 ~ 109）μm，平均为164 μm×92 μm。

片形吸虫的成虫和虫卵图片详见图4-78-1。

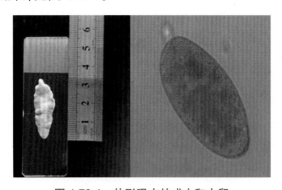

图4-78-1 片形吸虫的成虫和虫卵

［图片来源：中国疾病预防控制中心寄生虫病预防控制所（国家热带病研究中心）］

2. 核酸检测

采用针对肝片吸虫的特异性引物对片形吸虫样本DNA进行检测，只有肝片吸虫可扩增出289 bp的ITS-2基因片段，巨片吸虫和其他寄生虫的DNA不能被扩增；采用针对巨片吸虫的特异性引物对片形吸虫样本DNA进行检测，只有巨片吸虫可扩增出289 bp的ITS-2基因片段，肝片吸虫和其他寄生虫的DNA不能被扩增。

（艾琳 **编写**，陈韶红、熊彦红 **审校**）

第79章

利什曼原虫

◢ 79.1　简介

  利什曼原虫是一类寄生性的单细胞真核生物，寄生于人类和哺乳动物巨噬细胞内，不同种利什曼原虫感染可导致不同的利什曼病。利什曼属各虫种的生活史环节相同，无法从形态上进行区分。多种分子标志物的鉴定结果大都与传统方法的鉴定结果相矛盾。本研究引用的 K26 基因序列，对同一流行区的虫株扩增出的序列完全一致，而不同流行区的虫株间片段长度和序列都存在显著差异，对这些虫株亲缘关系的鉴定与传统鉴定方法结果完全一致，表明分子标志物 K26 序列可应用于我国利什曼原虫分离株的鉴定。

◢ 79.2　利什曼原虫鉴定技术

79.2.1　样本采集及准备

  诊断或疑似利什曼原虫感染的动物或患者的骨髓、脾、淋巴结或皮肤的穿刺物，或者穿刺物的培养物及全血。

79.2.2　操作方法与步骤

1. 核酸提取

  取 100 μL 样品，用商品化的 DNA 提取试剂盒提取基因组 DNA，操作步骤按试剂盒说明书进行。

2. PCR 扩增

（1）引物名称和序列。

上游引物 K26F 序列：5'-ACGAAGGACTCCGCAAAG-3'；下游引物 K26R 序列：5'-TTCCCATCGT-TTTGCTG-3'。

（2）PCR 反应体系。

向 PCR 管中依次加入 10×PCR 缓冲液 5 μL，dNTPs（10 mmol/L）1 μL，上、下游引物各 1 μL（10 μmol/L），*Taq* DNA 聚合酶（5 U/μL）0.5 μL，DNA 模板 1 μL（70～90 ng），加去离子灭菌水至 50 μL。设置阳性（我国利什曼原虫分离株基因组 DNA）、阴性（健康人基因组 DNA）和空白（去离子灭菌水）对照。各 PCR 管内试剂混匀后离心 5 s。

（3）PCR 反应程序。

95℃ 4 min；94℃ 30 s，50℃ 15 s，72℃ 1 min，共 35 个循环；72℃ 10 min；4℃。

79.2.3　结果判定

1. 电泳分析

取 PCR 产物 5 μL 与 1 μL 6× 加样缓冲液混合，加样于含溴化乙锭替代物的 1.0% 琼脂糖凝胶中，在 1×TAE 缓冲液中，5 V/cm 电泳约 40 min，当溴酚蓝到达底部时停止电泳，用凝胶成像系统或紫外分析仪进行分析。出现大小在 400～1 000 bp 的特异性的扩增片段，空白对照和阴性对照未出现条带，PCR 结果阳性；未出现特异性的扩增片段，空白对照和阴性对照未出现条带，PCR 结果阴性。

2. 测序分析

阳性 PCR 扩增产物进行双向测序，将序列进行 BLAST 比对分析。

3. 虫种鉴定

表 4-79-1 列出了我国利什曼原虫分离株及其 K26 扩增序列长度和 GenBank 登录号，可根据扩增片段大小进行定种，也可将测序结果在 GenBank 中进行比对定种。

表4-79-1　我国利什曼原虫分离株及其K26扩增序列长度和GenBank登录号

流 行 区	来 源	虫 种	序列长度	GenBank 登录号
人源型	新疆维吾尔自治区喀什市	杜氏利什曼原虫	920 bp	MN702441
	新疆维吾尔自治区喀什市	杜氏利什曼原虫	920 bp	MN702442
	新疆维吾尔自治区喀什市	杜氏利什曼原虫	920 bp	MN688111
自然疫源型	新疆维吾尔自治区伽师市	婴儿利什曼原虫	491 bp	MN688113
	新疆维吾尔自治区伽师市	婴儿利什曼原虫	491 bp	MN688114
	新疆维吾尔自治区伽师市	婴儿利什曼原虫	491 bp	MN688115
	新疆维吾尔自治区巴楚市	婴儿利什曼原虫	491 bp	MN688112
人－犬共患型	四川省九寨沟市	婴儿利什曼原虫	404 bp	MN688116
	甘肃省武都市	婴儿利什曼原虫	404 bp	MN688117
	山西省阳泉市	婴儿利什曼原虫	404 bp	MN688118
	河北省邯郸市	婴儿利什曼原虫	404 bp	MN688119

续表

流 行 区	来 源	虫 种	序列长度	GenBank 登录号
	新疆维吾尔自治区克拉玛依市	婴儿利什曼原虫	449 bp	MN688120
	新疆维吾尔自治区克拉玛依市	婴儿利什曼原虫	449 bp	MN688121
皮肤利什曼病	新疆维吾尔自治区克拉玛依市	婴儿利什曼原虫	449 bp	MN688122
	新疆维吾尔自治区克拉玛依市	婴儿利什曼原虫	449 bp	MN688123
	新疆维吾尔自治区克拉玛依市	婴儿利什曼原虫	449 bp	MN688124

（危芙蓉 **编写**，高春花、熊彦红 **审校**）

第四部分 重要寄生虫性疾病病原体标准化鉴定技术

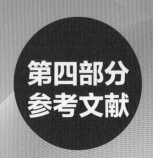

[1] 方悦怡, 陈颖丹, 黎学铭, 等. 我国华支睾吸虫病流行区感染现状调查 [J]. 中国寄生虫学与寄生虫病杂志, 2008, 26(2): 99-103, 109.

[2] LIM J. Liver flukes: the malady neglected[J]. Korean journal of radiology, 2011, 12(3): 269-279.

[3] LUN Z, GASSER R, LAI D, et al. Clonorchiasis: a key foodborne zoonosis in China[J]. Lancet Infectious Diseases, 2005, 5(1): 31-41.

[4] QIAN M, UTZINGER J, KEISER J, et al. Clonorchiasis[J]. Lancet, 2016, 387: 800-810.

[5] QIAN M, CHEN Y, LIANG S, et al. The global epidemiology of clonorchiasis and its relation with cholangiocarcinoma[J]. Infectious diseases of poverty, 2012, 1: 4.

[6] 周晓农. 2015 年全国人体重点寄生虫病现状调查报告 [M]. 北京: 人民卫生出版社, 2018: 98.

[7] 鱼华支睾吸虫囊蚴鉴定方法: SN/T 2975-2011 [S]. 北京: 中国标准出版社, 2012: 1-6.

[8] 段义农, 王中全, 方强, 等. 现代寄生虫病学 [M]. 2 版. 北京: 人民军医出版社, 2015: 160-167.

[9] 吴观陵. 人体寄生虫学 [M]. 4 版. 北京: 人民卫生出版社, 2013: 114-122.

[10] DIXON B R. Giardia duodenalis in humans and animals - Transmission and disease[J]. Research in veterinary science, 2021, 135: 283-289.

[11] FENG Y, XIAO L. Zoonotic potential and molecular epidemiology of Giardia species and giardiasis[J]. Clinical Microbiology Reviews, 2011, 24(1): 110-140.

[12] LI J, WANG H, WANG R, et al. Giardia duodenalis infections in humans and other animals in China[J]. Frontiers In Microbiology, 2017, 8: 2004.

[13] RYAN U, HIJJAWI N, FENG Y, et al. Giardia: an under-reported foodborne parasite[J]. International Journal for Parasitology, 2019, 49(1): 1-11.

[14] SOARES R, TASCA T. Giardiasis: an update review on sensitivity and specificity of methods for laboratorial diagnosis[J]. Journal of Microbiological Methods, 2016, 129: 98-102.

[15] 吴观陵. 人体寄生虫学 [M]. 4 版. 北京: 人民卫生出版社, 2013: 133-146.

[16] 李雍龙, 诸欣平, 苏川. 人体寄生虫学 [M]. 8 版. 北京: 人民卫生出版社, 2013: 28-33.

[17] KANTOR M, ABRANTES A, ESTEVEZ A, et al. Entamoeba histolytica: updates in clinical manifestation, pathogenesis, and vaccine development[J]. Canadian journal of gastroenterology and hepatology, 2018: 4601420.

[18] AGUILAR-ROJAS A, OLIVO-MARIN J C, GUILLEN N. The motility of Entamoeba histolytica: finding ways to understand intestinal amoebiasis[J]. Current opinion in microbiology, 2016, 34: 24-30.

[19] MOON J H, CHO S H, YU J R, et al. PCR diagnosis of Entamoeba histolytica cysts in stool samples[J]. Korean Journal of Parasitology, 2011, 49(3): 281-284.

［20］RALSTON K S, PETRI W J R. Tissue destruction and invasion by *Entamoeba histolytica*[J]. Trends in parasitology, 2011, 27(6): 254-263.

［21］吴观陵. 人体寄生虫学 [M]. 4 版. 北京：人民卫生出版社，2013: 182-188.

［22］白功懋. 医学寄生虫学与寄生虫检验 [M]. 北京：中国医药科技出版社，1994: 180-181.

［23］隐孢子虫病的诊断 WS/T487-2016［S］. 北京：中国标准出版社，2016: 1-11.

［24］CASEMORE D P. Laboratory methods for diagnosing cryptosporidiosis. Broadsheet 128[J]. Journal of clinical pathology, 1991, 44: 445-451.

［25］OIE (OFFICE INTERNATIONAL DES EPIZOOTIES). *Cryptosporidiosis*. in manual of standards for laboratory tests and vaccines. 5th ed, Paris, 2004.

［26］RYAN U, FAYER R, XIAO L. *Cryptosporidium* species in humans and animals: current understanding and research needs[J]. Parasitology. 2014, 11: 1-19.

［27］李雍龙，诸欣平，苏川. 人体寄生虫学 [M]. 8 版. 北京：人民卫生出版社，2013: 141.

［28］CRAIG P S, MCMANUS D P, LIGHTOWLERS M W, et al. Prevention and control of cystic echinococcosis[J]. The Lancet Infectious diseases, 2007, 7(6): 385-394.

［29］温浩，徐明谦. 实用包虫病学 [M]. 北京：科学出版社，2007: 14.

［30］CUI S J, XU L L, ZHANG T, et al. Proteomic characterization of larval and adult developmental stages in *Echinococcus granulosus* reveals novel insight into host-parasite interactions[J]. Journal of proteomics, 2013, 84: 158-175.

［31］MA S M, MAILLARD S, ZHAO H L, et al. Assessment of *Echinococcus granulosus* polymorphism in Qinghai province, People's Republic of China[J]. Parasitology research, 2008, 102(6): 1201-1206.

［32］张颐，陈英，张俊瑞，等. 细粒棘球蚴病患者血清特异性 IgG 亚型抗体的检测 [J]. 中国寄生虫学与寄生虫病杂志，2015, 32(2): 122-125.

［33］周述龙. 血吸虫学 [M]. 2 版. 北京：科学出版社，2001: 302-347.

［34］李雍龙，管晓红. 人体寄生虫学 [M]. 7 版. 北京：人民卫生出版社，2008: 106-117.

［35］COLLEY D G, BUSTINDUY A L, SECOR E, et al. Human schistosomiasis[J]. Lancet, 2014, 383: 2253-2264.

［36］HOTEZ P J, BETHONY J M, DIEMERT D J, et al. Developing vaccines to combat hookworm infection and intestinal schistosomiasis[J]. Nature reviews microbiology, 2010, 8(11): 814-826.

［37］诸欣平，苏川. 人体寄生虫学 [M]. 北京：人民卫生出版社，2013: 55.

［38］邹春燕，黄亚铭. 感染人类的第五种疟原虫—猴诺氏疟原虫 [J]. 中国人兽共患病学报，2010, 26(5): 484-486.

［39］高兴政. 医学寄生虫学 [M]. 北京：北京大学医学出版社，2005: 90.

［40］刘慧，康可人. 万孚疟疾快速诊断试剂盒效果评价 [J]. 寄生虫病与感染性疾病，2008, 6(4): 224-225.

［41］陈军虎，陈绅波，仰梦佳，等. 鉴定恶性疟原虫 Pfmspdbl2 基因多态性的引物及方法：201611196328. 0[P]. 2021-03-30.

［42］WORLD HEALTH ORGANIZATION. Control of foodborne trematode infections[R]. 1995: 1-157.

［43］陈心陶，安耕九，李桂林，等. 扁形动物们吸虫纲复殖目并殖吸虫科 // 陈心陶. 中国动物志 [M]. 北京：科学出版社，1985: 19-107.

［44］吴观陵. 人体寄生虫学 [M]. 3 版. 北京：人民卫生出版社，2005: 427-428.

［45］甲壳类水产品中并殖吸虫囊蚴检疫技术规范：SN/T 3504-2013[S]. 北京：中国标准出版社，2013: 9.

［46］BLAIR D, XU Z B, AGATSUMA T. Paragonimiasis and the genus *Paragonimus*[J]. Advances in parasitology, 1999, 42: 113-222.

［47］BLAIR D, AGATSUMA T, WATANOBE T, et al. Geographical genetic structure within the human lung fluke, *Paragonimus westermani*, detected from DNA sequences[J]. Parasitology, 1997, 115 (4): 411-417.

［48］SUGIYAMA H, MORISHIMA Y, KAMEOKA Y, et al. Polymerase chain reaction (PCR)-based molecular discrimination between *Paragonimus westermani* and *P. miyazakii* at the metacercarial stage[J]. Molecular and cellular probes, 2002, 16: 231-236.

［49］洪加林，陈名刚，常正山，等. 浙江省永嘉县并殖吸虫 DNA 序列分析、形态及核型研究 [J]. 中国寄生虫病防治杂志，2003, (2): 101-103.

［50］BISWAL D K, CHATTERJEE A, BHATTACHARYA A, et al. The mitochondrial genome of *Paragonimus westermani* (Kerbert, 1878), the Indian isolate of the lung fluke representative of the family Paragonimidae (Trematoda)[J]. Peer journal. 2014, 2: 484.

［51］李雍龙. 人体寄生虫学 [M]. 6 版. 北京：人民卫生出版社，2004: 108-109.

第四部分　重要寄生虫性疾病病原体标准化鉴定技术

［52］WEBB C M, CABADA M M. Recent developments in the epidemiology, diagnosis, and treatment of Fasciola infection[J]. Current opinion in infectious diseases, 2018, 31(5): 409-414.

［53］MAS-COMA S, VALERO M A, BARGUES M D. Fascioliasis[J]. Advances in experimental medicine and biology, 2019, 1154: 71-103.

［54］MAS-COMA S, VALERO MA, BARGUES M D. Fascioliasis[J]. Advances in experimental medicine and biology, 2014, 766: 77-114.

［55］MAS-COMA S, VALERO M A, BARGUES M D. Chapter 2. Fasciola, lymnaeids and human fascioliasis, with a global overview on disease transmission, epidemiology, evolutionary genetics, molecular epidemiology and control[J]. Advances in parasitology, 2009, 69: 41-146.

［56］MAS-COMA S, BARGUES M D, VALERO M A. Human fascioliasis infection sources, their diversity, incidence factors, analytical methods and prevention measures[J]. Parasitology, 2018, 145(13): 1665-1699.

［57］MOAZENI M, AHMADI A. Controversial aspects of the life cycle of *Fasciola* hepatica[J]. Experimental parasitology 2016, 169: 81-89.

［58］MAS-COMA S. Epidemiology of fascioliasis in human endemic areas[J]. Journal of helminthology, 2005, 79(3): 207-216.

［59］ALVAREZ ROJAS C A, JEX A R, GASSER R B, et al. Techniques for the diagnosis of *Fasciola* infections in animals: room for improvement[J]. Advances in parasitology, 2014, 85: 65-107.

［60］CALVANI NED, ŠLAPETA J. Fasciola Species Introgression: Just a Fluke or Something More?[J]. Trends in parasitology, 2021, 37(1): 25-34.

［61］ICHIKAWA-SEKI M, PENG M, HAYASHI K, et al. Nuclear and mitochondrial DNA analysis reveals that hybridization between *Fasciola hepatica* and *Fasciola gigantica* occurred in China[J]. Parasitology, 2017, 144(2): 206-213.

［62］PENG M, ICHINOMIYA M, OHTORI M, et al. Molecular characterization of *Fasciola hepatica*, *Fasciola gigantica*, and aspermic *Fasciola* sp. in China based on nuclear and mitochondrial DNA[J]. Parasitology research, 2009, 105(3): 809-815.

［63］MAHAMI-OSKOUEI M, DALIMI A, FOROUZANDEH-MOGHADAM M, et al. Molecular identification and differentiation of *Fasciola* isolates using pcr- rflp method based on internal transcribed spacer (ITS1, 5. 8S rDNA, ITS2)[J]. Iranian journal of parasitology, 2011, 6(3): 35-42.

［64］SUMRUAYPHOL S, SIRIBAT P, DUJARDIN J P, et al. *Fasciola gigantica*, *F. hepatica* and *Fasciola intermediate* forms: geometric morphometrics and an artificial neural network to help morphological identification[J]. Peer journal, 2020, 8: 8597.

［65］FADAVI A, ASHRAFI K, HASSANPOUR H, et al. Identification of *Fasciola* Species using tegumental spines in tissue sections[J]. Iranian journal of public health. 2020, 49(4): 711-717.

［66］AI L, DONG S J, ZHANG W Y, et al. Specific PCR-based assays for the identification of Fasciola species: their development, evaluation and potential usefulness in prevalence surveys[J]. Annals of tropical medicine and parasitology , 2010, 104(1): 65-72.

［67］ICHIKAWA M, ITAGAKI T. Molecular analysis of aspermic *Fasciola* flukes from Korea on the basis of the nuclear ITS1 region and mitochondrial DNA markers and comparison with Japanese aspermic *Fasciola* flukes[J]. Journal of veterinary medical science, 2012, 74(7): 899-904.

［68］GALAVANI H, GHOLIZADEH S, HAZRATI TAPPEH K. Genetic characterization of *Fasciola* isolates from West Azerbaijan Province Iran based on its1 and ITS2 sequence of *Ribosomal* DNA[J]. Iranian journal of parasitology, 2016, 11(1): 52-64.

［69］GHATEE M A, SHARIFI I, KUHLS K, et al. Heterogeneity of the internal transcribed spacer region in *Leishmania tropica* isolates from southern Iran[J]. Experimental parasitology, 2014, 144: 44-51.

［70］TAN T K, PANCHADCHARAM C, LOW V L, et al. Co-infection of *Haemonchus contortus* and *Trichostrongylus* spp. among livestock in Malaysia as revealed by amplification and sequencing of the internal transcribed spacer II DNA region[J]. BMC veterinary research. 2014, 10: 38.

［71］WANG J Y, CUI G, CHEN H T, et al. Current epidemiological profile and features of visceral leishmaniasis in People's Republic of China[J]. Parasites & Vectors, 2012, 5: 31-41.

［72］WANG Y, YANG Y, WANG J, et al. Molecular characterization of *Leishamania* isolates from China by inter-simple sequence repeat polymerase chain reaction[J]. Parasitology research, 2010, 106(6): 1385-1394.

［73］汪俊云，瞿靖琦，管立人，等. 新疆克拉玛依地区几株利什曼原虫分离物的同源性分析 [J]. 中国寄生虫学与寄生虫病杂志, 1996, 14(4): 266-269.

［74］张春莹，黄玉霞，袁余，等. 热休克蛋白 70(hsp70) 基因对利什曼原虫中国分离株的系统发育分析 [J]. 中国人兽共患病学报, 2014, 30(2): 163-168, 190.

［75］YANG B B, GUO X G, HU X S, et al. Species discrimination and phylogenetic inference of 17 *Chinese Leishmania* isolates based on internal transcribed spacer1(ITS1) sequences[J]. Parasitology research, 2010, 107(5): 1049-1065.

［76］YUAN D, QIN H, ZHANG J, et al. Phylogenetic analysis of HSP70 and cyt b gene sequences for *Chinese Leishmania* isolates and ultrastructural characteristics of *Chinese Leishmania* sp.[J]. Parasitology Research, 2017, 116(2): 693-702.

［77］GUAN W, CAO D P, SUN K, et al. Phylogenic analysis of *Chinese Leishmania* isolates based on small subunit ribosomal RNA (SSU rRNA) and 7 spliced leader RNA (7SL RNA)[J]. Acta parasitologica, 2012, 57(2): 101-113.

［78］刘建秀, 高春花, 杨玥涛, 等. 利什曼原虫 K26 序列应用于我国利什曼原虫分离株鉴定的价值分析 [J]. 中国寄生虫学与寄生虫病杂志, 2020, 38(2): 181-187.

第四部分 重要寄生虫性疾病病原体标准化鉴定技术